全国高等学校中药资源与开发、中草药栽培与鉴定、中药制药等专业
国家卫生健康委员会"十三五"规划教材

中药药理学

主　编　陆　茵　戴　敏

副主编　马越鸣　林　青　孙　洋　寇俊萍　王小莹

特邀编委　韩晶岩　李　梢　周文霞

编　委（以姓氏笔画为序）

马越鸣（上海中医药大学）　　　　余林中（南方医科大学）

王　斌（陕西中医药大学）　　　　林　青（云南中医药大学）

王小莹（天津中医药大学）　　　　畅洪昇（北京中医药大学）

孙　洋（南京大学）　　　　　　　周文霞（中国人民解放军军事科学院

李　梢（清华大学自动化系）　　　　　　　军事医学研究院）

李丽静（长春中医药大学）　　　　寇俊萍（中国药科大学）

宋小莉（山东中医药大学）　　　　蒋　宁（中国人民解放军军事科学院

张　博（天津国际生物医药联合　　　　　　军事医学研究院）

　　　　研究院）　　　　　　　　韩晶岩（北京大学医学部）

张爱华（黑龙江中医药大学）　　　喻　斌（南京中医药大学）

陆　茵（南京中医药大学）　　　　戴　敏（安徽中医药大学）

秘　书　喻　斌（兼）

人民卫生出版社

图书在版编目（CIP）数据

中药药理学/陆茵,戴敏主编. —北京：人民卫生出版社，2020

ISBN 978-7-117-29381-5

Ⅰ.①中… Ⅱ.①陆…②戴… Ⅲ.①中药学-药理学-高等学校-教材 Ⅳ.①R285

中国版本图书馆 CIP 数据核字（2020）第 082581 号

人卫智网	www.ipmph.com	医学教育、学术、考试、健康，购书智慧智能综合服务平台
人卫官网	www.pmph.com	人卫官方资讯发布平台

中药药理学

主　编：陆　茵　戴　敏

出版发行：人民卫生出版社（中继线 010-59780011）

地　　址：北京市朝阳区潘家园南里 19 号

邮　　编：100021

E - mail：pmph @ pmph. com

购书热线：010-59787592　010-59787584　010-65264830

印　　刷：三河市潮河印业有限公司

经　　销：新华书店

开　　本：850×1168　1/16　印张：23.5

字　　数：570 千字

版　　次：2020 年 11 月第 1 版　2020 年 11 月第 1 版第 1 次印刷

标准书号：ISBN 978-7-117-29381-5

定　　价：78.00 元

打击盗版举报电话：010-59787491　E-mail：WQ @ pmph. com

质量问题联系电话：010-59787234　E-mail：zhiliang @ pmph. com

全国高等学校中药资源与开发、中草药栽培与鉴定、中药制药等专业
国家卫生健康委员会"十三五"规划教材

出版说明

　　高等教育发展水平是一个国家发展水平和发展潜力的重要标志。办好高等教育,事关国家发展,事关民族未来。党的十九大报告明确提出,要"加快一流大学和一流学科建设,实现高等教育内涵式发展",这是党和国家在中国特色社会主义进入新时代的关键时期对高等教育提出的新要求。近年来,《关于加快建设高水平本科教育全面提高人才培养能力的意见》《普通高等学校本科专业类教学质量国家标准》《关于高等学校加快"双一流"建设的指导意见》等一系列重要指导性文件相继出台,明确了我国高等教育应深入坚持"以本为本",推进"四个回归",建设中国特色、世界水平的一流本科教育的发展方向。中医药高等教育在党和政府的高度重视和正确指导下,已经完成了从传统教育方式向现代教育方式的转变,中药学类专业从当初的一个专业分化为中药学专业、中药资源与开发专业、中草药栽培与鉴定专业、中药制药专业等多个专业,这些专业共同成为我国高等教育体系的重要组成部分。

　　随着经济全球化发展,国际医药市场竞争日趋激烈,中医药产业发展迅速,社会对中药学类专业人才的需求与日俱增。《中华人民共和国中医药法》的颁布,"健康中国 2030"战略中"坚持中西医并重,传承发展中医药事业"的布局,以及《中医药发展战略规划纲要(2016—2030 年)》《中医药健康服务发展规划(2015—2020 年)》《中药材保护和发展规划(2015—2020 年)》等系列文件的出台,都系统地筹划并推进了中医药的发展。

　　为全面贯彻国家教育方针,跟上行业发展的步伐,实施人才强国战略,引导学生求真学问、练真本领,培养高质量、高素质、创新型人才,将现代高等教育发展理念融入教材建设全过程,人民卫生出版社组建了全国高等学校中药资源与开发、中草药栽培与鉴定、中药制药专业规划教材建设指导委员会。在指导委员会的直接指导下,经过广泛调研论证,我们全面启动了全国高等学校中药资源与开发、中草药栽培与鉴定、中药制药等专业国家卫生健康委员会"十三五"规划教材的编写出版工作。本套规划教材是"十三五"时期人民卫生出版社的重点教材建设项目,教材编写将秉承"夯实基础理论、强化专业知识、深化中医药思维、锻炼实践能力、坚定文化自信、树立创新意识"的教学理念,结合国内中药学类专业教育教学的发展趋势,紧跟行业发展的方向与需求,并充分融合新媒体技术,重点突出如下特点:

　　1. 适应发展需求,体现专业特色　　本套教材定位于中药资源与开发专业、中草药栽培与鉴定

专业、中药制药专业,教材的顶层设计在坚持中医药理论、保持和发挥中医药特色优势的前提下,重视现代科学技术、方法论的融入,以促进中医药理论和实践的整体发展,满足培养特色中医药人才的需求。同时,我们充分考虑中医药人才的成长规律,在教材定位、体系建设、内容设计上,注重理论学习、生产实践及学术研究之间的平衡。

2. 深化中医药思维,坚定文化自信 中医药学根植于中国博大精深的传统文化,其学科具有文化和科学双重属性,这就决定了中药学类专业知识的学习,要在对中医药学深厚的人文内涵的发掘中去理解、去还原,而非简单套用照搬今天其他学科的概念内涵。本套教材在编写的相关内容中注重中医药思维的培养,尽量使学生具备用传统中医药理论和方法进行学习和研究的能力。

3. 理论联系实际,提升实践技能 本套教材遵循"三基、五性、三特定"教材建设的总体要求,做到理论知识深入浅出,难度适宜,确保学生掌握基本理论、基本知识和基本技能,满足教学的要求,同时注重理论与实践的结合,使学生在获取知识的过程中能与未来的职业实践相结合,帮助学生培养创新能力,引导学生独立思考,理清理论知识与实际工作之间的关系,并帮助学生逐渐建立分析问题、解决问题的能力,提高实践技能。

4. 优化编写形式,拓宽学生视野 本套教材在内容设计上,突出中药学类相关专业的特色,在保证学生对学习脉络系统把握的同时,针对学有余力的学生设置"学术前沿""产业聚焦"等体现专业特色的栏目,重点提示学生的科研思路,引导学生思考学科关键问题,拓宽学生的知识面,了解所学知识与行业、产业之间的关系。书后列出供查阅的主要参考书籍,兼顾学生课外拓展需求。

5. 推进纸数融合,提升学习兴趣 为了适应新教学模式的需要,本套教材同步建设了以纸质教材内容为核心的多样化的数字教学资源,从广度、深度上拓展了纸质教材的内容。通过在纸质教材中增加二维码的方式"无缝隙"地链接视频、动画、图片、PPT、音频、文档等富媒体资源,丰富纸质教材的表现形式,补充拓展性的知识内容,为多元化的人才培养提供更多的信息知识支撑,提升学生的学习兴趣。

本套教材在编写过程中,众多学术水平一流和教学经验丰富的专家教授以高度负责、严谨认真的态度为教材的编写付出了诸多心血,各参编院校对编写工作的顺利开展给予了大力支持,在此对相关单位和各位专家表示诚挚的感谢!教材出版后,各位教师、学生在使用过程中,如发现问题请反馈给我们(renweiyaoxue@163.com),以便及时更正和修订完善。

人民卫生出版社

2019 年 2 月

教材书目

序号	教材名称	主编	单位
1	无机化学	闫 静 张师愚	黑龙江中医药大学 天津中医药大学
2	物理化学	孙 波 魏泽英	长春中医药大学 云南中医药大学
3	有机化学	刘 华 杨武德	江西中医药大学 贵州中医药大学
4	生物化学与分子生物学	李 荷	广东药科大学
5	分析化学	池玉梅 范卓文	南京中医药大学 黑龙江中医药大学
6	中药拉丁语	刘 勇	北京中医药大学
7	中医学基础	战丽彬	南京中医药大学
8	中药学	崔 瑛 张一昕	河南中医药大学 河北中医学院
9	中药资源学概论	黄璐琦 段金廒	中国中医科学院中药资源中心 南京中医药大学
10	药用植物学	董诚明 马 琳	河南中医药大学 天津中医药大学
11	药用菌物学	王淑敏 郭顺星	长春中医药大学 中国医学科学院药用植物研究所
12	药用动物学	张 辉 李 峰	长春中医药大学 辽宁中医药大学
13	中药生物技术	贾景明 余伯阳	沈阳药科大学 中国药科大学
14	中药药理学	陆 茵 戴 敏	南京中医药大学 安徽中医药大学
15	中药分析学	李 萍 张振秋	中国药科大学 辽宁中医药大学
16	中药化学	孔令义 冯卫生	中国药科大学 河南中医药大学
17	波谱解析	邱 峰 冯 锋	天津中医药大学 中国药科大学

序号	教材名称	主编	单位
18	制药设备与工艺设计	周长征 王宝华	山东中医药大学 北京中医药大学
19	中药制药工艺学	杜守颖 唐志书	北京中医药大学 陕西中医药大学
20	中药新产品开发概论	甄汉深 孟宪生	广西中医药大学 辽宁中医药大学
21	现代中药创制关键技术与方法	李范珠	浙江中医药大学
22	中药资源化学	唐于平 宿树兰	陕西中医药大学 南京中医药大学
23	中药制剂分析	刘　斌 刘丽芳	北京中医药大学 中国药科大学
24	土壤与肥料学	王光志	成都中医药大学
25	中药资源生态学	郭兰萍 谷　巍	中国中医科学院中药资源中心 南京中医药大学
26	中药材加工与养护	陈随清 李向日	河南中医药大学 北京中医药大学
27	药用植物保护学	孙海峰	黑龙江中医药大学
28	药用植物栽培学	巢建国 张永清	南京中医药大学 山东中医药大学
29	药用植物遗传育种学	俞年军 魏建和	安徽中医药大学 中国医学科学院药用植物研究所
30	中药鉴定学	吴啟南 张丽娟	南京中医药大学 天津中医药大学
31	中药药剂学	傅超美 刘　文	成都中医药大学 贵州中医药大学
32	中药材商品学	周小江 郑玉光	湖南中医药大学 河北中医学院
33	中药炮制学	李　飞 陆兔林	北京中医药大学 南京中医药大学
34	中药资源开发与利用	段金廒 曾建国	南京中医药大学 湖南农业大学
35	药事管理与法规	谢　明 田　侃	辽宁中医药大学 南京中医药大学
36	中药资源经济学	申俊龙 马云桐	南京中医药大学 成都中医药大学
37	药用植物保育学	缪剑华 黄璐琦	广西壮族自治区药用植物园 中国中医科学院中药资源中心
38	分子生药学	袁　媛 刘春生	中国中医科学院中药资源中心 北京中医药大学

成员名单

主 任 委 员　黄璐琦　中国中医科学院中药资源中心
　　　　　　　段金廒　南京中医药大学

副主任委员（以姓氏笔画为序）

　　　　　　　王喜军　黑龙江中医药大学
　　　　　　　牛　阳　宁夏医科大学
　　　　　　　孔令义　中国药科大学
　　　　　　　石　岩　辽宁中医药大学
　　　　　　　史正刚　甘肃中医药大学
　　　　　　　冯卫生　河南中医药大学
　　　　　　　毕开顺　沈阳药科大学
　　　　　　　乔延江　北京中医药大学
　　　　　　　刘　文　贵州中医药大学
　　　　　　　刘红宁　江西中医药大学
　　　　　　　杨　明　江西中医药大学
　　　　　　　吴啟南　南京中医药大学
　　　　　　　邱　勇　云南中医药大学
　　　　　　　何清湖　湖南中医药大学
　　　　　　　谷晓红　北京中医药大学
　　　　　　　张陆勇　广东药科大学
　　　　　　　张俊清　海南医学院
　　　　　　　陈　勃　江西中医药大学
　　　　　　　林文雄　福建农林大学
　　　　　　　罗伟生　广西中医药大学
　　　　　　　庞宇舟　广西中医药大学
　　　　　　　宫　平　沈阳药科大学
　　　　　　　高树中　山东中医药大学
　　　　　　　郭兰萍　中国中医科学院中药资源中心

唐志书　陕西中医药大学
黄必胜　湖北中医药大学
梁沛华　广州中医药大学
彭　成　成都中医药大学
彭代银　安徽中医药大学
简　晖　江西中医药大学

委　　员（以姓氏笔画为序）

马琳	马云桐	王文全	王光志	王宝华	王振月	王淑敏
申俊龙	田侃	冯锋	刘华	刘勇	刘斌	刘合刚
刘丽芳	刘春生	闫静	池玉梅	孙波	孙海峰	严玉平
杜守颖	李飞	李荷	李峰	李萍	李向日	李范珠
杨武德	吴卫	邱峰	余伯阳	谷巍	张辉	张一昕
张永清	张师愚	张丽娟	张振秋	陆茵	陆兔林	陈随清
范卓文	林励	罗光明	周小江	周日宝	周长征	郑玉光
孟宪生	战丽彬	钟国跃	俞年军	秦民坚	袁媛	贾景明
郭顺星	唐于平	崔瑛	宿树兰	巢建国	董诚明	傅超美
曾建国	谢明	甄汉深	裴妙荣	缪剑华	魏泽英	魏建和

秘 书 长　吴啟南　郭兰萍

秘　　书　宿树兰　李有白

前　言

本教材是国家卫生健康委员会"十三五"规划教材,为满足中药资源与开发、中草药栽培与鉴定、中药制药等专业的培养目标而编写。本教材的编写结合了现代科学知识及最新的研究成果,力求对中医药理论、中药复方的药效物质及作用机制进行更科学、更系统的阐述。在强调基础理论、基本知识和基本技能的基础上,尽可能地包含该领域的最新进展,丰富有关中药资源开发利用方面的药理知识,将重点放在培养学生的创新思维上,力求达到"授人以渔"的目的。

本教材的亮点主要在总论部分,其中第一章着重论述中药药理学的研究为什么要在中医药理论的指导下进行。在第二章中药药效学和第三章中药药动学部分,努力体现中药及中药复方的自身规律和特点。第六章依据中药作用的方式不同,阐述了开展中药药理研究的思路与方法,体现与时俱进,并以著名中药复方研究成果作为案例,使学生把握学科前沿动态。与以往版本的教材不同,在总论部分还特意安排了第八章植物类中药的主要药理作用、第九章植物类中药有效成分的药理作用及分子机制的内容,以符合中药资源与开发、中药制药等专业的教学需求,并将中药网络药理学(第十章)的最新内容纳入本教材中,以培养学生综合分析、解决问题和科学创新的能力。各论部分每章包含概述和常用中药两部分,概述部分注重总结各类药的共性作用,增加了中药及中药复方药效物质基础与作用机制、各单味药及中药复方药动学的内容。临床应用由传统应用、现代应用和经过药理研究后新的临床应用三部分组成,并绘制了中药活性成分分子机制图,使教材图文并茂,更易于学生理解。希望通过各论各章节的学习,学生能够了解各类中药的研究思路与方法以及各类中药作用的特点与规律。

全书在编写过程中力求做到图文并茂,言之有据,注重参考文献的权威性、准确性。教材中涉及中药的基源均以《中华人民共和国药典》(以下简称《中国药典》)2020 年版作为重要参考。

本书体现了国内外中药药理研究领域顶尖专家学者长期以来的研究成果,凝聚了各编委的集体智慧。编写组的每位教授根据其长期的教学经验及特长,对文稿进行精心编排,期望使本书可以真正做到教师易教、学生爱学,在此,对他们深表谢意!

本教材的编写得到了南京中医药大学领导的大力支持;南京中医药大学药学院药理系的多位教授和研究生做了大量的校对和绘图工作,喻斌副教授承担了本教材的编写秘书工作,南京中医药大学的贾琦博士研究生做了很多编务和协助工作。书中数字资源内容由山西中医药大学王艳、苏州大学曹莉、南京中医药大学卢金福、沈阳药科大学董迎旭参与编写,在此一并致谢。

由于时间有限,难免存在问题和不足,敬请教师和学生在教材的使用过程中给予指正,以便再版时完善并提高。

《中药药理学》编委会

2020 年春

目　录

总　论

各　论

总　论

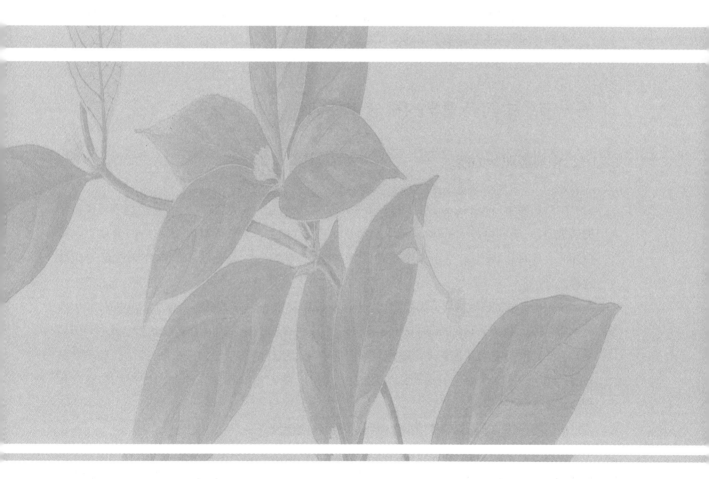

学习目的

通过学习中药药理学的概念,明确中药药理学的主要学科任务,掌握中药药效学与中药药动学的基本概念、中药药理学的发展简史,为后续章节进一步了解中药药理作用的特点及中药药理的研究思路奠定基础。

第一节 中药药理学的概念和任务

一、中药药理学的概念

中药药理学(pharmacology of Chinese materia medica)是以中医药理论为指导,运用现代科学的研究方法,研究中药和机体(人体、动物及病原体)相互作用及作用规律的一门学科。中药(Chinese materia medica)是指在中医理论指导下应用的药物,是我国中医学临床应用的药物总称。

中药药理学的研究内容分为中药药效学(pharmacodynamics of Chinese materia medica)和中药药动学(metabolism and pharmacokinetics of Chinese materia medica,又称中药药代动力学或中药药动学)。中药药效学是在中医药理论的指导下研究中药对机体的作用及作用机制;而中药药动学是应用药动学的基本原理研究中药的活性成分、组分、中药单方和复方的体内过程及动态变化规律。

中药药理学的研究应该遵循中医药理论的指导,原因如下:

一是由中医药理论体系的特点所决定的。中医药理论的特点是整体观念和辨证论治。中医治病不仅是针对某个病因和病灶进行治疗,而是立足于调整人的整体,遵循辨证论治,使人的整体功能达到平衡状态,从而治愈疾病。但若仅用现代医学的病理致病因子制造动物模型评价中药的作用及作用机制,过分强调有效成分的分离提取,忽视中医药理论的整体观和系统观,就不能真正地去体现中药复方的多途径、多环节、多靶点的作用以及中药的价值。

二是中医药理论发展的需要。中医药学是中国历代医家在长期与疾病作斗争的过程中反复验证形成的医学理论体系,蕴含着丰富的科学内涵,诸如"治未病"学说、藏象学说、经络学说、体质学说等。中医药学由于受历史条件的限制,有些理论不能用现代科学的语言阐释,有待于通过中药药理学的研究去阐明和发展。

三是中医药学中蕴含着祖先不少重大的发明创造,能从中发掘出具有我国自主创新的新成果、新技术。如根据古方安宫牛黄丸研制而成的治疗热病神志异常的"清开灵",又如治疗心绞痛的麝香保心丸源于《太平惠民和剂局方》所记载的苏合香丸等,这些新药都来源于古代文献,又高于古代文献,显然是我国自主创新的重要成果。

因此,中药药理学的研究只有在中医药理论的指导下,应用现代科学技术和方法来研究中药的主治功效与药理作用的内在关系,阐明中药及中药复方治疗疾病的内在规律和科学内涵,才更有助于指导中医临床更为合理、准确地用药,提高中医临床疗效;同时也有助于促进中医药理论现代化的进程,使中医药走向世界。

二、中药药理学的主要任务

1. 阐明中药及中药复方治疗作用的物质基础及作用机制 中药复方是多成分、复杂的,而多靶点整体协同作用是中药复方的作用特点,与化学药物的"一个药物一个靶点"的研究方法不同。如何阐明中药方剂的药效物质基础及作用机制是推动中药复方走向现代化和国际化的核心问题。

化学药物与中药的主要差别见表 1-1。

表 1-1 化学药物与中药的主要差别

	化学药物	中药
理论体系	现代医学	中医药理论
应用理念	还原论	系统论
研究对象	单一化合物	中药和方剂
作用方式	专一性	多效性
作用靶点	特异性靶点	多靶点
作用层次	单层次	多层次
作用机制	对抗性	调整性

2. 从中药及方剂中发现有效治疗疾病的现代中药新药 目前从中药中发现的新药主要有 3 类:第一类是单体成分,如麻黄碱、青蒿素、东莨菪碱、紫杉醇等;第二类是中药中的某一类混合成分,如银杏叶制剂、西红花总苷片等;第三类是中药复方制剂,如根据活血化瘀、理气止痛的治法研制成治疗冠心病的"复方丹参滴丸"等。除此之外,全世界推出的药物小分子新化学实体中,约有 61% 来源于天然产物或受天然产物的启发而合成的衍生物或类似物,而具体在抗菌药物和抗肿瘤药物方面,天然产物来源的药物更是分别高达 78% 和 74%。

3. 阐明中医药理论的科学内涵,指导中医临床更为科学、合理地用药 如桂枝汤的"解肌发表",现代医学将中医的"肌表"理解为外邪侵犯机体以及机体抵抗外邪的第一道屏障,而桂枝汤具有抗炎、解热、抗过敏、提高机体的免疫功能、抗应激等药理作用,可能是桂枝汤"解肌发表"的药理学基础。当前科学发展虽然飞速,但现有的方法和技术可能还远不足以诠释中医药的概念、经验和术语等。因此,紧紧掌握世界科技相关的最新进展和成就,及时为我所用,促进中医药现代化显得尤为重要。

第二节　中药药理学的发展简史

早在远古时代,祖先就从自然界中发现了治疗疾病的药物,如在采集、狩猎自然产物作为食物的生存过程中,偶然地发现了某些天然物质可以治疗疾病与伤痛,如麻黄平喘、大黄导泻、柳皮退热等,这些是人类对药物最早的认识。在宗教迷信及封建君王寻求长寿的活动中,人类也有意识地寻找药物,使得药物学有所发展。自从有了文字以来,民间及官方均有意地将民间长期积累的医药实践经验编集成本草著作保存下来,这在我国及古埃及、古希腊、古印度等均有记载,例如我国的《神农本草经》和《本草纲目》,以及古埃及的《埃伯斯医药籍》(Ebers' Papyrus)等。这些医药实践经验是当时人们运用望、闻、问、切等诊断方法直接获得的药物作用于患者的疗效及药物的作用规律,这些宝贵的经验均为中药药理的研究提供了重要的信息。

一、中药药理学的形成和发展

中药药理学的形成和发展历程如图 1-1 所示。

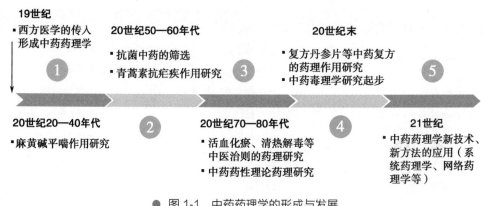

● 图 1-1　中药药理学的形成与发展

17 世纪,人们开始用实验观察的方法取代纯理论化的医学思想,着重观察临床实践中所使用的传统药物的作用。至此,出现了主要研究药物的制剂及其应用方法的药理学的前身——药物学。随着西方自然科学的进步,具备了提取分离中药化学成分的手段。1806 年,德国化学家泽尔蒂纳(F. W. Serturner)从罂粟中首次分离出具有镇痛作用的单体化合物吗啡(morphine),开创了从天然产物中寻找活性成分的先河,同时提示天然药物治疗疾病的作用与其含有的化学成分有关,这是人类利用纯单体化合物作为药物的开始,也是天然药物化学形成的标志,也为人们利用离体的器官或在体的动物研究药物的作用成为可能,从而创立了实验药理学。19 世纪,西方医学进入中国,出现了中、西两大医学体系的碰撞和渗透,中国的学者也开始尝试用现代科学的研究手段对中医中药从不同的侧面进行研究,并积累了大量的研究资料,从而形成中药药理学。

20 世纪 20—40 年代,我国学者陈克恢等对中药麻黄进行了化学成分和药理作用的研究,发现与麻黄平喘作用有关的主要化学成分是麻黄碱,其具有拟肾上腺素样作用。该研究结果引起人们对中药研究的极大兴趣,学者们对延胡索、鸦胆子、柴胡、乌头、蟾酥、仙鹤草、防己、贝母、使君子、常山等一大批常用中药进行了不同程度的化学和药理研究。

新中国成立以来,中医药学的研究得到了空前的发展。在 20 世纪 50—60 年代,科研工作者除进行了大量单味药的化学及其药效筛选的研究外,还对其中的部分药物进行了系统的药效学研究,"545 种中药的抗菌作用筛选"堪称这一时期中药大规模筛选研究的代表。至今已对至少 250 余种中草药进行了较为详细的化学和药理学方面的研究,确定了 600 余种中药的药理活性成分。如从中药青蒿(黄花蒿)中提取得到抗疟的有效成分青蒿素,从延胡索中得到镇痛的主要成分延胡索乙素,从黄连和苦参中获取抗心律失常的成分黄连素以及苦参碱等。20 世纪 70—80 年代,中药药理研究开始重视揭示中药的用药特点,强调在中医药理论的指导下进行研究,这时期的研究不仅关注单味中药的研究,还重视中药理论的研究,如四气、五味、归经等药性理论的药理研究,获得了一批非常有价值的成果。1985 年,国家颁布了《中华人民共和国药品管理法》及与之配套的《新药审批办法》,开启了中药药理研究的一个新阶段,开始从基础研究转向研制新药的应用研究。研究紧密结合社会需求,与化学、药理学、临床医学等多学科合作,注意单味中药的有效部位和有效成分的研究,使中药药理研究跨上了一个新的台阶。临床有效的中药及中药复方经过规范的药学、药效和毒理研究,达到现代化新药水平而批准上市。在紧缺或名贵中药材的人工制成品研究方面也取得了重要成就,如人工麝香、人工牛黄、人工繁殖的虫草菌丝、人工熊胆等。

20 世纪末,有关复方研究的思路和方法渐成体系:明确了中药复方的药理作用是多层次、多靶点、多环节的,强调了中药复方作用的整合调节作用,并取得了显著的成果,如对复方丹参片、六味地黄汤、桂枝汤、生脉散等的研究。

随着分子生物学的发展,许多单味中药的药理作用研究由原来的系统、器官水平深入细胞、分子乃至基因水平。随着分子生物学技术的发展,一直困扰学术界的中药粗制剂体外研究的方法学问题也取得了很大程度的进展。中药毒理的研究也有了较大的发展,其中马兜铃、雷公藤、关木通、朱砂等中药的毒性问题已引起国内外学者的高度重视。

回顾 20 世纪中药药理学的发展历程,虽然经过药理工作者的努力探索,但还存在未能得到解决的问题:首先是中医"证"的病理模型;其次是中药药动学研究由于方法学的问题,迄今尚处于探索阶段。

二、中药药理学的未来

进入 21 世纪,各国医学界和政府显示出对传统中医药学的热情,中药药理学肩负着用现代医药学去诠释传统中医药学的重要使命。随着以系统生物学、网络药理学、化学生物学、计算机化学等为标志的当代新学科的兴起,中药药理学的研究有了更多、更好的研究技术与方法,中药药理学迎来了多学科渗透和飞速发展的大好时机。如现代研究认为,六味地黄丸的"异病同治"是作用于不同疾病的共同网络靶标;方剂成分的分子靶标谱与寒证、热证生物分子网络的关联用于指导临床也取得了有意义的发现;用分子对接和计算机网络药理学的方法初步探讨了清热泻火、清热解毒等清热中药的差异,构建了冠心病的疾病生物分子网络-清热药复杂化学成分-药物靶标谱等。上述研究将有助于开辟"从还原到系统"的中医药研究方法,并对中医药的特色内涵赋予新的理解和发展,从而为构建一个高于传统意义上的中医和西医的全新医学模式作出应有的贡献。中药药理学是一门年轻的学科,具有强大的生命力和发展空间。

学习小结

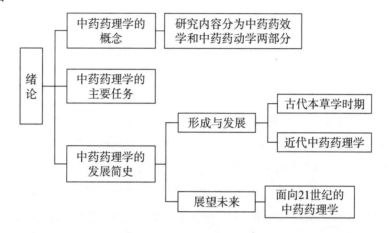

复习思考题

1. 中药药理学为什么离不开中医药理论的指导?
2. 中药与化学药物有什么本质的不同?
3. 中药药理学的发展简史对我们今后的中药药理研究有何启迪?

（陆茵　林青）

第二章 中药药效学

学习目的

通过本章的学习，了解多靶点、多环节的整合调节作用是中药的基本作用原理，量效关系的非线性、生物效应的缓和性、时效关系的不确定性等是中药药理作用的特点；认识中药的不良反应，理解中药成分的毒性；为后续章节如中药药理学的研究思路和方法的学习奠定基础。

第一节 中药的基本作用

"阴平阳秘，精神乃治"。中药通过扶正祛邪来增强机体的抗病能力，祛除病邪；通过调节平衡来调整阴阳失调、调和气血运行，从而使正胜邪去、阴阳和合。因此，扶正祛邪、调节平衡是中药的基本作用。

一、扶正祛邪作用

疾病发生是邪气干扰（实）与正气不足（虚）导致平衡失调的结果，基本治疗方法是泻实补虚。"正盛邪自祛，邪去正自安"。扶正祛邪是相互联系的 2 个方面，如清热解毒药一方面可以直接抑制病原微生物、抗炎、解热、镇痛；另一方面可通过增强机体的免疫功能，共同发挥抗感染作用。

"正气"是指维持人体正常生命活动的基本物质和抵抗力。中药的扶正作用表现为 3 个方面：①增强机体的免疫功能，从而抵御外来或内生的致病因素对机体的侵害；②增强机体对不利环境的应激能力，提高机体对缺氧、高热等恶劣环境的适应能力，增强机体对各种有害刺激的非特异性抵抗能力，使紊乱的功能恢复正常；③增强损伤机体的自我修复能力，促进蛋白质和核酸的合成代谢或提高其更新速率，或提高机体的激素水平，因为体内的各种激素水平可以直接影响器官组织的反应能力和水平，达到修复作用。如人参、黄芪、补中益气汤、当归补血汤等。

"邪气"是泛指各种致病因素及其病理产物，"实者泻之"是其具体运用。如邪在表用汗法，通过发汗解表作用祛除表邪；热者寒之，蒲公英通过清热泻下作用治疗邪热犯胃之证。

二、调节平衡作用

调节机体的功能状态是中药的特色与优势,以方剂为载体或通过中药偏性调节机体阴阳的偏盛与偏衰,或通过扶正祛邪达到阴阳平衡。中药的活性成分群按照一定配伍组合,以多靶点、多途径为调节平衡的主要表现形式。主要体现在以下 2 个方面:①调节机体的反应水平。如温热药能提高寒证患者的神经内分泌功能和代谢水平;寒凉药能抑制热证患者的神经内分泌功能,使机体代谢下降,产热减少。②调节机体的反应能力。机体反应水平是指机体对外界刺激所表现出来的一些指标水平的高低,机体的反应能力是指机体对刺激产生反馈作用的能力大小。反应水平只反映静态水平的变化,而其反应能力是反映机体应对动态变化的能力。人参有兴奋下丘脑-垂体-肾上腺皮质轴,使其功能增强的作用;半夏厚朴汤可以调节抑郁状态下的中枢单胺类神经递质释放、机体氧化防御等多个系统的功能。

中药的整合调节作用可以表现为双向调节,如同一给药剂量、同一给药途径的桂枝汤能使发热者的体温降低、低体温者的体温升高,便秘者通便、腹泻者止泻,免疫亢进者可抑制、免疫抑制者可增强,可以将异常的功能状态调整趋于正常水平。人参在正常状态下,适度增加细胞内钙和一氧化氮(NO)水平,发挥神经保护作用,但当 β-淀粉样蛋白(Aβ)引起胞内钙超载和棉酚引起 NO 大量释放时,人参抑制之,这些研究结果可以用 Wilder 提出的“初始值法则”(the law of initial values)予以解释:刺激(如某一中药成分)的作用与其所作用的反应系统的原始水平(初始值)有关,初始值愈高,对兴奋性刺激(如另一中药成分)的反应愈低,对抑制性刺激的反应增强;反之,机体的初始值愈低,对兴奋性刺激的反应愈高,对抑制性刺激的反应减弱。

第二节　中药药理作用的基本原理和特点

一、中药药理作用的基本原理

方剂中药物的化学组分(药效物质)与生物体(人)内的细胞、离子通道、酶、受体、基因等分子组成的生物分子“网络”相互作用,从而体现了多靶点协同、拮抗、整合、调节的作用特点。以四物汤为例,四物汤中的各味中药所含的成分往往多达几十种、上百种,甚至几千种,起疗效的物质基础可以包括小分子化合物(挥发油、生物碱、黄酮类、皂苷类)及生物大分子(肽、蛋白、糖肽及多糖等)。四物汤的补血、调经作用是四物汤的最终效应,其内在机制是方中的活性物质群通过多靶点、多途径、多因微效经整合发挥作用的结果(图 2-1)。

中药作用的基本原理可以在药动学层面:一个成分可以影响另一个成分的吸收、分布、代谢、排泄过程;也可以在药效动力学层面:根据成分与成分作用靶标间的关系,中药的不同成分可以作用于同一靶标,或作用于同一调控通路的不同靶标,或作用于 2 条相互联系通路的不同靶标。

其机制如下:

1. 中药多成分作用于不同靶点发挥协同作用。如机体发生炎症时,感染引起花生四烯酸代谢

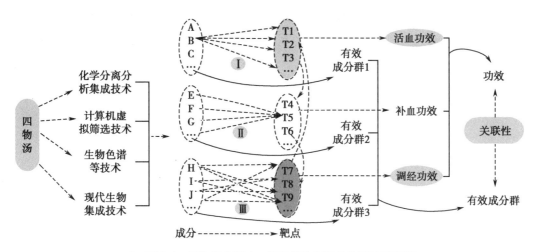

● 图2-1 四物汤多靶点、多环节整合调节作用的示意图

通路激活,产生各种炎症介质,并激活 NF-κB 信号通路,继而激活下游细胞因子表达。丹参的有效成分群能分别抑制炎症过程中的 5-LOX、COX-2 以及 IKK-2 等关键靶标,从而产生抗炎作用(图2-2)。

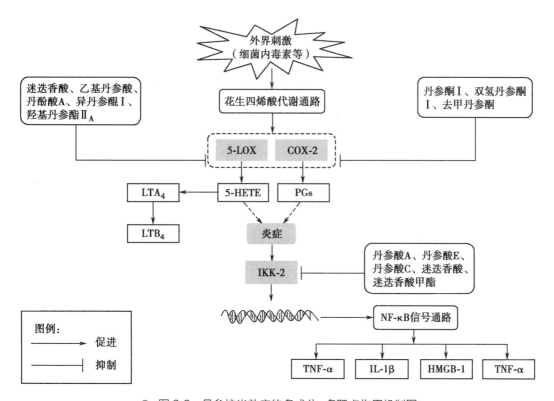

● 图2-2　丹参抗炎效应的多成分、多靶点作用机制图

注:5-LOX—5-脂氧合酶;COX-2—环氧合酶-2;5-HETE—5-羟二十碳四烯酸;LTA$_4$—白三烯 A$_4$;LTB$_4$—白三烯 B$_4$;PGs—前列腺素;IKK-2—磷酸化核因子 κB 激酶;TNF-α—肿瘤坏死因子 α;IL-1β—白介素-1β;HMGB-1—高迁移率族蛋白1。

2. 中药复方中成分复杂,结构种类多样,可以作用于不同环节发挥协同作用。如桑叶中的不同成分能够作用于不同环节发挥协同降糖作用。桑叶中的生物碱 GAL-DNJ 能够抑制小肠壁对糖的分解和吸收,降低餐后血糖高峰值;生物碱 fagomine 和桑叶多糖能够促进胰岛素的分泌,使得胰岛的功能逐渐恢复,体现在细胞对糖的利用增强、肝糖原合成增加以及糖代谢改善,并降低血糖含量,使机体的糖耐量逐渐恢复正常。上述环节协同起效,使糖尿病患者的症状日渐减轻(图 2-3)。

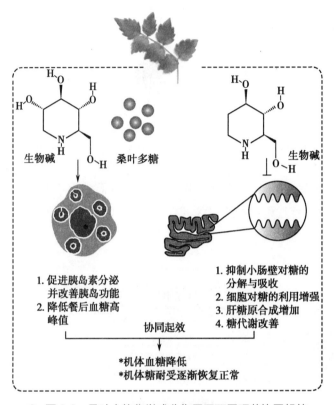

● 图 2-3　桑叶中的化学成分作用于不同环节协同起效

3. 中药或者中药复方中的一个成分可以影响另一个成分的溶解度或吸收率,通过增强吸收和生物利用度来提高药效或减轻不良反应。如桔梗皂苷具有表面活性剂的作用,可以增加银翘散中的多种难溶性成分的溶解度,从而提高活性成分的生物利用度,使银翘散的药理作用增强。苦参与甘草是固定的中药配方,与单独使用甘草相比,该配方可减少甘草次酸的吸收,增强代谢,从而减少甘草次酸在体内的蓄积,降低甘草水钠潴留的副作用。

4. 提取物中的几种成分作用相互拮抗,使药效降低或毒副作用降低。如丹参中的水溶性成分丹参素和原儿茶醛对冠状血管的作用完全相反,丹参素可明显扩张冠状血管,而原儿茶醛则明显收缩冠状血管;甘草中的甘草皂苷(也称甘草甜素)、甘草次酸有促进水钠潴留的作用,减弱甘遂甾萜成分的峻下逐水作用。

5. 增敏作用,降低或逆转病原体的耐药性。如黄连含有小檗碱和 5′-MHC(5′-methoxy-hydnocarpin),小檗碱单独应用时抗菌效价低,但当有 5′-MHC 时,由于 5′-MHC 是专一的微生物多药耐药泵(MDR pump)抑制剂,可以使小檗碱的最低抑菌浓度(MIC)降低到单独使用小檗碱时的 1/500,抗菌效价提高 500 倍(图 2-4)。

因此,中药的作用是多靶点、多途径、多环节的,融合了协同、拮抗的整合效应,从而在慢性、多基因复杂疾病中不同于单靶点药物的作用特点。

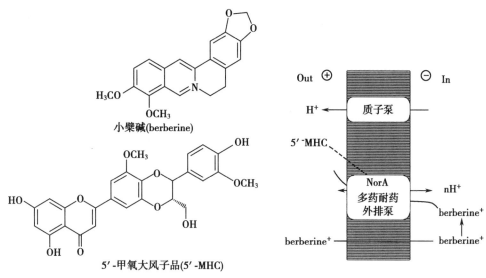

图 2-4　小檗碱和 5'-MHC 的协同抗菌机制

二、中药药理作用的特点

(一) 中药的作用具有多效性

中药成分的复杂性决定了中药作用的多效性。一方面,成分不同,作用不同;另一方面,即使同一成分,也会出现作用不同的状况。一味中药至少有成百上千个化合物,中药复方化合物更多,因此其化学成分非常复杂,进入体内更可代谢衍生出成千上万种代谢产物。而且,几乎每个单体化合物都有多个靶点,有的单体化合物如姜黄素的靶点有 100 余个,这就造成了中药作用的多效性。

(二) 生物效应相对缓和

经典的西药对最佳靶点具有很高的结合能力,作用强而明显。但绝大多数中药的单体及其复合物对最佳靶点的作用弱而不明显。如抗心律失常的西药和中药对抗心律失常药物作用的最佳靶点均有作用,但西药对最佳靶点的作用强,而中药对最佳靶点的亲和力相对较弱。此外,单一活性成分起效所需的剂量和浓度均较中药材中所含的量高,如丹参中的隐丹参酮等,且多数有效成分的代谢动力学特征不理想,进入特定组织或细胞的有效成分浓度低。在人体生物系统中,很多信号的传递依赖物理相互作用,参与分子间的作用本身就比较弱,从而保证信号调控的灵活性。因此,中药及中药复方对特定病证的整体疗效不能通过多个"弱效应"的简单加和来体现,而是通过多成分、多靶点、多环节来发挥整合调节作用的。和心律失常的发生与发展密切相关的通道称为抗心律失常的靶点,其中起主导和调控作用的通道称为抗心律失常药物作用的最佳靶点。

(三) 中药的量效关系具有复杂性

自古就有"中医不传之秘在量上,中医治病的巧处在量上"的说法。中药的量效关系的变化规律有异于西药的量效关系而有其自身的特点,包含以下几个方面:①中药作用的效应随药量变化而发生质的改变,因为每味中药都由不同的化学成分组成,中药有效活性成分的含量是决定中药功效的主要因素。如人参小剂量能提高心脏收缩力,大剂量则减弱其收缩力并减慢心率;白术小剂量止泻,大剂量通便;柴胡在小柴胡汤中为君药,用量大于其他药味1倍有余,意在透邪外出,而在逍遥散中为臣药,用量与各药相等,起疏肝解郁作用。②调整用量配比能够改变药物作用的性质,适合于不同病证的治疗。如左金丸(黄连∶吴茱萸=6∶1)在动物胃热证模型上对胃黏膜损伤具有较好的保护作用,反左金丸(黄连∶吴茱萸=1∶6)在胃寒模型上对胃黏膜发挥较好的保护作用。《普济方》中载有佛手散,由当归6两、川芎4两组成,主治妊娠伤胎、难产、胞衣不下;《证治准绳》中芎归散的药味与佛手散亦同,用川芎、当归(去芦)各等分,主治脚气、腿腕生疮等。③整方服用剂量随主症变化而变化。初病用量宜大,取其量大力专而猛之势,以祛病邪;久病用量宜小,取其量小而力缓,使疾病逐渐向愈。因此,中药及方药的量效关系有别于单一化合物单一靶标的线性关系,其量效关系是复杂的、非线性的。

(四) 时效关系具有不确定性

由于中药及中药复方是多成分的组合物,因而难以用单一成分在体内浓度的变化去体现中药或中药复方的时效关系。如柴胡皂苷a在胃肠道内受到微生态环境影响,代谢为9种化合物进入血液循环;又如黄芩汤中的11个成分,它们在血液中的最高浓度(C_{max})从60ng/ml到1 626ng/ml不等,达峰时间(t_{max})从0.82小时到17.21小时不等,消除半衰期从2.71小时到49.22小时不等。

中药及中药方剂的时效关系难以用时效曲线来表达,因为受以下因素影响:①复方中药药味的配伍、配比变化可以影响活性成分群在体内的浓度和动力学的过程。如复方活络效灵丹加减方(含川芎)提取物和单味川芎提取物经口服给药后,大鼠血浆洋川芎内酯Ⅰ在复方内比单味药的血药浓度-时间曲线下面积(AUC,简称药-时曲线下面积)和C_{max}显著降低,Cl显著增加,说明配伍降低了洋川芎内酯Ⅰ的血药浓度及达峰浓度且体内清除加快。②中药或复方制剂以口服为主,药物在经过消化道再进入血液循环的过程中,经过胃肠吸收转化后,药物变成新的成分而发挥作用;也可能在肝微粒体酶CYP450的介导下,在肝脏代谢成其他化合物。③中药的体内过程与机体的功能状态有关,即同一药物在不同证型的动物模型或人体内的药动学参数有差别。

第三节　中药的不良反应

在临床上,中药针对疾病的治疗目的所起的作用称为治疗作用,而与治疗目的无关的且不利于患者的作用称为不良反应,此处为药理学意义上的中药不良反应。中药的不良反应有以下几个方面:

1. 副作用　由于选择性低,药理效应涉及多个器官,当某一效应用作治疗目的时,其他效应就成为副作用。如麻黄在平喘的同时可引起失眠。

2. 毒性反应　中药的毒性反应是指在剂量过大或使用中药时间过长时所引起的机体生理生化功能和结构的病理变化。急性毒性是指大量毒物短时间内进入机体,很快出现中毒症状甚至死亡。急性毒性多损害中枢神经系统、心血管系统、呼吸系统、消化系统、泌尿系统以及造血系统的功能。如乌头、附子的有毒成分是双酯性的二萜类生物碱,其中毒性最大的是乌头碱(aconitine),口服之后会导致全身神经活动(以及肌肉活动)紊乱,兴奋迷走神经,通过兴奋刺激作用,导致起搏异常、传导障碍和各种异位节律,继而引起心源性脑缺血综合征。慢性毒性反应系指中药或中成药经长期服用或反复服用所出现的,造成靶器官结构性损伤的反应。损伤的靶器官中,以肝、肾、胃肠道损伤的发生率最高,其次是心肌、骨骼、肺、中枢神经、内分泌腺体,如关木通中马兜铃酸的肾毒性。又如克银丸临床用于治疗银屑病,但可导致肝损害和剥脱性皮炎。

3. 特异质反应　少数人因遗传原因(如个体酶缺陷)导致用药后发生与药物药效无关的病理反应。如有口服常规剂量的板蓝根糖浆而发生溶血的报道,该症状与该患者红细胞内葡糖-6-磷酸脱氢酶缺陷有关。

4. 后遗效应　是指停药后血药浓度已降至阈浓度以下时残存的药理效应。如服用洋金花、天仙子等可致次日口干、视物模糊。

5. 停药综合征　是指突然停药后而出现的与原来本身的作用相反的效应。如服用大黄通便,突然停药后则引起便秘。

6. 过敏反应　系指机体受到中药或中药注射剂刺激后,体内产生抗体,当该药再次进入机体时,发生抗原-抗体结合反应,造成组织损伤或生理功能紊乱。轻者表现为皮疹、红斑、皮肤水疱及发热,严重者出现剥脱性皮炎、过敏性休克等。如服用天花粉引起流泪、打喷嚏、呼吸急促、口唇发绀、全身不适等过敏症状;中药注射剂也可能引起过敏反应,如双黄连注射剂、鱼腥草注射剂等。

7. 致畸胎、致突变及致癌作用　有些中药可以干扰胚胎的正常发育而引起畸胎,如雷公藤、雄黄、砒霜等;有些中药可以引起癌变,如大戟等。

8. 继发效应　由于药物治疗作用而引发的不良反应称为继发反应。如长期服用番泻叶、麻仁丸、大黄引起久泻而致维生素 B 缺乏导致的口腔炎。

9. 依赖性　长期应用某些中药(如罂粟壳类)会产生不能停药的渴求,在停药后会产生戒断症状,这种现象称为依赖性,分为心理依赖和生理依赖。

第四节　中药成分的毒性

中药种类复杂、品种众多、毒性物质多种多样,文献报道的毒性物质主要有生物碱类、有机酸类、苷类、毒蛋白类、萜类及内酯类、重金属类等。

1. 含生物碱类成分中药的毒性　川乌、草乌、附子、雪上一枝蒿等含乌头碱,对神经系统、心血管系统和消化系统均有明显的毒性。雷公藤、昆明山海棠含雷公藤碱,可引起丘脑、中脑、延髓、脊髓的病理改变,肝脏、肾脏、心脏可发生出血与坏死。乌头碱对心脏的毒性主要表现为严重的、复杂多变的心律失常,特别是与乙醇合用可导致严重的室性心律失常甚至室性心动过速、室颤发生,其发生机制主要是对迷走神经有强烈的兴奋作用和直接作用于心室肌产生异位节律及形成折返激动。马钱子含番木鳖碱,可选择性地兴奋脊髓,对中枢神经有极强的兴奋作用,中毒量则抑制呼吸中枢。洋金花所含的茛菪碱、东茛菪碱作用于传出神经系统,其机制与阻断 M 胆碱受体而抑制心脏有关。

2. 含有机酸类成分中药的毒性　马兜铃、关木通、细辛、天仙藤、广防己、青木香等中药含有马兜铃酸,对肾损害的主要特点是肾间质纤维化,致肾小管间质性病变,引起急性肾衰竭和慢性肾衰竭,其中以慢性肾衰竭最为多见。马兜铃酸对肾脏毒性的主要原因是其直接刺激肾间质成纤维细胞或激活肾小管上皮细胞,分泌大量转化生长因子(TGF-β_1)、血小板衍生生长因子(PDGF)、表皮生长因子(EGF)等细胞因子,促进肾间质成纤维细胞分泌 I 型胶原(Col- I)、层粘连蛋白(LN)、纤维连接蛋白(FN)等细胞外基质(ECM),使 ECM 在肾间质蓄积,从而引发肾间质纤维化而致肾病变。

3. 含苷类成分中药的毒性　含强心苷类成分的中药有洋地黄、万年青、八角枫、蟾酥、夹竹桃,小剂量有强心作用,较大剂量或长时间应用可致心脏中毒,严重时可出现传导阻滞、心动过缓、异位节律等,最后因心室纤颤、循环衰竭而致死,其主要原因是抑制心肌细胞膜上的 Na^+,K^+-ATP 酶,使心肌细胞内失 K^+。含氰苷类成分的苦杏仁、桃仁等的中毒表现为组织缺氧,如头昏、头痛、发绀、呼吸困难、心悸、四肢厥冷、抽搐、血压下降等,严重者可因窒息及呼吸衰竭而死亡。含皂苷类成分的商陆、黄药子可引起胃肠刺激症状,产生腹痛、腹泻,大剂量可引起中枢神经系统麻痹及运动障碍,长期服用尚可损害肾脏、肝脏等。含黄酮苷类成分的芫花、广豆根等能刺激胃肠道引起恶心、呕吐,也能导致肝脏损害,出现黄疸等症状。

4. 含毒蛋白类成分中药的毒性　苍耳子所含的毒蛋白是一种细胞原浆毒,常损害肝、心、肾等内脏实质细胞,使之发生混浊、肿胀、坏死,并使毛细血管扩张,血管渗透性增加,引起广泛性出血。蓖麻所含的蓖麻毒蛋白中毒首先出现呼吸窘迫、发热、咳嗽、恶心与胸闷,之后大量出汗并造成肺水肿,最后可能因低血压及呼吸衰竭而死亡。

5. 含萜类及内酯类成分中药的毒性　毒性成分为萜类及内酯类的中药有大戟、芫花、黄药子、艾叶等,毒性作用主要表现为局部的强烈刺激作用,内服可引起肝细胞损害、抑制中枢神经系统等毒性反应。艾叶油对皮肤有刺激作用,内服可刺激胃肠道及引起肝细胞损害。马桑中含有多种倍半萜酯类物质,主要毒性成分为马桑内酯和吐丁内酯等。马桑内酯和吐丁内酯为 γ-氨基丁酸受体拮抗剂,能兴奋中枢神经系统,增强脊髓反射,产生惊厥。中毒的早期症状为恶心、呕吐、头晕、头痛、胸闷、腹部不适等,继之为焦虑、烦躁不安、血压升高、呼吸加快、全身抽搐。患者可因呼吸、心搏骤停而死亡。

6. 含重金属类成分中药的毒性　含重金属类成分的中药主要包括含砷、含汞、含铅类的中药。砒霜、雄黄等含砷类化合物,劣质代赭石、冰片可混含砷杂质,主要成分分别为三氧化二砷、二硫化二砷,二硫化二砷遇热易分解变成有剧毒的三氧化二砷。砷化合物具有原浆毒作用,可与含巯基的酶结合,从而抑制酶的活性,严重干扰组织代谢,引起心、肝、肾和肠充血,造成肝小叶中心坏死、上皮细胞坏死、毛细血管扩张等中毒现象。

水银、朱砂、轻粉、红粉等含汞类化合物,其主要成分分别是金属汞、硫化汞、氯化亚汞、氧化汞等。汞化合物进入人体后,汞离子与酶蛋白的巯基结合,使酶失活,阻碍细胞呼吸与正常代谢。

黄丹、密陀僧、樟丹、黑锡丹等含铅类化合物,主要成分分别为一氧化铅、粗制氧化铅、四氧化三铅、氧化亚铅等。铅中毒可造成卟啉代谢紊乱,阻碍血红蛋白合成,且可直接破坏红细胞和抑制骨髓造血功能,导致贫血、溶血;可引起胃肠炎性改变,并通过神经反射引起平滑肌和血管痉挛而致肠绞痛。铅进入人体后迅速分布到骨骼、肝、肾、大脑等重要器官中,可导致多系统损害,引起中毒性肝、肾损害及中毒性脑病。

学习小结

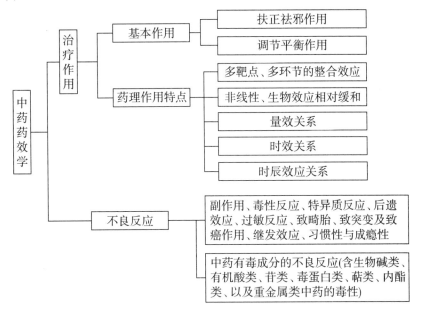

复习思考题

1. 中药的基本作用和中药药理作用的特点有哪些?

2. 分析中药多成分、多环节整合调节作用的内在分子机制,并举例说明。

3. 大多数中药为天然植物,为什么会产生不良反应?

(陆茵　戴敏)

第三章 中药药动学

理解中药体内过程及其动态变化的特点,了解中药药动学的研究思路与方法,从而加深对中药药效物质基础和药效特点的认识,并为各论药物的学习提供基础。

中药药动学主要是在近 30 年发展起来的,近年来取得了明显的进展,其对促进中医药现代化具有重要的理论和实际意义,已成为中药现代化研究的热点。由于中药化学成分的复杂性、中药药效的多样性、中医临床应用的辨证施治及复方配伍等中医药特色,使得中药的体内过程及动态变化规律有别于化学药品,而有其特殊性。因此,中药药动学研究具有挑战性,其理论体系和研究方法仍有待于进一步完善和发展。

第一节 中药的体内过程及体内动态变化特点

一、中药的体内过程

中药的体内过程包括吸收(absorption,A)、分布(distribution,D)、代谢(metabolism,M)和排泄(excretion,E),简称 ADME(图 3-1)。

(一)吸收

吸收是指药物从给药部位进入体循环的过程。中药常以口服形式给药,其所含的成分主要经胃肠道吸收。中药在吸收过程中具有如下特点:①中药含有多种成分,吸收机制具有多样性,有些成分以简单扩散的方式由胃肠道吸收,如丹参中的丹参素;而有些成分的吸收可能有转运体介导,如丹参中的隐丹参酮在肠道吸收的过程中有 P 糖蛋白(P-glycoprotein,P-gp)参与。②有许多临床有效的中药其所含的有效成分原型吸收比较困难,生物利用度较低,例如黄连的有效成分小檗碱的绝对生物利用度 < 1%。③中药的许多成分在胃肠道可被代谢,如苷类成分大多原型吸收少,在肠道菌群作用下水解成苷元被吸收,这些苷常被称为"天然前药"。例如甘草中的甘草酸可经肠菌酶水解成甘草次酸,主要以甘草次酸的形式吸收进入体内。④影响中药口服吸收的因素较多,除

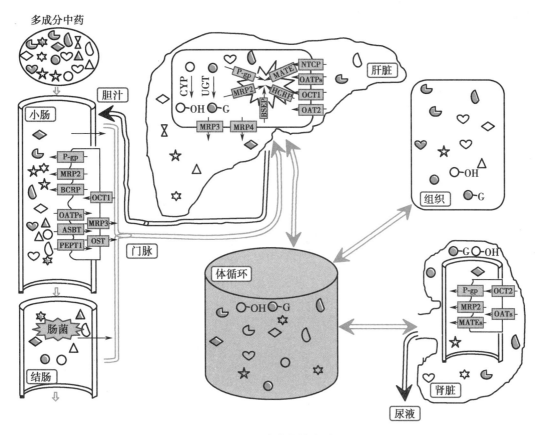

● 图 3-1　中药的体内过程

注:箭头表示药物转运方向。OAT—有机阴离子转运体;OATP—有机阴离子转运多肽;OCT—有机阳离子转运体;PEPT—寡肽转运体;MATE—多药-毒素外排转运体;MRP—多药耐药相关蛋白;P-gp—P 糖蛋白;BCRP—乳腺癌耐药蛋白;BSEP—胆盐输出泵;ASBT—顶端钠依赖性胆盐转运体;OST—有机溶质转运体;NTCP—钠-牛磺胆酸盐共转运多肽;CYP—细胞色素 P450 酶;UGT—葡糖醛酸转移酶;〇-OH—羟化代谢物;●-G—葡糖醛酸结合物。

了影响化学药品吸收的因素如成分的理化性质、制剂因素和机体因素外,中药多种成分之间可能存在的复杂的相互作用也会影响吸收。如丹参水提物中的其他成分可使原儿茶醛在大鼠体内的吸收减少,而促进丹酚酸 B 的吸收。因此,研究中药在胃肠道的吸收情况,对于阐明中药药动学规律具有重要意义。

(二) 分布

分布是指血液中的药物到达组织、脏器的过程。药物在体内的分布具有不均一性和动态性,即不同组织的浓度是不相同的,且随时间呈现动态变化。除了影响化学药品分布的因素外,中药在体内的分布还受下列因素影响:①中药多成分之间的相互作用。中药的多成分可能会通过转运体或血浆蛋白结合等环节,影响中药成分的分布,使组织器官包括靶器官的浓度发生改变;中药也要通过影响转运体影响化学药品的分布,如槲皮素可抑制 P-gp 的外排作用,逆转肿瘤细胞对多柔比星的敏感性。②中药的一些特性与中药成分的分布特点相关。某些引经药(如冰片)的引经作用与促进中药有效成分向靶器官的分布有关。如冰片可提高血脑屏障对丹参素的通透性,使丹参素的脑血浓度比提高。再如麝香“通诸窍,开经络”功效的理论与麝香中的有效成分麝香酮容易透过血脑屏障,并在脑中分布较长时间有关。

(三) 代谢

代谢是指药物在体内所发生的化学变化,常常使药物灭活,也有部分是代谢活化或代谢物仍具有药理活性。中药代谢的特点:①除了肝脏代谢外,肠道菌群在口服中药后的多成分代谢中发挥重要作用。肠道菌群可以产生各种代谢酶,其中 β-葡糖苷酶是研究较多的一种水解酶,可以将外源性的 β-糖苷类转化为相应的苷元和糖。肠道细菌代谢后的产物常常极性降低、脂溶性增强,往往伴有代谢产物的药理和毒理活性增强。如芍药苷经肠菌代谢生成 3 种代谢产物,分别为芍药苷代谢素Ⅰ、Ⅱ和Ⅲ,其中芍药苷代谢素Ⅰ的抗惊厥作用强于芍药苷。②中药成分在体内可发生广泛的代谢,存在多成分经转化可生成多种代谢产物,并且多成分间还可发生相互转化。因此,中药的代谢产物体系具有复杂性。如葛根提取物(主要包括葛根素、大豆苷、大豆苷元等)给药后,在体内可检测到葛根素、大豆苷元、毛蕊异黄酮及相应的硫酸和葡糖醛酸结合代谢产物,其中大豆苷元为葛根素和大豆苷的代谢产物,毛蕊异黄酮为葛根素的代谢产物。③药物代谢酶可受外源性异物的影响而发生诱导或抑制作用。中药在体内的多种成分可能会对代谢酶产生影响,因而有可能引起复杂的多成分间或与合用的化学药品间的代谢性相互作用。如甘草与甘遂合用使甘遂中的毒性成分甘遂萜酯 A 的代谢减慢,与甘草抑制 CYP2C9 等活性有关。又如贯叶连翘可诱导肠道和肝脏中 CYP3A4 和 P-gp 的表达,与 CYP3A4 底物药物如华法林合用时,能够降低华法林的血药浓度,减弱华法林的抗凝作用;而丹参可增加华法林的稳态血药浓度,延长凝血酶原时间,这与隐丹参酮能够抑制 CYP1A1、CYP2C6 及 CYP2C11,减慢华法林的代谢有关。④一些中药成分可经代谢活化,使药效或毒性增强。中药代谢与某些中药的功效及毒理相关,如千里光所含的吡咯里西啶类生物碱在肝脏的代谢过程中会形成导致肝脏损伤的毒性物质。

(四) 排泄

排泄是指血液中的药物及其代谢物排出体外的过程。肾小球滤过、肾小管的分泌和重吸收功能均参与排泄过程。中药排泄的特点:①肾小球滤过的原尿中原型成分可以经被动扩散等方式被肾小管重吸收。中药多成分可能会改变尿液的 pH,影响药物的解离度而影响原尿中被重吸收的药物量,进而影响排泄。②近年的研究表明,肾脏表达多种药物转运体,其参与药物的排泄过程。转运体可受外源性异物影响,中药多成分可能通过影响转运体功能而相互作用,影响药物排泄。如葛根素可抑制肾脏有机阴离子转运体(organic-anion transporters,Oats),其与甲氨蝶呤合用,可使甲氨蝶呤的肾脏清除率下降,血浆浓度增高。

二、中药的体内动态变化特点

药物在整个机体内,随着时间变化不断地进行吸收、分布、代谢和排泄,而且始终都处在一种动态变化的过程中。由于前述的中药体内过程特点,反映中药体内动态变化的浓度-时间曲线(concentration-time curve,$C\text{-}t$ 曲线)具有如下特点(图 3-2):①单味中药及复方中药给药后,体内存在多种原型成分及代谢产物,采用现代分析仪器可以测定血液中多种成分的浓度,因而可以绘出多成分的 C-t 曲线。如甘草经口给药后可获得甘草酸、甘草次酸、甘草苷、甘草素、异甘草苷和异甘草素等多成分的 C-t 曲线。②由于中药多成分在体内可相互转化或明显的肝肠循环等可使血药浓度的变化呈现多样性,如 C-t 曲线下降段的衰减不明显,表现为平坦甚至多峰。如黄芩给药后黄芩苷和汉黄芩苷的 C-t 曲线呈现双峰现象。③由于有些中药多种成分含量高低

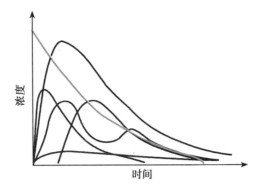

图 3-2 中药多成分在机体内的动态变化示意图

不同、吸收程度不同,使吸收进入体循环的药量差异较大,加上有些成分可相互转化,使 C-t 曲线的高低存在明显的差异,而有的成分浓度很低,有时难以绘出完整的 C-t 曲线。如大黄经口给药后,大黄酸的峰浓度为大黄素峰浓度的 67 倍。④中药进入体内的成分复杂,有时效应成分或毒性成分或伴随成分不明确,使得多成分药动学与药效学之间的关系不符合经典的 PK-PD 模型,关系具有复杂性。

第二节　中药药动学研究思路与方法

中药药动学研究包括体内动态变化分析和体内过程分析。由于中药常常成分复杂,如中药组分、有效部位、单味中药及中药复方,在进行药动学研究时,首先应该采用现代色谱-质谱联用等分析技术对体内成分进行定性分析,确定中药的体内成分群,包括吸收成分群和代谢产物成分群;然后再对可定量的成分建立适合中药特点的、可靠的中药成分浓度测定方法,研究中药成分动态变化的规律(即动力学规律)和体内过程。

一、中药成分动力学规律研究方法

动物或人体在给予中药单体成分或成分明确的中药(包括中药组分、有效部位、单味中药及中药复方)后,选择一定的时间间隔连续采集血样或尿样,应用前述的中药成分浓度测定方法,测定中药给药后中药成分浓度的动态变化,并绘制浓度-时间曲线,选择合适的动力学模型,运用药动学软件进行动力学分析,计算多成分的药动学参数,定量描述中药成分在体内动态变化的规律。

对于中药尤其是中药复方,常常是测定体内多成分浓度的动态变化,绘出多成分的 C-t 曲线,计算出多成分的药动学参数。有研究者将多成分进行综合分析,得到整合药动学参数。

在单味中药的药动学研究中,应在单体成分药动学研究的基础上进行,并注意与单体成分的药动学比较,以阐明单味药中的成分之间的药动学相互影响;在中药复方药动学研究时,应在单味中药药动学研究的基础上进行,并注意与单味药比较,以阐明中药复方配伍对药动学的影响。

二、中药成分体内过程研究方法

中药成分的体内过程特征可采用体内和体外模型进行研究,需要注意:①对于中药单体成分,体内和体外模型均适用,但中药提取物无法直接用体外模型进行研究;②中药提取物或单味中药或中药复方可根据中药体内多成分药动学的研究结果,选择单体化学成分,利用体外模型对多种成分共存时的 ADME 特征进行研究,阐明这些多成分共存时的体内过程特征和药动学相互影响的机制。

(一)吸收研究方法

1. **体内研究** 分别测定静脉给药和口服或其他血管外给药的血药浓度动态变化,计算血药浓度-时间曲线下面积(AUC),获得绝对生物利用度。

2. **体外研究** 采用吸收模型(包括离体的肠袢、外翻肠囊、Caco-2 细胞模型,在体肠回流模型等)研究中药成分的吸收过程(包括吸收成分、吸收部位、吸收速度、吸收机制、生物利用度、影响因素等)。

(二)分布研究方法

1. **体内研究** 大鼠或小鼠整体动物给药后,参考血药浓度-时间曲线的变化趋势,选择至少 3 个时间点分别代表吸收相、平衡相和消除相,测定心、肝、脾、肺、肾、胃肠道、生殖腺、脑、体脂、骨骼肌等组织中的中药成分浓度,阐明在体内的主要分布组织和器官,注意药物浓度高、蓄积时间长的组织和器官,以及在药效靶组织或毒性靶组织的分布;同时测定血中的浓度,说明血药浓度与靶组织药物浓度的关系;若某组织的药物或代谢产物浓度较高,应增加观测点,研究该组织中药物消除的情况。

2. **体外研究** 采用组织切片、细胞模型等研究中药成分组织分布的机制。研究血浆蛋白结合率可采用平衡透析法、超滤法等方法,测定至少 3 个浓度的游离药物浓度和血浆总浓度,计算血浆蛋白结合率。

(三)代谢研究方法

研究中药成分的体内生物转化情况,包括转化产物的结构、转化类型、主要转化途径及其可能涉及的代谢酶表型。可能存在有较强活性或毒性的代谢产物时,应开展活性或毒性代谢产物的研究,以确定开展代谢产物动力学试验的必要性。

1. **体内研究** 可考虑与血药浓度-时间曲线和排泄试验同时进行,应用这些试验采集的样品,采用前述的代谢产物分析方法,进行代谢产物的鉴定及浓度测定。

2. **体外研究** 采用体外代谢方法如动物和人肝组织匀浆、肝 S9、肝微粒体模型、肝细胞模型、重组代谢酶如 rCYPs 和 rUGTs 等、肠菌代谢模型、肝切片法研究代谢过程(包括代谢稳定性、代谢部位、代谢产物、代谢途径、代谢动力学)和对代谢酶(P450 同工酶、葡糖醛酸结合酶、硫酸转移酶等)的影响。

(四)排泄研究方法

1. **体内研究** 整体动物(大鼠、小鼠等)给药后,将动物放入代谢笼内,按一定的时间间隔分段收集尿液或粪便的全部样品。粪便样品收集后按一定比例制成匀浆,记录总重量或体积;一般在动物麻醉下进行胆管插管引流,待动物清醒且手术完全恢复后给药,并以合适的时间间隔分段收集胆汁。取部分尿液、粪便或胆汁样品进行中药成分和主要代谢产物浓度测定或代谢产物谱(metabolite profile)分析,计算药物和主要代谢产物经此途径排泄的速率及排泄量。

2. 体外研究 可采用肾切片模型或肾灌流模型,观察肾摄取转运体介导的转运情况。

(五) 跨膜转运研究方法

吸收、分布和排泄过程研究中均可采用计算机模拟、单层细胞(如 MDCK、Caco-2 细胞)、转运体(P-gp、BCRP、OATP1B1、OATP1B3、OAT1、OAT3 和 OCT2 等)转染细胞、转运体表达膜囊等体外模型研究药物跨膜转运机制。

需要注意:①我国新药注册分类规定,有效成分含量达 90% 以上即为一类新药,在一类新药研发的过程中要注意另 10% 的未知成分对有效成分药动学的影响;②在单体成分新药发现阶段,应进行早期 ADME 筛选与评价,选择具有优良药动学特性的成分进一步研发,以提高中药新药研发的成功率。

三、中药药动学相互作用研究方法

中药药动学相互作用可以分中药-中药之间的相互作用(herb-herb interaction, HHI)和中药-化学药物之间的相互作用(herb-drug interaction, HDI)。药动学相互作用可发生在体内过程中的任一环节,但主要由代谢酶或转运体介导,以代谢性相互作用更常见。代谢酶/转运体介导的相互作用研究有助于阐明中药复方配伍的规律和机制,可为指导临床合理用药提供基础,这方面的研究近年来受到重视。

1. 代谢性相互作用研究 研究方法包括:①肝微粒体温孵法(最好选用人肝微粒体),利用不同的探针底物来评价中药对不同的 CYP 亚族酶(主要包括 CYP1A2、CYP2B6、CYP2C8、CYP2C9、CYP2C19、CYP2D6、CYP3A4)、UGTs 等代谢酶的抑制作用,但此法仅能进行酶活性抑制研究。②原代肝细胞培养法,利用探针底物进行中药对酶活性诱导和抑制的研究。③采用分子生物学方法分析中药对药酶的诱导作用,如用 Western blot 免疫印迹法测定酶蛋白含量的变化、用 RT-PCR 法测定酶 mRNA 水平的变化。但是这些试验只能提供支持性的资料,并不一定能体现酶活性,还需进行酶活性的测定。④在获得体外相互作用的结果后,应进一步采用体内试验方法,通过测定特异性底物的血药浓度的变化,计算药动学参数进行确认,评价中药的代谢性相互作用。

2. 转运体介导的相互作用研究 转运体介导的相互作用可以发生在吸收、分布、排泄等多个环节。

(1) 体外细胞模型研究

1) 不含重组转运体的细胞系:如 Caco-2 等,观察转运体抑制剂(如 P-gp 抑制剂)对中药成分跨膜转运的影响或观察中药成分对转运体底物(如 P-gp 底物)跨膜转运的影响,阐明吸收环节可能的相互作用。

2) 原代细胞:如原代肝细胞,可以观察摄取转运体抑制剂对中药成分摄取的影响或观察中药成分对转运体底物摄取转运的影响,阐明肝脏摄取环节可能的相互作用。

3）"三明治"培养原代肝细胞模型:"三明治"培养是通过底层铺鼠尾胶使肝细胞贴壁,上层铺matrigel胶使其形成肝板样结构,可以模拟肝脏的功能。该模型可以观察外排转运体抑制剂对中药成分外排的影响或观察中药成分对转运体底物外排转运的影响,阐明肝脏外排环节可能的相互作用。

4）转染细胞:将重组转运体基因转染于不同的细胞系,已报道构建了多种转运体转染细胞,可用于确认转运过程相互作用所涉及的转运体,主要包括 P-gp、BCRP、OATP1B1、OATP1B3、OAT1、OAT3 和 OCT2 等转运体。

（2）离体器官模型:①肝、肾切片模型,用于观察肝、肾摄取转运体介导的相互作用;②外翻肠囊模型,用于观察转运体介导的吸收环节的相互作用。

（3）在体模型:在体肠灌流、肝灌流、肾灌流模型可用于观察转运体介导的肠、肝、肾转运环节的相互作用。

（4）体内模型:采用整体动物模型或人体观察中药对转运体底物或转运体抑制剂对中药成分体内血药动力学或尿药动学的影响,分析药动学参数的差异,并可观察中药对动物体内转运体表达的影响,阐明转运体介导的相互作用的机制。

药物转运体影响药物体内过程的各个环节,采用上述方法进行药物相互作用研究时,需综合考虑各个方面的因素对结果的影响,多种方法联合应用,综合分析及验证,以获得可靠的结果,为临床合理用药提供更全面科学的依据。

需要注意 HHI 又可发生在单味药内的成分与成分之间或不同药味之间,因此 HHI 研究包括以下 2 个方面:

（1）单味中药中的成分之间的相互作用:①单味中药与相应的单体成分的整体药动学比较研究,测定研究成分的浓度-时间曲线,比较药动学参数的差异,阐明单味中药中的共存成分对成分药动学相互作用的规律;②利用前述的体内过程研究模型研究药动学相互作用的机制。

（2）不同药味之间（即复方配伍）的药动学相互作用研究:①进行复方与相应的单味药、药对配伍及单体的药动学比较研究,测定研究成分的浓度-时间曲线,比较药动学参数的差异。常采用药-时曲线下面积（AUC）进行评价,应注意进行不同配伍组之间的 AUC 比较时应进行剂量标准化校正,即各组均除以给药剂量,以真正反映药动学相互作用的影响。②采用前述的体内过程研究模型,分析配伍对药效成分体内过程的影响,阐明复方配伍的多成分体内过程特征变化规律和相互作用机制。

第三节　中药药动学研究的意义与难点分析

中药药动学研究在创新中药研究和中药国际化进程中具有重要作用,成为中药现代化研究的热点。但由于中药体内过程和动态变化的特点和复杂性,使得中药药动学研究仍然面临着一些困难。

一、单味中药药动学研究

单味中药药动学指将单味中药提取物（包括各种提取方式获得的提取物）给予动物或人体,进行动力学研究。到目前为止,已对大多数常用单味中药进行了动力学研究,如黄芩、黄连、葛根、大黄、丹参、人参等中药。

单味中药药动学研究有助于阐明中药的药效物质基础,可为创新中药的作用机制阐明、质量标准制定、新型递药系统研发提供依据;此外,单味中药药动学研究还是复方中药药动学研究的基础。因此,单味中药药动学研究持续受到关注。

单味中药药动学研究面临的困难:①有些成分浓度低,无法检测;有些标准对照品获得困难,难以定量分析;有些成分在体内发生较大的变化。因此,全面阐明中药体内的成分群及动力学规律存在困难。②单味中药含有多种化学结构不同的成分,其动力学规律差异大,尚无理想的方法表征单味中药的整体动力学规律。③有些中药给药后有效成分的血药浓度低,常常难以说明其在临床和动物实验中均显示有效性。④有些体内过程研究模型对研究多成分共存时有局限性,对多成分共存时体内过程特征的系统研究尚显不足。

二、中药复方药动学研究

中药复方药动学研究指中药复方整方给予动物或人体,进行药动学研究。由于中药复方的复杂性,1970 年后开始通过测定生物效应进行药动学研究,已报道采用生物效应法进行了麻黄汤、四物汤等的药动学研究。1990 年后主要采用现代分析手段,测定方剂给药后的体内有效成分浓度,进行药动学研究。目前一些常用的中药复方均有药动学研究报道,如黄连解毒汤、葛根芩连汤、小柴胡汤等复方;并对复方配伍对药动学的影响进行了探讨,如泻心汤、当归芍药散等。

中医方剂是我国中药新药研发的重要源泉。中药复方(包括中医方剂)疗效的物质基础是方剂中的多成分。中药复方药动学研究有助于确定药效物质基础及配伍规律,为创新复方中药的作用机制研究、质量标准制定、组方优化、安全性评价和临床合理用药提供基础。因此,中药复方药动学研究成为中药现代化研究中的热点。

由于中药复方的化学成分比单味中药更复杂、含量差异更大,在煎制过程中还可能发生复杂的成分变化,且有配伍使用和辨证施治的因素,因此除了单味中药药动学研究中的困难外,中药复方药动学还面临以下困难:①反映复方作用整体观念的困难性。整体观念是中药产生药效的一大特点,由于现代分析手段的进步,可以对多种效应成分群进行监测,获得中药血浆指纹谱或代谢物谱和多成分的 C-t 曲线。如何对这些图谱和曲线进行分析,以综合反映复方整体的动态变化规律,是中药复方药动学研究的难点。②确定中药药效物质基础的困难性。某些中药复方真正的有效成分可能不清楚,可能并不是原型成分产生药效作用;中药药效多样,且需要在一定的中医病证状态下发挥药效,选择的效应指标不同和病证不同,药效成分会发生变化;且许多中药的化学成分在体内发生的变化又受配伍的影响。因此,仅仅通过复方体内多成分的药学研究阐明中药药效的物质基础存在困难。③阐明中药配伍多成分共存时的体内过程特征的困难性。由于中药成分复杂、多成分间存在相互转化和共存成分的干扰等原因,使得研究中药配伍多成分共存时的代谢、转运规律和机制存在困难。④在新药研发过程中的困难性。中药复方药动学研究尚不能对中药复方新药研发过程中的药效物质基础确定、质量标准制定、剂型改革和组方优化研究提供全面的基础。在中药复方新药的研发过程中,大多数药动学研究属开发后期的佐证性研究。

三、中药药动学-药效学联合研究

虽然中药药动学研究可为中药药效物质基础的进一步研究提供信息,但尚难以确定药效物质基础。因此,中药药动学-药效学(PK-PD)联合研究成为中药现代化研究的热点。整体动物给予中药后,测定中药多成分的药动学参数和药效学变化,进行药动学-药效学联合分析,有助于阐明中药复方的药效物质基础。然而,中药 PK-PD 研究难以采用经典的 PK-PD 模型进行分析,近年对中药 PK-PD 联合研究有多个方面的探索报道。如通过复方成分的体内时量曲线与效应的时效曲线的直线相关分析、复方多成分药动学参数与复方效应指标的多元统计(如典型相关分析、偏最小二乘回归分析、人工神经网络模型分析等)分析、中药体内药动学数据与体外模型药效数据之间的关系分析,阐明了一些中药的药效成分。中药复方的多成分作用于体内的多靶点,能产生综合的调节作用,而单一药效指标难以反映中药复方的整体药效。近年也有报道用代谢组学方法评价中药的整体药效,进行中药体内多成分的代谢物组-中药复方代谢组学联合研究,以确定中药药效物质基础,但这些研究尚处于探索阶段。

四、中药经肠菌代谢研究

中药口服给药,在吸收进入体循环前首先会被肠道菌群代谢,且具有肝肠循环的药物还会再被肠菌代谢。肠道菌群可以产生多种代谢酶,主要有水解酶、氧化还原酶、裂解酶和转移酶等。经肠菌酶代谢后,苷类化合物水解后生成苷元,苷元的脂溶性增强;双酯型生物碱转化为相应的单酯型和脂类生物碱,代谢产物的毒性降低,如附子生物碱。已报道黄酮类、皂苷类、生物碱类、蒽醌类、单萜类等中药成分的肠菌代谢和一些中药复方如黄芩汤、甘草附子汤、双黄连的肠菌代谢研究。

中药常口服给药,有些中药中的原型成分口服生物利用度低,肠菌代谢产物的脂溶性增高,使生物利用度提高;有些中药的药效与肠道菌群产生的代谢产物相关。由于肠道菌群对口服中药的体内过程甚至药效或毒性有重要影响,因此近年中药肠道菌群代谢研究受到关注。

五、细胞药动学研究

细胞药动学是指将细胞视为一个整体,定量研究药物在细胞内吸收、转运、分布、代谢和排泄的动力学过程,并通过建立数学模型阐明药物在细胞内的处置规律。

某些中药的血药浓度不能解释其在特定组织中的作用,不足以有效地预测体内药效,进行药物在靶细胞内的动力学过程研究能反映药物在靶细胞内的处置过程,阐明药物进入细胞的方式、胞内及亚细胞靶点处的药物浓度,评价药物的药效及阐明药物作用机制。目前,中药靶细胞药动学研究受到关注。例如对多柔比星的细胞药动学进行研究,阐明了人参皂苷通过影响外排转运体

P-gp,逆转肿瘤细胞对多柔比星耐药的机制。但细胞药动学揭示的机制能否反映中药在体内作用的情况尚有待于进一步研究阐明,需将细胞药动学实验与在体动物实验相结合进行研究。

六、中医药理论指导下的中药药动学研究

中医临床用药的精髓是辨证施治,因此进行"证候"状态下的中药药动学研究对指导临床用药更有意义。自20世纪80年代开始有研究者研究在不同证候患者/动物模型体内,中药口服给药后血药浓度及药动学参数的变化。已有报道研究实证便秘患者口服三黄泻心汤后血中大黄酸浓度的变化;脾气虚、肝郁脾虚、胃实热证患者口服加味逍遥散后血清中阿魏酸的药动学参数变化;脾虚大鼠体内川芎嗪血药动力学的变化等。结果发现证候患者/动物模型体内的药动学参数有别于正常人/动物,且不同证候的患者体内方剂的药动学特征也不相同。但目前证候状态下的中药药动学研究在人体内的研究报道较少,大多是在动物模型上进行的,而动物体内难以复制符合中医特色的证候模型;且大多数研究中测定的成分有限,使得我们对临床证候状态下的中药复方药动学规律的认识有限。因此,在中医药理论指导下,对"证候"状态下的中药药动学特征有必要进一步深入研究,找出其规律及机制,以能够制订科学的给药方案。

鉴于中药尤其中药复方药动学的研究方法存在局限性,近年对中药药动学研究方法进行了多个方面的探索性研究,如中药多组分整合的药动学研究、中药血清药物化学-血清药理学联合研究、中药药代标示物(PK marker)研究、指征药动学研究等,但这些探索方法很少是在中医药理论的指导下发展起来的,仍有待于完善。

中药药动学是一门年轻的边缘学科,其研究方法正在不断发展。随着现代研究技术的进步和多学科的相互渗透,将不断揭示中药体内过程的特征和动力学规律,不断探索中药药动学的研究方法,以能够进行适合中药评价的药动学研究。

学习小结

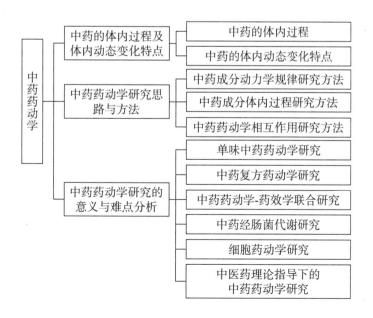

1. 试述中药的体内过程,以及中药体内动态变化的特点有哪些?

2. 中药药动学研究所面临的困难有哪些? 有何对策?

3. 目前中药药动学研究中常采用的方法有哪些?

4. 试述中药药动学研究在中药现代化中的作用及地位。

(马越鸣)

第四章　影响中药药理作用的因素

学习目的

　　学习药物、机体和环境等因素对中药药理作用的影响,掌握中药的品种、产地、采收、贮藏、产地加工与炮制、生产工艺与剂型、剂量、药物相互作用等对中药药理作用发挥的显著影响;熟悉和了解机体的生理情况、病理状态、心理因素、长期用药以及地域环境、气候寒暖、饮食起居、时辰节律等环境外因也是影响中药药理作用的重要方面。通过学习使学生具备合理选药、安全用药的基本思路,并为研究中药药理作用的有效性和安全性提供科学的指导。

第一节　药物因素

案例导入　道地药材——自然与人文造就的品牌

　　"道地药材"一词最早出现在明代后期汤显祖所著的戏剧《牡丹亭》中。我国自然地理条件复杂,植物种类繁多,为了保证用药有效、安全,古代医家经过长期的观察比较和临床实践,建立了"道地药材"这一概念。"道"是古代中国相当于现代省级的行政区划单位,"地"是"道"以下的具体产地,这种提法一直延续到今天。清代名医吴鞠通所著的《吴鞠通医案》记载其在治疗一位水肿患者时发现药方对证、配伍恰当,但疗效欠佳。仔细检查后发现是由于药方中的桂枝质量不佳引起的,于是他求购产于岭南的上好桂枝,患者再服此方剂很快痊愈。

　　药物是影响中药药理作用的首要因素。中药的品种、产地、采收、贮藏、产地加工与炮制、生产工艺与剂型、剂量、药物相互作用等对中药作用的发挥有显著影响。

一、品种

　　我国幅员辽阔,一药多源的情况较为普遍。由于许多中药材是同名异物,在使用时,往往将同种同属甚至不同种属的植物作为一种药来应用。而不同科属、不同种的植物即使亲缘关系接近,有效成分的类型和含量亦可能出现明显差异,而使药理作用有区别,临床疗效不稳定。《本草纲目》中就有"一物有谬,便性命及之"的说法,可见古代就很重视中药的品种。

不同品种的同名中药有效成分含量有时差别很大,如黄柏的有效成分之一是小檗碱,黄柏(黄皮树的干燥树皮)含小檗碱4%~8%,关黄柏(黄檗的干燥树皮)的小檗碱含量为0.6%~2.5%。不同品种的成分差异必然会影响药理作用和临床疗效,如大黄的有效成分之一是结合型蒽醌苷,掌叶大黄、唐古特大黄等正品大黄中的结合型蒽醌苷含量高,泻下作用明显,而其他混杂品种如华北大黄、天山大黄等中的结合型蒽醌苷含量低,泻下作用差。金钱草按记载有10科14种之多,其利胆、利尿作用均有不同程度的差异,如江西金钱草的利尿作用明显,但无利胆作用;四川金钱草的利胆作用显著,但无利尿作用;而广东金钱草既有利胆又有利尿作用,可见品种不同,药理作用相差很大。

此外,还有一种多品中药,即同一中药包括野生种、栽培品种以及通过变异或培育形成的优质新品种,它们在遗传学上属同一物种,但在性状等方面却有较大的差异,同时药效的差异可能也较大。

二、产地

不同的环境孕育了不同的物种,特有的物种具有特定的功效和药理作用。《新修本草》中称"离其本土,则质同而效异;乖于采摘,乃物是而实非"。中药大部分来源于天然的植物与动物,不同地区的土壤、水质、气候、日照、雨量等自然环境条件具有一定的区域性,对药用植物的生长、开花、结果等一系列生态过程有不同程度的影响,因此产地不同的同一种中药的质量就有很大的差异。自古就有"道地药材"的概念,指一定的药用生物品种在特定的环境和气候等诸因素的综合作用下,所形成的产地适宜、品种优良、产量高、炮制考究、疗效突出、带有地域性特点的药材。如"浙八味""四大怀药"等。

产地不同,同一种中药所含的有效成分含量不完全相同。如四川的川芎含挥发油总量为1.2%,江西产者为1.09%,上海产者为0.76%;各地产的常山饮片,生物碱含量最高者与最低者相差4倍左右。

产地不同,药理作用差别也较大。如潞党参的解热作用及抗炎作用显著,板党参有一定的镇痛作用,而纹党参的镇痛作用显著。可见,中药的产地显著影响中药的有效成分及其含量,同时又影响中药的药理作用。

三、采收

采收季节和采收方式因中药的品种和入药部位不同而有所不同,中药的根、茎、叶、花、果实、种子或全草等不同的入药部位在不同的生长期所含有效成分的种类和含量有所不同。

根及根茎类药材在晚秋季节地上部分枯萎或春初发芽前收获,此时植物生长缓慢,根及根茎中贮藏的各种营养物质丰富,有效成分的含量最高。如8月采收的人参,其人参皂苷含量为1月采收的人参皂苷含量的3倍以上;第四季度采收的丹参,其有效成分丹参酮的含量比其他季节高2~3倍。

叶类、全草类药材以花前盛叶期或花盛开期采收最佳。如青蒿在7~8月花前盛叶期采收,此时青蒿素的含量最高可达6%,开花后含量下降;薄荷在开花盛期采收,挥发油的含量最高,发汗解热作用最佳;臭梧桐叶在5月开花前采摘,有效成分的含量高,降压作用强,开花后采集的臭梧桐叶则降压作用减弱。

花类药材多在含苞欲放或初开时采收,如槐花、金银花等;有少数花宜在花盛开时采摘,如菊花、旋覆花等。

果实、种子类药材一般在充分成熟后采收,如瓜蒌、枸杞子等,此时营养物质、有效成分的含量最高;也有少数应在未成熟时采收,如青皮等。

树皮类药材如厚朴、杜仲、川楝皮宜在春或夏初剥取,此时树汁多;根皮类药材及藤本类药材如牡丹皮、忍冬藤、红藤以秋末冬初采收为宜。

动物类药材传统上一般根据生长习性和活动规律来捕捉。如鹿茸在清明后45~60天锯取,成茸比高,角质化少;哈士蟆于秋末的"冬眠期"捕捉;蜈蚣秋季采收,蛋白质、游离氨基酸及组胺的含量均高于春季,镇痛作用也更强。

此外,由于不同药用部位所含化学成分的类型和质量可能不同,其药理作用也不完全相同。如麻黄以茎髓部麻黄碱和伪麻黄碱的含量最高,有发汗和升压作用;麻黄根中大环精胺类生物碱的含量较高,有止汗和降压作用。

四、贮藏

贮藏保管的条件对中药质量的优劣有直接影响。中药大都含有淀粉、糖类、蛋白质、脂肪、纤维素、鞣质等成分,易受温度、湿度、空气、光照、仓虫、微生物等外部条件的影响而发生霉变、变色、走油、虫蛀及其他变质现象,从而导致药材成分的改变,使中药的疗效降低,甚至完全丧失药用价值。如当归、川芎、薄荷等含芳香挥发性成分的药材若保存不当,经日光照射,不仅使药物变色,而且使挥发油散失。苦杏仁中止咳平喘的有效成分苦杏仁苷不稳定,在贮存过程中因受温度、湿度等因素的影响,易被苦杏仁酶等分解,苦杏仁苷的含量可降低10.5%~18.5%。刺五加在日照、高温(40~60℃)、高湿(相对湿度在74%以上)的条件下贮存6个月,其所含的丁香苷几乎完全损失。有些药材的有效成分易与空气中的氧发生氧化反应从而降低质量,影响药材的疗效,如矿物药氧化可使灵磁石变为呆磁石。部分药材极容易感染霉菌而腐烂变质,如富含营养物质的饮片如淡豆豉、瓜蒌、肉苁蓉等。

五、产地加工与炮制

(一)产地加工

中药材内部含水量高,若不及时加工处理,易霉烂变质,有效成分亦随之分解散失。除少数要求鲜用或保持原状的中药材外,大部分在产地趁鲜加工。硫黄熏蒸常用于产地加工,但产生的SO_2可以与中药中的化学成分发生反应,使药材变白、药味变酸,且残留的SO_2对人体有害,如白芷硫熏后与非硫熏者相比未显示镇痛作用;人参中的人参皂苷在硫熏的酸性条件下可被水解,药理作用减弱。产地加工常有"一药多法"的现象,导致药材质量参差不齐。如天麻,四川通江县采用烘干法,湖北则采用白矾水煮透心后干燥,吉林将天麻与小米共煮透心后干燥。

(二) 炮制

绝大多数中药需经炮制后才能供临床应用。《本草蒙筌》指出,"酒制升提;姜制发散;入盐走肾而软坚;用醋注肝而住痛;乳制润枯生血;蜜制甘缓益元"。中药经过炮制,可使化学成分的质和量发生变化,从而导致临床疗效的差异。

炮制影响中药的作用常见的有:

1. 消除或降低药物的毒性和副作用　如乌头中的乌头碱有心脏毒性,可致心肌纤维性颤动,经过浸漂、煎煮后,乌头碱分解破坏,故毒性降低。

2. 增加有效成分的溶出,增强疗效　如延胡索的有效成分为生物碱,水煎液溶出量甚少,经醋炒后煎剂中溶出的总生物碱含量增加,故镇痛作用加强。

3. 改变药性,使之适合病情　如何首乌生用可以缓泻,制熟后游离蒽醌衍生物和糖的含量明显增加,而补肝肾。

4. 保持药效稳定　如用沸水略煮苦杏仁,便可使苦杏仁酶变性而失活,防止对有效成分苦杏仁苷的分解,药物能长时间保存而不失效;同时加热处理可杀灭细菌和虫卵等,亦利于药物的保存。

六、生产工艺与剂型

中药制剂的提取工艺既要继承传统剂型的制法经验,又要依据药材质地和主要成分的理化性质,并考虑溶媒量、提取次数、浸提时间、浸提温度等条件,采用均匀设计或正交试验,优选出制剂的最佳提取条件、最佳提取工艺,将有效成分提出,经过适当浓缩制成半成品,并经过进一步浓缩、干燥等工序后得到成品。该过程中任何环节、条件参数的改变都会影响制剂有效成分的含量和药物作用。如青蒿中的抗疟有效成分青蒿素在水煎加热的过程中易受破坏,宜用低沸点乙醚提取。

《神农本草经》指出:"药性有宜丸者,宜散者,宜水煮者,宜酒渍者,并随药性,不得违越。"剂型可影响药物的吸收速率和吸收程度,从而影响药物起效的速度、药效的强弱,甚至导致药理效应的不同。同一中药或复方的注射剂直接进入静脉比口服剂型到达作用部位的时间短,因而起效快、作用显著。如枳实、青皮的水煎液口服未见有升高血压的记载,制成注射液却表现有升高血压的作用。中药制剂已由原来的丸、散、膏、丹等传统剂型发展到40多种新剂型。一般而言,汤剂、口服液较颗粒剂、散剂、片剂、胶囊剂等固体制剂容易吸收,而缓释制剂的吸收缓慢、作用温和而持久。

同一中药或复方即使剂量相等、剂型相同,但由于各药厂生产制剂的工艺不同,疗效和毒性可能有所区别;甚至同厂不同批号的产品也不尽相同。为了保证不同批号、不同药厂的同名产品有相同的疗效,应当采取一定的措施加强质量控制。目前均按现行版《中国药典》的规定或国家药品监督管理局颁发的国家药品标准指导中成药制剂、统一产品规格。

七、剂量

"中药不传之秘在于量"说明药物剂量不同,作用可能不同。如甘草在复方中 1~2g 可调和诸药,5~10g 可抗心律失常,30g 以上具有类皮质样激素作用。但有些中药的量效关系不明显,表现出小剂量有效,大剂量药效不明显或具有相反的效果,如人参小剂量可兴奋中枢,而大剂量则抑制中枢。

八、药物相互作用

(一) 中药配伍

配伍是指有目的地按病情需要和药性特点有选择性地将 2 味或 2 味以上药物配合同用,不同的配伍将影响药物的药理作用。前人将单味药的应用及药与药之间的配伍关系称为药物的"七情"。《神农本草经》记载"药有单行者,有相须者,有相使者,有相畏者,有相恶者,有相反者,有相杀者。凡此七情,和合视之"。药物配合使用会产生相互作用,配伍可能改变方剂的药效物质组成或可吸收入血成分的药动学行为,组方配伍应遵循"君臣佐使"的配伍理论,才能使药物发挥最佳疗效和最低毒性。

1. 相须、相使 配伍发挥增效协同作用。相须即功效相类似的药物配合应用,可以增强原有的疗效;相使即以一种为辅药,辅药能提高主药的疗效。如黄连与连翘同用对金黄色葡萄球菌的抑菌力比单用黄连强 6 倍以上。中药在配伍过程中可能产生新的成分,从生脉散合煎液中分离得到一个新成分(5-羟甲基-2-糠醛),与该方的药效直接相关,而在该方的单味药(人参、麦冬、五味子)水煎液中未见这一成分。

2. 相畏、相杀 配伍能降低或消除毒性。相畏即一种药物的毒性反应或副作用能被另一种药物减轻或消除;相杀即一种药物能减轻或消除另一种药物的毒性或副作用。《本草纲目》中谓"相畏者,受彼之制也""相杀者,制彼之毒也"。如截疟七宝散中的常山通过槟榔的相畏,抑制了常山致恶心、呕吐等消化道反应,但不影响其抗疟作用。

3. 相恶、相反 配伍产生拮抗作用。两药配伍,可使某些药理活性降低、丧失(相恶),或出现毒性反应或副作用(相反),如知母、人参合用降血糖作用减弱,甚至消失。相反配伍则出现较多的不良反应或增强毒性,如甘遂和甘草合用后 CYP3A2 mRNA 水平、蛋白表达及酶活性均明显下降,提示甘草可能通过抑制 CYP3A2 表达使有毒中药甘遂的毒性成分代谢减慢,容易蓄积而导致毒性反应表现明显。

(二) 中药与西药的相互作用

中药起效慢,临床在治疗高血压、糖尿病、冠心病等慢性疾病时,通常合用西药。但中药成分复杂,与西药之间存在复杂的相互作用,有些中西药合用可降低毒副作用、增强疗效;有些中西药合用则可能加重毒副作用、降低药效。中药与西药的相互作用发生机制主要包括以下几个方面:

1. 发生理化反应 中药中的某些成分与西药成分发生理化反应,如海螵蛸、赤石脂、滑石、牡蛎、石膏、龙骨、石决明等含有钙、镁、铝、铁等金属离子,能与四环素、氟喹诺酮类抗生素生成螯合物,降低抗菌作用。

2. 药动学的影响　某些中药与西药合用会影响药物的体内过程,如黄芪、砂仁、木香和陈皮等对胃肠蠕动有抑制作用,能延长利福平、灰黄霉素在小肠上部的停留时间,有利于药物吸收,提高生物利用度。

3. 药效学的相互作用　中药与西药同用发生药效学上的相互作用,如银杏叶制剂与阿司匹林、华法林合用可以产生严重的自发性出血。甘草含有甘草酸,经酶作用可水解成甘草次酸和葡糖醛酸,甘草次酸具有糖皮质激素样作用,若与水杨酸衍生物等非甾体抗炎药合用能增加消化道溃疡的发生率;还可升高血糖,与口服降血糖药或胰岛素合用影响降糖效果。

4. 对肝药酶 P450 的影响　某些药物是肝药酶诱导剂或抑制剂,因此会对与其合用的药物代谢产生影响。如防己黄芪汤、麻黄汤、人参汤、半夏白术天麻汤、桂枝人参汤和柴金汤明显增强肝药酶活性,降低与其同用的地尔硫䓬等药物的生物利用度;延胡索乙素、甲基莲心碱和小檗碱均能抑制肝药酶活性,增强同用药物的血浆浓度和生物利用度。

第二节　机体因素

案例导入　便便何以成良药?

欧美国家正在掀起一场医疗革命,使用粪便微生物移植的特殊疗法可彻底治愈某些以前无法治愈的顽疾。早在 1 600 年前,我国东晋医学家葛洪所著的《肘后备急方》中就有记载"饮粪汁一升,即活"。现代科学研究也已经发现肠道菌群与情绪、糖尿病治疗、癌症治疗的关系,并有科学家证实粪菌移植可以作为治疗艰难梭菌感染的标准疗法。可见,肠道菌群对人体健康具有不可替代的作用。中药多数以口服吸收而发挥作用,中药有效成分在进入肠道后不可避免地与肠道菌群发生关联,那么肠道菌群会对药物作用产生什么影响呢?

一、生理情况

(一) 年龄

少儿期和老年人对药物的反应与一般成年人有区别。少儿期正处在发育阶段,许多器官、系统的发育尚未完善,老年人的肝、肾功能普遍减退,影响药物的体内代谢及排泄功能,故用量应适当减少。中医学认为幼儿稚阳之体不能峻补,故小儿不宜用参类、鹿茸等大补之品;老年人体虚,对药物的耐受力较弱,故用攻病祛邪药物时宜减量。

(二) 性别

女性在月经、怀孕、分娩、哺乳期时,由于血液中肽和甾体类激素水平的波动以及药物代谢酶活力的不同,对某些药物的敏感性及代谢能力不同。如月经期女性不用或少用活血化瘀药等,以免导致月经量过多或出血不止。催吐药、峻泻药若用于孕妇,则可导致流产。

(三) 遗传因素

药物代谢酶、药物转运蛋白和受体的遗传多态性是导致药物反应个体和群体差异的重要原因。

1. 药物代谢酶 药物代谢中的种属差异十分明显,在不同种属中,其Ⅰ、Ⅱ相代谢存在质(不同的代谢途径)和量(代谢途径相同,但代谢率不同)的差异。由于药物代谢过程由一系列酶促反应来完成,个体代谢酶水平不同则引起药物代谢过程的差异。

药物代谢酶通过2种途径影响中药的作用。①某药物为酶诱导剂,可使药酶活性增强,使其本身或其他药物的代谢加快,导致药物的疗效降低。如银杏叶诱导CYP1A2活性,与普萘洛尔同服时降低其血药浓度,可能影响普萘洛尔的临床疗效。②某药物为酶抑制剂,可使药酶活性减弱,使其本身或其他药物的代谢减慢,血药浓度升高。乌头碱主要由CYP3A和CYP1A2代谢,瓜蒌、半夏、白及、贝母对CYP3A和CYP1A的抑制作用会降低乌头碱的消除速率,使其在体内代谢减慢并在体内蓄积而增加毒性。

2. 转运蛋白 口服中药在肠道的吸收不仅是简单的被动转运,还通过肠道上皮细胞的药物转运体来实现。转运蛋白存在个体差异,因此药物吸收存在个体差异。按其功能分为两类:第一类是介导外排的转运蛋白家族,可以降低药物的生物利用度;第二类是摄入性的转运体,可以促进药物的吸收。某些中药中有效成分的生物利用度就与这2种不同功能的转运蛋白有关,这些化学成分吸收的最终结果由其与2种转运蛋白的亲和力以及2种转运蛋白的表达量共同决定。

多药耐药蛋白中的P糖蛋白(P-glycoprotein,P-gp)属于介导外排的转运体,广泛存在于肠壁、胆管、肾小管、血脑屏障和肿瘤组织中,能将药物(包括其他化学物质)从细胞内主动转运到细胞外,降低细胞内的药物浓度,影响药物的吸收和向靶组织的转运。山椒中的(R)-(+)-香茅醛及含该成分中药配伍的方剂,在消化吸收过程中可能通过抑制P-gp而提高配伍使用中药的细胞内浓度及生物利用度。研究转运蛋白对中药的作用,其意义在于:一方面可以利用转运蛋白的生物学特性,对药物进行必要的结构修饰,通过增加其与促吸收蛋白的亲和力而促进吸收;另一方面可利用药物外排泵底物结构修饰、底物与外排泵抑制剂联合用药等方式,提高口服药物的生物利用度。

3. 肠道菌群 健康人的胃肠道内寄居着种类繁多的微生物,即肠道菌群。肠道菌群按一定比例组合,彼此互相制约、互相依存,形成一种生态平衡。肠道内不同的细菌可产生不同的酶,催化不同类型的药物代谢反应。中药含多种化学成分,常以口服方式给药,必然与肠道菌群产生联系。肠道菌群对中药的作用主要包括以下几个方面:

(1)经过肠道菌群的生物转化后,某些中药的药效增加。目前已经发现许多种中药的有效成分被肠道菌群代谢后,产生出具有较强药理活性的代谢产物。如大黄和番泻叶中都含有番泻苷,它属于蒽酮苷类化合物,小肠吸收率很低,原型物不显示药理活性,本身无泻下作用,口服经大肠菌群代谢水解生成苷元后发挥泻下作用,这些药被认为是"天然前体药物"。同样,黄芩苷在肠道内难以被直接吸收,只有被肠道菌群水解为黄芩素后才能被吸收入血液而发挥作用,而口服黄芩苷的无菌小鼠与常规小鼠相比,肠道内的黄芩苷则几乎没有被代谢。

(2)经过肠道菌群的生物转化后,某些中药的药效减弱。如华蟾毒精和华蟾毒它灵为中药蟾酥的主要活性成分,经过肠道菌群转化,原型成分被去乙酰化,药理活性明显降低。

(3)经过肠道菌群的生物转化后,某些中药的毒性增加。如普遍认为关木通和马兜铃的肾毒性成分是马兜铃酸,但经过系统研究后发现,实际导致肾毒性的成分为马兜铃酸的肠内菌转化产物马兜铃内酰胺。

(4)肠道菌群也介导中药不同成分之间的相互作用。如当芍药和甘草1:1配伍时,甘草抑制芍药中芍药苷的转化;而当芍药和甘草4:1配伍时,芍药则显著抑制甘草中甘草苷的转化。其机制可能是2种成分的共代谢途径——去糖基化均需要肠道菌群产生的β-葡糖苷酶,是该酶对芍药苷和甘草苷竞争性催化的结果。

二、病理状态

疾病本身影响机体的生理、生化功能和器官功能状态,从而影响药物的体内过程。肝、肾功能损伤易引起药物体内蓄积,产生过强或过久的药物作用,甚至发生毒性反应。小肠或胰腺疾病,或由于心力衰竭或肾病综合征导致小肠黏膜水肿时,会因吸收障碍而使药物吸收不完全。体温过低(特别是老年人易发生)可以显著降低许多药物在体内的消除。

中医认为阴阳失调即属病理,用药性之偏纠正人体之偏,令阴阳平衡、疾病向愈,即"方证对应"的原理。如左金丸(黄连:吴茱萸=6:1)在胃热证模型上对胃黏膜损伤具有较好的保护作用,反左金丸(黄连:吴茱萸=1:6)基本无效;但在胃寒模型上,反左金丸发挥了较好的保护作用,左金丸的药效相对较差。两者在寒、热2种胃黏膜损伤模型上体现出"寒能治热,热能治寒"的不同作用。再如人参适用于气虚证,如实证、热证而正气不虚者,用之不仅无益,反而有害。因此,机体处于不同的病理状态下对中药的药理作用有重要的影响。

三、心理因素

中医提出"七情五志"学说,认为喜、怒、悲、忧、恐等精神情志活动和脏腑功能盛衰、气血津液盈亏息息相关。现代研究亦发现,心血管疾病、溃疡性疾病、支气管哮喘和肿瘤等疾病与患者的心理因素密切关联。愉快、乐观的情绪可提高大脑功能,使内分泌、免疫、体温等功能稳定,在此基础上治疗可以增加药物的疗效;而焦虑、抑郁等情绪使患者产生交感神经兴奋、内分泌紊乱、血液黏滞性升高等应激反应,影响药物的吸收和代谢。例如,抑郁引起的畏食延缓了胃排空速率,药物在胃内长时间停留,不仅减慢药物的吸收,而且胃酸会破坏药物的结构,导致药效降低。另外,有试验证明:患者的心理负担愈重,病程愈长,细菌的耐药性也越高,对药物的敏感性也降低。使用不含有效药物的安慰剂可提高许多慢性疾病的有效率,这种"安慰剂效应"不是药物作用而是由精神因素所取得的疗效,来自于患者对药物和医师的信赖以及自身的免疫系统。所以,临床用药不可忽视患者的心理因素、情绪状态,以便更好地发挥药物疗效。

四、长期用药引起的机体反应性变化

很多中药长期服用会引起机体的反应性变化。如长期给动物服用寒凉药可使交感神经功能减弱、副交感神经功能增强,表现为心率减慢、尿中的儿茶酚胺排出量减少、血浆中和肾上腺内的多巴胺-β-羟化酶活性降低。

长期服用使机体对药物产生耐受性、敏感性改变以及依赖性等。如长期使用罂粟壳易导致依赖性;慢性便秘患者长期泡服番泻叶可发生低血钾,并可能导致肝硬化,从而影响药物的代谢。

因此,中医对于同一病证的治疗讲究守法不守方,即不是一个方子一成不变地长期服用,而是要在使用一段时间后对药量、药味重新进行调整。

第三节　环境因素

案例导入　生物钟也会影响药物作用吗?

2017 年诺贝尔生理学或医学奖授予 3 位美国科学家,他们发现控制昼夜节律的分子机制,解释了昼夜节律生物钟是如何发挥作用的,以及哪些基因和蛋白参与生物钟的昼夜摆动。基于 3 位诺奖得主的重大发现,生物钟生物学研究未来也将会成为一个高度动态化的研究领域,同时生物钟对于机体健康也至关重要。中药的效应和毒副作用也会随着机体生理活动的变化而产生同样的昼夜节律,那么在临床用药时如何利用药物作用的昼夜节律性,更好地发挥药物作用并减少毒副作用呢?

"天人相应"是中医学的根本观点,环境对药物的影响众所周知,如地域环境、气候寒暖、饮食起居、时辰节律等对药物的功效都有影响。

一、地域环境

地域环境是人类生存环境的要素之一,主要指地势的高低、地域性气候、水土、物产及人文地理、风俗习惯等。人因长期生活在不同的地理环境中,具有不同的文化背景、食物来源和生活习惯,这些因素对药物代谢酶的活性和作用靶点的敏感性都有显著影响。如北方高寒地区对温热药耐受,而南方温热地区对温热药敏感,因此西北少用寒凉之品而东南慎用辛热之品。

二、气候寒暖

四时气候变化可以影响药物的疗效。如春夏腠理疏松,容易出汗;冬季腠理致密,不易出汗。解表药在夏季发汗作用强,在冬季发汗作用弱。广藿香具有芳香化浊、和中止呕、发表解暑的功效,而夏季多挟暑湿,因此藿香正气软胶囊用于治疗夏季胃肠型感冒。

三、饮食起居

药食同源,食物本身也有一定的药性及功能,如葱、姜、蒜性热,而苦瓜、百合、苋菜性寒。因此,热证患者在用寒药治疗时宜适当吃些寒性食物,寒证患者在用热药时宜适当吃些热性食物,实证患者在用泻药治疗时宜适当吃些润肠通便的食物,虚证患者在用补药治疗时宜适当吃些补益性食物,治疗效果可得到一定的提高;相反则会使疗效有所降低。此外,饮食习惯(如烟、酒、茶、咖啡等)也能或多或少地影响中药的代谢和药物的性能。

四、时辰节律

环境有时辰节律,机体的生理活动也随昼夜交替、四时变更而呈现周期性变化,药物的效应和毒副作用也常随之有所变化。中医学有"子午流注"理论,《黄帝内经》就有"晨服参芪""夕用六味"等论述。现代时辰药理学研究显示,机体的体温、肾上腺素和皮质激素分泌、某些代谢酶的活性等生物活动常表现出与外界环境相关的节律变化,这种节律变化影响药物在体内的吸收、分布、代谢、排泄过程,从而影响药物的药效。近年来时间药物动力学研究结果表明,某些代谢酶的活性具有时辰节律性,细胞色素 P450 总量、NADPH 细胞色素 C 还原酶和二甲基亚硝胺脱甲基酶均具昼夜节律性变化,对探讨中医学择时用药原则有一定的意义。如补阴药应在"阳消阴长"中滋阴,六味地黄丸、知柏八味丸、杞菊地黄丸等宜在晚间服用;青藤碱卯时(7:00)给药,血浆和脑中的青藤碱浓度明显高于酉时(19:00)给药;天麻素辰时(8:00)给予大鼠,吸收较慢,药效较差,而戌时(20:00)给药则吸收快,药效明显。

同样,环境时辰节律也会影响药物的毒性或副作用。如雷公藤的乙酸乙酯提取物小鼠给药后 1 周内的死亡率,以午时(12:00)给药死亡率最高,亥时(20:00)至次日辰时(8:00)给药死亡率最低;黄连按 700mg/kg 给予小鼠,午时(12:00)给药死亡率为 20%,亥时(23:00)给药死亡率为 80%。在临床用药中应用这些原理,对制订最佳给药方案以及进行药理学研究都具有重要的参考价值。

学习小结

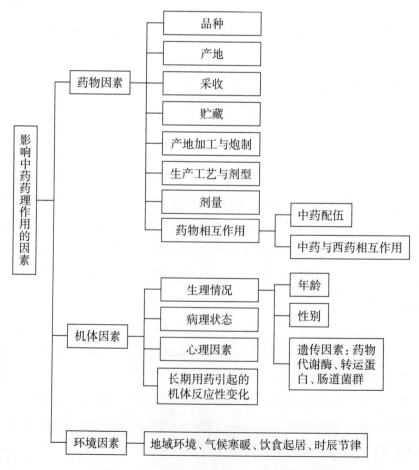

1. 你所在的省份有哪些道地药材？ 强调中药材道地性的原因何在？
2. 炮制对中药药理有何影响？ 如何从药理学的角度来保证中药的炮制均为有益而有效？
3. 请你分析中药药理作用个体差异产生的原因并举例说明。
4. 检索资料并举例说明中医学"子午流注"理论的科学依据。
5. 影响中药药理作用的因素有很多,如何保证中药疗效的稳定？

（戴敏　陆茵）

第五章　中药药性理论的现代研究

学习目的

　　通过本章的学习,理解中医药理论的现代认识,掌握中医药理论的现代研究结果,重点掌握中药药性理论的现代研究,尤其是中药四气与药理效应及物质基础之间的相关性;熟悉中药性味归经、升降浮沉、有毒无毒、配伍禁忌的现代认识;了解中药药性理论现代研究思路与方法,进一步增强对中药药性理论的科学本质探究的兴趣。

　　中药药性是研究中药的性质、性能及其运用规律的理论,是前人在长期的医疗实践中通过不断认识、总结形成的。主要包括四气(四性)、五味、归经、升降浮沉,有毒、无毒及配伍禁忌等方面,是中药理论的核心理论之一。运用现代科学方法和技术手段揭示中药药性理论的科学内涵,对促进中药理论发展具有重要意义。

第一节　中药四气(四性)理论的现代研究

　　四气(四性)是指寒、热、温、凉 4 种不同的药性,是药物作用于机体所表现出的寒性与热性2 种不同的性质。中医治病是利用药物之偏性调整疾病所表现的阴阳偏盛、偏衰,从而达到阴阳之间的相对平衡,即"寒者热之,热者寒之"及"疗寒以热药,疗热以寒药"。一般来讲,具有清热、泻火、凉血、滋阴等作用,能减轻或消除热证的药物,药性属于寒凉;具有温里、祛寒、助阳等作用,能减轻或消除寒证的药物,药性属于温热。所以对中药四气的现代研究,重点从四气与药理效应及物质基础的相关性进行探讨(表 5-1)。

　　1. 四气(四性)与药理效应相关性研究　　中药四性与药理效应之间具有一定的相关性,主要体现在对神经系统、内分泌系统以及能量代谢等方面的影响。温热药多表现为兴奋作用,寒凉药多表现为抑制作用。

　　(1) 对中枢神经系统功能的影响:热证患者常见精神亢奋、语高声粗、高热惊厥等中枢兴奋症状;寒证患者则常有精神倦怠、语音低微、静卧少动等中枢受抑表现。寒证患者经温热药治疗或热证患者经寒凉药治疗能改善上述症状,寒凉药多具有抗惊厥、解热、镇静等中枢神经系统抑制作用,而温热药则多具有兴奋作用,表明药性之寒热能影响机体的中枢神经系统功能。

表 5-1　四气与现代药理学研究

证候	四气的代表药	功效作用	总体表现趋势	中药的药理作用			
				中枢神经系统	自主神经系统	内分泌系统	代谢功能
热证	寒凉药(龙胆草、黄连、黄柏、金银花、连翘、生石膏、大黄)	清热、解毒、凉血、泻火、滋阴	抑制	NA↓ DA↓ 5-HT↑ 痛阈、惊厥阈↑	自主神经平衡指数↓ 副交感神经-M受体-cGMP系统↑	下丘脑-垂体-肾上腺轴↓	T_3、T_4↓ Na^+,K^+-ATP↓
寒证	热性温阳药(附子、干姜)或温性补气药(党参、黄芪)	祛寒、温里、助阳、补气	兴奋	NA↑ DA↑ 5-HT↓ 痛阈、惊厥阈↓	自主神经平衡指数↑ 交感神经-β受体-cAMP系统↑	下丘脑-垂体-肾上腺轴↑	T_3、T_4↓ Na^+,K^+-ATP↑

　　采用寒凉药物或温热药物可造成"寒证"或"热证"的动物模型,表现出类似于寒证或热证患者的中枢神经系统功能的异常及脑内兴奋性或抑制性神经递质含量的相应变化。如温热药(制附子:肉桂:干姜=1:1:1)可使大鼠脑内参与合成儿茶酚胺的多巴胺-β-羟化酶(DβH)活性增加,去甲肾上腺素(NE)、多巴胺(DA)含量增多,并维持在较高的水平;而寒凉药(生石膏:龙胆草:黄柏:知母=2:1.2:1:1.5)使大鼠脑内的 DβH 活性降低,兴奋性神经递质(NE、DA)含量降低,而抑制性神经递质 5-羟色胺(5-HT)含量增高。

　　(2) 对自主神经系统功能的影响:寒证或热证患者常有自主神经功能紊乱的表现。用自主神经平衡指数(包括唾液分泌量、心率、体温、呼吸频率、收缩压和舒张压 6 项定量指标)可以反映交感神经-肾上腺系统的功能状态。寒证患者的自主神经平衡指数降低(唾液分泌增加、心率减慢、基础体温偏低、呼吸频率减慢、血压偏低),即交感神经肾上腺系统功能偏低;而热证患者的自主神经平衡指数增高,即交感神经肾上腺系统功能偏高。用寒凉药或温热药给动物长期服用,亦可观察到类似的自主神经功能紊乱的表现。如长期灌服寒凉药可使大鼠心率减慢、尿中的儿茶酚胺排出量减少、血浆中和肾上腺内的多巴胺-β-羟化酶活性降低,并可使尿中的 17-羟皮质类固醇排出量减少、耗氧量降低。用温热药物(附子、干姜、肉桂)治疗后能纠正大鼠机体交感-肾上腺功能的不平衡状态。

　　四气(四性)与药理效应的相关性还表现在对自主神经的受体以及环核苷酸水平的影响。寒证患者尿中的环磷鸟苷(cGMP)排出量明显高于正常人,阳虚患者血中的 cGMP 也占优势,提示寒证、阳虚证患者副交感神经-M 受体-cGMP 系统的功能亢进。温热药和助阳药能提高寒证、阳虚证患者的细胞内 cAMP 含量,使 cAMP/cGMP 含量比值恢复正常。热证患者尿中的环磷腺苷(cAMP)含量明显高于正常人,阴虚患者血中的 cAMP 也占优势,提示热证、阴虚证患者的交感神经-β 受体-cAMP 系统的功能偏亢。热证、阴虚证患者服用寒凉药和滋阴药后能提高细胞内的 cGMP 水平,使 cAMP/cGMP 含量比值恢复正常。

　　(3) 对内分泌系统功能的影响:中药四气可影响机体的内分泌系统功能。温热药对内分泌系统功能具有促进作用。长期给予动物温热药可使其甲状腺、肾上腺皮质、卵巢等内分泌系统功能增强,而寒凉药则使这些内分泌系统功能受到抑制。如采用温热药(附子、干姜、肉桂)复方喂饲可使动物血清促甲状腺激素(TSH)含量升高、基础体温升高,并促进肾上腺皮质激素的合成与释放,缩短动情周期,促黄体生成素(LH)释放增多;而使用寒凉药复方如三黄汤等则可产生与此相反的变化。

（4）对基础代谢的影响:基础代谢是指维持心跳、呼吸等基本生命活动所必需的最低能量代谢。寒证或阳虚患者的基础代谢偏低,热证或阴虚患者的基础代谢偏高。中药四气影响能量代谢作用主要是通过影响调节下丘脑-垂体-甲状腺轴功能,以及 Na^+,K^+-ATP 酶的活性实现的。寒凉药或温热药可通过影响垂体-甲状腺轴功能和细胞膜钠泵(Na^+,K^+-ATP 酶)活性,纠正热证(阴虚证)或寒证(阳虚证)异常的能量代谢。寒凉药多能抑制能量代谢,温热药多能增强能量代谢。

寒性中药(苦参、栀子、黄柏、黄芩、黄连和龙胆)可能通过降低肝脏线粒体 SDH 的活性从而减少 ATP 的生成,降低肝脏 Na^+,K^+-ATP 酶、Ca^{2+}-ATP 酶的活性从而减少 ATP 的消耗,减少肝脏解偶联蛋白 2(UCP_2)mRNA 的表达从而减少产热。热性中药(制附子、干姜、高良姜、花椒、肉桂和吴茱萸)可能通过促进肌糖原的分解、增加 SDH 酶的活性、减少解偶联蛋白 3(UCP_3)mRNA 的表达、减少骨骼肌产热从而产生更多的 ATP,通过增加 Na^+,K^+-ATP 酶和 Ca^{2+}-ATP 酶的活性而增加 ATP 的消耗,起到调节骨骼肌能量代谢的作用。

上述研究为"疗热以寒药,疗寒以热药"提供了一定的药理学依据。

2. 四气(四性)与物质基础相关性研究　中药寒热药性的药效取决于中药所含的活性成分,开展中药寒热药性物质基础研究是揭示中药药性理论科学内涵的途径之一。

研究发现,中药四气与其所含的物质基础存在一定联系。如寒凉药多含生物碱、挥发油、卤素及其盐类、重金属元素、蒽醌类等。上述成分多具有解热、镇静、降压、抗菌作用,被认为是寒凉性中药的物质基础。温热药含有生物碱、芳香刺激物质成分、激素及类似物、某些营养成分以及使机体获得能量而呈现温热效应的其他成分,被认为是温热药的物质基础。如消旋去甲乌药碱,其化学结构与儿茶酚胺类的结构相似,是 β 受体激动剂,这一成分在热性药附子、乌头、细辛、高良姜、吴茱萸、丁香、川椒等中都含有,被认为可能是热性中药药效的共同物质基础之一。辛温药多含有挥发油成分,芳香刺激的挥发油类成分具有兴奋中枢神经系统、呼吸系统及循环系统的作用。根据 20 味中药及 GC-MS 色谱数据的统计分析发现,大多数热性中药的色谱峰个数和色谱峰面积均高于寒性中药,说明热性中药中含有的挥发性成分无论是种类还是相对含量均高于寒性中药。此外,温热类中药的糖类、脂类、氨基酸类、蛋白质类物质含量高于寒凉类中药,物质基础与效应之间具有一定的相关性。

关于中药四气的现代研究,应以传统的药性理论为指导,坚持多学科结合、宏观研究与微观研究相结合、定性研究与定量研究相结合、实验研究与临床研究相结合的研究方向,既要注重在分子层次的药性、药效、物质基础的相关性研究,亦应从整体上、宏观上把握药性本质,逐步建立基于传统的药性理论,符合现代科学认知规律的中药四气理论表征体系。

第二节　中药五味理论的现代研究

中药五味是药性理论的重要内容。《素问·藏气法时论》所述"辛散、酸收、甘缓、苦坚、咸软"是对五味作用的最早概括。辛、酸、甘、苦、咸能反映部分药物的真实滋味,是中药味道与功效的概括与总结。现代研究显示,五味功效-物质基础-药理效应之间存在密切的相关性并呈现一定的规律性。

1. 辛味药　辛味药具有发散、行气、活血、健胃、化湿、开窍等功效。辛味药多具有扩张血管、改善微循环、发汗、解热、抗病原微生物、调整肠道平滑肌运动等药理作用。上述作用与辛味药含挥发油、苷类、生物碱等成分有关。如麻黄的挥发油成分左旋 α-松油醇可以兴奋汗腺,增加排汗;姜中的挥发油成分姜酚及姜烯能使血管扩张,促进血液循环。

2. 酸味药　酸味药具有敛肺、涩肠、止血、固精、敛汗等功效。涩味药与酸味药的功效相似,酸味药多具有止泻、止血、治疗烧伤、促进胃溃疡愈合等多种作用。有机酸类成分的 pH 偏低,氢离子浓度是酸味药的基本物质基础。酸涩味药或单涩味药均含有大量的鞣酸,鞣酸作用于胃溃疡面、烧伤表面及局部出血组织,能与组织蛋白结合形成水不溶性化合物,沉积或凝聚于组织表面形成保护层,有助于黏膜保护、局部止血及组织修复。酸味药中的无机元素钾含量较高,而钾本身具有维持体液的正常渗透压及酸碱平衡的作用。

3. 甘味药　甘味药具有补虚、缓急止痛、缓和药性或调和药味等功效。甘味药多具有调节机体免疫功能、影响神经系统等多种作用。甘味药的化学成分以糖类、蛋白质、氨基酸、苷类等机体代谢所需的营养成分为主。甘味药可与其他药物通过共价缩合、氢键键合、络合与缔合形成超分子集团,携带其他药物随血液、淋巴液与体液运输,在病灶处形成有利的超分子结构,增强药物与病灶的作用。例如甘味药甘草中含甘草甜素,具有提高免疫和解毒的作用。

4. 苦味药　苦味药具有清热、祛湿、泻下等功效。苦味药多具有解热、抗菌、抗炎等作用。这与苦味药含生物碱和苷类等成分相关。例如大黄含蒽醌衍生物,对消化道有局部刺激作用,从而促进肠管运动而引起泻下作用。

5. 咸味药　咸味药具有软坚散结等功效。现代研究表明,咸味药具有抗肿瘤、抗炎、抗菌等作用。咸味药主要含有碘、钠、钾、钙、镁等无机盐成分。咸味药的数量较少,多为矿物类和动物类药材。例如海藻、昆布含碘,可治疗单纯性甲状腺肿(瘿瘤)。

目前五味的现代研究着重于化学成分的相关性、与微量元素的相关性、与药理效应的相关性等几个方面(表5-2)。若要从本质上揭示中药五味理论的科学内涵,还需要大量的科学数据和临床积累,从而丰富并发展中药的五味药性理论。

表5-2　五味与现代研究

五味	功效	物质基础	药理作用
辛味	A. 发散、行气、辛润 B. 疏通气机、消除气滞、健胃祛风 C. 通畅气血、消除瘀滞	含挥发油最多;其次是苷类和生物碱	A. 解表药:发汗、解热、抑菌、抗病毒 B. 理气药:兴奋或抑制胃肠道平滑肌 C. 活血化瘀药:扩张冠状动脉、增加冠状动脉血流量、降低心肌耗氧量、抑制血小板聚集、抗血栓形成等
酸味	收敛	含有酸性成分;其次为鞣质	使组织蛋白质凝固,在黏膜或创面形成保护膜,起到收敛止泻、止血的功效;抗菌、抗炎作用
苦味	泻、燥、降、坚	以生物碱和苷类成分为主;多有毒	泻下作用;抗菌、抗炎、抗病毒作用;镇咳平喘;致泻、止吐作用
甘味	补、缓、和	含有糖、蛋白质等营养物质	调节免疫、影响神经系统、抗炎、抗菌、缓解平滑肌痉挛等
咸味	软、下	无机盐	抗肿瘤、抗炎、抗菌、致泻、影响免疫系统

第三节　中药升降浮沉理论的现代研究

升降浮沉是根据药物气味厚薄阴阳的特性,以及调节人体脏腑气机升降出入功能紊乱的功能而概括形成的理论,其反映药物性能在人体呈现的走向和趋势。一般具有升阳发表、祛风散寒、涌吐、开窍等功效的药物,作用向上向外,药性升浮;具有泻下、清热、利水渗湿、重镇安神、潜阳息风、消积导滞、降逆止呕、止咳平喘等功效的药物,作用向下向内,药性沉降。中药的升降浮沉具有针对病位与病理发展趋势、纠正脏腑功能失调或因势利导以助湿邪的特性,是指导中医用药的药性基本理论之一。

目前对中药升降浮沉理论的实验研究,主要是基于相关复方的药理研究,分析某些升浮类或沉降类药物在复方中的作用,有助于理解升降浮沉理论。例如补中益气汤可以选择性地提高在体及离体动物子宫平滑肌的张力,含有升麻、柴胡的制剂作用明显,减去升麻、柴胡则作用减弱且不持久,单用升麻、柴胡则无作用。

药物的升降浮沉药性与其他药性一样,反映的是药物特性的一个方面,立方处方时应当结合气味、归经等综合考虑。在探讨升降浮沉药性内涵的现代研究中,亦宜与揭示性味、归经等科学内涵的研究相互借鉴,同步开展。以"功效-药性组合"为主线,揭示中药药性与功效的相互关系与规律性,但中药升降浮沉理论的研究距离揭示其理论实质还有很长的路要走。

第四节　中药归经理论的现代研究

归经理论是中药药性理论的重要组成部分。"归"是指药物作用的归属、定位;"经"是指经络及其所属的脏腑。中药归经是关于药物对机体脏腑经络的选择性作用与适应范围的归纳,中药归经理论的现代研究主要从归经与药物的药理效应、药动学、受体学说和核苷酸的关系等方面进行。

1. 归经与药理效应的关系　中药归某经即是表明能够治疗该经及其所属脏腑的病症,自然与相应的药理效应存在相关性。对429种常用中药的药理作用与归经进行分析,认为两者之间具有某种规律性联系。如具有抗惊厥作用的钩藤、天麻、羚羊角、牛黄、全蝎等22种中药均入肝经,入肝经率达100%,显著高于不具有抗惊厥作用的中药的入肝经率,这与中医理论认为"肝主筋""诸风掉眩,皆属于肝"相吻合。又如具有泻下作用的大黄、芒硝、番泻叶、火麻仁等18种中药的入大肠经率亦达100%,明显高于其他中药的入大肠经率,这符合于大肠是传导之腑的中医理论。近年有研究表明,归肺经中药以苦寒、甘温为主,辛平次之,止咳、祛痰、平喘等临床功效以及抗菌、抗炎、抗肿瘤、镇咳、平喘、祛痰等药理作用可能与归肺经有关。

2. 归经与中药有效成分在体内的分布和作用的选择性的关系　分析32种中药的体内过程,发现无论是从药动学总体情况,还是从吸收、分布、代谢、排泄各个环节,均与该药的归经密切相关。如麝香酮可迅速通过正常大鼠的血脑屏障分布于脑组织,且很快达到高峰,能长期稳定在较高的浓度;冰片的主要成分龙脑、薄荷脑不但自身能透过血脑屏障,还能使某些水溶性较强的物质如磺胺嘧啶透过血脑屏障进入脑组织,此被认为是麝香、冰片、薄荷脑"归经入脑"的依据。

3. 归经与微量元素的关系 微量元素归经学说认为,微量元素亦是中药的有效成分,中药所含的某些微量元素在体内的迁移、富集和特异性亲和运动是中药归经的重要基础。如测定清肝明目、益肝明目、益精明目 3 组中药中的铜、锰、锌含量,发现归肝经的明目中药中铁、铜、锰、锌含量丰富。对 180 余味中药的微量元素铁、铜、锰、锌含量与其归经的关系进行统计,认为铁、铜、锰、锌或许是中药归肝经的物质基础。

4. 归经与环核苷酸的关系 环核苷酸 cAMP、cGMP 是调节细胞代谢的重要物质,两者相互拮抗、相互制约,cAMP 与 cGMP 以一定的比例维持机体的正常功能,若其比例偏高或偏低都会引起机体功能失调而导致疾病,这与中医的阴阳学说有相似之处。研究发现,许多中药对机体的影响和对疾病的疗效可通过调节体内的环核苷酸含量来实现。如 6 种中药(五味子、鱼腥草、汉防己、天麻、桔梗、延胡索)对动物不同组织脏器中环核苷酸水平的影响是不同的,分析发现环核苷酸含量变化显著的器官,与各药传统的归经大致吻合。分析组织中环核苷酸的含量与比例变化,在一定程度上可以反映对某些器官组织的选择性作用。

5. 归经与受体学说的关系 中药归经强调药物对机体脏腑经络的选择性作用与适应范围,这与现代受体学说有诸多相似之处。受体学说认为药物分子须与特定的受体结合才能产生相应的药理作用,受体有跨系统、跨器官分布、定位的特点,中药归经可能和中药分子与特定受体的亲和力有关,这种中药分子与特定受体的高亲和力被认为是中药归经的基础。如细辛归心经,其含有的去甲乌药碱具有兴奋心肌 β_1 受体的作用;麻黄可平喘入肺经,与麻黄碱兴奋支气管平滑肌的 β_2 受体有关。

值得注意的是,中药归经理论所指的经络脏腑是中医学特有的定位概念,与现代解剖学中的器官组织并非单纯的对应关系,而是有交叉、有重叠的复杂关系。因此对于药物归经的理解,应注意从系统的药效学及药动学研究入手,多个角度考虑药物产生效应的所在部位,逐步建立基于中医药经典理论,同时又符合现代科学认知规律的中药归经理论表征体系,全面阐述中药归经的现代科学内涵。

第五节 中药有毒和无毒的现代研究

中药的有毒、无毒理论与中药的四气、五味理论一样,是中药药性理论的组成部分。对中药有毒、无毒的认识可追溯到远古时代,《淮南子》即记有"神农尝百草……一日遇七毒",说明我们的祖先在发现药物治疗作用的同时对药物的有毒与无毒有了初步的了解。中医所称的"毒药"有 2 种含义:一是在古代医籍中泛指一切药物,认为"药以治病,因毒为能。所谓毒者,以气味之有偏也"(《景岳全书·类经·五脏病气法时》);二是指药物对机体的伤害作用,包括治疗作用过分强烈或治疗作用以外的不良作用。故诸多本草著作对有毒药物常以"大毒""小毒"标示其毒性强弱。

1. 有毒中药的利与害 药物的作用具有治疗效应与不良反应两重性,且在一定条件下可以相互转化,亦即所谓的"莫不为利,莫不为害"(《吕氏春秋》)。一般来讲,有毒的药物必含毒性成分,但含有毒性成分的药物也并非都是有害无益的,有毒中药用之得当力宏效彰,无毒中药使用失当也能伤人。列入我国"毒性药品管理品种",受《医疗用毒性药品管理办法》约束的中药共计28种,包括砒霜、砒石、水银、生马钱子、生川乌、生草乌、生白附子、生附子、生半夏、生南星、生巴豆、斑蝥、青娘虫、红娘虫、生甘遂、生狼毒、生藤黄、生千金子、生天仙子、闹羊花、雪上一枝蒿、红升丹、白降丹、蟾酥、洋金花、红粉、轻粉、雄黄。虽被列为毒性药品,但临床应用并不少见。部分有毒中药的毒性成分也是治疗某些疾病的有效成分,如砒霜、雄黄中的 As_2O_3,用于治疗急性早幼粒细胞白血病取得较好的疗效。有毒中药还可通过炮制、配伍减少毒副作用,也可发挥中药的治疗作用。如朱砂中的杂质主要是游离汞和可溶性汞盐,毒性较大,水飞法研磨可降低可溶性汞盐的含量,使朱砂的毒性减小。苍耳子炒焦、炒炭后破坏毒性蛋白的结构,从而降低其对肝、心、肾等内脏实质细胞的毒性作用。附子通过高温处理能使毒性成分乌头碱水解成为毒性较小的乌头原碱;亦可通过与甘草、干姜、人参等配伍,使有毒成分双酯型生物碱的含量降低而发挥减毒增效作用。附子生物碱与甘草的有效部位配伍能明显降低毒性,同时协同增加附子的强心作用。此外,部分有毒中药还可在制备过程中减低毒性。如以20%乙醇为溶剂制备的马钱子减毒总生物碱,毒性成分士的宁的含量由38.49%减至14%,小鼠口服的 LD_{50} 亦由 10.92mg/kg 增至31.08mg/kg,减毒制备工艺提高了马钱子总生物碱临床使用的安全性。

2. 中药的毒性分级 《中国药典》和高等院校《中药学》教材均将中药的毒性分为"大毒""有毒""小毒"三级标准。有学者根据现代毒理学的研究结果并结合有关毒性强弱分类的参考标准进行毒性分级,小鼠灌胃中药煎剂的 $LD_{50} < 5g/kg$ 为大毒,$5\sim15g/kg$ 为有毒,$16\sim50g/kg$ 为小毒,$>50g/kg$ 为无毒。目前,依照中毒症状的程度、半数致死量的大小、有效量与中毒剂量的距离、剂量的多少、中毒潜伏期的长短等多项指标对中药毒性进行分级(表5-3)的方法得到较广泛的认可。

表5-3 中药的毒性分级

毒性分级	中毒症状	器官损害	用量较大时	小鼠灌胃的 LD_{50}/(g/kg)	有效量与中毒量之间的距离	成人一次服用的中毒量/g	中毒的潜伏期/分钟
大毒	十分严重	重要器官	死亡	< 5	十分接近	< 3	< 10
中毒	严重	重要器官	死亡	5 ~ 15	较远	3 ~ 12	10 ~ 30
小毒	一般不良反应	少见器官损害	不易死亡	16 ~ 50	很远	13 ~ 20	>30 或积蓄

第六节 中药配伍禁忌的现代研究

中药的配伍禁忌是指处方用药时会发生不良反应的中药配伍。古人总结药物配伍禁忌的主要内容有"十八反"和"十九畏"。近年有人提出导致中药配伍禁忌的 8 个可能机制,即药物相互作用促进毒性物质的溶出释放而增毒;药物相互作用产生新的毒性成分而致毒;成分间相互转化致使毒性成分的含量增加而增毒;药物相互作用抑制功效物质的溶出释放而降效;药物相互作用导致某功效物质的破坏或失活而减效;药物在机体内相互作用产生毒性代谢产物而致毒;药物相互作用对药物的体内过程产生不利影响;药物与机体相互作用对药物代谢酶系的活性及其调控产生不利影响。

1. "十八反"的现代研究 "十八反"是指药性相反,配伍使用会引起不良反应或使毒性增加。即"乌头反半夏、瓜蒌、贝母、白蔹;甘草反大戟、芫花、甘遂、海藻;藜芦反五参、细辛、芍药"。 同时注明"五参为人参、丹参、玄参、沙参、苦参"。明代李时珍认为,相反药虽不宜配伍,但也不是绝对禁忌。到目前为止,为揭示"十八反"配伍禁忌的实质,重点开展了以下几个方面的研究工作(图5-1)。

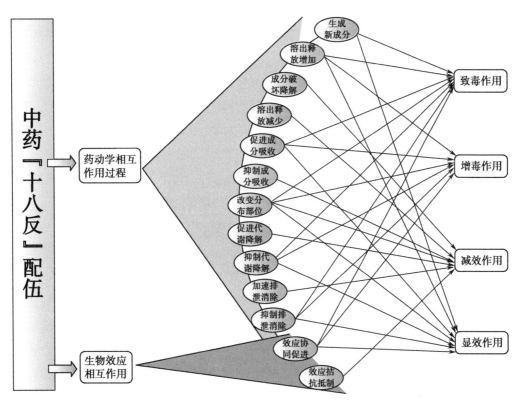

● 图5-1 中药"十八反"配伍机制研究

(1)化学成分研究:有学者认为反药之所以相反,或是配伍后有新的有毒物质产生,或是有毒物质的含量增高,亦或是毒活性成分的毒效相互抵消,又或是配伍应用后化学成分未发生明显改变而药物在体内的物理性质(如药物的溶出速度、生物利用度等因素)发生改变,从而引发致毒增毒或减效的情况。研究者采用高效液相色谱法、薄层色谱法、色谱-质谱联用等方法,从反药配伍前后化学成分变化的角度进行研究。结果显示,乌头组反药配伍时,半夏、瓜蒌、贝母、白蔹可使乌头中的乌头碱溶出率增加而出现毒性;甘草组反药配伍时,可能因为甘草增加大戟、芫花、甘遂有毒成分的溶出,或延缓毒性成分在体内的消除速率而积蓄中毒;藜芦组反药配伍中以诸参与藜芦配伍研究较多,人参、苦参能够增加藜芦生物碱的溶出,丹参和藜芦配伍时藜芦定的含量增加。以上结果表明,反药配伍前后化学成分变化的结果为揭示中药配伍理论"十八反"的科学内涵提供物质基础依据。

（2）药理毒理研究：有研究表明，反药药组配伍后对实验大鼠的循环系统、消化系统及神经系统有不同程度的损害，肝功能及心肌酶谱有异常变化，心、肝、肾的组织形态出现病变。也有学者采用正交试验从药物剂量及配伍比例的角度进行反药配伍毒性大小变化的研究，结果表明，药物与毒物的区别在于药物剂量大小及配伍比例的不同。还有研究表明，给药途径不同，毒性反应表现亦不同。甘草组各反药药组等量配伍，小鼠腹腔注射较灌胃给药的死亡率高。对"半蒌贝蔹及攻乌"中的各单味药及反药组合进行急性毒性试验，发现反药组合的配伍比例对"半蒌贝蔹及攻乌"相关药物急性毒性的变化有重要影响。还发现藜芦可降低或抵消人参的扶正功效，妨碍人参的雌激素样作用，且与生理和病理条件有关。近年有人提出建立基于药物体内代谢过程的中药配伍禁忌研究思路和方法，研究和评价配伍禁忌的反药组合药物在体内的吸收、分布、代谢、排泄过程，揭示其致毒增毒、减效降效的可能途径、内在机制及其影响因素等科学实质。

（3）细胞色素P450与P糖蛋白研究：近年将现代药理学中药物相互作用的分子基础细胞色素P450（CYP450）引入中药相互作用研究中。CYP450作为重要的Ⅰ相药物代谢酶系统，对药物的代谢和药物之间的相互作用有重要影响。复方是中医临床使用的主要形式，多种中药成分可能为CYP450的底物、诱导剂或抑制剂，从而影响药物的效应。有学者探讨反药配伍对CYP450的生物效应，发现乌头组及藜芦组反药配伍能抑制CYP450的活性，使反药中所含的有毒成分代谢减慢而发生毒性。甘草能诱导肝脏CYP450的表达及活性上升，与甘遂配伍能促使甘遂所含的前致癌物质和前毒物转化成致癌物和毒物，从而表现出"十八反"中药配伍禁忌的特征；与芫花配伍也因芫花能降低CYP450的含量，两者配伍产生拮抗效应，也呈现"相反"的作用。

P糖蛋白是一种能量依赖性膜转运蛋白，可将细胞内的化合物逆浓度梯度转运至细胞外，发挥外排泵的作用，从而降低细胞内的药物浓度。存在于肠黏膜的P糖蛋白可抑制药物的肠道透膜吸收，"十八反"配伍后毒性是否增加可能与肠黏膜P糖蛋白表达的改变有一定关系。为探讨肠黏膜P糖蛋白表达与"十八反"配伍禁忌的关系，有学者以芫花和甘草配伍为研究对象进行体内外实验，结果发现芫花与甘草合用后较单用芫花对P糖蛋白的抑制作用增强，导致药物的吸收增加，从而产生毒性。

2."十九畏"的现代研究　"十九畏"的意义与"十八反"类似，也是属于配伍禁忌的范畴。即硫黄畏朴硝，水银畏砒霜，狼毒畏密陀僧，巴豆畏牵牛，丁香畏郁金，川乌、草乌畏犀角，牙硝畏三棱，官桂畏赤石脂，人参畏五灵脂。

对"十九畏"的现代研究在一定程度上说明"十九畏"配伍禁忌的合理性。如"狼毒畏密陀僧"，狼毒含生物碱，而密陀僧主要含氧化铝，两者配合可产生沉淀而减弱药效并产生有毒成分；再如"人参畏五灵脂"，人参所含的皂苷、多糖等有效成分可被五灵脂所含的尿素或尿酸破坏而降低疗效，两者配伍可使实验动物产生先兴奋、后抑制的效应等。但亦有报道将人参与五灵脂两药同用治疗气虚血瘀、虚实夹杂的冠心病，五灵脂并不能抵消人参的"扶正"作用，临床观察也未见任何不良反应。

由于"十八反""十九畏"包含诸多药组，加之中药的影响因素复杂，至今无论从文献资料、临床观察或实验研究，均未得出一致结论。揭示"十八反""十九畏"配伍的实质仍是一个长期、艰巨的任务，应建立符合现代认知的中药配伍禁忌表征方式与系统规范的研究方法，包括中药配伍禁忌的文献研究、相关药品品种资源的研究、物质基础研究、药理学研究、毒理学研究、药动学研究、循证医学研究等多个角度,揭示中药"十八反""十九畏"的科学实质,探讨中药配伍禁忌的科学内涵,将有助于中药配伍禁忌理论的提升,丰富和完善中药配伍理论。

学习小结

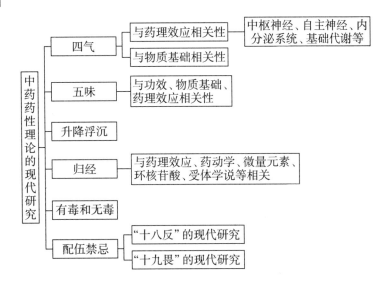

1. 结合当代对中药四气的研究进展,谈谈你对中药四气的认识。

2. 谈谈归经与药物作用的选择性有何关联。

3. 如何辩证地看待中药的有毒、无毒?

4. 中药配伍"十八反"与"十九畏"的现代研究有何科学意义?

(李丽静　余林中)

第六章 中药药理研究的思路与方法

通过本章的学习,掌握中药药理研究思路以及常用的研究方法;熟悉中药有效成分、单味药及复方配伍研究思路;了解中药与化学药物作用方式的区别、中药药理研究的新方法和新思想,使学生初步具备中药药理学研究的能力,激发学生的新药创制热情。

中药中的有效成分生物利用度较低,与靶标之间的亲和力较弱,研究中药如何起效一直是中医药研究者不断研究和探索的重要课题。针对中药的起效机制,国内外学者进行了很多有益的探索,并提出中药是通过多成分、多靶点、多环节整合起效的,或是从网络药理学的角度提出中药是通过作用于特定的疾病靶点网络而引发协同作用,而肠道微生物在中药的起效过程中也发挥至关重要的调控作用。

中药有别于单一化合物的作用方式,近几十年中药药理研究的经验表明,中药的作用具有自身的特点,所以在研究思路和方法方面有其独特性。中药具有以下作用方式:

1. 单一中药成分以原型方式吸收入血,直接作用于特定的靶点。如附子中的去甲乌药碱、附子苷等直接入血,激动 β 受体,提高血浆第二信使 cAMP 的水平而产生强心作用。

2. 中药或提取物进入体内后代谢为有活性的化合物,后者再作用于特定的靶点。如槲皮素,其在体内被代谢为槲皮素-3-葡糖醛酸苷入血,因而降低脑内 β-淀粉样蛋白(Aβ)的生成。槲皮素-3-葡糖醛酸苷是槲皮素治疗阿尔茨海默病的真正起效形式。

3. 中药活性成分群通过作用于机体不同的靶点并发生协同或拮抗作用,发挥药理效应。如用于治疗急性早幼粒细胞白血病的复方黄黛片,由雄黄、青黛、丹参以及太子参组成。研究表明,硫化砷为君药、丹参酮为臣药、靛玉红为佐药,三者均能作用于 PML-RARα 蛋白,且三者合用比两两联用药效更强。此外,丹参酮以及靛玉红也能作用于水甘油通道蛋白 9(aquaglyceroporin 9,AQP9),使得细胞内的硫化砷含量增加,充当使药作用,协同起效。

4. 中药进入体内后,通过调控内源性物质(如神经递质或激素等)间接地发挥药理作用。如来源于中药刺五加叶中的刺五加叶皂苷能够作用于胰高血糖素样肽-1(GLP-1),从而促进机体胰岛素的合成与分泌,发挥治疗糖尿病的作用。

5. 中药通过调控肠道微生物,经由肠道微生物发挥药理作用。如小檗碱的抗炎、调节代谢紊乱、抗糖尿病作用,现有研究认为其主要是通过直接升高肠道菌群中丁酸盐的前体物质丁酰辅酶 A

以及巴豆酰辅酶 A 的水平、促进产丁酸盐细菌的丰度、促进肠道菌群丁酸盐的生成以及降低肠道内相关条件致病菌的丰度、降低肠道细菌内毒素的生成来发挥药理作用的。

随着生命科学的飞速发展,中药的研究可以借助现代先进的技术和新的理论,发现中药新的作用方式,如中药可以调节肠道菌群的平衡等新的作用机制。因此,中药药理的研究应根据中药作用方式的不同选择合理的效应评价体系和方法。

第一节　研究方法

一、利用体内研究模型开展中药药效学研究

整体动物模型包括正常动物模型和病理动物模型。病理动物模型是按照现代医学的发病机制复制的人类疾病动物模型(包括化学性、基因突变、基因敲除或转基因动物模型)和根据中医"证"的特点复制的中医证候模型。前者模型的复制方法比较成熟、结果可靠,但缺乏中医辨证论治的特色,与中药的临床应用脱节;后者较符合中医理论的特点,但因为中医"证"的病理生理基础尚不完全清楚,难于建立符合中医证的模型,其规范化研究相对不足,造模的方法和模型的重复性较差。由于体内研究模型的特点是能够准确反映药物对机体的作用及在体内的代谢过程,缺点是个体差异大、药物用量大、成本高、实验周期长,因此目前体内试验提倡用一些模式生物来代替。公认的用于药物筛选的常见模式生物(model organism)有噬菌体、大肠埃希菌、酵母、线虫、果蝇、斑马鱼等。果蝇、斑马鱼、酵母代表不同进化级别的模式生物。观察中药对模型动物的血液、组织、器官等生物学指标及病理形态学改变以及影响,精准、客观、迅速、经济地评价体内的中药药效学研究。人类对果蝇的研究有上百年的历史,对果蝇的遗传背景、基因定位与表型效应的认识远胜于其他实验动物,同时有比较成熟的遗传分析方法;斑马鱼具有较强的繁殖能力,是目前唯一可以进行大规模随机诱变筛选隐性突变体的脊椎动物;酵母菌是真核生物,而且基因组已全部测序,细胞繁殖快,易于培养,与哺乳动物细胞有许多共同的生化机制,存在许多与人类疾病相关的基因。利用模式生物筛选模型具有用药量少、周期较短、整体作用、成本较低、操作简便等突出的优点。研究结果可以排除中药中的 pH、鞣酸及离子等非特异性成分的干扰。以利用线虫感染模型筛选新型抗菌中药为例,在筛选的 1 000 个天然化合物中,发现 9 个天然化合物具有显著的体内抗菌活性。非常有价值的是,该研究发现的许多具有体内抗菌活性的化合物在之前的体外抑菌斑筛选中并未发现具有抗菌活性。

二、利用体外细胞分子模型筛选中药的活性成分

采用体外细胞分子模型能够筛选出有明确作用靶标的中药有效成分,进而发现其构效关系,阐明中药的作用机制。

体外细胞分子模型的优点包括药物用量少、成本低、速度快、适合高通量筛选,可以在平行条

件下比较研究中药的各有效部位、单体成分对同一分子水平靶点的生物学作用。

体外细胞分子模型的缺点包括体外实验不能反映药物对机体的内环境和神经体液的调控作用,缺少药物体内代谢的过程,且靶点单一,容易漏筛。对于作用靶标不明确的有效部位或成分则会产生信息偏倚,结果的可信度较低。中药粗提物在体外实验时易受中药中的 pH、鞣酸及离子等成分的干扰,产生假阳性结果,可以采用血清药理学的研究方法。

因此,在寻找中药活性成分的研究时宜在体内证实有确切疗效的前提下,根据体内研究模型的研究结果,采用体内和体外筛选模型相结合的方法,尽可能地应选择多个不同的模型进行筛选。

中医药学以整体思想体系为基础,重视宏观控制与调节。所以,在进行中药药理研究时,应以整体实验为主,以离体实验为辅,两者互相补充。将整体与局部、分析与综合相结合是中药药理研究的主要思维和方法。体内、体外模型的各自特点见表6-1。

表6-1 常用于中药活性筛选的体内、外模型及其特点

模型	体内/体外	受试样品		用药量	结果的稳定性
		提取物	单体		
整体动物疾病模型	体内	适合	适合	大	一般
组织、器官模型	体外	适合	适合	大	中等
细胞、分子模型	体外	不太适合	适合	小	高
模式生物模型	体内	适合	适合	中	中等

三、利用分子生物学研究手段确证中药作用的分子机制

在明确中药活性成分的体内外药效的基础上,可通过多种分子生物学手段联合的方式进行具体的分子机制研究,明确中药活性成分的作用方式。

分子生物学是从分子水平研究生物大分子的结构与功能,从而阐释生命现象的本质。将分子生物学手段与中药研究相结合,有助于研究中药发挥作用的新模式。研究方法主要包括正、反向遗传学研究手段,基因组学、蛋白质组学、代谢组学以及化学基因组学等手段。

正向遗传学通过自发突变或人工诱变寻找生物个体或细胞相关表型的改变,然后找到对应的突变基因,并揭示其功能;而反向遗传学则通过改变某个特定的基因或蛋白质,从而寻找表型的变化。通过正、反向遗传学手段,寻找基因型-表型之间的关系,开展中药药理分子机制研究,也可借用上述手段如基因沉默、基因的定向突变、构建过表达基因的质粒等来确证中药作用的分子机制。多组学手段也可用于研究中药的具体作用机制。多组学包括基因组学、蛋白质组学、代谢组学、化学基因组学等,分别从基因、蛋白、代谢物以及化学小分子层面揭示中药对于生物个体或细胞的影响,获取庞大的组学数据,并从中挑选出有价值的信息,寻找关键信号分子或信号通路,用以阐释中药作用的分子机制。

近年来,在化学生物学思路的指导下开展了对中药活性成分的作用机制及靶标发现研究。例如应用蛋白质组学方法(包括小分子亲和色谱技术、活性蛋白质谱技术、分子对接技术、网络生物

学技术等),通过蛋白质表达谱的差异性分析,可以揭示中药的作用靶点和作用过程,进而揭示中药多成分、多靶点的作用机制。

第二节　中药复方及其配伍规律的研究思路

中药复方是中药临床用药的主要形式,绝大多数中成药及医院制剂也以复方为主。中药复方及配伍规律体现了中医药理论的深刻内涵,准确理解中医理论的真实意蕴,把握中医治病的思维方式和理论方法,揭示中药复方及配伍规律的科学内涵,不仅可为中医临床组方提供实验依据,在药效物质层面上确定复方中药物的最佳剂量配比,还可阐释中医药理论的科学内涵、促进中医药理论现代化,在此基础上研发质量可控的高效中药新药。本教材选用具有代表性的中药复方研究成果,介绍运用现代科学技术手段研究中药复方对机体的作用及其规律的思路和方法。

一、从饮片配伍过渡到组分配伍的研究思路与方法

组分配伍是以中医学理论为基础,以复杂性科学思想为指导,以临床有效的名优中药二次开发为切入点,遵循传统方剂的配伍理论与原则,在基本搞清方剂药效物质和作用机制的基础上,以组效关系为基础,优化设计,针对临床适应病证,筛选有效的中药处方。如复方丹参方的研究实现了从饮片配伍到组分配伍,明确了药效物质及作用机制,阐明了组分配伍的君臣佐使关系。基本思路如下:

1. 遴选合适的中药小复方的基本原则　①临床疗效确切的常用经典方;②组成复方的药味数量适中,涉及的药材品种比较明确;③防治常见病、多发病,且能体现中医用药特色。如复方丹参方剂由丹参、三七、冰片或降香油组成,有治疗冠心病的确切疗效。

2. 药理学研究指标的选择　为更好地阐明复方的现代药理作用及其与主治、功效的相关性,在研究中应注意复方的临床主要疗效与实验药理学研究的评价指标相一致。如复方丹参片具有活血化瘀、理气止痛的功效,用于气滞血瘀所致的胸痹,临床治疗冠心病,疗效可用现代药理学的指标表达(抗心肌缺血、抗血栓、改善微循环等),并且能够在整体与细胞水平建立相应的评价模型。

3. 明确复方的药效物质基础及作用机制　在活性导向下进行化学成分的分离筛选,将活性成分的主次按其作用性质与含量加以区分,使得方剂的药效物质、作用机制基本清楚。如明确了丹参中的丹参素、丹酚酸 B 等丹参水溶性成分,丹参脂溶性成分丹参酮类,以及三七中的三七皂苷类成分等的化学结构,再利用心肌缺血、缺氧等整体动物模型,研究复方丹参方及其各活性成分治疗冠心病的作用途径、主次靶点及其相关规律;同时对冰片在复方中的佐使作用进行了研究、评价,揭示了冰片的作用机制和靶点。

4. 组分配伍、配比的优化　如何获得各有效组分在某种效应上的最佳组合,是研究组分配伍的至关重要的一步。应针对临床适应病证,对中药有效组分进行配伍、配比 2 个层次的优化设

计,以筛选较优的配伍、配比。如"复方丹参方"研究采用模糊数学、人工智能、聚类分析等方法与传统的数理统计同步进行数据处理,明确丹参、三七全成分治疗冠心病的最佳比例范围,确定丹酚酸 B 和丹参酮 II_A 的最佳比例范围,以实现从饮片配伍过渡到组分配伍,从而组建新方。

5. 组分中药的机制阐明　最终的研究成果表明,复方丹参方中的丹参素、丹酚酸 B 等丹参水溶性成分主要作用是扩张冠状动脉,增加冠状动脉血流量,并有起效快的特点,立足于活血止痛而治标;三七皂苷类成分(人参皂苷 Rg_1、人参皂苷 Rb_1 等)主要作用是启动内源性保护物质的释放,加强心肌缺血预适应,保护心肌,具有起效较慢的特点,立足于补益气血而治本;而丹参脂溶性成分主要是协同以上 2 类组分,改善心脏功能。该研究不仅说明了复方丹参方治疗冠心病的药效物质基础和作用机制,诠释了复方丹参方标本兼治的科学内涵,而且挖掘了从饮片配伍到组方配伍的复方研究新方法。

二、从细胞分子水平探讨中药复方的"君臣佐使"配伍关系

如何从细胞分子水平理解中药方剂的"君臣佐使"配伍关系,一直是中药药理研究的热点和难点。很多课题虽然引入细胞和分子生物学技术,但还是停留在现象观察和有无药理活性的求证范畴。可喜的是,近年来国内外已有很多学者将中药药理研究切实地深入分子细胞水平,其中复方黄黛片的研究最具代表性。其基本思路如下:

1. 选择组方简单、疗效明确、活性成分清楚的复方。如"复方黄黛片"是由青黛、雄黄、太子参及丹参组成的,并且已知雄黄的主要成分是四硫化四砷、青黛的有效成分是靛玉红、丹参的有效成分是丹参酮 II_A。

2. 建立与人类疾病相似的动物、细胞模型。例如,想要从分子水平阐明中药复方黄黛片治疗急性早幼粒细胞白血病的多环节、多靶点作用的分子机制,并将中药方剂"君臣佐使"的配伍原则用现代分子医学的方法得到阐释,那么早幼粒细胞白血病的多个细胞模型及接近临床的早幼粒细胞白血病动物模型的建立是关键的一步。

3. 明确关于急性早幼粒细胞白血病发生的分子机制、信号转导调控网络及治疗靶标的发现,是从分子水平阐明复方"君臣佐使"关系的必备条件。

4. 充分吸收生命科学中的分子生物学技术结合定量药理学等方法。如在复方黄黛片的研究中采用原子吸收光谱技术测定四硫化四砷在细胞内的浓度,并通过 RNA 干扰技术抑制细胞膜上转运四硫化四砷的水甘油通道蛋白基因的表达等。

5. 研究结果显示,四硫化四砷是本方的"君药",它直接作用于癌蛋白,通过诱导其降解,从根本上逆转癌细胞的增殖,使其分化成熟。丹参酮和靛玉红作为本方的辅助成分,主要是通过促进癌蛋白的泛素化并加快其降解,进一步促进白血病细胞的分化成熟,抑制癌细胞的细胞周期及分裂增殖来发挥作用。动物实验结果还表明,使用青黛以后,雄黄的毒副作用大幅降低,这些体现典型的"臣药"和"佐药"的功效;并且丹参酮和靛玉红通过增加运送四硫化四砷的通道蛋白的数量,显著增加进入白血病细胞的四硫化四砷浓度,从而提高疗效,两者都起到了"使药"的作用。复方黄黛片通过各组分的联合应用,产生大于 3 个组分相加的协同效应。从分子生物学和生物化学角

度,阐明了复方黄黛片治疗急性早幼粒细胞白血病的分子机制。

三、应用拆方的方法研究经典名方六味地黄汤的组方原理

经典名方是我国中医药伟大宝库中最为精华的部分,承载着数千年中医药灿烂文化的深厚积淀。深入认识经典名方的作用机制,是体现中药科学性的最为重要的部分。在中医学理论的指导下,充分考虑中药复方的作用特点和特色,借鉴现代科学技术和方法,建立能够揭示、反映中药作用特点的药理学研究思路与方法,一直是我国中药药理学科研人员努力的方向。其中,中医滋补肾阴的经典代表名方六味地黄汤的组方配伍原理研究最具代表性,其研究的基本思路如下:

1. 研究思路 六味地黄汤以补肾为主,兼补肝脾,具有滋补而不留邪、降泻而不伤正,以补为主、泄中寓补的特点。六味地黄汤补肾的作用则可能在于调节并恢复肾虚所导致的神经内分泌免疫调节网络(neuroendocrine immunomodulation,NIM)的功能平衡失调。因此,从调节机体生理功能和内环境平衡入手是研究六味地黄汤药理作用和组方原理的重要指导思想。六味地黄汤的组方特点是六味中药按"三补"(熟地黄、山茱萸、山药)、"三泻"(泽泻、牡丹皮和茯苓)的配伍原理组成,以补肾为主,兼补肝脾,使"三补"和"三泻"合为一体。研究中将六味地黄汤按"三补"和"三泻"分成2个药对,以在药理学研究中所揭示的主要药效为指标与全方进行活性比较,从恢复肾虚所导致的NIM网络的功能平衡失调的角度阐述其"三补"和"三泻"的药理学特点及其在全方中的药理作用。

2. 动物模型的选择 可选择快速老化小鼠(senescence accelerated mouse,SAM)、应激小鼠、肾上腺糖皮质激素处理小鼠等多种具有不同病理特征的NIM网络平衡失调的动物模型,分别从中枢神经(学习记忆功能)、内分泌(下丘脑-垂体-肾上腺轴和下丘脑-垂体-性腺轴)和免疫系统(细胞和体液免疫)的角度开展研究。此外,可配合使用具有特定病理特征的模型动物,如化疗药环磷酰胺所致的免疫功能低下模型小鼠、空肠弯曲杆菌致敏所致的自身免疫模型小鼠等。通过综合运用这些具有不同病理特点的模型小鼠,研究六味地黄汤的药理作用和作用机制,从而在不同的角度和层面反映六味地黄汤的组方特点和配伍原理。

3. 研究结果 从全方综合药效的角度看,单独应用"三补"或"三泻"在作用性质和作用的整体性等方面多不如全方,全方的药效不是"三补"和"三泻"药理作用的简单相加,两者存在相互增强、补充和制约等多种协同方式,其差异不仅表现在药效学方面,也表现在药动学方面,充分体现了其配伍的科学性。

四、与功能主治有关的中药药理研究思路与方法

如何用现代科学的语言来诠释中药复方的主治功效是中药药理研究的重要内容,也是中药现代化的关键。如芪参益气滴丸补气活血的功效研究是一个很好的例证,其基本的研究思路如下:

1. 选择合适的中药复方作为研究对象 芪参益气滴丸是由黄芪、丹参、三七、降香组成的补

气活血复方中药制剂,具有补心气行血的功效。临床用于气虚血瘀型冠心病心绞痛,在冠心病二级预防方面有明显的临床疗效。

2. 明确补心气行血功效的现代机制　中医学认为心气虚血瘀由产气不足或耗气过多所致。冠心病心绞痛、心肌缺血、心肌缺血再灌注损伤等所致的心气虚血瘀属于产气不足类;心肌肥厚、过劳等所致的心气虚血瘀是由耗气过多所致。气含有氧气和水谷精微,经过三羧酸循环最终产生机体所需的 ATP,因此气为 ATP 的产生提供原料。而 ATP 与细胞骨架高亲和,可以将单个的细胞骨架(G-actin)组装成肌动蛋白(F-actin)。心肌细胞的 F-actin 是心肌细丝和粗丝的亚结构,维持心肌的收缩和舒张功能,发挥行血的作用。心气行血则指进入心肌线粒体的气(氧气和水谷精微)产生 ATP,促进 F-actin 的组装,维持心肌的结构和舒缩功能,发挥行血作用。

3. 选择合适的动物模型

(1)冠状动脉前降支结扎致心肌缺血模型:结扎大鼠冠状血管前降支可致大鼠心肌因缺血而出现 ATP 产生减少、F-actin 和心肌纤维断裂、心肌间质水肿和线粒体肿胀,导致心肌功能障碍。此模型适用于评价心血管疾病治疗药物的抗心肌缺血作用。

(2)冠状动脉前降支结扎再灌注致心肌缺血损伤模型:结扎大鼠或小鼠冠状动脉前降支、再通,可建立心肌缺血再灌注损伤模型。心肌缺血再灌注损伤是一个复杂的过程,缺血期间 ATP 产生减少、心肌 F-actin 和心肌纤维断裂;再灌注后,过氧化物过量增加,诱导心肌和血管内皮细胞凋亡、心脏微循环障碍、心肌损伤,进而经过病理性重塑,形成心肌纤维化的过程。缺血再灌注引起能量代谢异常、线粒体呼吸链电子传递障碍、氧化应激损伤、白细胞与血管内皮黏附、炎症因子释放、血浆白蛋白漏出、出血、血栓形成、病理性重塑等多个病理环节,可以评价中药复方改善缺血再灌注引起的多环节损伤。

(3)心气血瘀模型:用银夹长期夹闭大鼠引起心肌肥厚并导致心肌纤维化,建立耗气过多引起的心气虚血瘀模型。该模型与心肌糖酵解酶 ALDOA、ENOα 的增加及 ENOβ 和脂肪酸代谢酶 ECH 的降低导致的心肌能量代谢途径的异常、心肌线粒体呼吸链 ATP 合成酶的亚基 ATP5D 蛋白低表达、ATP 减少、ADP 和 AMP 增多、心肌细胞 F-actin 断裂、心肌肌丝和心肌纤维断裂、氧化应激损伤增加、心功能低下、心肌灌流量降低有关,可以长期用药从而体现中药复方的优势所在。

4. 明确芪参益气滴丸的药效物质基础及作用机制　如图 6-1 和图 6-2 所示。

(1)芪参益气滴丸对冠状动脉结扎引起的心肌缺血损伤的改善作用:芪参益气滴丸在缺血期间就可发挥补气行血的作用,其主要补气成分黄芪甲苷和 Rb₁ 承担其补气行血的作用。其机制为芪参益气滴丸及其主要补气成分黄芪甲苷、人参皂苷 Rb₁ 可以抑制心肌缺血大鼠心肌 F-actin 和心肌纤维断裂、心肌间质水肿和线粒体肿胀;抑制大鼠心肌线粒体复合物 V 的低表达,抑制 ATP/AMP、ATP/ADP 比值的降低,改善心肌的能量代谢。

(2)芪参益气滴丸对缺血再灌注所致的心肌损伤的保护作用:芪参益气滴丸可以减少缺血再灌注后的大鼠心肌梗死面积,改善心脏灌流量;抑制缺血再灌注引起的大鼠心肌 F-actin 解聚、心肌粗丝和细丝断裂、线粒体水肿和空泡化;抑制心肌细胞凋亡。该作用与其上调心肌线粒体复合物 V 的亚基 ATP5D 的表达,抑制 ADP/ATP、AMP/ATP 比值的增加,抑制 MLC 磷酸化的增加相关。

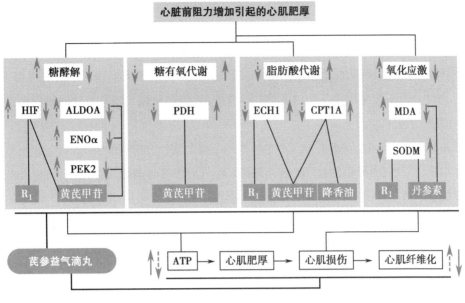

● 图 6-1 芪参益气滴丸补气活血、逆转心肌肥厚的作用机制

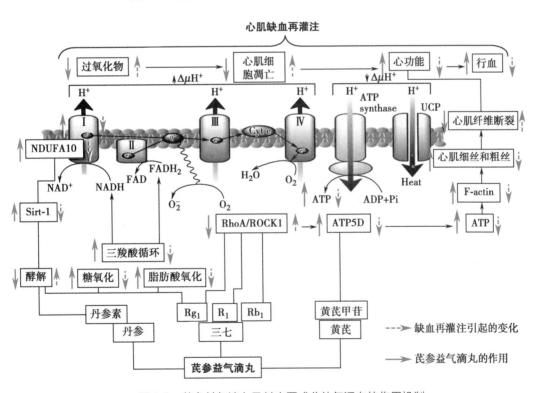

● 图 6-2 芪参益气滴丸及其主要成分补气活血的作用机制

（3）芪参益气滴丸对心脏前阻力增加引起的心肌肥厚的改善作用：芪参益气滴丸可以逆转心肌肥厚、阻断心肌纤维化、改善心肌灌流量。其中，黄芪甲苷可抑制心脏前阻力增加引起的低氧诱导因子-1（hypoxia inducible factor-1，HIF-1）、心肌糖酵解相关的6-磷酸果糖激酶2（6-phosphate fructose kinase 2，PFK2）、ALDOA 和 ENOα 的增加，ENOβ 和 ECH1 的降低，心肌能量代谢途径的异常，心肌 ATP5D 的低表达，心肌 ATP 含量减少，ADP 和 AMP 含量增多，心肌细胞 F-actin 和心

肌肌丝断裂,从而改善心脏灌流量,阻断心肌纤维化,发挥补气的君药作用。丹参素抑制压力负荷引起的心肌氧化应激损伤。三七皂苷 R_1 既可部分地抑制心肌能量代谢,又可部分地抑制氧化应激损伤,与丹参素共同承担臣药的作用。降香油抑制线粒体膜上的促进脂酰辅酶 A 进入线粒体的 CPT1A 的低表达,促进脂肪酸 β 氧化,发挥佐使药的作用。 黄芪甲苷、丹参素、三七皂苷 R_1、降香油两两配伍或三三配伍能增加部分作用,但芪参益气滴丸逆转心肌肥厚和阻断心肌纤维化的作用最佳。

心肌缺血、缺血再灌注可引起产气不足性的心气虚血瘀,心脏前阻力增加可引起耗气过多性的心气虚血瘀,心气虚血瘀是其共同的病理基础。心气虚血瘀与能量代谢途径异常、心肌线粒体复合物Ⅴ的亚基 ATP5D 的低表达、心肌能量代谢异常、氧化应激损伤增加、心肌结构和功能异常、心脏灌流量降低相关。

针对产气不足性的心气虚血瘀,芪参益气滴丸及其主要补气成分黄芪甲苷抑制线粒体复合物Ⅴ的亚基 ATP5D 的低表达;人参皂苷 Rb_1、人参皂苷 Rg_1、三七皂苷 R_1 抑制 RhoA 的活性,抑制线粒体复合物Ⅴ的亚基 ATP5D 的低表达;人参皂苷 Rg_1 调控心肌能量代谢途径;其主要活血成分丹参素抑制 Sirt-1 低表达诱导的线粒体复合物Ⅰ及其亚基 NDUFA10 的低表达,改善线粒体呼吸链,抑制过氧化物产生和心肌细胞凋亡,抑制心肌肌动蛋白和心肌纤维断裂,改善 I/R 引起的心肌结构损伤和功能低下,发挥补气行血的作用。

针对耗气过多性的心气虚血瘀,芪参益气滴丸及其主要补气成分黄芪甲苷抑制能量代谢途径的异常,丹参素抑制氧化应激损伤,三七皂苷 R_1 既部分地改善了心肌能量代谢、又部分地抑制了氧化应激损伤,降香油上调 CPT1A,综合发挥补气活血的作用,逆转心肌肥大,阻断心肌纤维化。

五、基于中医方证代谢组学的研究思路与方法

中医方证代谢组学(chinmedomics)是以方剂为研究对象,以证候的生物标记发现为起点,依据中医临床给药方式,在整体评价方剂有效性的基础上,发现或找到与临床疗效相关联的药效物质基础的应用科学。它是近年来兴起的新兴学科,整合了中药血清药物化学理论与代谢组学技术,在鉴定证候生物标志物的同时,建立方剂有效性评价体系,进而发现药效物质基础。下面以开心散防治阿尔茨海默病为例,阐明方证代谢组学的具体实施方法。

1. 开心散防治阿尔茨海默病病证结合的理论基础研究　中医方证代谢组学以中医药理论为基础,故疾病的证型必须和中药方剂的主治病证相吻合。

阿尔茨海默病(Alzheimer's disease,AD)是痴呆的最常见的类型,它是一种与年龄相关的可导致痴呆的神经退变性疾病,以记忆力减退、认知障碍及性格改变为主要临床表现,属于传统医学的"呆病"。传统医学认为其病机为心气不足,伴有痰浊、瘀血蒙蔽心窍,并可渐进加重。

开心散始见于唐代孙思邈的《备急千金要方》中,"主好忘",由"远志、人参各四分,茯苓二两,菖蒲一两"组成,为益智健脑之代表方剂。该方可通过益气养心、祛痰定志达到治疗 AD 的目的。

2. 动物模型的制备和分组　根据病证特点选择适宜且稳定的动物模型。如灌胃给予氯化铝,

并同时腹腔注射 D-氨基半乳糖复制 AD 大鼠模型。根据疾病的进程和动物反应情况,采用适宜的造模时间跨度。将模型动物分为模型组、开心散组,另设空白对照组,每日连续给药。

3. 药效学指标检测　根据疾病特点,选择具有特异性、敏感性、客观定量的若干指标。对于 AD 模型的治疗,常常选用 Morris 水迷宫行为学评价(包括定位航行实验、空间搜索实验等)指标。

4. 生物样本采集和分析　代谢组学研究和药物效应成分的指认均需要对生物样本(尿液、血液、脑脊液等)进行采集分析,故收集动物给药后不同天数的尿液和血清,进行血清/尿液代谢组学数据采集和开心散体内外化学成分数据采集。

(1) 代谢组学数据采集:将得到的数据输入 Progenesis QI 等软件进行化合物鉴定和多变量统计分析。对各组不同时间点的数据进行主成分分析(principal components analysis,PCA)。同时对各组所获得的信息数据进行统计学分析,比较组间的各离子含量是否具有统计学差异,然后筛选出这些有差异的离子作为潜在的生物标志物。对潜在的标志物,将得到的保留时间和质核比数据,结合软件中的化合物鉴定功能与代谢产物数据库(HMDB)搜索,对这些差异离子进行初步确认。然后利用 UPLC-MS/MS 等分析技术对潜在的离子进行二级扫描,分析碎片信息及其可能的裂解方式,并进行匹配,最后鉴定或表征各潜在的生物标志物。

(2) 开心散体内外化学成分分析:运用 UNIFI 天然产物整体解决方案,以 UPLC-MS 采集的 MSE 数据为基础,将高、低碰撞能下获得的准分子离子和碎片离子与药物数据库进行匹配,对药材来源及入血的开心散原型成分进行快速解析。并对其入血后的代谢成分进行表征,如 UNIFI 软件通过质量短缺过滤技术(MDF)结合 Mass Fragment™ 模块智能进行母药和代谢产物的二级碎片解析,进行结构确认,并给出详细的化合物可能的生物代谢转化及化学元素组成。

(3) 相关性分析:运用代谢标志物与血清化学成分相关性分析方法(plotting of correlation between marker metabolites and serum constituents,PCMS)对血清中的外源性开心散成分与内源性标志物两组变量进行关联度分析,提取与内源性标志物高度关联的开心散入血成分作为防治 AD 的潜在效应物质。将开心散入血成分群与生物标志物含量变化矩阵导入 PCMS 软件,进行高度正(负)相关和极度正(负)相关设置,明确入血成分与生物标志物相关的个数,并以该入血成分为潜在的效应物质。

中医方证代谢组学是大数据时代精准医学的重要组成部分,已在中医证候精准诊断及方剂疗效精准评价等领域展开广泛应用,实现临床相关证候的精准诊断及方剂精准遣药。大力发展中医方证代谢组学技术平台有望促进中医药基础研究与临床资源优势的深度整合,有助于实现中国式精准医学模式,进一步提升中医药研发的原始创新能力。

第三节　中药资源替代的药理学研究思路与方法

珍稀濒危动物类中药资源的替代性研究:随着药用动物生存环境的恶化,以及人类对自然资源的不断索取和过度利用,导致部分物种的资源量锐减甚至濒临灭绝,包括名贵中药(如冬虫夏草、灵芝等)、濒临绝种的物种(如野山参)和保护动物(如熊、麝等)。

为了保持这些珍稀药用资源的可持续利用和医疗供给,可采用野生驯化、近缘资源替代、仿生合成和化学成分组合等策略,以实现珍稀中药资源的替代。如通过规范化、规模化驯化养殖,从而实现珍稀动物资源向经济性动物的转型发展;基于近缘物种具有相似的化学组成和生理活性的基本原理,以生物类群、化学成分、生理活性三者间的有机联系为基础,可从自然界中寻找和发现替代资源;或通过对动物性药材形成机制及其功效物质基础的系统研究和科学阐释,以实现仿生合成和化学成分组合替代性产品的创制。

通过近些年来的不断探索实践,部分珍稀濒危动物药资源替代性研究取得良好的进展,已研究和开发出多种替代品种。代表性珍稀濒危动物类中药资源的替代性研究如下:

1. 牛黄资源的替代性研究　天然牛黄系多种牛的胆囊中形成的病理性(结石)产物,资源稀缺。自1972年起,国家药政部门陆续批准了3种牛黄代用品,即人工牛黄、培植牛黄、体外培育牛黄。人工牛黄是按照天然牛黄的主要成分(胆红素、胆酸、胆固醇、无机盐等)及其相对配比经人工配制而成的产品,功效类似。培植牛黄是通过一定的外科手术,在牛的胆囊系统内放置特制的异物,并注射特制的菌苗,在异物和菌苗的刺激下形成结石状的牛黄。体外培育牛黄在阐明胆结石形成机制的基础上,以仿生学方法模拟胆红素钙结石在体内形成的生物化学过程和条件,应用现代生物工程技术在体外培育牛胆红素钙结石,并经临床相关病种、1 852例患者的研究证明,体外培育牛黄与天然牛黄、以体外培育牛黄制成的安宫牛黄丸与天然牛黄制成的安宫牛黄丸功效一致。

2. 麝香资源的替代性研究　麝香为雄麝肚脐和生殖器之间的腺囊分泌物,干燥后呈颗粒状或块状,有特殊的香气,味苦,是高级香料,也是重要的中枢神经兴奋剂和芳香开窍要药,外用能镇痛、消肿。麝于1988年被定为二级保护动物后,国家又在2003年将麝科的所有种类由国家二级保护动物调整为一级保护动物。为解决药用问题,在揭示麝香中各类功效成分的组成及配比的基础上,开发出替代资源人工麝香。经现代药理学与安全性及临床研究表明,人工麝香具有与天然麝香近似的开窍醒神、活血通络、消肿止痛功效。

学习小结

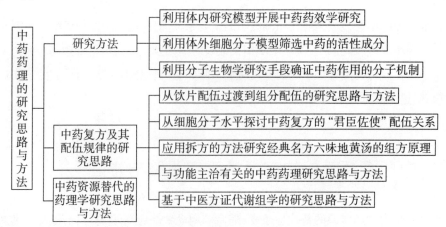

1. 中药与生物体的相互作用有哪几种方式?

2. 为什么中药活性成分群作用的协同作用不是简单相加的生物学作用?

3. 作用靶标不明确的有效部位或成分若用细胞培养的方法来评价效应,为什么可能产生信息偏倚,而降低结果的可信度?

4. 利用整体动物评价中药或中药复方存在的最大问题是什么?

5. 使用模式生物开展中药药理研究的优势有哪些?

（陆茵　周文霞　韩晶岩　张爱华　蒋宁）

第七章　中药新药的研究与开发

学习目的

　　通过学习中药新药的概念、中药新药发现的途径和方法，了解中药新药研发的现状和思路，中药新药的基本概念，中药新药发现的意义，中药新药发现的途径；了解以中药的特点与规律为基础发现新药的方法以及中药活性筛选方法的新进展。

　　自我国加入 WTO 以后，长期依赖的仿制化学药物的发展受到了很大的冲击，而具有我国自主知识产权的中药迎来新的发展机遇。特别是近年来全球对传统药物注册政策的调整，给中药进入国际市场提供了良好的契机。因此，中药已经成为我国医药产业的新增长点，中药新药研发也将成为我国创新药物研发的重要方向之一。

　　中医药学是中华民族经过长期的用药实践总结而成的伟大宝库，有着鲜明的民族特色和文化特色。中药新药是基于民众健康需求及时代发展的必然产物，其承载了继承和发扬中药特色、为人民健康服务的使命。因此，中药新药的研究与开发也成为中药现代化、国际化不可缺少的一环。

第一节　中药新药的研究方法

　　中药新药是指首次上市的从中药中提取的有效物质，包括有效成分、有效部位制剂、复方制剂、经典方剂等。

一、从传统中药中发现新药的有效成分

　　中药源于自然，不乏独特结构、独特机制、独特疗效的有效成分可以研究发展为新药。根据国内外的新药发现过程结合我国中药新药研发的特点，总结从其中发现新药的过程（图7-1）。

　　1. 根据文献古籍调研，从民族/民间药物、临床名方/经验方中选择植物、矿物、动物，进行基源鉴定，样品收集后进行提取，或采用溶剂粗分成几个部位，得到粗提物。

　　2. 根据拟开发药物的适应证，采用体外或体内的方法对提取物进行活性筛选，如果提取物

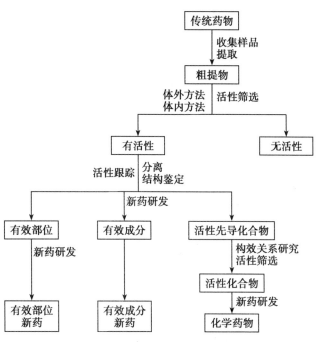

● 图 7-1　传统中药演变成中药新药的过程

有明显的活性,采用溶剂方法或色谱方法对粗提物进行进一步的分离;对分离后的各个部分进行进一步的活性筛选,发现活性部位;采用色谱方法对活性部位进行化合物的分离和结构鉴定;对分离的化合物进行活性筛选。在此筛选过程中,有时会发现某一部位活性很强,但进一步分离成单体化合物后活性没有提高,反而出现降低的现象,这可能是由于中药的各成分之间存在协同作用所致。这提示进一步纯化分离意义不大,取该部位开发新药可能更有前景,即有效部位新药。

3. 如果发现某一单体化合物的活性很强,具有临床应用前景,就可将单体化合物研发成为新药,即有效成分新药。

4. 但在活性成分研究中,大部分情况是分离的化合物具有一定的活性,但活性不太强,或毒性很大,可进入结构改造程序,这类化合物称为活性先导化合物。

屠呦呦因发现了青蒿素,获得了 2015 年诺贝尔生理学或医学奖。青蒿素是从青蒿中发现的具有过氧基团的倍半萜内酯,在自然界中罕见,并打破过去主张"一个抗疟药必须含有氮杂环"的观点。它的作用机制也比较独特,通过药物进入红细胞释放自由基并阻断营养供应来杀灭疟原虫。在亚洲、非洲大规模的临床试验中,它对恶性疟的显著疗效得到验证。青蒿是从历代医籍、本草、地方药志和民间验方等收集整理得到的 2 000 多种中草药中筛选出来的有抗疟作用的中药。《肘后备急方》记载"青蒿一握,以水二升渍,绞取汁,尽服之",提示提取温度对青蒿的活性有影响,故以低沸点溶剂乙醚冷浸法提取,得到青蒿乙醚中性提取物,并进一步提纯分离获得活性单体——青蒿素。 并且通过将其醇羟基醚化或酯化后,提高溶解度和药效,使其可供口服或注射给药,从而研发出蒿甲醚、青蒿琥酯、复方蒿甲醚等一系列高效、低毒的抗疟新药,不仅有效解决了当今疟疾治疗的耐药性问题,还为进一步设计合成新的抗疟药指出了方向。

又如丁苯酞的发现:芹菜除食用及矫味外,江南民间还流传着榨取芹菜叶汁治疗癫痫发作的疗法。现代研究最初是从芹菜籽中提取分离丁苯酞作为抗癫痫的有效成分进行研究,但由于丁苯酞用于抗癫痫的作用剂量过大,与毒性剂量接近,其抗癫痫的研究被搁浅。经研究发现脑卒中与癫痫的病理有某些共同点,故对丁苯酞重点进行了防治脑卒中的药效学研究,包括在整体动物、器官、组织、细胞及分子水平证实了丁苯酞能重建脑缺血区微循环,缩小脑梗死面积,并能保护线粒体功能,改善脑代谢。进一步的临床试验也证实丁苯酞在治疗缺血性脑卒中疗效显著,毒副作用小。丁苯酞也成为我国拥有自主知识产权的从中药中发现的又一新药。

通过以上路径发现的新药还有川芎嗪、丹酚酸 B、紫杉醇等,它们的化学结构如图 7-2 所示。

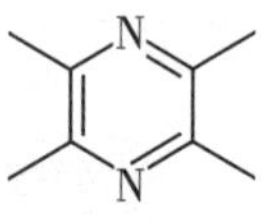

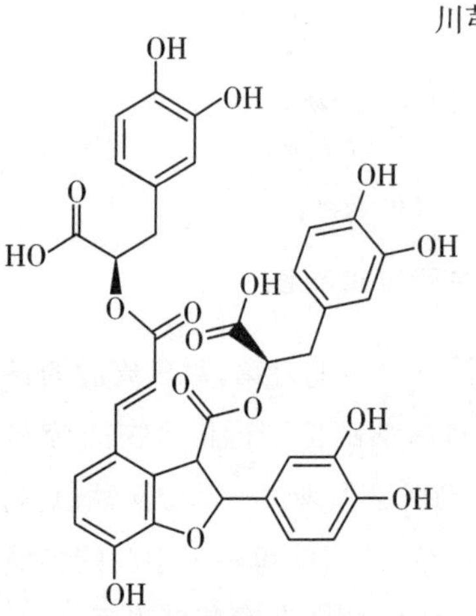

● 图 7-2　中药新药川芎嗪、丹酚酸 B、紫杉醇的化学结构

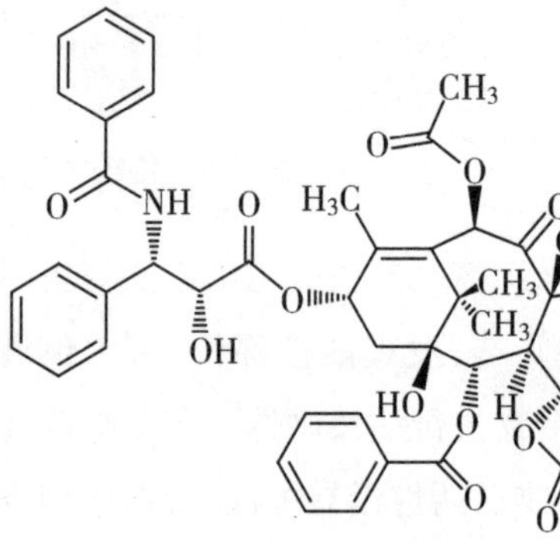

但并非传统中药通过以上过程均可成为中药新药,因为在由传统中药演变成中药新药研究的过程中会碰到各种问题,如雷公藤红素所面临的最大障碍是植物化学分离、分子机制确定,以及严重的毒副作用使得临床应用受到很大限制;姜黄素的作用靶点广泛,具有抗炎、调节免疫、抗疟疾、抗癌等多个方面的作用,对多个细胞信号通路有作用,但其生物利用度低,导致成药性低。因此,姜黄素面临的挑战是在确证其发挥生物活性的靶标及关联机制的同时,还需提高生物利用度。

虽然从中药中发现新药困难重重,但据统计,目前世界畅销的前 25 种药品中,有 12 种为天然产物或其衍生物。我国近 50 年来研制的新药中,90% 以上与天然产物有关。全世界有近 250 000 种植物,而《中华本草》中收载 8 980 味中药,其中仅有不到 10% 被研究过生物活性,进行过高通量筛选的更是微乎其微。因此,从有临床应用经验的中药中发现新药要比天然植物更有潜力,在未来相当长的一段时间内可能仍是产生新药的主要途径之一。

二、以药物靶标为基础的中药有效成分新药的发现

人类发现药物经历了从自然界中偶然发现药物、随机筛选发现药物到以机制为基础和以药物

靶标结构为基础的新药发现与开发,该过程也是一个从盲目发现到理性设计和发现药物的历程。以药物靶标为基础的药物发现过程是目前化学药物研制的重要路径,也可成为中药新药发现的新途径。

以药物靶标为基础的中药新药发现过程如图 7-3 所示。

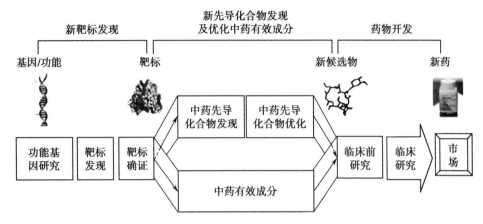

● 图 7-3　以药物靶标为基础的中药新药发现过程

1. 首先选定药物作用的靶点,生物靶点的选定是发现中药新药的关键。通过现代研究发现的一些新颖的重要的酶和受体等都将成为研制具有独特作用机制的药物的新靶点。

2. 根据靶点的三维结构和中国天然产物数据库(CNPD)中中药化学成分的结构特征进行计算机虚拟筛选,从中发现既选择性地作用于靶点又具有药理活性的中药有效成分。

3. 建立分子、细胞或离体器官水平的生物模型进行体外活性评价,在体外筛选的基础上用动物的病理模型进行体内试验,从而确定中药有效成分作为候选药物或先导化合物。

4. 先导化合物可能特异性不高,药动学性质不好或毒性较大,不能直接开发为药物。可以将其作为新的结构类型和线索物质,并通过计算机辅助进行优化设计,对结构进行修饰和改造,即先导化合物的优化,以使生物学性质臻于完善,达到安全、有效和可控的药用目的。

5. 从这些优化的化合物中选出候选药物进行临床前研究,再进行 Ⅰ、Ⅱ、Ⅲ 期临床研究。

如阿尔茨海默病(AD)治疗药物的发现:AD 患者记忆和认知障碍的主要原因是海马和大脑皮质胆碱能神经元变性死亡,导致突触间隙神经递质乙酰胆碱(ACh)降低,因此增加脑内的 ACh 水平是治疗 AD 的重要途径。乙酰胆碱酯酶(AChE)是 ACh 的水解酶,乙酰胆碱酯酶抑制剂(AChEI)可通过减少 ACh 的水解而增加大脑海马和皮质的 ACh 含量,从而改善认知功能。从中草药蛇足石杉(千层塔)中分离得到的单体有效成分石杉碱甲就是基于药物靶标筛选获得的一种乙酰胆碱酯酶的可逆性抑制剂。经实验发现,石杉碱甲结合乙酰胆碱酯酶的过程较快,但解离乙酰胆碱酯酶所需的时间却比其结合过程长得多。石杉碱甲这一快进慢出的过程使得其与乙酰胆碱酯酶的结合时间较长,即药效时间长,并具有选择性高、毒性低等特点,被我国批准用于良性记忆障碍及各型痴呆和脑器质性病变引起的记忆障碍。

经过科研人员的努力和协作,从常用中药中发现了一批活性显著的有效成分,推动了有效成分的新药研究,开发了一些临床治疗效果显著的新药。在这些药物中,青蒿素是一个典型的代表。除青蒿素外,其他一些中药有效成分新药也在临床上发挥重要的治疗作用(表 7-1)。

表 7-1　我国临床常用的中药有效成分新药

药品名称	组　成	功　效　主　治
穿心莲内酯胶囊	穿心莲内酯	清热解毒,抗菌消炎。用于上呼吸道感染、细菌性痢疾
石杉碱甲片	石杉碱甲	适用于良性记忆障碍,提高患者的指向记忆、联想学习、图像回忆、无意义图形再认及人像回忆等能力。对痴呆患者和脑器质性病变引起的记忆障碍亦有改善作用
葛根素注射液	葛根素	用于心律失常、心绞痛、视神经萎缩、室性心动过速、室性期前收缩、动脉粥样硬化、心肌梗死、眼底病、脑梗死、心脏病、耳聋、脑血管痉挛、冠状动脉粥样硬化性心脏病
黄杨宁片	环维黄杨星 D	行气活血,通络止痛。用于气滞血瘀所致的胸痹心痛,脉结代、冠心病、心律失常见上述证候者
盐酸小檗碱片	小檗碱盐酸盐	用于治疗胃肠炎、细菌性痢疾等,对糖脂代谢也有很好的调节作用
盐酸川芎嗪注射液	盐酸川芎嗪	用于闭塞性血管疾病、脑血栓形成、脉管炎、冠心病、心绞痛等
黄藤素片	黄藤素	具有广谱抑菌、抗病毒作用,明显增加白细胞吞噬细菌的多重药理作用,具有良好的抗炎和增强机体免疫力的作用。用于妇科炎症、菌痢、肠炎、呼吸道及泌尿道感染、外科感染、眼结膜炎
灯盏花素片	灯盏花乙素	具有活血化瘀、通络止痛的作用,临床上用于治疗脑供血不足

三、中药有效部位的新药研究

中药有效部位是指从中药中提取的一类或几类有效成分的混合体,其有效部位的含量达到总提取物的 50% 以上。与有效成分新药相比,有效部位新药由于含有一类或多类有效成分,在一定程度上可以体现中药的配伍原则,符合中药多成分、多靶点的作用特点。同时对原药材中的有效部位或有效成分进行分离纯化,除去无效、低效或有毒的成分,能实现增效减毒的目的,使服用剂量降低,大大提高了中药的安全性、临床疗效以及质量控制水平,推动了我国中成药向有效成分明确、质量可控、服用剂量小、剂型先进的现代中药发展,推动了中药现代化和国际化。有效部位新药亦是中药现代化 20 年综合成果体现的形式之一。

中药有效部位新药的剂型主要集中在胶囊剂、片剂、注射剂(包括粉针剂)等,适应证主要分布在心脑血管、精神神经、消化等领域(表 7-2)。

表 7-2　我国临床常用的中药有效部位新药

药品名称	组　成	功　效
龙血通络胶囊	龙血竭酚类提取物	活血化瘀通络。用于中风病中经络(轻中度脑梗死)恢复期血瘀证。症见半身不遂,口舌㖞斜,言语謇涩或不语,偏身麻木,脉弦或涩
葛酮通络胶囊	葛根总黄酮	活血化瘀。用于缺血性中风病中经络恢复期瘀血痹阻脉络证。症见半身不遂,口舌㖞斜,偏身麻木,语言不利,头晕目眩,颈项强痛等。动脉粥样硬化性血栓性脑梗死和腔隙性脑梗死见上述证候者

药品名称	组　成	功　效
黄芩茎叶解毒胶囊	黄芩茎叶总黄酮	清热解毒。用于急性咽炎属风热证。症见咽痛,咽干灼热,咽部黏膜或悬雍垂红肿等
人参茎叶总皂苷片	人参茎叶总皂苷	健脾益气。用于气虚引起的心悸,气短,疲乏无力,纳呆
注射用丹参多酚酸盐	丹参多酚酸盐	活血、化瘀、通脉。用于冠心病稳定型心绞痛,分级为Ⅰ、Ⅱ级,心绞痛症状表现为轻、中度,中医辨证为心血瘀阻证者,症见胸痛、胸闷、心悸
注射用黄芪多糖	黄芪多糖	益气补虚。用于倦怠乏力、少气懒言、自汗、气短、食欲不振属气虚证因化疗后白细胞减少,生活质量降低,免疫功能低下的肿瘤患者

四、中药复方新药的研究与开发

中药复方是在中医药理论指导下,根据辨证施治、审证求因的原则,结合中药之药性(四气五味、归经、升降浮沉等)与功效主治,按七情和合或君臣佐使等配伍理论组合成方。

中药复方是中医理、法、方、药的重要组成部分,是历代中医临床智慧的结晶。经方历经数千年运用而不衰,正所谓"方以药成""方从法出""法随证立",通过配伍,用其相须、相使增强功效,用其相畏、相杀纠正药性之偏性及降低其毒性,达到所谓的"方有合群之妙用",是中医临床用药的主要手段。中药复方制剂主要包括来源于古代经典名方的中药复方制剂、主治为证候的中药复方制剂、主治为病证结合的中药复方制剂。

研究中药复方制剂应该具备以下基本条件:

1. 在传统中医药理论指导下组方,确有疗效。

2. 尽量明确药效物质基础,比较理想的是有明确的以有效成分为指标的质量控制方法。

3. 采用适宜的剂型。在满足疗效的基础上,努力研制剂量小、便于服用、奏效快、有效时间长的新剂型。

4. 切实有效的适应证或功能主治,并能指明主要症状与特征,作用机制相对清楚,疗效评价有公认标准。

5. 对毒副作用客观的、实事求是的表达。

6. 整个研究生产过程一般需要符合 GAP、GLP、GCP、GMP 等标准规范。

在中药现代化的过程中,国内有学者为了使得质量可控、疗效稳定,开展中药复方的新药研究,其过程如图 7-4 所示。

1. 中医临床有效验方采用现代分离提取技术对药效物质进行提取分离,获得各类提取物、组分、成分,并可构建中药组分和成分库。

2. 通过组效关系等研究,筛选出与临床疗效相对应的各种有效组分。

3. 在中医药理论指导下采用优化的配伍设计方法,实现有效组分的配伍;利用中药信息学手段,采用整体筛选模式对中药配伍进行优化。整体筛选模式要求综合采用体现中医药整体作用特点的疗效评价指标对中药配伍进行整体水平的筛选,包括中医整体评价的方法(例如证候学评价

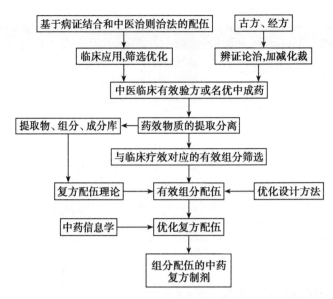

基于病证结合和中医治则治法的配伍 → 临床应用,筛选优化

古方、经方 → 辨证论治,加减化裁

中医临床有效验方或名优中成药

提取物、组分、成分库 ← 药效物质的提取分离

与临床疗效对应的有效组分筛选

复方配伍理论 → 有效组分配伍 ← 优化设计方法

中药信息学 → 优化复方配伍

组分配伍的中药复方制剂

● 图 7-4　基于中药现代化的中药复方新药研究示范路径图

量表、功能学评价指标等)、经典药理指标(包括整体动物、器官组织、细胞亚细胞及分子生物学等药理层次)和系统生物学评价指标(包括基因组学、蛋白质组学、代谢组学等多种组学技术的系统生物学评价技术)。

4. 配伍优化后的组分配伍应用现代制剂工艺技术成为中药复方制剂,完成中药复方制剂的质量标准、药理学(药动学)和安全性评价等研究,获准进入临床研究。

5. 通过随机、对照、双盲多中心临床评价,最终成为中医药特色明显、配伍科学合理、成分基本清楚、机制基本明确、安全可控的组分配伍中药复方新药。

我国临床常用的中药复方新药见表 7-3。

表 7-3　我国临床常用的中药复方新药

药品名称	组　成	功　效
复方丹参滴丸	丹参、三七、冰片	活血化瘀,理气止痛。用于治疗气滞血瘀所致的胸痹,症见胸闷、心前区刺痛等
冠心丹参滴丸	丹参、三七、降香	活血化瘀,理气止痛。用于治疗气滞血瘀所致的胸闷、憋气、心悸气短等
通心络胶囊	人参、水蛭、全蝎、土鳖虫、蜈蚣、蝉蜕、赤芍、冰片	益气活血,通络止痛。用于冠心病心绞痛属心气虚乏、血瘀络阻证者,症见胸部憋闷、刺痛、绞痛,固定不移,心悸自汗,口舌㖞斜,言语不利
麝香保心丸	麝香、人参、牛黄、肉桂、苏合香、蟾酥、冰片	芳香温通,益气强心。用于气滞血瘀所致的胸痹,症见心前区疼痛、固定不移
芪苈强心胶囊	黄芪、人参、附子、丹参、葶苈子、泽泻、玉竹、桂枝、红花、香加皮、陈皮	益气温阳,活血通络,利水消肿。用于冠心病、高血压病所致轻、中度充血性心力衰竭
参泽舒肝胶囊	山楂、泽泻、茵陈、丹参	祛湿降浊,疏肝健脾。用于非酒精性脂肪性肝炎
脑心通胶囊	黄芪、赤芍、丹参、当归、川芎、桃仁、红花、乳香、没药、鸡血藤、牛膝、桂枝、桑枝、地龙、全蝎、水蛭	益气活血,化瘀通络。用于气虚血滞、脉络瘀阻所致的中风,见有半身不遂、肢体麻木、口眼㖞斜、舌强语謇等

五、基于经典方剂的中药新药研究

经典方剂是中药新药研发的重要途径。随着近年来对经典方剂的研究日趋深入,基于经典方剂的中药新药(包括新剂型、新用途、新品种)不断涌现,使得经典方剂的临床应用日益广泛,已扩展到临床各科,对常见病、多发病、疑难病症等发挥出了独特的治疗效果,获得了良好的社会效益和经济效益。基于六味地黄丸、桂枝茯苓丸、生脉散等经典方剂开发而成的中成药,已经成长为重大中药品种。表7-4列举了源于经典方剂的临床常用中成药品种。

表7-4　源于经典方剂的临床常用中成药品种

经典方剂	中成药	适应证
附子理中丸	附子理中丸、附子理中片、附子理中口服液等	脾胃虚寒,脘腹冷痛,呕吐泄泻,手足不温
小柴胡汤	小柴胡颗粒、小柴胡汤丸、小柴胡片、小柴胡胶囊等	1. 伤寒少阳证。症见寒热往来,胸胁苦满,默默不欲饮食,心烦喜呕,口苦,咽干,目眩,舌苔薄白,脉弦者 2. 妇人热入血室、经水适断、寒热发作,以及疟疾、黄疸等病而见少阳证者
六味地黄丸	六味地黄丸、六味地黄胶囊、六味地黄片、六味地黄口服液等	腰酸腿软,眩晕,耳鸣,潮热,盗汗,遗精,消渴,手足心热,牙齿动摇,小便淋沥,舌红少苔,脉细数
补中益气汤	补中益气丸、补中益气合剂、补中益气片、补中益气膏、补中益气口服液、补中益气颗粒等	1. 脾虚气陷证。症见饮食减少,体倦肢软,少气懒言,面色萎黄,大便稀溏,舌淡,脉虚以及脱肛、子宫脱垂、久泻久痢、崩漏等 2. 气虚发热证。症见身热自汗,渴喜热饮,气短乏力,舌淡,脉虚大无力
逍遥散	逍遥丸、加味逍遥丸、逍遥颗粒、逍遥合剂、丹栀逍遥丸、丹栀逍遥片、红花逍遥片等	肝郁脾虚证。症见郁闷不舒,胸胁胀痛,头晕目眩,食欲减退,月经不调
桂枝茯苓丸	桂枝茯苓丸、桂枝茯苓片、桂枝茯苓胶囊	妇人宿有癥块,或血瘀经闭,行经腹痛,产后恶露不尽
玉屏风散	玉屏风口服液、玉屏风丸、丹溪玉屏风颗粒、玉屏风滴丸	表虚自汗或体虚易感冒风寒者。症见恶风自汗,面色苍白,舌质淡,苔薄白,脉浮缓
藿香正气散	藿香正气丸、藿香正气水、加味藿香正气丸、藿香正气片、藿香正气胶囊等	外感风寒,内伤湿滞证。症见恶寒发热,脘腹疼痛,呕吐,泄泻,舌苔白腻

第二节　中药新药研究与开发

一、中药新药研究与开发的程序

我国自1985年《中华人民共和国药品管理法》颁布以来,新药研制和药品审评审批制度逐步完善。自 1985 年《新药审批办法》公布后,已有几千余种中成药上市,对人民的防病治病起到巨大作用,尤其在一些慢性病、疑难杂症和某些急症方面发挥了不可替代的作用。中药新药的注册管理要求历经 1985 年和 1999 年《新药审评办法》、2001 年《药品注册管理办法(试行)》及 2005 年和 2007 年《药品注册管理办法》等,随着新药研发的变化,中药新药的注册管理要求正在修订中。根据现行的 2020 年版《药品注册管理办法》,中药新药研究与开发的程序参照国家药品监督管理局颁布的上述办法执行,即临床前研究(包括文献研究、药学研究和药理毒理研究)→临床研究→新药再评价研究(图 7-5)。

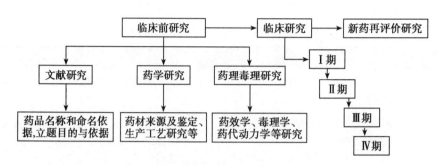

● 图 7-5 中药新药研究与报批的程序

中药新药临床前研究的药学研究的主要内容包括药材来源及鉴定、生产工艺研究及工艺验证研究(包括剂型选择)、化学成分研究、质量研究、质量标准研究、稳定性研究等,新发现的中药材还需进行药材生态环境、生长特征、形态描述、栽培或培植(培育)技术、产地加工和炮制方法、药材标准等研究;药理毒理研究的内容包括药效学、毒理学、药动学等研究。

针对非临床安全性评价研究,为保证其行为规范,数据真实、准确、完整,国家药品监督管理部门于 1999 年 9 月首次颁布《药品非临床研究质量管理规范(试行)》,2003 年 8 月正式颁布《药物非临床研究质量管理规范》,2017 年 7 月颁布新修订的《药物非临床研究质量管理规范》,对为申请药品注册而进行的药物非临床安全性评价研究提出全过程的质量管理要求。

按照药品注册相关管理办法的要求,新药临床研究必须在完成符合法规要求的药学、药理毒理研究,获得临床研究批准或许可后方可进行。中药新药临床研究的目的是评价某一药物对某种或某些疾病的有效性和安全性,其研究结论要回答该药物用于上述疾病是否具有临床实用价值及如何使用的问题,以决定该药物能否广泛用于临床。一般中药临床研究按照各自的目的,可采用各种不同的方法,既可能是前瞻性随机对照试验,也可能是回顾性对照分析,或者仅是临床观察等。而申请新药注册的药品其临床试验一般分为Ⅰ、Ⅱ、Ⅲ、Ⅳ期。Ⅰ期临床试验为初步的临床药理学及人体安全性评价试验;Ⅱ期临床试验为治疗作用初步评价阶段;Ⅲ期临床试验为治疗作用确证阶段;Ⅳ期临床试验为新药上市后的应用研究阶段。对于中药新药,根据其不同类别,需要进行相应期的临床试验。不同期有不同的设计要求,但为了客观评价药物临床应用的安全性和有效性,一般为随机、对照、双盲试验。临床试验必须执行《药物临床试验质量管理规范》(GCP)。

二、中药新药研发过程中的知识产权保护策略

中药新药研发工作需要投入大量的人力和物力资源,要在确保不侵犯别人的知识产权的同

时,做好中药研发过程中的知识产权保护。

（一）我国中医药知识产权保护制度的特点

中药技术领域的知识产权主要是专利权、商标权和著作权。如对于品牌的保护方式主要为商标保护,中药秘方的保护可以采用技术秘密的形式加以保护。知识产权是近代知识产权法律制度产生之后出现的一种无形财产权,是一种法律赋予的、由法律所保护的民事权利,其权利客体是人的创造性智力成果,它是一种独占的、排他的绝对权利。中药专利的保护类型包括产品专利、方法专利和用途专利 3 种类型。产品专利是指权利要求的前序部分撰写为一种产品,例如一种药品、药物组合物、药剂、提取物等。对于中药产品而言,主要表现为复方制剂,其成分难以分析清楚,因此在不能够以成分表述中药产品的情况下,采用国际上的通行做法,以方法定义产品的形式撰写权利要求。例如一种中药制剂,其特征在于制备该制剂的原料及其配比:人参 50 重量份,麦冬 50重量份,五味子 50 重量份。需要指出的是最近美国对于新分离出来的天然产物不再授予专利,因此对于从中药当中提取分离的提取物、有效部位或者化合物,在撰写申请时,需要特别指出这种物质在分离过程当中是否发生化学反应、结构是否已经发生改变,甚至公开其合成方法。方法专利包括制备方法、检测方法、炮制方法等,通常这类权利要求的特征部分包括工艺步骤和技术参数。用途专利实际上也是一种方法专利,它是药物的使用方法。随着中药现代化,对中药知识产权的保护意识在不断增强。

（二）中药新药研发过程中的知识产权保护策略

由于很多中医药传统制剂大部分已经对外部公开并且受到广泛流传,即使满足专利法申请的要求,也不符合专利法中新颖性和创造性的规定,现行的专利法中也没有针对中医药传统知识的保护方法。

如果新药的处方独特或者治疗新的适应证,可以申请产品或用途的发明专利;如果新药制备过程中的工艺具有新颖性和创造性,可以对制剂技术、炮制技术的技术改良和工艺改造部分予以发明专利保护;对新药制备过程中用的设备可以申请实用新型专利,对产品的包装盒及标签可以申请外观设计专利;也可以利用知识产权制度的邻接权对中药新药技术进行防御性保护,例如对炮制过程的经验进行技术秘密保护;用著作权的方式来保护其专论和专著;对中药制剂或炮制形成的成品进行商标保护等。例如石家庄以岭药业股份有限公司生产通心络胶囊,除中药获得"通心络药物组合物及应用""超微通心络中药组合物及其制备方法"和"一种人参提取物干燥方法"等发明专利外,还申请了药盒(通心络胶囊、通心络胶囊 30 粒、通心络胶囊 90 粒等不同规格)的外观设计专利。又如雅安三九药业有限公司申请的参附注射液相关专利有"参附冻干粉针及其制备方法""参附高浓度注射液及其制备方法""参附注射用片剂及其制备方法""参附粉针剂及其制备方法""参附注射液及其制备方法""一种参附注射制剂的质量控制方法"等,这些专利将对参附注射剂型起到强有力的保护作用。

（三）利用知识产权制度促进中药新药国际化

专利制度作为药品技术创新的法律保护措施,已被国际上大多数国家所接受、认可。中药企业必须了解和利用国际规则及当地国家的法律制度,促进中药新药国际化。例如国内天士力医药集团股份有限公司的海外专利申请始于 2001 年,当年共申请 25 件专利,其中 18 件是向俄罗斯、波兰、斯洛伐克、匈牙利、丹麦、西班牙等欧洲国家和欧洲专利局提交的申请,2002 年又申请 2 项美国专利,为以后产品进军国际市场做好知识产权的铺垫。相反,中国是第一个发现青蒿素可以治疗疟疾的国家,对于这样一项具有巨大市场前景的技术,研发单位没有就青蒿素及其衍生物申请国际专利,而美国、瑞士等研发机构和制药公司对青蒿素人工全合成、青蒿素复合物、提纯和制备工艺等方面进行广泛研究,申请了一大批国际专利,中国失去从应用广泛的青蒿素药物市场中获得垄断利益的机会。因此,我们的企业和研究机构应该在寻求知识产权保护时,由以往的行政保护转变为以专利保护为主,实现中药专利保护与国际规则接轨。

学习小结

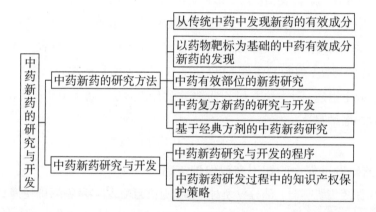

复习思考题

1. 简述中药新药发现的基本路径,并分析可能遇到的障碍及对策。

2. 如何针对中药的特点来开展有效的新药研究?

3. 目前我国中药新药研发存在的主要问题有哪些?

(陆茵 喻斌)

第八章 植物类中药的主要药理作用

通过本章的学习,熟悉不同科属植物类中药的主要药理活性,了解其临床应用。初步具备掌握植物分类和功效相关性的能力,为发现和合理利用中药资源奠定基础。

第一节 概述

植物类中药是以植物的全体或一部分入药的一类中药。植物类中药来源于高等植物和低等植物。高等植物药包括苔藓类、蕨类和被子植物类中药;低等植物药包括藻类、菌类、地衣类中药。植物类中药种类繁多,分科复杂,中药之性味与植物分类之间具明显的相关性,性味又与中药之作用相关。有研究表明中药功效与基源分科之间存在显著的相关性,如唇形科的药物多发散,具有解表、活血化瘀的功效(如紫苏、香薷、荆芥、薄荷、广藿香、丹参、益母草、紫苏子等);姜科的药物多辛温发散,具有温里、活血等功效(如生姜、砂仁、豆蔻、干姜、高良姜、炮姜、郁金、姜黄、莪术等)。因而植物分类与中药之临床效用之间有明显的联系,欲了解每味中草药之临床应用就必须从它的植物分类入手。表8-1主要对功效出现频次较多的分科进行详细概述。

表 8-1 植物类中药的基源分科及主要药理作用

基源分科	主要药理作用	代表药
毛茛科	抗病原微生物、抗炎镇痛、抗肿瘤、改善心功能	黄连、牡丹皮、赤芍、白头翁、威灵仙、川乌、草乌、雪上一枝蒿
蔷薇科	抗氧化、止血、止咳化痰平喘、抗病原微生物、抗炎镇痛、保肝	金樱子、乌梅、仙鹤草、地榆、苦杏仁、枇杷叶、山楂、覆盆子、月季花、桃仁
豆科	改善胃溃疡、抗衰老、抗肿瘤、降血糖、保肝、抗病原微生物	黄芪、白扁豆、甘草、决明子、补骨脂、山豆根、皂荚、淡豆豉、合欢皮、葛根、槐花、鸡血藤、绿豆
芸香科	调节胃肠运动、调节消化液分泌、改善溃疡、调节子宫平滑肌、松弛支气管平滑肌、调节心血管系统功能	陈皮、青皮、枳实、枳壳、佛手、香橼、黄柏

基源分科	主要药理作用	代表药
大戟科	致泻、抗炎镇痛、抗病原微生物、抗肿瘤	乌桕、大戟、巴豆、甘遂、千金子、泽漆、蓖麻子
伞形科	解热、抗炎镇痛、抗病原微生物	当归、川芎、白芷、前胡、防风、柴胡、独活、藁本、羌活、阿魏
唇形科	解热、抗炎镇痛、抗病原微生物、抗血栓、改善微循环	荆芥、紫苏、薄荷、香薷、黄芩、夏枯草、丹参、益母草、泽兰、藿香
菊科	抗炎镇痛、抗病原微生物、止血、止咳化痰平喘	蒲公英、野菊花、漏芦、千里光、青蒿、牛蒡子、菊花、苍耳子、鹅不食草、旋覆花、紫菀、款冬花、墨旱莲、大蓟、小蓟
禾本科	抗病原微生物、调节免疫功能、抗肿瘤、降血脂和降血糖、止咳化痰、抗氧化、保肝、抗炎	薏苡、芦根、淡竹叶、竹叶、玉米须、竹茹、竹沥、天竺黄
百合科	调节免疫功能、降血糖、抗肿瘤、抗衰老、抗病原微生物	玉竹、黄精、麦冬、百合、知母、菝葜、重楼
姜科	调节胃肠运动、调节心血管功能、抗炎镇痛、抗病原微生物、抗肿瘤	干姜、高良姜、山柰、砂仁、白豆蔻、草豆蔻、草果、郁金、姜黄、莪术

第二节　常见科属植物类中药

一、毛茛科中药

毛茛科(Ranunculaceae)植物约 50 属,2 000 余种,分布于北温带地区。我国约 43 属,近750 种,全国均有分布。本科药物多具有清热,祛风湿等功效。其中黄连的功效可归纳为清热燥湿,泻火解毒的功效;赤芍具有清热凉血,散瘀止痛的功效;白头翁具有清热解毒,凉血止痢的功效;威灵仙、川乌、草乌、雪上一枝蒿均有祛风湿的功效。

(一) 主要药理作用

1. 抗病原微生物作用　多数毛茛科中药对多种细菌、真菌、滴虫等有不同程度的抑制作用,如大肠埃希菌、金黄色葡萄球菌、白葡萄球菌、福氏痢疾杆菌、变形杆菌、炭疽杆菌、肠炎杆菌、猪霍乱杆菌、产碱杆菌、甲型副伤寒杆菌等细菌,白念珠菌等真菌,还有滴虫等病原微生物。如黄连、威灵仙、雪上一枝蒿、白头翁、牡丹皮等。

2. 抗炎镇痛作用　多数毛茛科中药的抗炎镇痛作用显著,表现为减少冰醋酸引起的小鼠扭体次数;减轻热刺激引起的疼痛反应;抑制角叉菜胶、蛋清、组胺和 5-羟色胺(5-HT)所致的大鼠足肿胀,抑制二甲苯所致的小鼠耳肿胀,抑制组胺所致的大鼠皮肤毛细血管通透性增加,抑制巴豆油所致的肉芽囊渗出和增生等。如白头翁、威灵仙、川乌、草乌、雪上一枝蒿、牡丹皮等。

3. 抗肿瘤作用　毛茛科中药多数具有不同程度的抗癌活性,具体表现为引起肿瘤细胞内的活性氧类(ROS)水平升高,导致肿瘤细胞发生凋亡;抑制肿瘤细胞生长,阻滞肿瘤细胞周期,抑制信号通路,诱导肿瘤细胞凋亡,抑制血管生成,调控细胞能量代谢,逆转耐药性,诱导肿瘤细胞自噬以及调节免疫等。如黄连、赤芍、白头翁、川乌、草乌等。

4. 改善心功能作用　毛茛科中药对心脏有比较大的影响,如改善室性心律失常;增加心肌收缩力,降低外周阻力,改善心功能作用;直接扩张冠状动脉;增大离体心脏的收缩幅度,增加离体心脏的心率。如黄连、赤芍、川乌、草乌、牡丹皮等。

(二) 临床应用

毛茛科中药传统功效为清热燥湿、泻火解毒、祛风湿、散寒止痛等,可治疗细菌性痢疾、腹泻、溃疡性结肠炎、心律失常、冠心病、肿瘤等疾病。

二、蔷薇科中药

蔷薇科(Rosaceae)为双子叶植物,草本、灌木或小乔木。本科约有124属,3 300余种,分布于全世界,北温带较多。我国约有51属,1 000余种,产于全国各地。通过对来源于蔷薇科的中药的分类整理,发现其功效区域主要分布于收涩、止血、化痰止咳。其中具有收涩功效的有金樱子、乌梅等;具有止血功效的有仙鹤草、地榆等;具有化痰止咳功效的有苦杏仁、枇杷叶等。

(一) 主要药理作用

1. 抗氧化作用　蔷薇科中药大多能清除超氧阴离子自由基,抑制羟自由基对细胞膜的破坏而引起的溶血和脂质过氧化物的形成;逆转老化加速SAM小鼠肾脏和肝脏中谷胱甘肽下降和二硫化谷胱甘肽上升的趋势,降低血清丙二醛(MDA)含量,具有改善氧化应激和氧化损伤的作用。如金樱子、乌梅、地榆、苦杏仁、枇杷叶、覆盆子、月季花、桃仁等。

2. 止血作用　蔷薇科中药止血的药理作用主要表现在促进凝血,抗纤维蛋白溶解,增加血小板数目及功能,收缩血管,降低毛细血管通透性。如仙鹤草、地榆等。

3. 止咳化痰平喘作用　蔷薇科中药苦杏仁小剂量能轻度抑制呼吸中枢,从而发挥镇咳、平喘作用;苦杏仁和枇杷叶均能减少枸橼酸引起的豚鼠咳嗽次数,延长咳嗽潜伏期;桃仁能抑制颈动脉体和主动脉体的氧化代谢而反射性地使呼吸加深,使痰易于咳出,从而使呼吸运动趋于安静,起到止咳化痰的作用。此外,乌梅的壳核和种仁也有明显的镇咳作用。

4. 抗病原微生物作用　蔷薇科中药对大肠埃希菌、副伤寒杆菌、白葡萄球菌以及金黄色葡萄球菌等均有较强的抑制作用;对须疮癣菌等真菌也有一定的抑制作用。如金樱子、乌梅、地榆、枇杷叶、山楂、月季花、桃仁等。

5. 抗炎镇痛作用　蔷薇科中药能有效降低炎症时毛细血管的通透性,减少炎性渗出液的生成,改善血液循环,促进炎症吸收。如抑制二甲苯引起小鼠的耳肿胀;减少乙酸致小鼠扭体次数;减少角叉菜胶和甲醛致足跖肿胀程度。如金樱子、仙鹤草、地榆、苦杏仁、枇杷叶、桃仁等。

6. 保肝作用 蔷薇科中药可降低糖尿病大鼠血清中的总胆固醇(TC)、总甘油三酯(TG)、低密度脂蛋白(LDL)含量,增加血清高密度脂蛋白(HDL)含量,降低肝脏中的 TG、游离脂肪酸(FFA)含量,减少脂质堆积,从而改善糖尿病时出现的肝脏脂质变化;桃仁能使血吸虫性肝硬化家兔的肝胶原量减少,纤维细胞融合,汇管区纤维化减少。

(二) 临床应用

蔷薇科中药传统主要用于久病体虚、尿频尿急、血流不止、咳嗽、气喘等病证,临床主要用于慢性结肠炎、慢性功能性腹泻、咳血、吐血、尿血以及外伤出血等体内外的各种出血证和呼吸系统疾病。

三、豆科中药

豆科(Leguminosae)为双子叶植物乔木、灌木、亚灌木或草本,约 650 属,约 18 000 种,广泛分布于世界各地,主产于温带。我国有 172 属,1 485 种,13 亚种,153 变种,16 变型。全国各省份均有分布。通过对来源于豆科的中药的分类整理,发现其功效分布区域以补气为主。代表药物有黄芪、白扁豆、甘草、鸡血藤、补骨脂等。

(一) 主要药理作用

1. 改善胃溃疡作用 豆科中药对多种实验性动物胃溃疡有抑制作用,可减少损伤面积,降低损伤指数,促进溃疡愈合。如黄芪、甘草等。

2. 抗衰老作用 豆科中药可通过降低脑中的单胺氧化酶 B,减轻由于衰老引起的该酶活性升高,提高中枢儿茶酚胺水平;提高超氧化物歧化酶(SOD)的活力,降低 MDA 含量,增强抗应激能力,发挥抗衰老作用。如黄芪、甘草、鸡血藤等。

3. 抗肿瘤作用 豆科中药对小鼠肉瘤 S_{180}、小鼠 H_{22} 肝癌实体型肿瘤、小鼠埃氏腹水癌(ESC)、B16 黑色素瘤、肺癌、肝癌、鼻咽癌具有较好的抑制作用。豆科中药的主要抗肿瘤机制与抑制肿瘤细胞增殖、抑制肿瘤转移、诱导肿瘤细胞凋亡、抗氧化和免疫调节有关。如黄芪、甘草、白扁豆、皂荚、山豆根、补骨脂、合欢皮、鸡血藤、绿豆、苦参等。

4. 降血糖作用 豆科中药可降低糖尿病大鼠蛋白激酶样 ER 激酶的表达,降低血糖和胰岛素敏感性;对链脲佐菌素糖尿病大鼠的血糖升高有明显的降低作用,并降低血糖药-时曲线下面积,改善糖耐量。如黄芪、淡豆豉、白扁豆、葛根等。

5. 保肝作用 豆科中药可增强机体的细胞免疫功能,从而有助于中毒性肝炎和慢性肝炎的恢复;可使免疫损伤性肝纤维化大鼠的纤维化程度明显减轻,减少总胶原及 Ⅰ、Ⅲ、Ⅴ 型胶原在肝脏的病理性沉积;有效地降低血清 GPT 水平,并且可以改善肝组织损伤和预防肝细胞癌征象的发生。如黄芪、甘草等。

6. 抗病原微生物作用 豆科中药大多具有抗菌和抗病毒作用,如对流感病毒、结核菌、流行性出血热、水痘带状疱疹病毒感染有明显的对抗作用;对大肠埃希菌、副伤寒杆菌、白喉杆菌、巨大芽孢杆菌、白葡萄球菌、藤黄球菌、铜绿假单胞菌以及金黄色葡萄球菌等均有较强的抑制作用;

对堇色毛癣菌、星形诺卡菌等皮肤真菌有不同程度的抑制作用。如黄芪、决明子、补骨脂、山豆根、皂荚、槐花、鸡血藤、绿豆、苦参等。

（二）临床应用

豆科中药传统主要用于气虚乏力、久泻脱肛、痈疽疮疡、气喘咳嗽等，可治疗心律失常，脱肛，胃下垂，胃溃疡，溃疡性结肠炎，急、慢性肝炎，慢性支气管炎，支气管哮喘，急、慢性咽喉炎等。

四、芸香科中药

芸香科（Rutaceae）植物约 150 属，约 1 600 种，分布于热带、亚热带和温带。我国有 22 属，120 余种，已知药用的有 100 余种，主产于南方。本科植物的果实多作为水果食用，其药用价值被国内外所共识，自古陈皮、青皮、枳实、枳壳、橘红、橘络、佛手、香橼等也是我国传统中药的重要来源。芸香科中药品种较多，用途较为广泛，有学者以《中华本草》为资料源，筛选出 80 味具有理气功效的芸香科药物，基本功效为调理气分、舒畅气机、消除气滞，主要有陈皮、青皮、枳实、枳壳、佛手、香橼等。

（一）主要药理作用

1. 调节胃肠运动　芸香科中药可兴奋胃肠平滑肌，促进胃肠运动，使胃肠收缩节律、幅度增加；又具有松弛胃肠平滑肌、抑制胃肠运动等作用。对胃肠功能的双向调节作用与胃肠功能状态、药物浓度、剂量等有关。如枳实、枳壳、陈皮、青皮、佛手、香橼等。

2. 调节消化液分泌，改善溃疡作用　许多芸香科中药味芳香、含挥发油，能促进消化液分泌，呈现健胃和助消化作用；能对抗病理性胃酸分泌增多，具有改善溃疡的作用。如枳实、枳壳、青皮、陈皮、佛手、黄柏等。

3. 调节子宫平滑肌作用　许多芸香科中药对离体子宫平滑肌有抑制作用；对小鼠离体子宫也有兴奋作用，能使子宫收缩节律增加，甚至出现强直性收缩。如枳实、枳壳、青皮、陈皮等。

4. 松弛支气管平滑肌作用　多数芸香科中药可对抗组胺引起的支气管痉挛，增加肺灌流量。其作用机制与直接扩张支气管，抑制迷走神经功能，抗过敏介质释放和兴奋 β 受体有关。如陈皮、佛手等。

5. 调节心血管系统功能作用　同为芸香科植物，含有辛弗林和 N-甲基酪胺的药物静脉注射给药能表现出心血管药理活性，具有强心、升高血压、抗休克作用。如枳实、枳壳、青皮、陈皮、佛手等。

（二）临床应用

芸香科中药传统用于积滞内停、痞满胀痛、食积不化，可治疗消化系统疾病，如功能性消化不良、胃下垂、慢性胃炎、胃及十二指肠溃疡；尚用于痰湿咳嗽，可治疗上呼吸道感染，急、慢性支气管炎,心力衰竭,休克等。

五、大戟科中药

大戟科(Euphorbiaceae)为被子植物双子叶植物纲中的大科,约有300属,8 000种,种数在菊科、兰科、禾本科、豆科之后,居第5位。我国约有72属,450多种,遍布全国各地,主要产于西南至台湾,是药用植物历史较早、种类较多的科属。通过对来源于大戟科的中药的分类整理,发现其主要功效为泻下逐饮、消肿散结。代表药物有乌桕、大戟、巴豆、甘遂、千金子、泽漆、蓖麻子等。

(一) 主要药理作用

1. 致泻作用　来源于大戟科的中药多具有致泻作用,能刺激肠管,促进肠蠕动,产生致泻作用。如甘遂、巴豆、千金子、京大戟等。

2. 抗炎镇痛作用　大戟科来源的中药大多具有抗炎镇痛作用,通过拮抗炎症部位的毛细血管通透性、抑制透明质酸酶的活性和抑制炎症因子的生成而表现良好的抗炎镇痛活性。如千金子、巴豆、甘遂等。

3. 抗病原微生物作用　现已证明大戟科中药中的成分具有广泛的抗菌活性,部分植物的提取物对于导致结核病的分枝杆菌有抗细菌活性。如甘遂、乌桕、巴豆等。

4. 抗肿瘤作用　来源于大戟科的中药多具有抗肿瘤作用。研究表明,甘遂、大戟、巴豆、千金子、泽漆、蓖麻子均具有抗肿瘤作用。

(二) 临床应用

大戟科中药传统用于治疗胃痛、腹泻下痢等,民间还用来治疗黄疸、胃炎、水肿等多种疾病。现主要用于治疗结核性胸膜炎、食管癌、嗜酸性粒细胞增多症、急性淋巴细胞白血病、小儿癫痫、痛经、手癣、前列腺肿大、尿路感染等疾病。

六、伞形科中药

伞形科(Umbelliferae)是伞形目下的一科,通常为茎部中空的芳香植物,都是一年或多年生草本植物。此科下包含有3 000多个物种,分布在北温带、亚热带或热带的高山上,包括香菜、胡萝卜、莳萝、葛缕子、小茴香等植物。我国大约有90属,500余种,全国均有分布。通过对来源于伞形科的中药的分类整理,发现来源于伞形科的中药的主要功效以发散祛风、行气活血为主。代表药物有防风、白芷、柴胡、羌活、川芎等。

(一) 主要药理作用

1. 解热作用　伞形科中药大多有不同程度的解热作用,可使实验性发热动物模型的体温降低;对三联疫苗(白喉、百日咳、破伤风)、2,4-二硝基苯酚等多种致热原所致的家兔或大鼠发热有解热作用。如关防风、羌活、柴胡、前胡等。

2. 抗炎镇痛作用 伞形科来源的中药大多具有抗炎镇痛作用,通过减少致炎渗出液,抑制迟发型变态反应及炎症反应的作用,拮抗炎症部位的毛细血管通透性,预防外周组织损伤诱致疼痛。伞形科中药可减少乙酸致小鼠扭体次数,抑制小鼠棉球肉芽肿增生,提高小鼠的痛阈,抑制酵母多糖诱导白细胞游走,抑制二甲苯性小鼠耳肿、角叉菜胶性足跖肿胀和乙酸致小鼠腹腔毛细血管通透性增高,抑制巴豆油所致的小鼠耳肿胀。如川芎、当归、防风、羌活、藁本、白芷、独活、前胡等。

3. 抗病原微生物作用 伞形科中药大多具有抗病原微生物活性,对多种病原微生物的生长、繁殖和活性都有明显的抑制作用,如布鲁氏菌、大肠埃希菌、伤寒杆菌、副伤寒杆菌、宋内杆菌、变形杆菌、铜绿假单胞菌、霍乱弧菌,包括对一些人体真菌感染所致的手脚癣、体癣有一定效果。如川芎、羌活、白芷、藁本、阿魏等。

（二）临床应用

伞形科中药传统用于外感风邪、皮肤疾病,对于感冒、支气管哮喘、鼻窦炎有很好的疗效;可用于治疗皮肤疾病,如黄褐斑、白癜风、皮疹、痤疮、银屑病等;对于肥胖症、高脂血症、非酒精性脂肪肝疗效显著;还可缓解便秘、糖尿病性眼肌麻痹。

七、唇形科中药

唇形科(Labiatae)常为草本,多含挥发油。约有 220 属,3 500 种,全球广布,主产地为地中海及中亚地区。我国约有 99 属,808 种,全国均产。国产种类中,已知药用 75 属,436 种。通过对来源于唇形科的中药的分类整理,发现其功效分布区域以解表、清热、活血化瘀为主。其中解表药主要有荆芥、紫苏、薄荷、香薷;清热药主要有黄芩、夏枯草;活血化瘀药主要有丹参、益母草、泽兰。

（一）主要药理作用

1. 解热作用 唇形科中药大多有不同程度的解热作用,可使实验性发热动物模型的体温降低。如荆芥、紫苏、黄芩、香薷等对耳缘静脉注射伤寒,副伤寒甲、乙三联菌苗,啤酒酵母等多种致热原所致的家兔或大鼠发热均有解热作用。此外,一些来源于唇形科的中药能麻醉神经末梢,能刺激皮肤的冷感受器而产生冷感;还可使皮肤毛细血管扩张,促进汗腺分泌,增加散热,有发汗解热作用。如薄荷等。

2. 抗炎镇痛作用 唇形科来源的中药大多具有抗炎镇痛作用,对急、慢性炎症都有一定的抑制作用,如角叉菜胶、二甲苯、组胺、蛋清、明胶、巴豆油、花生四烯酸等所致的急性炎症,大鼠佐剂性炎症,实验模型大鼠足跖肿胀,渗出性甲醛腹膜炎,明胶所致的小鼠白细胞游走和亚急性甲醛性关节肿。主要机制是通过抑制炎症部位的毛细血管通透性、透明质酸酶的活性和炎症因子的生成而表现良好的抗炎镇痛活性。如黄芩、荆芥、紫苏、丹参、夏枯草、藿香等。

3. 抗病原微生物作用　唇形科来源的中药大多具有抗病原微生物活性,如大肠埃希菌、葡萄球菌、铜绿假单胞菌、幽门螺杆菌、金黄色葡萄球菌、表皮葡萄球菌、变形杆菌、痢疾杆菌、伤寒杆菌等细菌;绿色木霉、2 种链格孢属类真菌、长穗双极菌及枝孢霉、念珠菌、许兰黄癣菌、奥杜盎小芽孢黄癣菌等真菌;单纯疱疹病毒的 2 种亚型(HSV-1 和 HSV-2)、乙型肝炎病毒(HBV)、流感病毒A₃等病毒。如薄荷、荆芥、紫苏、黄芩、香薷、丹参、夏枯草、藿香等。

4. 抗血栓作用　唇形科来源的中药及其多种成分都有明显的抗血栓作用,其抗血栓作用与其抗凝血及抑制血小板聚集等作用相关,主要表现为使血栓体积显著减小,血栓湿重和干重显著减轻,全血黏度、血浆黏度、血沉及血浆纤维蛋白原下降,并可降低腺苷二磷酸(ADP)及胶原诱导的血小板聚集率。如丹参、益母草、泽兰、黄芩等。

5. 改善微循环作用　唇形科中药中的某些活血化瘀类有显著改善微循环的作用,主要表现为扩张微血管管径,使血流速度明显加快,改善微血流流态,粒线流、断线流和絮状流明显减少,功能毛细血管明显增加等。如丹参、泽兰、益母草等。

(二) 临床应用

唇形科中药传统主要用于外感风寒表证、肺热咳喘、瘀血阻滞证等,可治疗荨麻疹、咳喘、咽炎、过敏性鼻炎、局部急性炎症、湿疹、冠心病、心绞痛、缺血性脑卒中等。

八、菊科中药

菊科(Compositae)植物属于被子植物,约 1 000 属,25 000~30 000 种,广泛分布于世界各地,主产于温带。我国境内约有 240 属,2 300 种,产于全国各地。菊科植物味甘苦,性寒,入肺、肝两经,主要功效为疏风、清热、平肝明目、解毒,可治头痛、感冒发热、眼目昏花、心胸烦热。通过对来源于菊科的中药的分类整理,发现来源于菊科的中药的功效以解表、清热、止血、化痰为主。其中解表药主要有牛蒡子、菊花、苍耳子、鹅不食草;清热药主要有蒲公英、野菊花、漏芦、千里光、青蒿;止血药主要有小蓟、大蓟、艾叶、墨旱莲;化痰药主要有旋覆花、紫菀、款冬花。

(一) 主要药理作用

1. 抗炎镇痛作用　菊科来源的中药大多具有抗炎镇痛作用,通过抑制炎症部位的毛细血管通透性、透明质酸酶的活性和炎症因子的生成而表现良好的抗炎镇痛活性。如菊花、鹅不食草、苍耳子等。

2. 抗病原微生物作用　菊科来源的中药大多对多种病毒、细菌、真菌、螺旋体、原虫、单纯疱疹病毒等有不同程度的抑制作用,且多具有广谱抑菌活性。如蒲公英、野菊花、漏芦、千里光、青蒿、牛蒡子、苍耳子、鹅不食草、大蓟、小蓟等。

3. 止血作用　有些菊科来源的中药具有止血作用,主要为促进凝血、抗纤维蛋白溶解、增加血小板数目及功能、收缩血管、降低毛细血管通透性。此外,一些菊科中药能使凝血时间和凝血酶原时间缩短,血沉加速。如大蓟、小蓟、墨旱莲等。

4. 止咳化痰平喘作用　有些菊科来源的中药能增加小鼠呼吸道的酚红排出量和减少氨水引发的咳嗽,延长咳嗽潜伏期;延长气管纤毛墨汁移动距离,缓解组胺及乙酰胆碱所致的气管痉挛。如旋覆花、紫菀、款冬花等。

(二) 临床应用

菊科中药传统主要用于肺热咳喘、瘀血阻滞证等,可治疗荨麻疹、咳喘、咽炎、过敏性鼻炎、局部急性炎症、湿疹、心脑血管疾病等。

九、禾本科中药

禾本科(Poaceae)属于单子叶植物纲,共有 660 余属,近 10 000 种,广布于全世界。仅我国就有 225 属,约 1 200 种,全国各地皆有产出。禾本科植物已知药用 85 属,173 种。主要有薏苡仁、芦苇、淡竹叶等。主要功效为清热、利水、祛痰止咳,可治热病心烦口渴、咳嗽、水肿等。

(一) 主要药理作用

1. 抗病原微生物作用　禾本科中药多具有抗细菌和抗真菌作用,对金黄色葡萄球菌、溶血性链球菌、表皮葡萄球菌、黑曲霉、酿酒酵母、大肠埃希菌、枯草芽孢杆菌均有良好的抑菌效果。如淡竹叶、芦根、薏苡仁、玉米须、竹茹等。

2. 调节免疫功能作用　许多禾本科中药具有显著的调节免疫功能作用,能够促进淋巴细胞转化,起到免疫促进作用;显著提高巨噬细胞的吞噬率和吞噬指数,并显著提高白介素-2 的水平。如芦根、淡竹叶、竹茹等。

3. 抗肿瘤作用　许多禾本科中药对胰腺癌、大肠癌细胞、胃癌、肝癌细胞具有显著的抗肿瘤活性。如薏苡仁、芦根、竹叶等。

4. 降血脂和降血糖作用　禾本科中药具有降血脂和降血糖作用,可降低高脂血症大鼠的血清总胆固醇和甘油三酯;可抑制肝糖原分解、肌糖原酵解,抑制糖异生作用,从而降低血糖水平。如淡竹叶、竹叶、薏苡仁、玉米须等。

5. 止咳化痰作用　禾本科中药有清热化痰功效,临床常用于痰热咳嗽、胆火挟痰;其镇咳化痰的作用机制主要为促进气管酚红分泌,加速兔离体气管黏液纤毛运动;具有延迟咳嗽潜伏期,减少咳嗽次数的作用。如竹茹、竹沥、天竺黄等。

6. 抗氧化作用　禾本科中药多有还原性,对脂质体有抗氧化活性,并具有清除 DPPH 自由基的作用。如芦根、淡竹叶、薏苡仁、玉米须、竹茹等。

7. 保肝作用　禾本科中药可降低肝损伤动物模型的血浆谷丙转氨酶活性、肝组织的丙二醛和一氧化氮含量;还能显著抑制 CCl_4 引起的小鼠血清谷丙转氨酶(GPT)、谷草转氨酶(GOT)、乳酸脱氢酶(LDH)活性及肝脏 MDA 含量、肝脏指数的升高以及肝脏 GSH 含量的降低,并能显著减轻 CCl_4 引起的肝小叶内的灶性坏死。如玉米须、芦根、竹叶、淡竹叶等。

8. 抗炎作用　禾本科中药可抑制环氧合酶-2(COX-2)和一氧化氮合酶(NOS)的诱导作用,从而具有潜在的抗炎活性。如淡竹叶、薏苡仁等。

（二）临床应用

禾本科中药传统主要应用于痰热咳嗽、口疮尿赤、肺热咳嗽、中风痰迷等；现代药理作用证明其可用于治疗感冒、口腔溃疡、呃逆、哮喘、支气管炎、失眠、癫痫、心脑血管疾病等。

十、百合科中药

百合科（Liliaceae）为被子植物的一大种群植物，属单子叶植物类。约有 250 属，3 500种，广泛分布于全世界，主要在温带与亚热带地区。中国有 60 属，约 560 种，南北均产。主要的属有葱属、菝葜属、百合属、沿阶草属、黄精属、天门冬属、贝母属等。知母属、鹭鸶兰属、白穗花属等为中国特有。通过对来源于百合科的中药的分类整理，发现其主要功效以养阴润燥、生津止渴、活血化瘀、清心安神为主。代表药物有百合、黄精、麦冬、玉竹、菝葜等。

（一）主要药理作用

1. 调节免疫功能作用　百合科中药可促进体液免疫和细胞免疫功能，增强正常及免疫抑制小鼠的非特异性和特异性免疫功能，能促进小鼠网状内皮系统的吞噬功能；增强被电离辐射抑制的红细胞免疫能力，修复或激活损伤的红细胞 C3b 受体作用，提高红细胞的免疫黏附能力；对抗环磷酰胺所致的小鼠免疫功能低下，对机体免疫的多个环节均有明显的促进作用。如百合、黄精、玉竹、菝葜等。

2. 降血糖作用　百合科中药具有一定的降血糖、抗氧化应激作用，可以明显减轻四氧嘧啶对糖尿病大鼠胰岛 B 细胞的损伤和降低链脲佐菌素诱导的 1 型糖尿病小鼠的血糖。如知母、菝葜、玉竹等。

3. 抗肿瘤作用　百合科中药具有较好的抗肿瘤作用，可提高常压或减压小鼠的耐缺氧能力，对于晚期肿瘤亦可发挥很好的疗效；具有增加荷瘤鼠血液中的 SOD 活性、降低 LPO 含量的作用；抑制人肝癌细胞（HepG$_2$）的体外增殖，下调细胞分裂周期蛋白 D1（cyclin D1）的表达，抑制细胞进入 S 期，使其停滞于 G_0/G_1 期。如知母、麦冬、菝葜、百合、重楼等。

4. 抗衰老作用　百合科中药具有一定的抗衰老作用，多含有多种人体必需微量元素铁、铜、锌、锰等，这些微量元素本身及其合成的酶类可参与自由基的产生和调控，在消除自由基、保护细胞膜防止自由基攻击等方面占显著地位，从而发挥抗衰老作用。

5. 抗病原微生物作用　百合科中药多具有抗菌和抗病毒作用，对大肠埃希菌、副伤寒杆菌、白葡萄球菌、藤黄球菌以及金黄色葡萄球菌等均有较强的抑制作用；同时能抑制二甲苯引起的小鼠耳肿胀。如知母、黄精、菝葜、重楼等。

（二）临床应用

百合科中药传统用于虚烦惊悸、失眠多梦、津少口渴、热证、消渴症等；现代药理作用证明其可用于治疗失眠症、糖尿病、慢性萎缩性胃炎、心力衰竭、高血压、肺结核等。

十一、姜科中药

姜科(Zingiberaceae)植物约50属,1500种,分布于热带、亚热带地区。我国约20属,近200种,主产于西南、华南至东南地区。药物性味辛温(热),多具有温中散寒、燥湿运脾、暖胃止呕、活血止痛等功效。其中具有温里功效的有干姜、高良姜、山柰;具有化湿功效的有砂仁、白豆蔻、草豆蔻、草果;具有活血化瘀功效的有郁金、姜黄、莪术。

(一) 主要药理作用

1. 调节胃肠运动　姜科中药大多具有温中散寒、暖胃止呕的功效,对消化系统有多种作用,如胃肠运动双向调节作用、助消化、抗溃疡、止呕。具体表现为缓解胃肠痉挛性收缩;兴奋肠管,增强胃肠张力,促进蠕动,排出胃肠积气,有助于增强消化;提高溃疡抑制率及降低胃液酸度和胃蛋白酶活性,明显升高大鼠血清中的SOD活性,亦显著下调MDA含量;对胃液总酸度有明显的降低作用,可显著抑制胃蛋白酶的活性。如干姜、高良姜、山柰、砂仁、白豆蔻、草豆蔻、草果、郁金、姜黄等。

2. 调节心血管功能　部分姜科中药具有回阳通脉、活血止痛的功效,对心血管疾病具有多种作用,如对心脏的保护作用、对血管的保护作用、降低血压、抗血小板聚集和抗血栓作用。具体表现为改善心室舒缩功能,降低外周阻力,改善心力衰竭程度;降低血清中的乳酸脱氢酶(LDH)含量,保护心肌细胞;兴奋交感神经,促进肾上腺髓质分泌儿茶酚胺,产生升压效应;抗血小板聚集功能。如干姜、郁金、姜黄等。

3. 抗炎镇痛作用　姜科中药大多具有抗炎镇痛作用,对多种实验性炎症模型均有不同程度的抑制作用,如二甲苯引起的小鼠耳肿胀、角叉菜胶引起的大鼠足跖肿胀、甲醛造成的大鼠实验性亚急性炎症;对乙酸引起的扭体反应次数和热痛反应的潜伏期、热刺激所致的疼痛也有抑制作用。如干姜、高良姜、砂仁、草果、郁金、姜黄等。

4. 抗病原微生物作用　姜科中药大多具有广谱抗菌作用,对体内外的细菌、真菌、霉菌均有抑制作用,如肺炎链球菌、溶血性链球菌、幽门螺杆菌和金黄色葡萄球菌、大肠埃希菌、痢疾杆菌等细菌;红色毛癣菌、石膏样毛癣菌、武汉猴毛癣菌、白念珠菌等真菌;橘青霉、黑曲霉、产黄青霉、黑根霉、黄绿青霉等霉菌。如干姜、高良姜、砂仁、草豆蔻、草果、郁金、姜黄等。

5. 抗肿瘤作用　姜科中药可用于预防和治疗肿瘤,对于多种肿瘤细胞的产生、增殖、转移均具有抑制作用,诱导肿瘤细胞凋亡,对多种癌症具有治疗作用,如结肠癌、胃癌、肝癌、乳腺癌、前列腺癌、皮肤癌、白血病、胰腺癌及胶质母细胞瘤等。如干姜、草豆蔻、郁金、姜黄、莪术等。

(二) 临床应用

姜科中药传统用于脘腹冷痛、呕吐泄泻、胸痹心痛等,可治疗消化系统疾病,如功能性消化不良、胃肠型感冒、慢性胃炎、胃溃疡、慢性肠炎;也可用于治疗心血管疾病,如冠心病、心绞痛。

学习小结

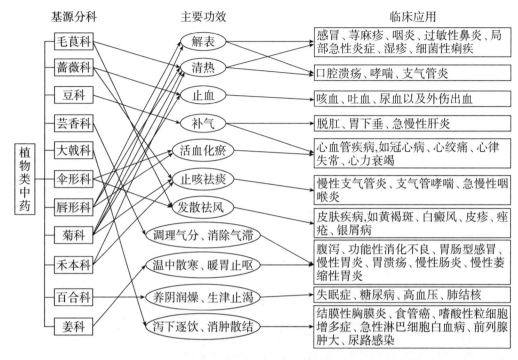

基源分科　　　　　主要功效　　　　　　　　　　临床应用

植物类中药
- 毛茛科
- 蔷薇科
- 豆科
- 芸香科
- 大戟科
- 伞形科
- 唇形科
- 菊科
- 禾本科
- 百合科
- 姜科

主要功效：
- 解表
- 清热
- 止血
- 补气
- 活血化瘀
- 止咳祛痰
- 发散祛风
- 调理气分、消除气滞
- 温中散寒、暖胃止呕
- 养阴润燥、生津止渴
- 泻下逐饮、消肿散结

临床应用：
- 感冒、荨麻疹、咽炎、过敏性鼻炎、局部急性炎症、湿疹、细菌性痢疾
- 口腔溃疡、哮喘、支气管炎
- 咳血、吐血、尿血以及外伤出血
- 脱肛、胃下垂、急慢性肝炎
- 心血管疾病,如冠心病、心绞痛、心律失常、心力衰竭
- 慢性支气管炎、支气管哮喘、急慢性咽喉炎
- 皮肤疾病,如黄褐斑、白癜风、皮疹、痤疮、银屑病
- 腹泻、功能性消化不良、胃肠型感冒、慢性胃炎、胃溃疡、慢性肠炎、慢性萎缩性胃炎
- 失眠症、糖尿病、高血压、肺结核
- 结膜性胸膜炎、食管癌、嗜酸性粒细胞增多症、急性淋巴细胞白血病、前列腺肿大、尿路感染

复习思考题

列举常见植物类中药的基源分科及主要药理作用。

（寇俊萍）

第九章 植物类中药有效成分的药理作用及分子机制

学习目的

　　通过本章的学习,熟悉植物来源中药中各类成分的药理作用;了解其作用机制和临床应用;初步具备以植物来源活性组分为导向的新药创制能力;激发中药新药的创制热情。

第一节　概述

　　来源各异、多姿多彩的植物类中药,它们的化学成分也是十分复杂的。这种复杂性表现在不同的中药可能含有不同类型的化学成分,并且每种类型成分的数目往往也是相当多的,即使同一种中药,也可能含有大量的结构类型各不相同的化学成分。例如中药人参中就含有人参皂苷 Rb_1 (ginsenoside Rb_1)等 20 余种三萜皂苷类成分以及挥发油、甾体化合物、多糖、氨基酸、肽类、蛋白质、炔醇、有机酸、维生素、微量元素等类成分。中药中化学成分的复杂性是中药常具有多个方面的功效或多种药理作用的物质基础。一味大黄能有这样多个方面的功效,是与大黄含有的多类化学成分直接相关的。现已知大黄中的番泻苷类(sennosides)成分具有泻下作用,游离蒽醌苷元则对多种细菌有抑菌活性,而二苯乙烯类成分则可能是抗高血脂的有效成分,苯丁酮类具有一定的抗炎镇痛作用,大黄鞣质有明显的降低血清尿素氮的作用。中药的化学成分与其功效或药理作用的相关性研究,对于阐明中药的科学性是不可或缺的。本章着重介绍植物类中药有效成分的药理作用及分子机制(表 9-1)。

表 9-1　植物类中药有效成分的分类及药理作用

化学成分类别	药理作用	代表性中药
多糖类	真菌类植物多糖具有显著的生理活性,如香菇多糖、银耳多糖、灵芝多糖、猪苓多糖都具有增强免疫及抗肿瘤作用。动物多糖肝素具有抗凝血作用,硫酸软骨素有防止血管硬化的作用	灵芝、茯苓、猪苓、枸杞子、昆布、海藻
皂苷类	皂苷是中药中的主要药效成分,有抗癌、抑制中枢、兴奋中枢、神经保护及抗疲劳等多种生理活性	甘草、人参、三七、柴胡、麦冬、牛膝、远志、桔梗、山药、知母、酸枣仁、菟丝子

化学成分类别	药理作用	代表性中药
生物碱类	生物碱是中药中的一类重要的活性物质,具有松弛支气管平滑肌、收缩血管、兴奋中枢神经、抗菌、消炎、降脂、降压、降糖作用	麻黄、益母草、山豆根、苦参、龙胆、秦艽、槟榔、白鲜皮、黄连、防己、延胡索、黄柏、钩藤、吴茱萸、马钱子、洋金花、颠茄草、川贝母、浙贝母、川乌、附子、百部
黄酮类	天然黄酮类化合物多具有较强的生物活性,具有扩张血管、解除平滑肌痉挛、保肝等作用	葛根、黄芩、槐米、桑白皮、银杏叶、侧柏叶、红花、蒲黄、石韦、淫羊藿、土茯苓
醌类	丹参中的丹参酮类为邻菲醌和对菲醌类,具有抗动脉粥样硬化、保护心肌、减少心律失常的作用。紫草中的紫草素和异紫草素等萘醌类衍生物具有止血、抗炎、抗菌、抗病毒及抗癌作用	大黄、虎杖、何首乌、番泻叶、决明子、芦荟
萜类	山栀子的主要活性成分栀子苷和京尼平苷具有显著的生物活性,均具有泻下和促进胆汁分泌的利胆作用。龙胆的主要有效成分龙胆苦苷具有保护肝脏、抗氧化、抗炎镇痛及抗肿瘤等作用。地黄中降血糖的活性成分梓醇具有利尿和缓下功效	龙胆、地黄、玄参、秦皮、栀子
挥发油类	挥发油具有发散解表、芳香开窍、理气止痛、祛风除湿、活血化瘀、温里祛寒、清热解毒、抗菌消炎、止咳祛痰等作用	川芎、苍术、姜黄、木香、白术、香附、沉香、肉桂、丁香、辛夷、陈皮、小茴香、砂仁、薄荷、细辛、广藿香、藿香、荆芥

第二节 多糖类植物成分

多糖(polysaccharide)又称多聚糖,指由10个以上相同或不同的单糖分子通过糖苷键聚合、脱水形成的天然高分子多聚物,可用通式$(C_6H_{10}O_5)_n$表示。植物多糖作为一类重要的天然活性物质,其最大的优点是毒副作用小、来源广泛。目前已有香菇多糖、猪苓多糖、牛膝多糖等应用于临床。多糖类药物在增强机体免疫功能、抗肿瘤、抗病毒、降血糖、抗衰老等方面的作用显示出了诱人的前景。我国多糖资源丰富,尤其是来源于中药的植物多糖具有较大的开发潜力。

一、主要结构特征

多糖是由多个单糖分子缩合、失水而成的。单糖种类繁多,各个单糖上的游离羟基可以达到4~5个,理论上都可以形成糖苷键,因此形成的多糖结构类型多且复杂。同时,现阶段人们认为生物体内的多糖合成没有固定模式,是经过酶促反应在细胞内质网和高尔基体中生成的,由于酶的活性不是均一的,故催化生成的糖链有较大的差异,所以导致糖链序列的多样性。但大量的研究数据证明,多糖结构的"无序性"不是绝对的,至少在某种程度上可以将天然产物来源的多糖分为葡聚糖、葡甘露聚糖、木葡聚糖、阿拉伯木聚糖、果胶等结构类型的多糖。

1. 葡聚糖　葡聚糖(dextran)是一种由葡萄糖通过 α-或 β-糖苷键连接组成的多糖。非淀粉类葡聚糖具有良好的免疫调节、抗肿瘤、降血糖等功能。来源包括植物(燕麦、大麦、玉米、徐长卿等)、真菌(香菇、灵芝)、微生物(啤酒酵母、明串珠菌、链球菌等)和酶合成等。

2. 葡甘露聚糖　葡甘露聚糖(glucomannan)或称为葡甘聚糖,是由葡萄糖和甘露糖通过 β-1,4 等糖苷键连接而成的一类多糖,主要来自于魔芋块茎中。芦荟、沙蒿、铁皮石斛、白及等原料中也含有一定量的葡甘露聚糖。葡甘露聚糖具有降血糖、改善便秘症状、调节肠道菌群等功能,广泛应用于食品工业。

3. 木葡聚糖　木葡聚糖(xyloglucan)严格意义上属于一种半纤维素成分,主要分布在植物组织细胞壁,是植物细胞壁的重要支撑材料,几乎所有的陆地植物中都含有该成分。木葡聚糖能治疗胃肠炎、急性腹泻等。

4. 阿拉伯木聚糖　阿拉伯木聚糖(arabinoxylan)是植物细胞壁的重要组成成分,是单子叶禾本科植物细胞壁的主要组成成分,也少量存在于双子叶植物细胞壁中。代表性来源有大麦、小麦、玉米等谷物的细胞壁。与木葡聚糖不同,阿拉伯木聚糖除了作为细胞壁结构的支撑材料外,还具有一定的抗氧化、免疫调节、调节肠道益生元等功能。

5. 果胶　果胶(pectin)主要由半乳糖醛酸通过 α-1,4-糖苷键连接组成,同时还含有 L-阿拉伯糖(Ara)、D-半乳糖(Gal)、L-鼠李糖(Rha)。果胶是一类广泛存在于植物细胞壁的初生壁和细胞中间片层的杂多糖,主要来自于柑橘类、苹果皮中。除在商业中有大量应用外,果胶还具有降胆固醇、促进肠道健康、吸附金属离子、作为药物载体等作用。

二、药理作用与分子机制

多糖是自然界中储量丰富的生物聚合物,具有能量储存、结构支持、防御作用和抗原决定性等多个方面的生物功能。自 20 世纪 80 年代以来,随着对多糖生物功能的发现与认识的深入,到目前为止,已有 300 多种多糖类化合物从天然产物中被分离提取出来。尤其是从中药中提取的水溶性多糖最为重要,已发现有多种中药中的多糖类化合物具有免疫促进作用。这类多糖没有细胞毒性,而且药物质量通过化学手段容易控制,具有丰富的生物活性,如免疫调节、抗肿瘤、抗病毒、抗氧化、降血糖、降血脂等,已经成为研发新药的主要来源之一。

1. 免疫调节作用　植物多糖最为突出的功能即免疫调节,多糖能从多条途径、多个层面对免疫系统发挥作用。具体表现在,①提高巨噬细胞吞噬能力:植物多糖对巨噬细胞的免疫调节作用主要表现在影响巨噬细胞活性氧类的产生、细胞因子的分泌、细胞增殖和吞噬活性等,从而起到对天然免疫和适应性免疫的调控作用。许多植物多糖都能激活巨噬细胞,增强其吞噬功能。②激活 T、B 淋巴细胞:有些植物多糖能刺激 T 细胞增殖,并能显著增强体液免疫功能。香菇多糖是一种典型的 T 细胞功能增强剂,在体内外均能促进特异性细胞毒性 T 淋巴细胞(CTL)的产生,提高该细胞的杀伤活性。③促进细胞因子生成:多糖也可以通过激活巨噬细胞、树突状细胞和淋巴细胞等,促进 IL-1、IL-2、IL-6、TNF 等细胞因子的表达与分泌来增强机体的免疫应答能力。④激活补体系统:补体是血液中具有酶原活性的蛋白质,能协同抗体或协助吞噬细胞来杀灭病原微生物。许多高等植物的多糖均具有激活补体作用。⑤以促进树突状细胞(DCs)增殖、表面表达主要组织相容性Ⅱ类分子(MHCⅡ)等方式促进 DCs 诱导的免疫应答启动(图 9-1 和图 9-2)。

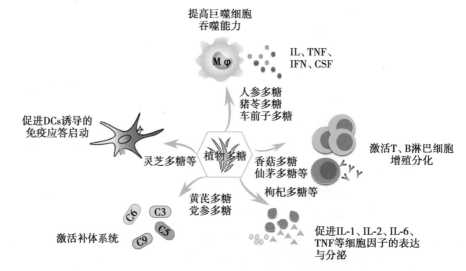

● 图 9-1 植物多糖的免疫调节作用与机制示意图

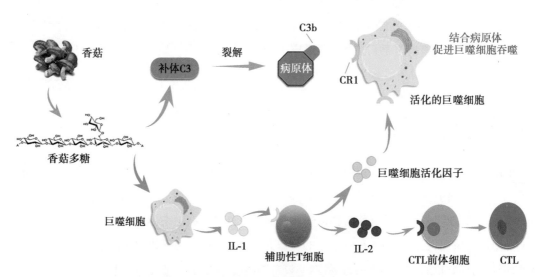

● 图 9-2 香菇多糖的免疫调节作用与机制示意图

2. 抗肿瘤作用 自 1950 年发现酵母多糖具有抗肿瘤效应以来,已分离出很多具有抗肿瘤活性的植物多糖。根据多糖的抗肿瘤作用可以将其分为两大类:一类是具有通过激活机体的免疫系统诱导细胞分化、刺激造血、抗转移、抗新生血管生成、诱导一氧化氮产生等生物活性的多糖,这类多糖与机体的免疫细胞通过分子水平的接触,免疫细胞被激活,释放出某些类型的细胞转导信号,从而激发和增强免疫反应,再通过增强机体的免疫功能间接抑制或杀死肿瘤细胞。具有抗肿瘤活性的多糖大多是通过这种途径发挥作用的。另一类是具有细胞毒性的多糖,可以直接杀死肿瘤细胞(图 9-3)。

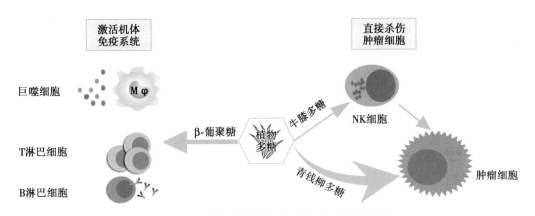

● 图9-3　植物多糖的抗肿瘤作用与机制示意图

3. 抗病毒作用　植物多糖抗病毒的机制可分为2类：一是对病毒的直接抑制作用，包括对病毒附着细胞、病毒进入细胞以及病毒复制的抑制；二是间接作用，即调节机体免疫系统、增强抗病毒的免疫反应。一些天然多糖和化学修饰的天然多糖对人体免疫缺陷病毒（HIV）、单纯疱疹病毒（HSV）、流感病毒（influenza virus）、肝炎病毒等有显著的抑制作用。研究显示硫酸多糖无论在体内还是体外，都显示出不同程度的抗病毒活性。推测硫酸多糖可能的抗病毒机制：一是硫酸化多糖的多聚阴离子结构，在病毒与宿主细胞的结合过程中发挥抗结合的关键作用；二是竞争性抑制病毒逆转录酶活性，从而阻止病毒复制；三是通过增强免疫功能提高机体的抗病毒能力。

4. 抗氧化作用　许多植物多糖对各种活性氧类（ROS）具有清除作用，能降低脂质过氧化产物丙二醛的生成量，提高抗氧化酶活性（超氧化物歧化酶SOD、谷胱甘肽过氧化物酶GSH-Px等），表现出多种途径的抗氧化作用。研究表明，多糖的抗氧化作用可能的作用机制包括：①多糖可以通过捕捉脂质过氧化链式反应中产生的ROS，从而减少脂质过氧化反应链长度、阻断或减缓脂质过氧化的进行，达到对ROS的直接清除作用；②通过多糖环上的OH与产生ROS所必需的金属离子发生络合作用，对ROS起间接清除作用；③多糖可通过提高SOD、GSH-Px等抗氧化酶的活性发挥抗氧化作用（图9-4）。

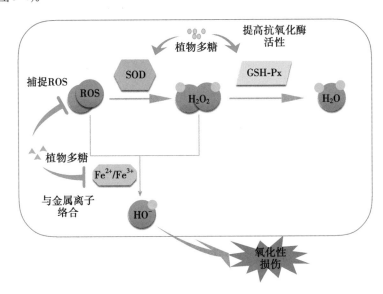

● 图9-4　植物多糖的抗氧化作用与机制示意图

5. 降血糖作用 天然多糖的降血糖作用主要表现在降低肝糖原,促进外周组织器官对糖的利用,促进降糖激素和抑制升糖激素的作用,保护胰岛细胞以及调节糖代谢酶的活性等方面。例如冬虫夏草多糖能显著提高肝脏中葡糖激酶、己糖激酶和葡糖-6-磷酸脱氢酶的活性,降低血浆甘油三酯及胆固醇水平;百合多糖可以修复胰岛 B 细胞,增强分泌胰岛素功能和降低肾上腺皮质激素分泌,并可促进肝脏中的血糖转化为糖原的联合作用,从而使血糖降低;黄芪多糖对血糖及肝糖原有双向调节作用,既可保护低血糖,又可抗实验性高血糖(图 9-5)。

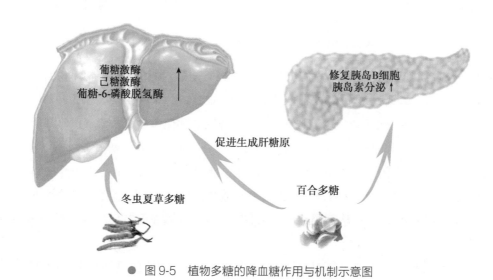

● 图 9-5 植物多糖的降血糖作用与机制示意图

三、临床应用

植物多糖类具有丰富的营养作用和特殊的药理特性。至今已相继报道 100 多种多糖药物,有的已用于临床。如香菇多糖、山药多糖、海藻多糖和刺参酸性多糖等多糖类药物可用于肿瘤的辅助治疗;大蒜多糖等可用于艾滋病的治疗;海带多糖对人的遗传性高血糖症有较好的疗效。

四、不良反应

有文献报道,香菇多糖注射液用药患者出现轻度的消化道反应、畏寒、心律失常、血压下降、呼吸困难、皮疹等不良反应。

第三节 生物碱类植物成分

生物碱是一类重要的天然有机化合物,大多具有较强的生物活性。自从 19 世纪初德国学者从鸦片中分离出第一个生物碱,即具有镇痛作用的吗啡以后,后续新的生物碱相继被发现并开发成新药,供临床应用。如从麻黄中分离得到的麻黄碱具有平喘作用;黄连、黄柏中的小檗碱具有抗菌消炎作用;蛇根木中的利血平具有降压作用;罂粟中的罂粟碱具有松弛平滑肌作用等。在临床用药中,生物碱类化合物占据重要的地位。

一、主要结构特征

对于生物碱,至今尚无一个严格而准确的定义。广义上的生物碱是一类含氮的有机化合物的总称。由于生物碱种类繁多,分类方法很多,按照其化学结构可分为有机胺类生物碱、吡咯类生物碱、哌啶类生物碱、托品类生物碱、喹啉类生物碱、吖啶酮类生物碱、异喹啉类生物碱、吲哚类生物碱、肽类生物碱、萜类生物碱及甾体类生物碱等。其主要结构特征简述如下:

1. 有机胺类生物碱　有机胺类生物碱的结构特点是氮原子不在环内,而在环外。

2. 吡咯类生物碱　吡咯类生物碱主要包括吡咯类和吡咯里西啶类。吡咯类生物碱的结构较简单,生物合成的关键中间体是 N-甲基吡咯亚胺盐及其衍生物。

3. 哌啶类生物碱　哌啶类生物碱来源于赖氨酸,主要包括哌啶、吲哚里西啶和喹诺里西啶3 类。

4. 托品类生物碱　托品类生物碱大多数是由莨菪烷氨基醇和不同的有机酸缩合成酯。这类生物碱主要存在于茄科、旋花科、红树科等植物中。

5. 喹啉类生物碱　喹啉类生物碱主要分布在芸香科。茜草科金鸡纳属植物金鸡纳中的奎宁是研究最早的生物碱之一。

6. 吖啶酮类生物碱　吖啶酮类生物碱主要分布于芸香科植物中。芸香科鲍氏山油柑树皮中的山油柑碱具有显著的抗癌活性。

7. 异喹啉类生物碱　异喹啉类生物碱多以四氢异喹啉的形式存在,按其结构不同可分为简单异喹啉、苄基异喹啉、苯乙基异喹啉三大类。异喹啉类生物碱由于其结构多样性,具有较广泛的生理活性,包括抗菌、抗肿瘤、镇痛、镇静、抗心律失常等。

8. 吲哚类生物碱　吲哚类生物碱是最大、最复杂的一类生物碱。根据结构可分为简单吲哚类、色胺吲哚类、半萜吲哚类和单萜吲哚类。

9. 肽类生物碱　肽类生物碱即含有肽键的生物碱,主要分布于鼠李科、梧桐科、茜草科、荨麻科、菊科、玄参科及禾本科等植物中。

10. 萜类生物碱　萜类生物碱可分为单萜生物碱、倍半萜生物碱、二萜生物碱、三萜生物碱4 类。

11. 甾体类生物碱　甾体类生物碱根据甾体的骨架可分为孕甾烷类生物碱、环孕甾烷类生物碱和胆甾烷类生物碱3 类。

二、药理作用与分子机制

生物碱类化合物广泛存在于自然界中,其作为一类重要的天然产物,数量众多,结构类型复杂。大多数生物碱具有各种显著的生理活性,本章选择一些药理作用典型、特点突出的化合物做介绍。

1. 对中枢神经系统的作用　如图9-6和图9-7所示,生物碱类对中枢神经系统的作用主要体现在以下几个方面。

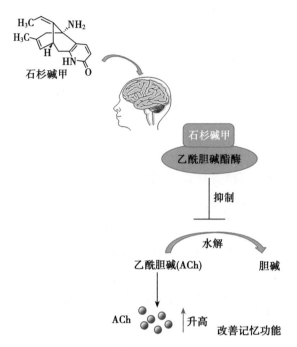

● 图9-6　石杉碱甲抗胆碱酯酶的作用机制

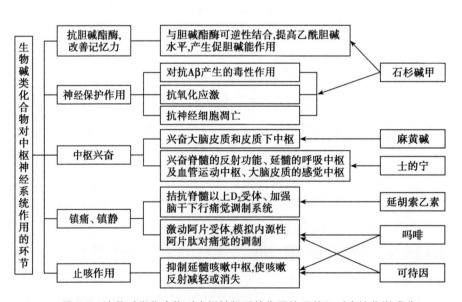

● 图9-7　生物碱类化合物对中枢神经系统作用的环节和对应的化学成分

（1）抗胆碱酯酶,改善记忆力:石杉碱甲是从我国中草药蛇足石杉中提取的一种吡咯类生物碱。它是一种高效、高选择性的中枢乙酰胆碱酯酶抑制剂,能促进神经肌肉接头处乙酰胆碱的传递,且容易通过血脑屏障,进入中枢而发挥作用。大鼠的整体实验表明,石杉碱甲对皮质、海马、中隔、延髓、小脑的乙酰胆碱酯酶活力均有明显的抑制作用并呈剂量依赖性。石杉碱甲通过与胆碱酯酶可逆性结合,使胆碱酯酶不能水解乙酰胆碱,从而使乙酰胆碱水平升高,产生促胆碱能作用。多种动物的实验性记忆障碍实验模型研究结果表明,石杉碱甲具有强效的改善记忆功能的作用。

(2) 神经保护作用:石杉碱甲不仅能抑制胆碱酯酶,提高脑内的胆碱能神经功能,还能够对抗多种毒剂诱发的神经细胞毒性作用,对神经细胞具有保护作用。

石杉碱甲对神经的保护作用主要体现在以下几个方面:①Aβ 的形成和沉积被认为是 AD 发病的关键所在。近年研究发现石杉碱甲明显保护神经细胞对抗 Aβ 产生的毒性作用,其对抗 Aβ 产生的毒性与它提高抗氧化酶活力相关联。②抗氧化应激。大量证据表明,氧化应激导致神经细胞退化死亡在 AD 的发病过程中起重要作用。应用 PC12 细胞研究证实,石杉碱甲明显对抗过氧化氢引起的细胞活力及抗氧化酶活性下降,提高超氧化物歧化酶(SOD)的产生,减少脂质过氧化产物。③抗凋亡。石杉碱甲能够对抗多种介质诱导的神经细胞凋亡作用,其中包括过氧化氢、Aβ、蛋白激酶 C 抑制剂星形孢菌素等。其机制是通过上调 bcl-2 基因水平,下调 bax 和 p53 的表达,抑制活性氧自由基水平上升和降低 caspase-3 活性。

(3) 中枢兴奋:麻黄碱是从中药麻黄中提取得到的一种有机胺类生物碱。它具有中枢兴奋作用,能兴奋大脑皮质和皮质下中枢,大剂量下可缩短巴比妥类药物的催眠作用时间,能明显延长小鼠的入睡潜伏期,与阈下剂量致惊厥药物戊四氮有明显的协同作用。

士的宁(又名番木鳖碱)是中药马钱子的主要有效成分之一。士的宁对整个中枢神经系统都有兴奋作用,首先兴奋脊髓的反射功能,其次兴奋延髓的呼吸中枢及血管运动中枢,并能提高大脑皮质的感觉中枢功能。士的宁能提高延髓内血管运动中枢、呼吸中枢、咳嗽中枢的兴奋性,使血压升高、呼吸加深加快。小剂量的士的宁能加强皮质的兴奋过程,促使处于抑制状态的患者苏醒;接近中毒剂量的士的宁在短暂提高兴奋过程后,即发生超限抑制现象,引起脊髓反射性兴奋的显著亢进和特殊的强直性痉挛。由于士的宁的毒性很大,治疗窗窄,口服或注射均有可能引起毒性反应,故临床上作为中枢兴奋药已经很少用。

(4) 镇痛、镇静:延胡索乙素(dl-THP)是从中药延胡索中提取的异喹啉类生物碱,为消旋体,其有效部分为左旋体,即左旋四氢巴马汀(l-THP),又称颅痛定。两者均已作为镇痛和镇静安定药物应用于临床。延胡索中的活性成分延胡索乙素的镇痛作用最强,其镇痛作用通过拮抗脊髓以上的 D$_2$ 受体实现。l-THP 通过拮抗纹状体和伏隔核的 D$_2$ 受体,加强脑干下行痛觉调制系统的功能,继而通过脊髓背角神经通路,抑制外周痛觉信息在脊髓水平的传入而起到镇痛作用。 延胡索乙素的镇静催眠作用与阿片受体无关,与拮抗 DA 受体、ACh 受体及兴奋 GABA 功能有关。

吗啡是阿片中提取的生物碱,具有强大的镇痛作用,对绝大多数急性疼痛和慢性疼痛的镇痛效果良好,对持续性慢性钝痛的作用大于间断性锐痛,对神经性疼痛的效果较差。吗啡的镇痛作用主要与其激动脊髓胶质区、丘脑内侧、脑室及导水管周围灰质的阿片受体有关,主要是 μ 受体,模拟内源性阿片肽对痛觉的调制功能而产生镇痛作用。可待因也是从阿片中提取的生物碱,与阿片受体的亲和力低,药理作用与吗啡相似,但镇痛作用较吗啡弱。

(5) 止咳作用:吗啡和可待因除镇痛作用突出外,其止咳作用较为特别。吗啡可直接抑制延髓咳嗽中枢,使咳嗽反射减轻或消失,产生镇咳作用。该作用与其镇痛作用无关,可能与激动延髓孤束核阿片受体有关,具体机制尚不清楚。可待因在临床上可用于剧烈干咳。

2. 对心血管系统的作用 如图 9-8 所示,生物碱类对心血管系统的作用主要有以下几个方面。

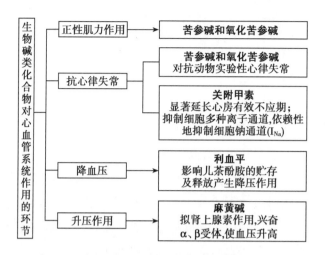

● 图 9-8 生物碱类化合物对心血管系统作用的环节和
对应的化学成分

（1）正性肌力作用:苦参碱和氧化苦参碱是从豆科植物苦参、苦豆子、广豆根等中草药中提取得到的一种喹诺里西啶类生物碱,具有多个方面的药理活性。苦参碱可增强离体豚鼠右心房的收缩力,对离体豚鼠右心室的乳头肌也有明显的正性肌力作用。进一步实验证明其正性肌力作用与升高 Ca^{2+} 浓度有关。氧化苦参碱对离体家兔心房也有正性肌力作用,并减慢右心房自动节律。

（2）抗心律失常:关附甲素是从中药黄花乌头中提取的萜类生物碱。盐酸关附甲素注射液是我国自主研发成功的国家一类新药,经Ⅰ、Ⅱ、Ⅲ期临床试验证明,其具有较独特的临床抗心律失常疗效。早期的动物实验研究表明,盐酸关附甲素对氯化乙酰胆碱诱发的房颤具有明显的抑制作用。在模型犬实验中发现,盐酸关附甲素能有效终止在刺激双侧迷走神经的基础上给予快速心房刺激所诱发的房颤,总有效率达87.5%,而显著延长心房有效不应期可能是其抗心律失常的作用机制之一。实验观察关附甲素对豚鼠乳头状肌快反应动作电位的作用,结果发现关附甲素能浓度依赖性地显著降低心室乳头状肌快反应动作电位幅度(APA)和零相最大除极速度,其活性与经典的Ⅰ类抗心律失常药物相似。之后研究发现关附甲素能抑制细胞的多种离子通道,关附甲素可使用依赖性地抑制细胞钠通道(I_{Na}),且该作用具有累积效应,主要作用于失活态 I_{Na},但对静息态 I_{Na} 也有阻滞作用。

（3）降血压:利血平是从萝芙木属植物蛇根木中提取得到的一种吲哚类生物碱,具有降压作用。利血平主要通过影响儿茶酚胺的贮存及释放产生降压作用,阻断交感神经末梢的神经递质——去甲肾上腺素的存储,从而耗竭递质,进而起到降低外围血管阻力、降低血压、减缓心率和抑制中枢神经系统的功效。

（4）升压作用:麻黄碱的升压作用是通过其拟肾上腺素作用而产生的。当 α 受体兴奋时,皮肤、黏膜及内脏血管收缩,使阻力升高;当 β 受体兴奋时,心跳加快,心收缩力加强,输出量增多,冠状血管、骨骼肌血管扩张,使血压升高。其升压特点为缓慢、温和而持久,反复应用易产生快速耐受性。

3. 抗肿瘤作用　生物碱类化合物中的多种化合物具有抗肿瘤作用,例如苦参碱、氧化苦参碱、喜树碱、三尖杉酯碱、长春碱类化合物等,有的已开发成抗癌药物应用于临床。这些化合物抗肿瘤作用突出,且抗肿瘤特点各异。

苦参类生物碱具有很好的抗肿瘤活性。吗特灵注射液是一种以苦参碱和氧化苦参碱为主要成分的抗癌药,其抗肿瘤作用的机制包括抑制肿瘤增殖、诱导分化和凋亡、抗肿瘤浸润和远处转移、抑制肿瘤新生血管形成、减轻致肿瘤炎症和抑制肿瘤耐药性、减低化疗不良作用等。

喜树碱是从我国珙桐科植物喜树中提取出来的一种生物碱。喜树碱及其衍生物为拓扑异构酶Ⅰ抑制剂,能和拓扑异构酶Ⅰ/单链 DNA 复合体形成稳定的结合体,抑制 Topo Ⅰ解旋和再连接功能,诱导 DNA 不可逆性断裂,启动细胞周期阻滞和凋亡信号(图9-9)。由于天然喜树碱的毒性较高,为了得到高效低毒的抗肿瘤药物,研究员们对其进行大量的衍生化和构效关系研究,并从中筛选出一些具有开发价值的衍生物。其水溶性衍生物依立替康和拓扑替康与母体化合物喜树碱相比疗效确切、抗瘤谱广,已在临床上广泛应用。

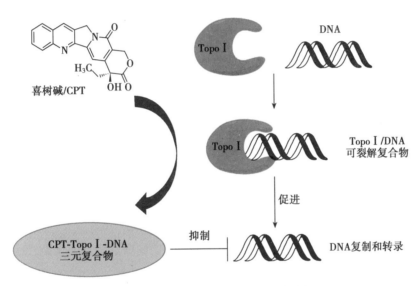

喜树碱/CPT

Topo Ⅰ　DNA

Topo Ⅰ/DNA 可裂解复合物

促进

CPT-Topo Ⅰ-DNA 三元复合物

抑制

DNA复制和转录

● 图9-9　喜树碱抗肿瘤的作用机制

20世纪研究者发现三尖杉属植物中的三尖杉酯碱类化合物具有抑制小鼠白血病细胞生长的作用。三尖杉属植物在我国分布最为集中,我国已将三尖杉酯碱 HT 和高三尖杉酯碱 HHT 开发成抗癌药物,对急性非淋巴细胞白血病和慢性粒细胞白血病有较好的疗效。早期研究认为 HT 和 HHT 治疗肿瘤的主要机制是抑制肿瘤 DNA 及蛋白质合成,其影响蛋白质合成的主要位点是抑制蛋白质合成中肽链的延伸。近年来,HHT、HT 对肿瘤细胞的程序性死亡诱导作用不断得到证实,但其确切机制尚在研究之中。

长春碱类化合物是从夹竹桃科植物长春花中提取的生物碱,其中长春碱和长春新碱的抗肿瘤活性显著。其抗肿瘤机制是通过干扰细胞的有丝分裂,使细胞分裂停止于 M 期。它们在微管蛋白二聚体上有共同的结合位点,通过与微管蛋白结合,可抑制微管聚合,妨碍纺锤体微管的形成,从而使分裂于中期停止,阻止癌细胞分裂增殖。近期研究发现,长春新碱还可以干扰蛋白质代谢及抑制 RNA 多聚酶的活力,并引起肿瘤细胞膜脂质成分改变。长春新碱在临床上用于治疗急性淋巴细胞白血病、霍奇金及非霍奇金淋巴瘤有确切疗效,但由于具有较大的神经系统毒性和局部刺激性,限制了其在临床上的应用(图9-10)。

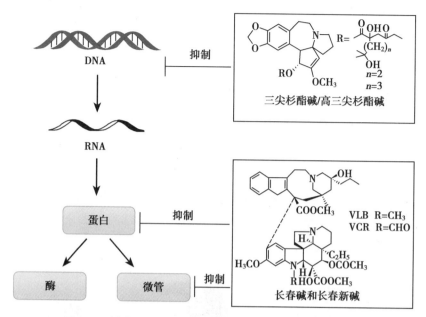

● 图9-10　生物碱类化合物抗肿瘤作用的环节和对应的化学成分

4. 抗病原微生物作用　小檗碱(又名黄连素)是从传统中药黄连和黄柏中分离得到的一种异喹啉类生物碱,在我国拥有悠久的药用历史。小檗碱作为一种广谱抗菌药物在临床上已应用多年,对多种革兰氏阳性、阴性菌以及真菌、霉菌、病毒、原虫、线虫具有抑制和杀灭作用。

(1)抗菌:小檗碱能够通过减少细菌表面的菌毛数量,抑制革兰氏阳性菌和阴性菌菌体的附着;抑制拓扑异构酶Ⅰ和拓扑异构酶Ⅱ的活性,影响细菌DNA的合成。

(2)抗病毒:研究发现小檗碱通过干预进入宿主细胞的病毒DNA复制前期,发挥抑制人巨细胞病毒活性的作用。在病毒感染性肺炎小鼠模型中,小檗碱抑制肿瘤坏死因子α(TNF-α)的转录、单核细胞趋化蛋白1(MCP-1)的表达以及炎症物质的释放,抑制流感病毒的感染。

(3)抗疟:奎宁是从金鸡纳树皮中提取的一种生物碱,具有很好的抗疟作用。奎宁对各种疟原虫的红细胞内期裂殖体均有杀灭作用,能有效控制临床症状;对红细胞外期疟原虫和恶性疟的配子体无明显作用。其抗疟机制是抑制血红素聚合酶活性,使有毒的血红素转化为疟色素受阻,从而减少对人体的伤害。

5. 抗炎作用　小檗碱抗炎作用的发现已有数十年的历史。早在1977年就有研究者发现小檗碱能够缓解霍乱毒素对大鼠所致的炎症反应;之后又发现小檗碱能够抑制角叉菜胶引起的大鼠足踝肿胀、乙酸和组胺引起的血管通透性增加、二甲苯引起的小鼠耳郭肿胀等。

6. 平喘作用　麻黄碱除具有中枢兴奋、升压作用外,其平喘作用也很突出。麻黄碱不仅具有拟肾上腺素作用,还能促使去甲肾上腺素和肾上腺素释放,间接发挥肾上腺素作用。其平喘机制与下列环节有关:①兴奋支气管平滑肌的β受体,松弛平滑肌;②兴奋支气管黏膜血管平滑肌的α受体,收缩血管,降低血管壁通透性;③促进肾上腺素能神经末梢和肾上腺髓质嗜铬细胞释放递质,发挥拟肾上腺素作用;④阻止过敏介质释放。

7. 解痉作用　罂粟中的罂粟碱具有抗血管痉挛、扩张血管的作用。罂粟碱为经典的非特异性血管扩张剂,对磷酸二酯酶具有强大的抑制作用,可增加组织内的环磷腺苷(cAMP)含量,使平滑肌松弛,对平滑肌细胞膜的钙离子内流也有轻度的抑制作用,因而对血管、支气管、胃肠道或其他平滑肌均有松弛作用。其缓解血管痉挛的作用被用于手术及脑血管病的临床治疗。

8. 抗胆碱作用　托品烷类生物碱如阿托品、东莨菪碱具有抗胆碱作用,能拮抗 M 胆碱受体,可用于解救有机磷中毒。

三、临床应用

1. 流行性感冒　麻黄碱为麻黄中的主要有效成分,常用于治疗风寒感冒。

2. 治疗阿尔茨海默病　石杉碱甲(药品商品名为哈伯因)于 1994 年获我国卫生部新药办批准应用于治疗 AD 及良性记忆障碍等症。

3. 肿瘤　喜树碱衍生物依立替康于 1994 年由日本厚生省批准上市,主要用于晚期结肠癌、直肠癌的治疗。拓扑替康于 1996 年由美国食品药品管理局(FDA)批准上市,其对重复发病或耐药的神经细胞瘤、小细胞肺癌、卵巢癌、乳腺癌等均有较好的疗效。

4. 炎症和感染　小檗碱具有很强的抗细菌、抗真菌和抗病毒等药理作用,临床上主要用于治疗胃肠炎、菌痢、疥疮、化脓性中耳炎和结膜炎等。

5. 心律失常　盐酸关附甲素注射液是我国自主研发的具有较独特的临床抗心律失常疗效的药物,于 2005 年获批成为国家一类新药。

6. 其他　奎宁具有抗疟作用,是治疗恶性疟的主要药物。罂粟碱缓解血管痉挛的作用被广泛用于手术及脑血管病的临床治疗。

四、不良反应

麻黄碱是拟交感神经药物,具有中枢神经兴奋作用,长期应用会出现头晕、恶心、心悸、多汗、颤动等不良反应。麻黄碱口服可致中枢兴奋、不安、失眠等症状。奎宁口服味苦,刺激胃黏膜,引起恶心、呕吐,顺应性差。血浆浓度超过 30~60μmol/L 时可引起金鸡纳反应,表现为恶心、头痛、耳鸣、视力减退等,停药一般能恢复。

第四节　黄酮类植物成分

黄酮类化合物是常见的植物次生代谢产物,广泛地存在于自然界中。在我们日常生活吃到的水果和蔬菜中也常见这类成分。黄酮类化合物在自然界中以游离态或与糖结合成黄酮苷的形式存在,数量和种类繁多,表现出多种多样的药理活性。近年来,黄酮类化合物的研究进入一个新的层次,随着对其构效关系的深入研究,发现一部分黄酮类化合物具有独特的作用机制,为其在医药、食品领域的应用提供了理论依据,加快了黄酮类化合物的开发利用。现代药理研究表明,该类化合物在心血管系统、内分泌系统和抗肿瘤方面具有明显的药理活性,特别是黄酮类化合物的抗氧化性质,引起学者们的广泛关注。

一、主要结构特征

黄酮类化合物的结构分类主要以黄酮苷元结构的特点进行。以前,黄酮类化合物主要是指母核为2-苯基色原酮或2-苯基色满酮类的化合物。随着发现数量及结构类型的增加,现在则是泛指1,2-二苯基丙烷或1,3-二苯基丙烷(即 $C_6-C_3-C_6$ 结构)的一系列化合物。黄酮类化合物的结构分类主要根据中央三碳链的氧化程度、是否构成环状以及B环的连接位置等不同进行。天然的黄酮类化合物分类主要有黄酮、黄酮醇类、双黄酮、异黄酮、二氢异黄酮醇、黄烷类、查耳酮等。

黄酮类化合物因结构不同,表现出来的生物活性差异很大。研究表明,黄酮类化合物分子中心的 α、β-不饱和吡喃酮是其具有各种生物活性的关键,C-7 位羟基糖苷化和 C-2、C-3 位的双键氢化则会引起黄酮类化合物的生物活性降低,而A、B、C 三环的各种取代基则决定其特定的药理活性,从而决定其具有不同的生物活性。

二、药理作用与分子机制

黄酮类化合物作为一类广泛分布于植物界中的天然产物具有众多的药理作用(图9-11),近几十年来受到科学工作者的关注。它们具有毒性低、药源丰富等优点,有利于寻找安全有效的新药。

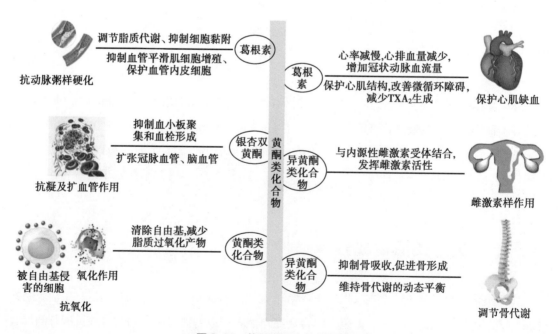

调节脂质代谢、抑制细胞黏附
抑制血管平滑肌细胞增殖、保护血管内皮细胞

葛根素

抗动脉粥样硬化

心率减慢,心排血量减少,增加冠状动脉血流量
保护心肌结构,改善微循环障碍,减少 TXA_2 生成

葛根素

保护心肌缺血

抑制血小板聚集和血栓形成
扩张冠脉血管、脑血管

银杏双黄酮

抗凝及扩血管作用

与内源性雌激素受体结合,发挥雌激素活性

异黄酮类化合物

雌激素样作用

清除自由基,减少脂质过氧化产物

黄酮类化合物

被自由基侵害的细胞　氧化作用

抗氧化

抑制骨吸收,促进骨形成
维持骨代谢的动态平衡

异黄酮类化合物

调节骨代谢

黄酮类化合物

● 图9-11　黄酮类化合物的药理作用

1. 抗动脉粥样硬化　动脉粥样硬化是当今导致心脑血管疾病高发的主要因素,越来越多的报道表明中药葛根具有抗动脉粥样硬化的药理作用,其主要有效成分为异黄酮类化合物。葛根异黄酮类化合物能在多个环节发挥抗动脉粥样硬化作用:①调节脂质代谢。在诸多因素中对动脉粥样硬化形成最重要的诱导因素是血脂异常,葛根素能显著降低链脲佐菌素腹腔注射法诱导1型糖尿病大鼠的血糖(BS)、三酰甘油(TG)、胆固醇(TC)、低密度脂蛋白(LDL)、糖化血红蛋白(HbA_1c)、糖化低密度脂蛋白(G-LDL),并正向调节高密度脂蛋白(HDL),表明葛根素具有显著的调节脂肪代谢作用。②抑制细胞黏附和黏附因子表达。单核细胞对动脉内皮黏附的增多是实验动物动脉粥样硬化的早期表现之一,有研究表明葛根素能抑制血管内皮细胞表达 ICAM-1,抑制细胞黏附。③抑制血管平滑肌细胞增殖。大量证据表明血管平滑肌细胞增殖在动脉粥样硬化的病理过程中扮演十分重要的角色,尤其是在血管内皮受损伤后,平滑肌细胞从中膜迁移至内膜,在内膜中大量增殖并分泌大量基质,在血管再狭窄过程中起关键作用。葛根素可以抑制人脐动脉平滑肌细胞增殖,并且呈剂量依赖性,最高抑制率为20%。④保护血管内皮细胞。内皮细胞损伤在动脉粥样的发生机制中起重要作用,而脂质过氧化是引起内皮细胞损伤的主要因素。葛根素对脂质过氧化致内皮细胞的损害具有保护作用。⑤抑制血小板黏附、聚集和血栓形成。葛根总黄酮能够降低血液黏度、血小板聚集率、血小板黏附率,抑制血栓形成。

2. 保护心肌缺血　葛根总黄酮、葛根素是影响心脏功能的主要成分,认为葛根素是一种 β 受体拮抗剂。麻醉犬静脉注射后,可使心率明显减慢,心排血量减少,扩张正常和痉挛状态的冠状动脉,增加冠状动脉血流量;改善心电图缺血反应。葛根素可保护缺血心肌及缺血再灌注心肌,减少心肌的乳酸生成,降低耗氧量和肌酸激酶释放量,保护心肌超微结构,改善微循环障碍,减少血栓素 A_2(TXA₂)生成。

3. 抗凝及扩血管作用　血小板黏附、聚集、释放等功能异常可导致缺血性疾病,尤其是缺血性心脑血管疾病,如心肌梗死、脑梗死等。银杏双黄酮能有效降低血液黏稠度,拮抗血小板活化因子,抑制血小板聚集和血栓形成,保护血管内皮细胞,改善微循环。研究发现异银杏双黄酮能降低大鼠体内外血栓的形成风险,扩张血管,抑制小动脉收缩,增加小动脉血流量,抑制腺苷二磷酸及胶原诱导的兔血小板聚集,聚集抑制率与阿司匹林的效应相近,而剂量更低、毒副作用小。其作用机制可能是通过促使血小板释放内源性致聚物质。此外,双黄酮可通过增加血管内皮细胞一氧化氮的生成或提高其生物活性,进而提高环磷鸟苷(cGMP)水平,降低由去氧肾上腺素引起的动脉血管收缩作用。银杏总黄酮具有扩张冠脉血管、脑血管的作用,改善脑缺血产生的症状和记忆功能受损。

4. 雌激素样作用　来自于植物的外源性雌激素称为植物雌激素。植物雌激素可以和内源性雌激素竞争雌激素受体,从而减弱内源性雌激素的作用。天然异黄酮类化合物大部分具有植物雌激素样作用,文献中报道较多的主要有大豆苷元。大豆异黄酮具有植物雌激素样作用,它可以和 2 种内源性雌激素受体 ERα、ERβ 结合,从而发挥雌激素活性。当植物雌激素与受体结合时,可产生 2 个方面的作用:当体内的雌激素水平低时,植物雌激素与受体结合显示弱的雌激素活性,维持机体的雌激素水平;当体内的雌激素水平高时,植物雌激素与雌二醇竞争性结合雌激素受体,对雌激素表现为拮抗作用。

在妊娠期,大豆黄酮能显著提高泌乳前期大鼠乳腺的重量、DNA 与 RNA 以及 RNA/DNA 值,同时显著提高大鼠的泌乳量、血清 GH 和 PRL 含量及乳腺细胞质的雌二醇数目和亲和力。此外,黄酮类化合物与生长因子一样有促进生长的作用,它通过控制性激素释放或促进性腺的作用或阻碍性激素代谢或提高雌激素活性的途径来加快子宫生长。

5. 抗氧化 由于黄酮类化合物含多羟基,因此有很强的抗氧化作用,可以通过抑制和清除自由基和活性氧来避免氧化损伤。黄酮是最佳的天然抗氧化剂之一,能清除自由基,减少脂质过氧化产物的生成与沉积,提高超氧化物歧化酶的活性,保护细胞膜,调节器官组织的功能。

根据抗氧化、清除自由基的作用性质通常分为两大类:一是预防性抗氧化剂,这一类抗氧化剂可以清除链引发阶段的自由基;二是断链型抗氧化剂,可以捕捉自由基反应链中的过氧自由基,阻止或减缓自由基链反应的进行。众多实验研究表明,黄酮类物质在抗氧化反应中不仅能清除链引发阶段的自由基,而且可以直接捕获自由基反应链中的自由基,阻断自由基链反应,起到预防和断链双重作用。

研究其构效关系时发现,一般情况下,多羟基的黄酮类化合物清除自由基的能力比较强,并且 C-5、C-7 位酚羟基是其保持活性所必需的,这 2 处的酚羟基与过渡金属络合有关系,并发现 C-7 位羟基有较强的酸性时有利于提高清除自由基的能力。

6. 调节骨代谢 雌激素能够部分参与骨代谢的调节。天然异黄酮类物质具有雌激素样作用,能够抑制骨吸收,促进骨形成,维持骨代谢的动态平衡,从而有望成为一种新型的治疗骨质疏松症的药物。例如大豆异黄酮能够抑制绝经后骨质疏松、增加骨骼强度、降低骨折风险,主要是通过增加脊椎骨密度及降低骨吸收标志物尿脱氧吡啶啉的含量来实现的。有研究证明葛根异黄酮对切除双侧卵巢的大鼠的股骨远心端骨密度、股骨中点骨密度、骨钙含量、干股骨重均有改善,这说明适量葛根异黄酮对卵巢切除大鼠的骨质疏松症有防治作用。

三、临床应用

银杏达莫注射液为国产第四代银杏叶提取物并在此基础上加入双嘧达莫的复合制剂,其主要有效成分为银杏黄酮苷 24%、银杏萜内酯 3.1%、白果内酯 2.9%、双嘧达莫 10%。银杏达莫在临床上常用于治疗脑梗死、冠心病、慢性肺心病、糖尿病周围神经病变、突发性耳聋、糖尿病肾病等。银杏叶制剂的活性成分是银杏黄酮和银杏萜内酯。近年来,银杏叶制剂被广泛用于治疗高脂血症、冠心病、高血压等心血管疾病。葛根素是从葛根中提取出来的黄酮类化合物,现已制成片剂、注射剂。葛根素制剂临床上用于治疗冠心病、心绞痛、糖尿病并发症、慢性咽炎、眼部疾病、脑梗死、帕金森综合征、突发性耳聋等疾病,取得一定疗效。

四、不良反应

银杏达莫在临床治疗过程中无明显的毒副作用,偶见哮喘和Ⅰ型超敏反应。葛根素在应用过程中出现药物热、皮肤过敏、溶血反应、过敏性休克、腹痛和腰痛等不良反应,一旦出现异常情况,应立即停药。

第五节　醌类植物成分

醌类化合物是许多中药如大黄、何首乌、茜草、虎杖等的有效成分,主要分布在50多科100多种高等植物中,在低等植物藻类、菌类、地衣类的代谢中也含有此类成分,动物及细菌中也偶有发现。植物中的醌类化合物主要存在于根、枝、心材及叶中,也存在于茎、种子、果实中,近年在花的色素中也分离出醌类化合物。

一、主要结构特征

醌类化合物是天然产物中一类比较重要的活性成分,是指分子内具有不饱和环二酮结构(醌式结构)或容易转变成这样结构的天然有机化合物,包括苯醌、萘醌、菲醌、蒽醌4种类型。

由于不饱和环二酮结构与二酚类结构容易发生氧化还原反应而相互转变,因而作为生物代谢物的某些醌类易于参加生物体内的一些重要的氧化还原反应。在反应过程中起传递电子的作用,从而促进或干预这些生化反应。

二、药理作用与分子机制

醌类化合物是植物中一类具有醌式结构的有色物质,在植物界中分布较广泛。天然的醌类化合物的生物活性是多个方面的,如泻下、抗菌、抗病毒、止血、利尿和抗肿瘤作用,还有一些用于治疗高血压及心脏病,是一类很有前途的生物活性成分。本书以一些典型的醌类化合物为例,介绍其药理作用及分子机制研究的进展。

1. 抗炎作用　蒽醌类游离型苷元大黄素、大黄酸都具有抗炎作用,机制主要是抑制炎症介质合成和代谢,通过下调花生四烯酸代谢,抑制环氧合酶-2(COX-2),使 PGE_2 合成减少,并抑制白三烯 B_4(LTB$_4$)和白三烯 C_4(LTC$_4$)的合成。

菲醌类化合物丹参酮 II_A 通过促进雌激素受体信号而抑制下游诱导型一氧化氮合酶(iNOS)水平及细胞因子 IL-1β、IL-6 与 TNF-α 等炎症介质的释放,丹参酮 I、二氢丹参酮 I 及隐丹参酮能抑制脂多糖 LPS 诱导的巨噬细胞 RAW264.7 中 COX-2 的表达及 PGE_2 的释放;丹参酮 II_A 还抑制 LPS 激活的 RAW264.7 细胞内 NF-κB 信号的转导。隐丹参酮抑制巨噬细胞 F-肌动蛋白聚合和丝状伪足延伸而影响巨噬细胞趋化性迁移。

萘醌类化合物是紫草的一类主要生物活性成分,其中紫草素类化合物是紫草的主要药效成分。紫草具有抗炎作用,主要表现在以下几个方面(图9-12)。

(1) 炎症早期,紫草素能减轻由对二甲苯酸诱导的小鼠耳部水肿,抑制 COX-2 和 iNOS 的表达,抗炎机制主要是通过干扰 IκBα 的降解抑制 NF-κB 入核。紫草素还能通过抑制 NF-κB 和 MAPK 信号通路的活化来抑制小鼠腹腔巨噬细胞中 IL-1β、TNF-α、IL-12p40 等促炎性细胞因子的

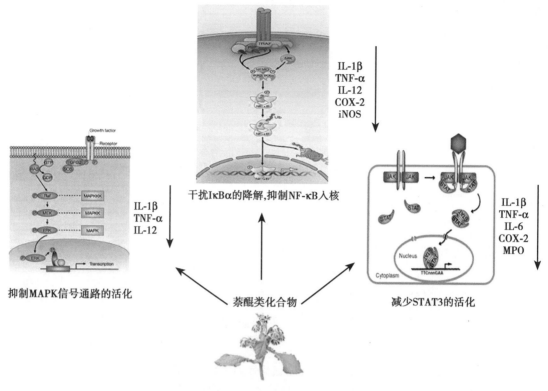

IL-1β
TNF-α
IL-12
COX-2
iNOS

干扰IκBα的降解,抑制NF-κB入核

IL-1β
TNF-α
IL-12

IL-1β
TNF-α
IL-6
COX-2
MPO

抑制MAPK信号通路的活化

萘醌类化合物

减少STAT3的活化

● 图 9-12　紫草的抗炎作用与机制示意图

表达,从而发挥抗炎作用。

（2）炎症晚期,紫草素通过抑制核转录因子 T-bet 的表达,降低髌骨及邻近滑膜组织中 Th1 型细胞因子 TNF-α 和 IL-12 的 mRNA 水平。

（3）在炎症性肠病小鼠模型中,紫草素可减少 NF-κB 和 STAT3 的活化,抑制髓过氧化物酶活性和 COX-2 的产生,下调细胞因子 TNF-α、IL-1β 和 IL-6 的产生,防止结肠缩短、血便以及小鼠体重减轻,显著改善结肠炎的症状。

2. 抗肿瘤作用　丹参酮类化合物有广泛的菲醌结构,是其细胞毒性作用的基础,其中菲环结构与 DNA 分子相结合,而呋喃环、醌类结构可产生自由基,引起 DNA 损伤,抑制肿瘤细胞 DNA 合成。丹参酮类 A 环上被羟基或烯烃结构取代,使其具有更强的生物学活性。

萘醌类化合物紫草素作为中药紫草的主要活性成分,对人乳腺癌细胞、肝癌细胞、非小细胞肺癌以及胃癌细胞等多种肿瘤细胞具有抑制作用,能抑制肿瘤细胞增殖、诱导肿瘤细胞死亡、抑制肿瘤侵袭和转移等。

萘醌类化合物胡桃醌是胡桃科核桃属植物核桃楸中存在的重要活性物质,具有抗肿瘤作用。胡桃醌能减低细胞内的谷胱甘肽水平而杀伤细胞,还能通过破坏氧化还原的循环而产生细胞毒性。胡桃醌还通过抑制细胞增殖、影响细胞周期、诱导肿瘤细胞凋亡、抗肿瘤血管生成等发挥抗肿瘤作用。

3. 泻下作用　结合型蒽醌苷和二蒽酮苷是大黄的主要泻下成分。泻下机制为结合型蒽苷口服后大部分未经小肠吸收而抵达大肠,被肠道菌群酶(主要为 β-葡糖苷酶)水解成大黄酸蒽酮而刺激肠黏膜及肠壁肌层内神经丛,促进肠蠕动而致泻;部分还原型蒽苷自小肠吸收后,经过肝脏转化,生成大黄酸蒽酮,由血液或胆汁运至大肠,发挥泻下作用。大黄蒽苷刺激肠壁组织中的5-羟色胺分泌细胞,使5-羟色胺分泌增强,并通过其受体促进肠道收缩、肠液分泌。大黄酸蒽酮具有胆碱样作用,可兴奋平滑肌上的 M 胆碱受体,加快肠蠕动。大黄酸蒽酮可抑制肠细胞膜上的 Na^+,K^+-ATP 酶,阻碍 Na^+ 转运吸收,使肠腔内的渗透压升高,肠腔容积增大,机械性刺激肠壁,使肠蠕动加快。通过 G 蛋白信号转导通路,提高细胞内的钙离子浓度,从而促进结肠平滑肌收缩。大黄番泻苷可提高血及空肠组织中的促胃动素、P 物质含量,降低血管活性肠肽水平。

4. 心血管系统保护作用 菲醌类化合物丹参酮II_A磺酸钠能激活冠状动脉平滑肌细胞的钙激活钾通道而降低血管张力。隐丹参酮可抑制血管细胞黏附分子-1(vascular cell adhesion molecule-1,VCAM-1)的表达,发挥抑制血小板与内皮细胞黏附的作用。

三、临床应用

醌类化合物具有多个方面的药理活性,如致泻、抗菌、利尿等,还有一些具有抗癌、抗病毒等作用,是一类很有前途的天然药物。萘醌类化合物紫草素临床上多用于治疗压疮、新生儿红臀、皮肤溃疡、皮肤瘙痒、皮炎等常见的皮肤病,也用于烧烫伤、静脉炎、异位妊娠、宫颈糜烂、胎盘植入、肛肠病术后、药物流产、甲床缺损以及慢性肾炎等的治疗。

大黄蒽醌类多用于便秘、慢性肾衰竭和尿毒症。

菲醌类化合物丹参酮II_A磺酸钠注射液可用于冠心病、心绞痛、心肌梗死的辅助治疗。

四、不良反应

1. 蒽醌类化合物大黄素是大黄的主要毒性成分。大黄素、大黄素甲醚和大黄酚对小鼠的 LD_{50} 分别为 0.56g/kg、1.15g/kg 和 10.0g/kg。长期服用大黄,引起肠肌间丛神经及肌间丛 Cajal 间质细胞变性,导致结肠肌电慢波频率减慢,引起所谓的"泻剂结肠"(肠黏膜、平滑肌和肠内神经病变)。大黄蒽醌类成分可导致肝、肾损伤,炮制可降低大黄的肝、肾毒性,其机制与结合型蒽醌和鞣质类成分含量下降有关。此外,需警惕长期大量使用含蒽醌类药物有遗传毒性和致癌的可能性。

2. 菲醌类化合物丹参酮II_A磺酸钠注射液在个别情况下会出现皮疹、斑丘疹、皮炎、过敏性休克、寒战、发热、低血压性休克、疼痛、静脉炎、恶心、腹痛等症状。

第六节　萜类植物成分

萜类化合物是在自然界中分布广泛、种类繁多、骨架庞杂且具有广泛的生物活性的一类重要成分。至 1991 年,所发现的萜类化合物已超过 22 000 种;1997 年,此类化合物已发现 26 000 种以上(包括部分合成物)。萜类成分一直是天然药物化学成分研究中较为活跃的领域,也是新药研究中先导化合物的重要来源之一。

一、主要结构特征

从化学结构来看,萜类化合物多是异戊二烯的聚合体及其衍生物,其骨架一般以 5 个碳为基本单位。研究表明,焦磷酸异戊烯酯(IPP)是萜类化合物生物合成途径中的关键前体物。凡由 IPP 衍生,且分子式符合 $(C_5H_8)_n$ 通式的化合物以及其含氧和不同饱和程度的衍生物均称为萜类化合物,具有代表性的有单萜、倍半萜、二萜、二倍半萜、三萜。

二、药理作用与分子机制

本教材以一些典型的萜类化合物为例,介绍其药效物质基础及分子机制研究的进展。

1. 抗炎、抗免疫作用 大多数倍半萜类化合物可通过抑制脂多糖(LPS)诱导的巨噬细胞中一氧化氮的产生而显示抗炎活性,但也有部分倍半萜类化合物的抗炎作用是通过其他机制产生的,如通过抑制人中性粒细胞超氧阴离子的产生。

雷公藤是一种常用的中药,具有免疫抑制、抗炎等作用,其二萜类的免疫抑制作用较强,但同时也具有较大的不良反应。雷公藤中的主要化学成分贝壳杉烷型二萜能抑制器官移植患者的白介素-2 活性,发挥免疫抑制作用。

穿心莲的主要活性物质为二萜类化合物穿心莲内酯,前期研究表明穿心莲内酯可抑制巨噬细胞炎症因子 TNF-α、IL-6 的表达以及一氧化氮的产生,机制与穿心莲内酯可直接结合 p50 亚基抑制核因子 NF-κB 有关。最新研究还发现穿心莲内酯可通过诱导巨噬细胞发生线粒体自噬,抑制 NLRP3 炎症小体的组装、活化以及 IL-1β 的释放,从而减轻结肠炎并最终抑制结肠癌的发生。此外,穿心莲内酯可诱导 MyD88 的自噬性降解,阻碍 TRAF6 募集进而抑制 NF-κB 信号,从而改善咪喹莫特诱导的小鼠银屑病样皮肤炎症(图 9-13)。

2. 抗菌和抗病毒作用 穿心莲内酯作用于假单胞菌 12 小时,可明显抑制绿脓菌素分泌量、胞外蛋白水解酶和弹性蛋白酶活性。穿心莲内酯对白念珠菌的早期黏附及菌丝生长有抑制作用,抑菌机制与诱导细胞核固缩、提高细胞内的活性氧类水平有关。

早在 20 世纪 90 年代初就发现 0.5% 精制穿心莲内酯制剂对 I 型单纯疱疹病毒、腺病毒有灭活作用。穿心莲内酯对香港甲型流感病毒、埃博拉病毒和呼吸道合胞病毒具有拮抗作用。穿心莲内酯及其衍生物均可不同程度地通过抑制蛋白原转化酶 1 和 7 及 Furin 蛋白酶的活性从而起到抗 HIV 作用;还可通过抑制 HIV-1 所致的细胞周期失调,使 HIV-1 感染者的 CD4$^+$ T 淋巴细胞水平上升,从而抑制病毒包膜糖基蛋白的裂解而阻止病毒入侵细胞,对细胞发挥保护作用(图 9-14)。

3. 抗肿瘤作用 白桦脂酸的抗肿瘤研究最开始发现于恶性黑色素癌。相关体内或体外实验发现,白桦脂酸可诱导肿瘤细胞凋亡,并且对正常细胞的生理功能没有毒副作用。白桦脂酸的抗肿瘤机制与诱导线粒体途径触发的细胞凋亡有关。

人参皂苷(ginsenoside)种类繁多,主要分为达玛烷型四环三萜皂苷、齐墩果烷型五环三萜

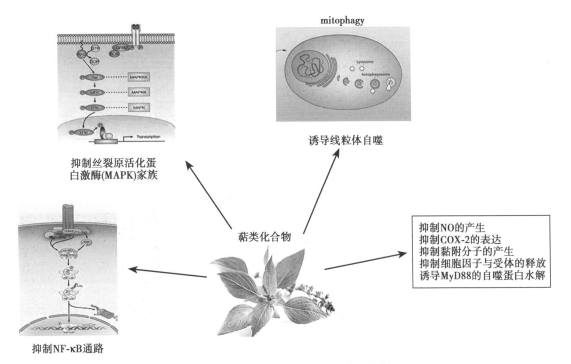

● 图 9-13　萜类化合物抗炎的作用机制

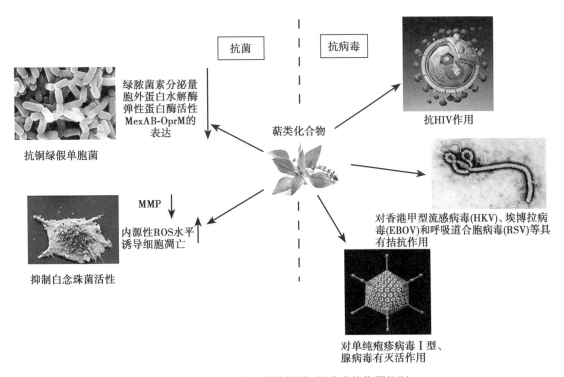

● 图 9-14　萜类化合物抗菌、抗病毒的作用机制

皂苷和奥克梯隆型人参皂苷,主要存在于人参中,已被用于治疗和预防癌症、肥胖、糖尿病和
心血管疾病等。其中抗肿瘤活性较强,且报道较多的是人参皂苷 Rg₃ 与 Rh₂,都属于达玛烷
型四环三萜。相关研究表明,人参皂苷 Rg₃ 与 Rh₂ 主要是通过调控肿瘤细胞周期、影响肿瘤
信号传递及相关基因表达、影响肿瘤组织血管生成、诱导细胞凋亡等来发挥抗肿瘤作用的
(图 9-15)。

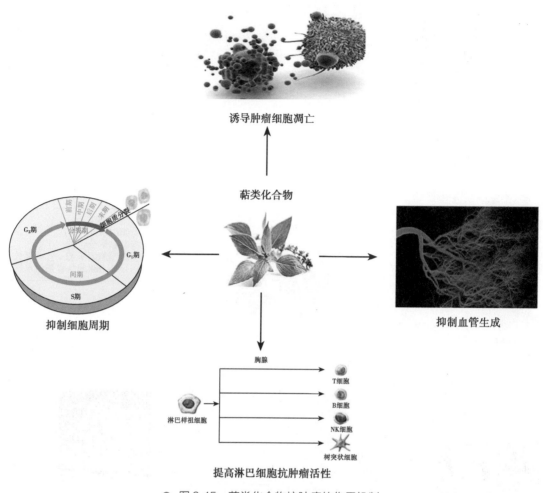

诱导肿瘤细胞凋亡

萜类化合物

抑制细胞周期

抑制血管生成

胸腺

淋巴样祖细胞 → T细胞、B细胞、NK细胞、树突状细胞

提高淋巴细胞抗肿瘤活性

● 图 9-15　萜类化合物抗肿瘤的作用机制

　　近年来,我国学者发现已在临床使用的抗炎中药成分穿心莲内酯可通过改善肿瘤微环境,增强化疗药物氟尿嘧啶的抗结肠癌活性,机制是通过促进巨噬细胞线粒体自噬从而抑制 NLRP3 炎症小体的活化(图 9-16)。因此,基于穿心莲内酯改善肿瘤微环境从而治疗结肠癌有望应用于临床。

三、临床应用

　　穿心莲内酯片剂、胶囊、滴丸、注射剂等制剂具有清热解毒、抗菌消炎等功效,临床上多用于上呼吸道感染、急性菌痢、胃肠炎、感冒发热及高血压等心血管疾病的治疗。

　　齐墩果酸在临床上用于急性病毒性肝炎、慢性肝炎的治疗和抗结核药物肝损害的预防。

　　紫杉醇在临床上常用于治疗乳腺癌、肺癌、胃癌、食管癌以及头颈部癌等。

四、不良反应

　　穿心莲内酯制剂可引起药疹、肠道反应、心肌损伤、过敏性休克等不良反应。穿琥宁注射液的不良反应报道有皮肤过敏、过敏性休克、血小板减少、哮喘样变态反应等。穿心莲内酯制剂的

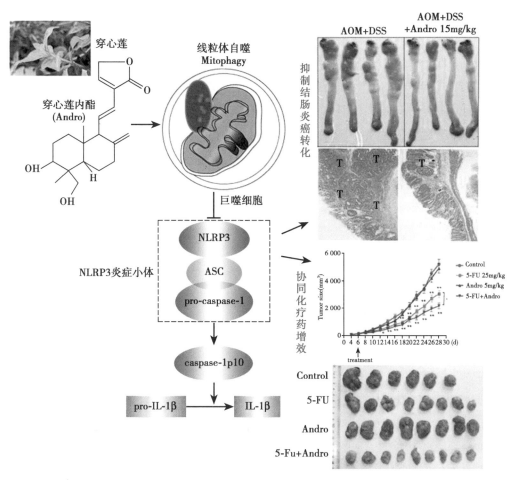

● 图 9-16　萜类化合物穿心莲内酯的抗肿瘤机制研究示意图

不良反应不容忽视,其中过敏反应出现的概率较高,应更加警惕。临床应用中应询问过敏史,并尽量单一使用,严格控制注射剂的滴注速度。

紫杉醇用于局部进展期乳腺癌的辅助化疗可引起骨髓抑制、恶心、呕吐、脱发、肝功能改变、肾功能改变、腹泻、便秘、口腔溃疡等不良反应。

第七节　挥发油类植物成分

挥发油(volatile oils)又称精油(essential oils),是一类具有挥发性、可随水蒸气蒸馏出来的油状液体的总称,多具香气,广泛分布于中药材中,含有丰富的化学成分。挥发油广泛分布于植物界中,特别是菊科(艾叶、苍术、白术、木香等)、芸香科(橙、橘、花椒等)、伞形科(茴香、当归、白芷、川芎等)、唇形科(薄荷、紫苏、藿香等)、樟科(樟、肉桂等)、姜科(生姜、姜黄、郁金等)等植物中。

一、主要结构特征

挥发油成分复杂,一种挥发油往往含有几十到上百种成分,其基本组成为萜类化合物、芳香族化合物和脂肪族化合物以及它们的含氧衍生物如醇、醛、酮、酚、醚和内酯等组成,此外还包括含氮及含硫化合物。

挥发油中的萜类主要是单萜和倍半萜等成分。萜类化合物的基本结构大多为异戊二烯,具有$(C_5H_8)_n$的通式,$C_{10}H_{16}$称为单萜类,$C_{15}H_{24}$称为倍半萜类。

挥发油中的芳香族化合物指具有芳香性苯环或杂环的碳氢化合物的总称,可分为2类:一类是苯烃或单苯芳烃,系具有1个苯环的化合物及其衍生物,例如苯、苯酚、卤代苯和甲苯等;另一类是多环芳烃,系具有苯环或杂环共有环边的多环碳氢化合物,如萘、蒽和苯并芘等。

挥发油中的脂肪族化合物可分为由单键连接的饱和化合物和双键或三键连接的不饱和化合物,还包含氧、氮、硫和氟等元素。来自于动植物的胆固醇、萜类等天然产物也属于脂肪族化合物,它们或用作香料或作为药物。

二、药理作用与分子机制

挥发油因其分子量小、脂溶性强、生物利用度高、吸收见效快等优点被广泛应用。挥发油主要具有祛痰、止咳平喘、祛风除湿、活血理气、通经止痛、抗炎、抗菌、抗肿瘤、健胃和解热镇痛等作用(图9-17和图9-18)。

1. 对呼吸系统的作用　姜黄是一味常用的中药,传统医学认为其有活血理气、通经止痛的作用;现代医学则认为姜黄中的主要有效成分姜黄挥发油具有明显的祛痰、止咳及平喘功效,且能够明显延长哮喘的潜伏期,具有预防哮喘的作用。

小叶枇杷能够直接松弛气管平滑肌,对组胺和乙酰胆碱引起的离体气管平滑肌收缩、肺-支气管灌流减少等具有明显的抵抗作用,从而通过延长哮喘的潜伏期来达到平喘的作用。

当机体感染"表邪"后会出现呼吸系统紊乱的状况,如哮喘、咳嗽等,而麻黄挥发油能显著延长哮喘的发作时间,降低哮喘的发生率。水菖蒲挥发油对离体肠管、支气管、血管有松弛作用,并

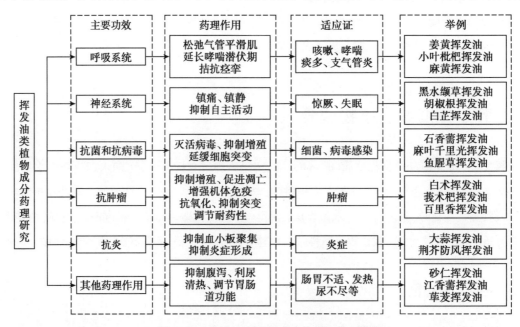

● 图 9-17　挥发油类植物成分的药理作用概括

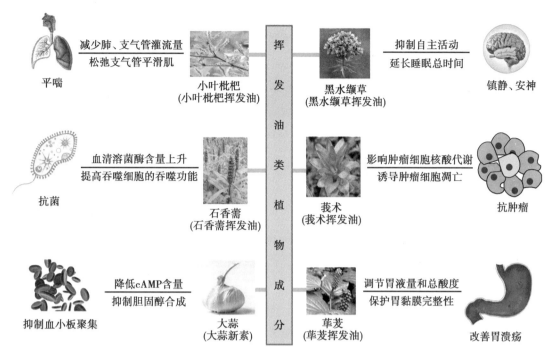

图 9-18　挥发油类植物成分的药理作用举例

（图中文字）

平喘　减少肺、支气管灌流量　松弛支气管平滑肌　小叶枇杷（小叶枇杷挥发油）

抑制自主活动　延长睡眠总时间　黑水缬草（黑水缬草挥发油）　镇静、安神

抗菌　血清溶菌酶含量上升　提高吞噬细胞的吞噬功能　石香薷（石香薷挥发油）

莪术（莪术挥发油）　影响肿瘤细胞核酸代谢　诱导肿瘤细胞凋亡　抗肿瘤

抑制血小板聚集　降低cAMP含量　抑制胆固醇合成　大蒜（大蒜新素）

荜茇（荜茇挥发油）　调节胃液量和总酸度　保护胃黏膜完整性　改善胃溃疡

挥发油类植物成分

能拮抗组胺和乙酰胆碱等引起的痉挛，具有平喘的作用。

2. 对神经系统的作用　黑水缬草挥发油具有显著的镇静、镇痛和抗惊厥等中枢神经系统抑制作用。黑水缬草挥发油对小鼠的自主活动具有明显的抑制作用，与戊巴比妥钠具有较好的催眠协同作用，主要通过延长睡眠周期中的慢波睡眠Ⅱ期和快动眼睡眠期 2 个时相来提高小鼠的入睡率，延长小鼠的睡眠时间；同时还能明显减少小鼠的扭体反应次数。

白芷挥发油对大鼠皮下注射硝酸甘油建立的偏头痛模型具有很好的镇痛效果，主要通过降低血清和脑中的一氧化氮水平，减少血浆中的血浆降钙素基因相关肽的表达以及增加内皮素的含量来调节血管活性物质的水平，从而减少大鼠摇头、抓头等事件的发生，继而发挥镇静效果。

3. 抗菌和抗病毒作用　石香薷为常用的中药，临床上广泛应用于治疗暑湿感冒、恶寒发热、腹痛吐泻、小便不利和风湿关节痛等疾病。石香薷挥发油的主要成分为百里香酚、香荆芥酚等，具有抗菌作用。石香薷挥发油还能够直接灭活病毒而发挥抗病毒作用，并且其抗病毒的效果在安全剂量范围内具有剂量依赖性。

姜黄素是从姜黄中提取的天然挥发油，具有非常好的抗真菌活性，对菌丝生长、孢子萌发和黄曲霉毒素的产生均有明显的抑制作用。具体的作用机制为通过抑制麦角固醇合成中的关键酶（线粒体 ATP 酶、苹果酸脱氢酶和琥珀酸脱氢酶）的活性来破坏真菌的内膜系统完整性，从而抑制真菌的生长。

麻叶千里光是菊科千里光属植物，有清热解毒、散血消肿之功效，临床用于治疗肺内感染、慢性支气管炎、喘息性支气管炎及急性呼吸道感染等疾病。麻叶千里光挥发油的主要成分为萜烯和脂肪酸，对呼吸道合胞病毒和单纯疱疹病毒Ⅰ型有明显的抑制作用，能不同程度地延缓副流感病毒、柯萨奇病毒 B3、腺病毒Ⅲ型以及流感病毒所致的细胞侵染作用。

4. 抗肿瘤作用　中药材挥发油是一类与水不混溶、具挥发性和特殊气味的中药，在肿瘤的预防和治疗中具有重要作用。挥发油的抗肿瘤机制主要是通过：①抑制肿瘤增殖，如莪术挥发油能直接抑制肿瘤细胞；白术挥发油对艾氏腹水癌及淋巴肉瘤腹水型有较强的抑制作用，能明显延长患者的生存时间。②增强机体免疫功能，如海尼姜黄中的挥发油愈创木烷型倍半萜通过抑制核因子 NF-κB 下调诱导型一氧化氮合酶以及环氧合酶-2（COX-2）的表达，从而调节肿瘤微环境发挥抗肿瘤效应。③抗氧化，如百里香挥发油能通过清除自由基，抑制脂质过氧化。④诱导肿瘤细胞凋亡，如薄荷挥发油可以使线粒体损伤的细胞内活性氧类水平升高、线粒体分裂、染色质浓缩增加，从而使细胞发生凋亡。⑤逆转肿瘤细胞耐药，如百里香和黑种草苷蓿挥发油中的有效成分对苯醌百里醌具有逆转多柔比星耐药性的作用。

5. 抗炎作用　大蒜新素是大蒜挥发油的主要活性成分，它能通过降低血小板内的环磷腺苷而明显抑制高胆固醇血症引起的血小板聚集作用。荆芥防风挥发油对二甲苯所致的小鼠耳郭肿胀、小鼠腹腔毛细血管通透性，角叉菜胶导致的大鼠胸膜炎等急性炎症均有显著的抑制作用。

6. 其他　砂仁挥发油的主要成分乙酸龙脑酯具有显著的抑制番泻叶所致的小鼠腹泻、冰醋酸所致的小鼠疼痛以及抑制离体家兔小肠平滑肌运动的作用。青香薷与江香薷挥发油对啤酒酵母菌所致的发热有缓解作用，而且还有利尿作用。荜茇挥发油对结扎幽门型胃溃疡、胃液量、胃液总酸度均有明显的抑制作用。从丁香中得到的丁香油有明显的麻醉作用，应用于口腔护理产品领域，减轻牙齿疼痛以及抑制细菌感染。薄荷油也具有清凉、祛风、消炎以及局部麻醉作用。

三、临床应用

降香挥发油的化学成分主要为橙花叔醇、氧化橙花叔醇及其含氧衍生物。降香油与苏合香油混合制成的双香软胶囊用于心绞痛、心肌梗死等的治疗。目前，市场上已开发出含有降香油的复方制剂还有冠心丹参颗粒、胶囊、分散片、滴丸、微丸、软胶囊等制剂。

二类抗肿瘤新药榄香烯乳注射液主要用于恶性肿瘤的治疗。

莪术油葡萄糖注射液常用于小儿病毒性肺炎、脑炎、病毒性肠炎及腮腺炎等病毒感染性疾病。

细辛脑注射液可用于肺炎、支气管哮喘、支气管炎、慢性阻塞性肺疾病等引起的咳嗽、咳痰、喘息等症。

四、不良反应

榄香烯乳注射液可引起静脉炎、发热、疼痛、诱发出血、过敏反应和药液外渗（漏）致局部组织坏死等不良反应。

莪术油葡萄糖注射液的不良反应包括皮疹、过敏性休克、鼻出血、胃肠道不适、皮疹、手麻等。

细辛脑注射液的不良反应主要包括口干、头昏、恶心、胃不适、心悸及便秘等。

学习小结

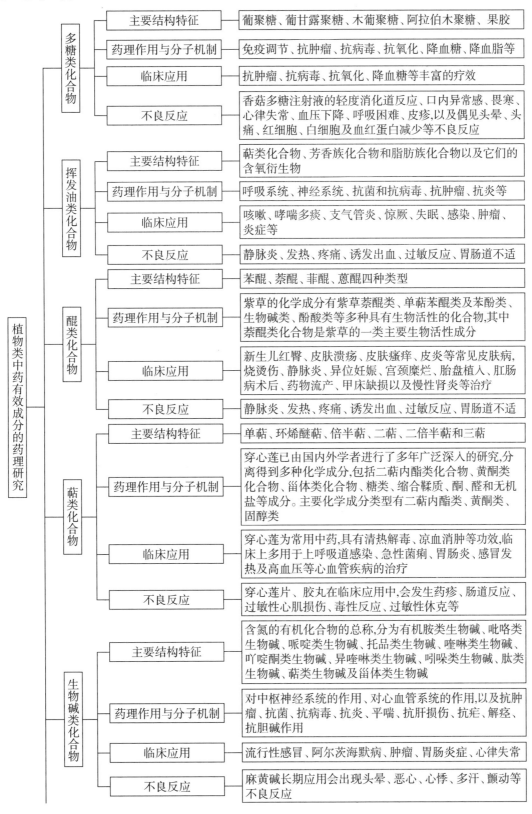

	主要结构特征	葡聚糖、葡甘露聚糖、木葡聚糖、阿拉伯木聚糖、果胶
多糖类化合物	药理作用与分子机制	免疫调节、抗肿瘤、抗病毒、抗氧化、降血糖、降血脂等
	临床应用	抗肿瘤、抗病毒、抗氧化、降血糖等丰富的疗效
	不良反应	香菇多糖注射液的轻度消化道反应、口内异常感、畏寒、心律失常、血压下降、呼吸困难、皮疹,以及偶见头晕、头痛、红细胞、白细胞及血红蛋白减少等不良反应
挥发油类化合物	主要结构特征	萜类化合物,芳香族化合物和脂肪族化合物以及它们的含氧衍生物
	药理作用与分子机制	呼吸系统、神经系统、抗菌和抗病毒、抗肿瘤、抗炎等
	临床应用	咳嗽、哮喘多痰、支气管炎、惊厥、失眠、感染、肿瘤、炎症等
	不良反应	静脉炎、发热、疼痛、诱发出血、过敏反应、胃肠道不适
醌类化合物	主要结构特征	苯醌、萘醌、菲醌、蒽醌四种类型
	药理作用与分子机制	紫草的化学成分有紫草萘醌类、单萜苯醌类及苯酚类、生物碱类、酚酸类等多种具有生物活性的化合物,其中萘醌类化合物是紫草的一类主要生物活性成分
	临床应用	新生儿红臀、皮肤溃疡、皮肤瘙痒、皮炎等常见皮肤病、烧烫伤、静脉炎、异位妊娠、宫颈糜烂、胎盘植入、肛肠病术后、药物流产、甲床缺损以及慢性肾炎等治疗
	不良反应	静脉炎、发热、疼痛、诱发出血、过敏反应、胃肠道不适
萜类化合物	主要结构特征	单萜、环烯醚萜、倍半萜、二萜、二倍半萜和三萜
	药理作用与分子机制	穿心莲已由国内外学者进行了多年广泛深入的研究,分离得到多种化学成分,包括二萜内酯类化合物、黄酮类化合物、甾体类化合物、糖类、缩合鞣质、酮、醛和无机盐等成分。主要化学成分类型有二萜内酯类、黄酮类、固醇类
	临床应用	穿心莲为常用中药,具有清热解毒、凉血消肿等功效,临床上多用于上呼吸道感染、急性菌痢、胃肠炎、感冒发热及高血压等心血管疾病的治疗
	不良反应	穿心莲片、胶丸在临床应用中,会发生药疹、肠道反应、过敏性心肌损伤、毒性反应、过敏性休克等
生物碱类化合物	主要结构特征	含氮的有机化合物的总称,分为有机胺类生物碱、吡咯类生物碱、哌啶类生物碱、托品类生物碱、喹啉类生物碱、吖啶酮类生物碱、异喹啉类生物碱、吲哚类生物碱、肽类生物碱、萜类生物碱及甾体类生物碱
	药理作用与分子机制	对中枢神经系统的作用、对心血管系统的作用,以及抗肿瘤、抗菌、抗病毒、抗炎、平喘、抗肝损伤、抗疟、解痉、抗胆碱作用
	临床应用	流行性感冒、阿尔茨海默病、肿瘤、胃肠炎症、心律失常
	不良反应	麻黄碱长期应用会出现头晕、恶心、心悸、多汗、颤动等不良反应

（植物类中药有效成分的药理研究）

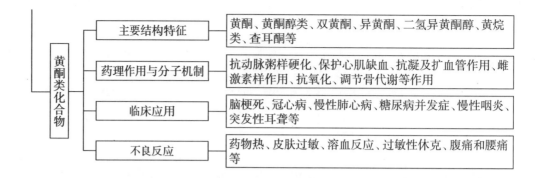

黄酮类化合物	主要结构特征	黄酮、黄酮醇类、双黄酮、异黄酮、二氢异黄酮醇、黄烷类、查耳酮等
	药理作用与分子机制	抗动脉粥样硬化、保护心肌缺血、抗凝及扩血管作用、雌激素样作用、抗氧化、调节骨代谢等作用
	临床应用	脑梗死、冠心病、慢性肺心病、糖尿病并发症、慢性咽炎、突发性耳聋等
	不良反应	药物热、皮肤过敏、溶血反应、过敏性休克、腹痛和腰痛等

复习思考题

1. 常见的植物来源活性组分有哪些？ 分别有怎样的药理作用？

2. 多糖的主要结构特征有哪些？ 临床多应用于哪些疾病？

3. 以大黄为例，阐述中药具有多方面功效或多种药理作用的物质基础。

（孙洋　寇俊萍）

第十章　中药网络药理学

学习目的

　　中药网络药理学是中药药理学的一个新兴分支学科,也是一门富有前景的前沿交叉学科,与生物医药大数据、人工智能、生物信息学等领域密切相关。通过本章的学习,了解中药网络药理学的诞生与发展历史。结合中药网络药理学经典研究案例,理解中药网络药理学研究的基本思路与方法。通过生物网络调节理论加深对中药药效物质基础与作用模式的科学认识。

第一节　中药网络药理学理论

　　中药网络药理学是生物医药大数据、人工智能、生物信息学时代背景下,继网络药理学兴起之后,为理解中药系统性、整体作用特点及辨证施治原则而诞生的一门新兴分支学科,也是一门富有前景的前沿交叉学科。在理论上,它将病证("病"本章指现代疾病,"证"本章指中医证候)相关生物分子和药物作用靶标共同映射于生物分子网络来理解复杂病证(复杂病证是对机体在环境暴露、遗传易感性和年龄等众多因素复杂交互作用下发生的疾病、证候的统称)和系统性诊疗;在方法上,它运用计算和实验相结合的模式对中药方剂的物质基础、生物效应及其作用机制进行整合性研究;在应用上,它帮助理解中药传统功效的科学内涵,是符合中医药特色的原创性科学研究方法。"中药网络药理学"的鲜明特点是将中医病证和中药方剂配伍关系研究紧密衔接在一起,因此又可称为"中医药网络药理学"。

一、中药网络药理学概述

(一)中药网络药理学的提出

　　随着系统生物学和生物信息学等交叉学科的迅速兴起,国内外学者对疾病和药物开始从单一方面孤立地研究向多个方面系统性研究转变,其中一个重要的标志就是从"网络"这一整体的角度来理解复杂病证的内在机制和药物作用机制,这为中医药研究模式的深刻变革也提供了前所未有的机遇和挑战。

中药网络药理学的发展过程可追溯至 20 世纪末。1999 年，我国学者李梢率先提出中医药和生物分子网络之间存在关联的假说；2002 年提出中药方剂可能通过对复杂病证的功能基因网络的影响，发挥"多因微效"的整体调节作用，从而"涌现"疗效；2007 年 1 月首次构建出中医寒热证的生物分子网络，并发现寒热方剂对该网络的调节效应，同年提出中药方剂网络调节的作用原理和研究框架，并首次提出网络药理学的"网络靶标"核心概念。随后，英国药理学家 Hopkins 于 2007 年 10 月提出"网络药理学"（network pharmacology）一词，并认为网络药理学是"下一代药物研发的模式"，内容涵盖系统药理学、多向药理学等方面。

（二）中药网络药理学的核心内容

中药网络药理学的核心是"网络靶标"。"网络靶标"是指以生物分子相互作用网络来理解复杂病证的生物学基础，进而以病证生物分子网络及其关键环节为靶标来设计和预测最佳的药物干预方式，理解药物作用机制。"网络靶标"方法可以促使中医药创新发展，推动复杂病证的系统性诊疗。值得注意的是，网络靶标与单靶标和多靶标的概念存在本质区别，单靶标、多靶标是从药物作用性质上来定义的，缺乏明确的量化；而网络靶标是从对机体的病证生物分子网络系统调节的角度来定义的，强调对药物整体效应进行机制上的定性与定量分析。

中药的作用特点往往并非"单靶标-局部对抗"的形式，而是通过"网络靶标-系统调节"发挥整体疗效。网络既是机体复杂生物系统的构建基础，也是描述生物系统中要素和要素之间的关系的重要方法。作为生物系统的构建基础，网络在不同层次上具有不同的表现形式。狭义上，有基因调控网络、蛋白质相互作用网络、信号转导网络、代谢网络等；广义上，有生物功能网络、中药成分网络、中药配伍网络、疾病-疾病网络、中药-疾病网络等。总之，中药网络药理学的研究思路是将中药成分作用靶标和病证表型相关分子共同映射于生物分子网络，以生物分子网络为基础建立中药成分与病证表型的关联机制。

例如中药成分可以通过干预网络上具有特定关联的一组靶标，利用靶标效应在时间、空间上的网络联系，形成整体效应的"开、关"。理想情况下，优化的中药组方成分作用的靶标效应在病证生物网络上叠加或者协同，通过生物网络进行传播，超出效应阈值，使整体效应"开启"，表现为产生疗效；同时，其靶标效应在毒性和副作用相关生物网络上分散或者拮抗，低于效应阈值，使整体效应"关闭"，不产生毒性或毒性降低（图 10-1）。

二、中药网络药理学的研究模式与特点

相比当前的"单靶标-局部对抗"研究模式，中药网络药理学以探索"网络靶标-系统调节"的新模式为特点，建立和发展计算与实验多学科交叉的方法手段，深入研究中药多成分、多途径、多靶标的特点，系统综合地分析中药对病证的整体干预作用。

首先，以网络靶标为核心的中药网络药理学研究方法具有系统性、关联性和预测性的特点。在系统性上，它以生物分子网络为基础来理解病证相关复杂生物系统，从网络的角度研究中药方剂的整体干预机制，体现研究模式的系统性；在关联性上，它将中药成分作用靶标和病证表型相关

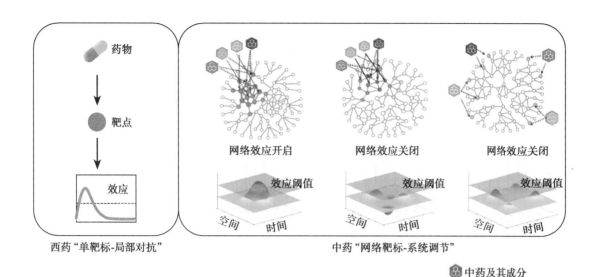

西药"单靶标-局部对抗"　　　　　　　　中药"网络靶标-系统调节"

⬡ 中药及其成分
○ 基因、蛋白质和生物过程等生物医学实体
— 物理或功能关系

● 图 10-1 "单靶标-局部对抗"模型和"网络靶标-系统调节"模型

分子映射于生物分子网络,进而分析两者的相互作用和关联机制;在预测性上,网络靶标的方法可以对中药方剂成分的作用特点和组合效应进行定性与定量分析,为中药方剂的作用机制提供预测,并获得规律性发现。

同时,中药网络药理学在中医药的现代研究中体现出以下优点:①中药网络药理学在整体观念的基础上强调对生物系统的多途径调节,从生物网络平衡的角度系统地认识和评价中药的整体作用,避免了单一活性评价的不完整性;②它通过计算预测与实验相结合的方法阐释中药和中药方剂的药效物质基础、药理活性及作用机制,显著缩短研发周期,节省研发费用;③基于不同的生物网络,它可以分别预测和分析中药化学组成中的药效成分和毒性成分,以期在提高治疗效果的同时降低毒副作用。

第二节　中药网络药理学研究方法与应用

中医药通过"病-证-方"系统化诊疗模式进行辨证论治。那么,病证的生物学基础是什么?中药方剂的效应成分是什么?　效应成分是如何进行配伍、如何发挥其特定的药理作用?　中药网络药理学综合考虑上述问题,通过计算与实验多个学科交叉,提出符合中医药作用特点的多层次网络研究方法。主要包括以下三部分内容:①整合病证相关多层次生物信息,从生物分子、信号通路等多个层次构建病证生物网络;②通过对中药所含成分的物理化学特性、作用靶点、生物活性等进行分析,研究中药对病证生物分子网络的干预调节作用;③研究中药及所含成分之间的相互作用,分析中药配伍的科学内涵、整体调节作用机制,探索中药传统和现代功效的生物学基础,促进中药创制和临床精准使用。

基于上述 3 项内容,以病证生物网络、中药活性成分调节病证生物分子网络、中药方剂调节病证生物分子网络的代表性研究成果为案例,介绍中药网络药理学研究方法与应用。附录 2 至附录

4 为中药网络药理学研究的常用公共数据库、分析工具和计算方法列表。

一、生物网络：生物系统的构建基础

就分子层次而言，常见的生物网络有基因调控网络、蛋白质相互作用网络、信号转导网络和代谢网络等，如图 10-2 所示。①基因调控网络中的节点表示基因和基因产物，边表示基因和基因产物之间的调控关系。基因调控网络中的网络关系指的往往是 RNA、蛋白质、代谢物等基因产物之间的多种相互作用关系，例如转录调控关系、共表达关系等。转录调控关系可通过检测蛋白质-DNA 相互作用来获得，共表达关系可通过分析基因表达谱来获得。②蛋白质相互作用网络中的节点表示蛋白质，边表示蛋白质之间的物理相互作用。蛋白质相互作用能够通过酵母双杂交、蛋白质芯片、质谱分析等技术进行检测。③信号转导网络是指不同的信号转导通路之间"串话"（crosstalk）而形成的网络。④代谢网络中的节点表示代谢物、酶促反应，边表示消耗、产出。代谢网络主要反映参与代谢过程的物质之间以及催化酶之间的相互作用。

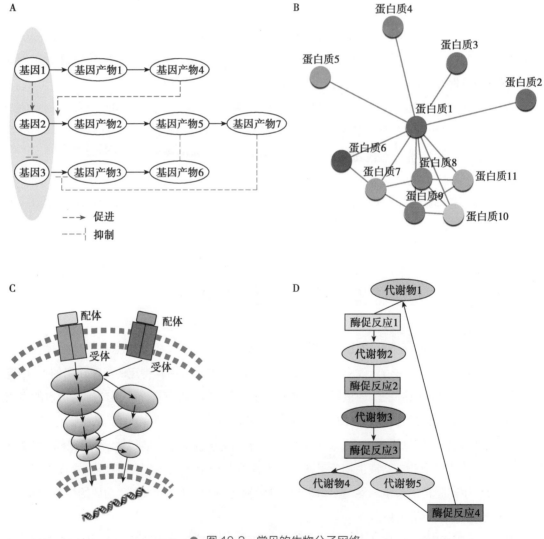

● 图 10-2 常见的生物分子网络

A. 基因调控网络；B. 蛋白质相互作用网络；C. 信号转导网络；D. 代谢网络。

二、生物网络属性与功能的计算分析

生物网络在计算上可以用复杂网络理论和方法进行描述和分析,主要包括网络拓扑分析和网络动力学分析。中药网络药理学依据中医药的实际和特点,将多种复杂网络分析方法应用于病证和方剂相关生物网络的研究中,有助于从系统和整体的角度,定性与定量地分析病证的生物学基础、理解中药方剂的药效物质和整体调节机制。

(一) 网络拓扑属性分析

如图 10-3A 所示,网络拓扑属性分析常常涉及节点度、度分布、介数、最短路径、聚类系数等概念。节点的度表示连接该节点的边数目总和,度分布则表示网络中度数的概率分布。节点的介数表示通过节点的最短路径数。最短路径表示 2 个节点之间的最短距离。节点的聚类系数表示与该节点相连的节点集合之间实际存在边数与总的可能存在的边数之比,而网络的聚类系数是所有节点的聚类系数的均值。生物网络在拓扑上还有一些重要性质,例如无尺度网络(scale-free network)和小世界网络(small-world network)。无尺度网络是指网络的度分布呈幂律分布,即大多数的节点都是低度节点,而只有一部分是高度节点,这些度数很高的节点即为中枢节点。 小世界网络是指网络具有较大的聚类系数,网络中的每个节点都可以通过少量步数到达其他节点。

如图 10-3B 所示,从网络结构与功能的角度,网络拓扑属性分析涉及网络模体(network motif)和网络模块(network module)2 个概念。网络模体是指在复杂网络中出现频率显著高于随机网络情况下的子网。网络模块是指实现特定功能的节点集合。网络模体反映复杂网络的拓扑结构特性,网络模块反映复杂网络的功能特性。如图 10-3C 所示,中药成分通过干预病证生物分子网络

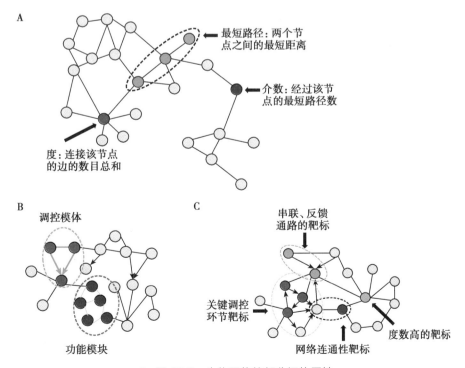

● 图 10-3 生物网络的部分拓扑属性

上的部分关键靶标实现其整体调节作用,例如以下 3 类靶标或集合:①度数高、显著影响网络连通性的靶标或集合;②关键调控环节的靶标或集合;③串联、反馈通路上的靶标或集合。分析病证生物分子网络的网络模体和网络模块,能够从结构和功能 2 个角度识别网络的关键调控环节,从而为药物干预提供指导。

(二) 网络关键模块的功能富集分析

网络关键模块往往涉及较多的节点分子,为快速理解关键模块的生物功能,可以采用功能富集分析的方法。功能富集分析方法通常将网络关键模块中的一组节点作为待测基因集,将 KEGG、GO 等数据库中的信号通路、生物过程等信息作为基因功能集,使用特定的统计学方法,评价两者之间的富集显著性。常用的功能富集分析方法包含 2 类。第一类方法使用 Fisher 精确检验、卡方检验以及二项分布检验等统计学方法来评价待测基因集在基因功能集中是否显著富集,其中使用最为广泛的是 Fisher 精确检验方法。第二类方法在考虑到每个基因的表达水平或表达差异值等信息的情况下,使用统计学中的非参数检验方法来评价待测基因集在基因功能集中是否显著富集,如常用的基因集富集分析 GSEA 方法。目前许多工具平台及数据库提供功能富集分析功能。其中 DAVID 平台提供的基因功能集数据库较为全面,涵盖常用的基因功能集如 KEGG 通路和 GO 术语。

功能富集分析一方面可以增加对于网络关键模块的功能理解,另一方面生物网络本身也可以拓展到信号通路、生物功能层次的网络,也就是以一个信号转导通路,或者 GO 功能模块,或者利用通路与通路的"串话"关系、功能上的相关性、细胞-细胞通信为边来构建网络,从而在多个层面促进对于病证内在机制、方剂作用机制的理解。

(三) 网络动力学分析

病证生物分子网络整体是复杂的,中药成分通过对网络上部分关键靶标的干预,有可能调节整体的病证生物分子网络,从而达到治疗的效果。生物网络的动力学分析通常通过微分方程等进行分析,需要很多生物化学反应的动力学参数,而真实生物网络中的参数并不容易确定,因此网络动力学比较适合于分析小规模生物网络在时间和空间上的演变。中药成分对病证生物分子网络的整体调节作用往往是通过干预网络上的少数关键靶标实现的,网络动力学分析适合于分析中药成分对病证生物网络的整体调节效应。以网络靶标模型为例,如图 10-1 所示,在病证生物分子网络上,中药成分通过作用于网络上的一组相互关联的靶标组合,发挥协同或者叠加效应,并且这种效应能够在时间、空间上进行网络传播,从而产生疗效,最终使效应微弱的中药成分集合也能"涌现"出显著的疗效。在毒性和副作用相关生物分子网络上,中药成分作用于网络靶标而发挥的却是拮抗效应,或者中药成分作用的靶标相对分散而导致效应不能产生,最终的效果是毒性和副作用效应的关闭。中药成分通过"网络靶标-系统调节"模式最终产生的效果为在病证生物分子网络上的效应开启、在毒性和副作用生物分子网络上的效应关闭,从而发挥增效减毒作用,这是中药的一种可能的作用机制,值得深入研究。

三、病证生物分子网络

理解病证生物网络是开展中药网络药理学研究的前提和基础。生物网络有多种层次,包括细胞网络、微生物网络、生物分子网络等。细胞网络可以用来刻画不同类型的细胞之间的转录谱相似性,进而识别某些关键细胞类型的特定分子标志。其中一个典型案例便是在胃炎癌转化单细胞网络中发现具有特定分子标志的胃癌极早期细胞群,有望实现胃癌的极早期诊断。微生物网络的一个典型案例是通过构建胃炎舌苔微生物物种网络和基因功能网络,揭示胃炎发生与发展过程中舌苔微生物的多层次变化,提示中医舌诊具有特定的生物学基础,舌苔微生物有望发展成为一种无损、个性化、适于长期监测的新型生物标志物,从微生物网络的角度有望对中医舌诊的生物机制给予新的阐释,并助力中医舌诊精准化。疾病生物分子网络的研究现在较多,证候生物分子网络则是中药网络药理学的一个特色范畴,值得深入发掘。证候是中医整体观念、辨证论治、方剂用药特色诊疗体系的核心内容。

理解中医证候的生物学基础是认识中医理论和临床实践的科学内涵、指导中医药创新发展的一个关键,也是理解中药药性、方剂配伍等中药特色内涵和传统功效的前提与基础。长期以来,证候的生物学基础不清、病证方关联机制不明,对于理解中药方剂的传统功效、拓展中药方剂在现代医学体系下的应用造成一定的困难。证候来自于对患者整体状态的诊察,其生物学基础植根于机体复杂的生物系统,难以用单一的生理、生化指标来表达。中药网络药理学从能够表征复杂生物系统的"生物网络"角度研究证候的生物学基础和病证方关联机制,这是一条富有前景且符合中医整体观念和辨证论治特点的新途径。

图 10-4 是首次构建的中医寒证、热证生物分子网络。"寒证"与"热证"是中医从长期临床实践中凝聚出的特色诊疗概念。早在《黄帝内经·素问》就提出"寒者热之、热者寒之",在《神农本草经》中提出"疗寒以热药、疗热以寒药",并指出中药具有寒热温凉等药性。寒证、热证生物分子网络主要通过文献挖掘方法构建,并进行计算、实验、临床多个方面的验证。在该网络中,寒证生物分子网络主要与激素有关且能够被热性中药组方干预,热证生物分子网络主要与免疫有关且能够被寒性中药组方干预,而神经递质则共同分布于这 2 个生物分子网络,表明该网络能有效区分寒、热组方的不同生物效应。

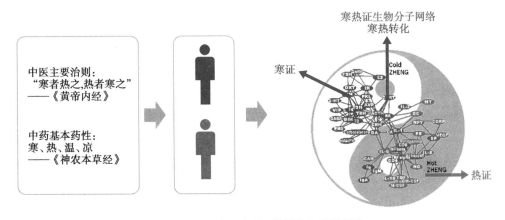

● 图 10-4 中医寒证和热证生物分子网络

四、中药活性成分调节疾病的生物分子网络

中药成分对于机体的干预作用往往是影响多个靶标,机制较为复杂,同时,多数中药成分和靶标的结合往往具有低亲和力、弱活性、结合保留时间短等特点,因此中药成分的作用机制一直难以厘清。中药网络药理学的一个鲜明特色是采用多种计算与实验的方法分析中药所含成分作用的靶标、靶标谱,并且在病证生物分子网络的基础上理解中药成分的作用机制、评估中药多靶标干预对于机体的综合影响、"涌现"效应,从而理解中药成分的网络调节作用和中药成分的生物学功能,并发现中药新活性成分。在中药成分的网络调节作用理解方面,通过分析中药成分与机体内的生物分子之间的相互作用关系,明确不同的中药成分在中药发挥疗效时所起的作用,从而理解中药多成分、多靶标的作用机制。在中药成分的生物学功能发现方面,通过中药成分作用的关键模块的功能分析获得其可能影响的生物功能或信号通路,进而揭示中药成分的新功能或副作用。在中药活性成分发现方面,通过中药成分的网络调节作用理解中药成分的功效,发现作用于特定病证的中药活性成分。目前,中药成分的网络调节作用研究已经有许多成功的应用案例,例如复方黄黛片的活性成分四硫化四砷、丹参酮和靛玉红通过作用于生物分子网络的不同模块,发挥对急性早幼粒细胞白血病的网络调节作用,如图 10-5A 所示。还有青蒿素通过影响广泛的靶标、全面干扰疟原虫的生化过程而对抗恶性疟原虫的重要作用机制,如图10-5B 所示。

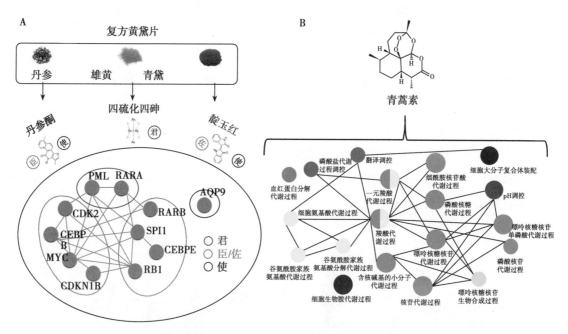

● 图 10-5　中药成分网络调节作用应用案例

A.复方黄黛片活性成分对急性早幼粒细胞白血病的网络调节作用;B.青蒿素抗恶性疟原虫的网络调节机制。

五、中药方剂调节疾病的生物分子网络

中药方剂网络调节作用的研究主要是采用计算或实验的方法分析方剂不同组成中药所含成

分的作用靶标,通过衡量这些靶标与病证生物分子网络关键模块的关系,阐释方剂的综合作用机制;通过分析这些靶标在病证生物分子网络上的分布规律,探索君臣佐使、增效减毒等中药方剂配伍规律的科学内涵;通过分析这些靶标所干预的病证生物分子网络,进一步阐释方剂的传统功效机制并发现新的适应证。例如在中药方剂六味地黄丸的相关研究中建立的"中药-生物分子-疾病"共模块网络,不仅有助于解释六味地黄丸方剂中的配伍规律和传统的滋阴补肾功效机制,还能发现该方具有在心血管疾病、炎症或肿瘤等治疗中的多种现代药理活性,由此对六味地黄丸临床上"异病同治"的机制给出新的阐释,如图 10-6A 所示。六味地黄丸的网络药理学研究还被英国《分子生物系统》刊物作为封面文章发表,这也是传统中药方剂的研究登上国际主流刊物的一个范例。在中药方剂清络饮对类风湿关节炎调节作用的研究中,方剂中 4 味中药的关键靶标通过作用于炎症反应、免疫反应以及血管新生等类风湿关节炎相关的生物过程,发挥方剂的整体调节作用。同时,方剂中的中药通过君、臣、佐、使的合理配伍,发挥增效减毒的作用,如图 10-6B 所示。

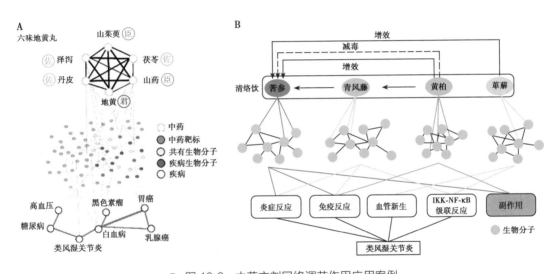

● 图 10-6　中药方剂网络调节作用应用案例
A."六味地黄丸-生物分子-疾病"共模块网络;B.清络饮对类风湿关节炎的网络调节作用。

可见,中药网络药理学应用于中药方剂研究,能有效结合宏观整体与微观机制,有助于阐释方剂配伍的科学内涵、揭示中药方剂的整体作用机制,从而为中药方剂的临床合理使用、精准使用,以及发现经典方剂的现代适应证、生物标志物等提供科学依据。

学习小结

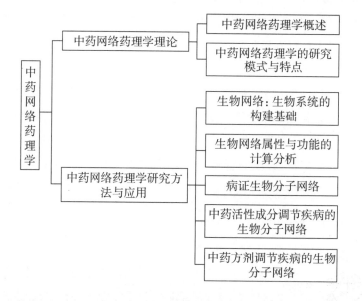

中药网络药理学
- 中药网络药理学理论
  - 中药网络药理学概述
  - 中药网络药理学的研究模式与特点
- 中药网络药理学研究方法与应用
  - 生物网络：生物系统的构建基础
  - 生物网络属性与功能的计算分析
  - 病证生物分子网络
  - 中药活性成分调节疾病的生物分子网络
  - 中药方剂调节疾病的生物分子网络

复习思考题

1. 如何将网络药理学理论运用于中药药效物质基础与作用模式的研究中？
2. 中药网络药理学的创新研究模式是什么？

（李　梢）

各　论

第十一章　解表药

学习目的

　　通过学习解表药的中药药理研究思路、常用的研究方法及麻黄、桂枝、柴胡、葛根4味常用中药的药理作用、作用机制、药效物质基础及药动学特点,掌握与功效相关的主要药理作用;了解解表药研究的现状;具备进行解表类中药药效及物质基础研究、指导临床合理及安全用药的基本能力。

第一节　概述

　　凡以发散表邪、解除表证为主要功效,主治外感表证的药物称为解表药。此类药物多味辛,归肺、膀胱经,偏行肌表,通过发散表邪,防止表邪入里,控制疾病的发展。解表药根据药性和主治,分为辛温解表药和辛凉解表药。辛温解表药适用于风寒表证,代表药物有麻黄、桂枝、荆芥、防风等;辛凉解表药适用于风热表证,代表药物有柴胡、葛根、牛蒡子、薄荷、菊花等。部分解表药还兼有利水消肿、止咳平喘、透疹、除湿及祛风止痛等功效,可用于水肿、咳喘、麻疹、风疹、风湿痹痛等症而兼有表证者。

一、对主治病证的认识

　　表证是指外邪侵犯人体肌表、发病时间较短所出现的一组病情较轻的证候群,中医认为"有一分恶寒,便有一分表证",有无恶寒是中医临床诊断表证的重要依据。表证的主要症状为恶寒(或恶风)、发热、头身痛、骨节酸痛、无汗或有汗、鼻塞、喷嚏、流涕、咽喉痒痛、咳嗽、苔薄白、脉浮等,与现代医学的急性上呼吸道感染及感染性疾病初期的疾病症状表现最为类似,为此表证可归属于病原微生物感染性疾病上呼吸道感染的范畴。

　　上呼吸道感染是人类最常见的呼吸道传染病,包括流行性感冒(以下简称"流感")、普通感冒、病毒性咽炎、细菌性咽-扁桃体炎等多种与病毒、细菌感染密切相关的疾病,恶寒、发热及继发性感染是这类疾病最为常见的症状。由于70%~80%的上呼吸道感染由病毒感染引起,但目前临床尚无特异性抗病毒药物,所以现代医学主要采用解热镇痛抗炎药进行对症治疗,伴有继发细菌感染或感染性疾病若属细菌感染的则采用抗菌药物治疗。

二、主要研究思路与方法

解表方药的现代研究主要根据解表方药的主治,参考功效,结合中医临床用药的经验与所治疾病的病因及生理病理过程进行。目前解表药的主要药效研究集中在抗病原微生物、抗炎、镇痛、退热、促进发汗等方面。

(一) 抗病原微生物的研究

上呼吸道感染是人类最常见的呼吸道传染病,包括流行性感冒、普通感冒、病毒性咽炎等多种疾病。引起上呼吸道感染的病毒主要是鼻病毒、呼吸道合胞病毒、流感病毒、副流感病毒、腺病毒等。病毒感染后可继发细菌感染,最常见的为溶血性链球菌,其次为肺炎链球菌、流感嗜血杆菌及肺炎支原体等。因此抗病原微生物是解表方药常用的研究方法,常采用体内和体外的实验方法进行解表药抗病原微生物作用的研究。病毒是一类主要由核酸和蛋白质组成的非细胞型微生物,是一类侵入人体并在靶器官细胞中增殖,从而引起感染细胞及邻近未感染细胞的炎症反应和病理损伤的结构简单、细胞内寄生的微生物。抗病毒药可通过直接灭活病毒,阻断病毒的吸附、穿入、脱壳、基因组转录、基因组复制与基因表达、装配、成熟与释放等增殖周期的具体环节及调动机体的免疫防御系统而发挥作用,因此在研究中药抗病毒实验时不仅要观察中药对病毒吸附的预防作用、抑制病毒吸附后的复制增殖作用以及直接杀伤病毒的作用,还要观察中药促进机体免疫系统杀伤病毒、减轻病毒对机体的损伤等综合作用及中药成分之间的相互作用和影响,方能获得预期结果。中药的抗病毒作用常常是几种作用机制并存,整合调节作用的结果。抑菌实验是直接用来评价药物抗菌作用性能的经典实验方法,根据不同的作用环境分为体内和体外抑菌实验。体内抑菌实验主要观察药物对感染病菌后的动物的治疗效果,评价指标常为动物存活数、存活时间、器官和局部病变程度及相关的血清生化学结果等;体外抑菌试验则是观察药物在体外抑制病原微生物的效力,疗效指标常为药物的最低抑菌浓度及最低杀菌浓度,用以评价该药物的抑菌性能,是抗菌药物的最基本的药效学数据。细菌侵入人体后依靠侵袭力与毒素使人致病。侵袭力是指病原菌突破机体防御功能,在体内生长繁殖、蔓延扩散的能力。某些病原菌在生长繁殖过程中还能产生一些与侵袭力有关的酶类,使细菌易于在体内扩散、繁殖,引起疾病。例如乙型溶血性链球菌产生透明质酸酶,能分解结缔组织细胞间的透明质酸,使细胞间隙扩大,结缔组织疏松,通透性增强,细菌易于扩散和蔓延;而金黄色葡萄球菌产生血浆凝固酶,使血浆凝固,沉积在菌体表面,形成一层薄膜,从而抵抗吞噬,引起疾病。所以在进行抗菌药物的研究时,还会观察其对透明质酸酶、血浆凝固酶等的作用以探讨其抗菌机制。

由于抗病原微生物的体外研究实验方法简单、快捷,具有规模大、自动化程度高、样品用量小等特点,可用于抗病原微生物药的初步筛选。但抗病原微生物药物在体内是否能达到有效的治疗作用,与药物进入人体后经过吸收代谢、在靶部位的浓度是否在最低有效抑菌浓度(MIC)以上有关;并且体外筛选由于缺少药物体内代谢的过程,对需要在体内经代谢活化的药物易漏筛。同时,对于未经纯化处理的中药粗制剂(中药或中药复方的煎剂、粗提物)进行体外实验,因其中含杂质、无机离子、皂苷及鞣质等,其理化性质(如药液的酸碱度、各种电解质和杂质颗粒等)会对实验体系造成影响,进而影响实验结果的可靠性。所以,中药的研究宜以体内实验结果为主要依据。

(二) 抗炎作用的研究

炎症是机体对于损伤因子刺激的一种防御反应,根据持续时间不同可分为急性炎症和慢性炎症。急性炎症是以血管反应为中心的渗出性变化为特点,表现为红、肿、热、痛、功能障碍等变化,同时常伴有发热、白细胞增多等全身反应;慢性炎症是由于致炎因子持续存在引起的组织损伤,以局部的增生性病变改变为主。上呼吸道感染是病原体侵犯上呼吸道引起鼻腔、咽或喉部炎症的概称,整个病理过程均具有血管变化和渗出性改变,出现炎性渗出和炎性细胞浸润等急性炎症的病理特征,所以抗炎实验是解表药常用的研究方法。解表药的抗炎作用评价应以渗出、肿胀、白细胞游走或毛细血管通透性增强等急性炎症过程为主要观察指标,观察受试药物的抗炎作用。整体实验研究常选用以血管变化和渗出性改变等病理过程为主的急性炎症模型进行,如以测定毛细血管通透性(皮内染料渗出法、腹腔染料渗出法)、炎性肿胀度(小鼠耳郭肿胀法、大鼠足肿胀法)评价药物的作用。由于炎症同时涉及白细胞的激活、黏附、趋化、聚集、吞噬、合成与分泌炎症介质等一系列复杂的生理生化反应,为此还可在细胞、分子水平上进行体内外实验,如观察药物对炎症细胞的功能及炎症介质的产生与作用的影响。体外实验常做白细胞功能测定如白细胞趋化运动、体外诱导单核细胞释放炎性细胞因子(IL-1、IL-6、IL-8 与 TNF-α)的测定及花生四烯酸代谢途径中主要炎症介质的测定等。

(三) 镇痛作用的研究

头痛、肢体肌肉酸痛是表证的常见症状之一,所以常进行镇痛实验考察解表药的对症治疗作用。疼痛是包括机体接受内、外环境刺激后致痛物质从组织产生和释放、疼痛感受器的致敏、痛觉信息的传导和感觉中枢的感知,并最终进入意识阶段的一个非常复杂的过程。在进行镇痛作用研究时,最为常用的研究方法是热板法与扭体法。2 种方法的主要原理均是对实验动物施加刺激引起疼痛反应,观察药物对疼痛反应的影响,以评价药物的镇痛效应。热板法利用一定程度的温度的热刺激动物的足底部以产生疼痛反应,所致的疼痛反应为直接刺激神经末梢,使之激活和敏感化,引起痛觉过敏,疼痛信号向中枢传递而被感知,主要用于中枢性镇痛药的筛选;扭体法则是将一定容积和浓度的化学刺激物注入小鼠腹腔内,引起炎症介质释放的炎性疼痛,具有抗炎作用及中枢镇痛作用的药物均可出现阳性结果,结合中枢性镇痛作用模型的筛选结果,初步判断药物发挥镇痛作用的作用环节。

(四) 解热作用的研究

恶寒与发热是感染性疾病的常见症状,两者密切相关。当病原微生物、内毒素、抗原-抗体复合物、类固醇等发热激活物作用于机体的单核细胞、组织巨噬细胞等致热原细胞,产生的白介素(IL-1、IL-6)、肿瘤坏死因子(TNF)和干扰素(IFN)等内生性致热原(EP)可通过血-脑脊液屏障直接作用于体温调节中枢,导致前列腺素 E(PGE)、Na^+/Ca^{2+}、环磷腺苷(cAMP)等中枢发热介质的释放引起体温调定点上移,此时机体骨骼肌收缩、寒战、产热增加,同时皮肤血管收缩、皮肤血流量减少、机体的散热减少,由于肌表温度下降刺激冷觉感受器而恶寒继之发热(图11-1)。所以常采用菌苗或内毒素等发热激活物引起感染性发热观察受试解表药的退热作用及强度,通过检测实验性发热大鼠的 EP 含量及脑脊液中的 PGE 及 cAMP 含量、Na^+/Ca^{2+} 比值的变化,结合抗病原微生物等作用的研究结果分析解表药对机体体温的调节作用及作用机制。

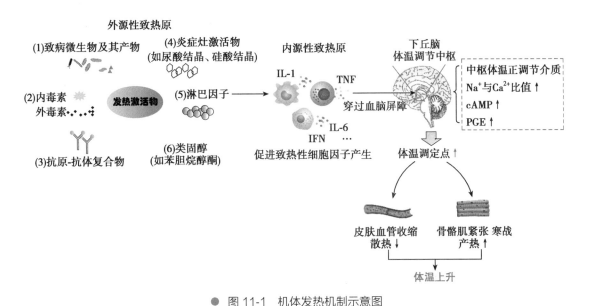

● 图 11-1　机体发热机制示意图

(五) 发汗作用的研究

机体在体温调节中枢的控制下,通过产热和散热维持体温的相对稳定,从而保证新陈代谢和正常的生命活动。汗液是由汗腺分泌的液体,出汗是由于外界气温升高或体内产热增加所致的热刺激引起的调节体温的一种生理功能。人体的汗腺分布于全身皮肤,受交感神经支配,其中分布到面部、手、足汗腺的是交感神经的肾上腺素能节后纤维,兴奋时表现为手、足及额等部位出汗;其他部位则为交感神经的胆碱能节后纤维,兴奋时表现为全身性发汗。汗腺分泌和排泄汗液分为温热性出汗、精神性出汗和味觉性出汗。温热性出汗表现为全身出汗,是散热的重要途径之一;精神性出汗为主要见于手掌、足趾和腋窝 3 个部位,是一种应激反应,对体温调节意义不大;味觉性出汗是吃某些刺激性食物的一种生理现象。利用碘-支链淀粉接触汗液呈蓝色的反应原理,于实验动物足跖部涂上和田-高垣氏试剂,可根据显色反应后汗点(深紫色着色点)出现的时间、颜色和数量判断药物的发汗强度,并可以根据汗点数进行汗液的粗略定量;还可通过皮肤汗腺导管扩张、腺体扩张等组织形态变化,汗液定量测定法,以及皮肤电生理等技术研究解表药对汗腺分泌、汗腺活动及汗液分泌量的影响。

三、主要药理作用

解表药的主要药理作用详见表11-1。

表 11-1　解表药的主要药理作用总括表

类别	药物	抗菌	抗病毒	抗炎	解热	镇痛	镇静	抗过敏	发汗	其他
辛温解表药	麻黄	+	+	+	+	+		+	+	平喘、利尿、升压、兴奋中枢、镇咳、祛痰
	桂枝	+	+	+	+	+	+		+	利尿、强心、扩血管、抗肿瘤、利胆
	细辛	+	+	+	+	+	+		+	平喘、祛痰、强心、升压、抗氧化、抗衰老
	生姜	+	+	+	+	+	+		+	止吐、促消化液分泌、抗溃疡、保肝利胆、止咳、抗血栓、抗脑缺血、抗氧化、抗运动病、抗肿瘤、降血脂
	荆芥	+	+	+	+	+		+	+	止血、抗氧化、平喘、抗肿瘤
	防风	+	+	+	+	+	+	+		促进免疫功能、抗惊厥、抗凝血、止血、抗肿瘤、抗氧化
	紫苏	+	+	+	+			+	+	止咳、祛痰、平喘、止血、止呕、抗凝血、降血脂、抗氧化、保肝
	羌活	+	+	+	+	+		+		抗心律失常、抗心肌缺血、抗氧化
	藁本			+	+	+	+	+	+	解痉
	白芷	+		+	+	+		+		解痉、光敏作用、抗肿瘤
	辛夷	+		+				+		平喘、降压、兴奋子宫
	香薷	+	+			+	+			解痉
辛凉解表药	柴胡	+	+	+	+	+	+	+		保肝、利胆、降脂、抗癫痫、免疫调节、抗抑郁、抗肿瘤
	葛根			+	+					降血糖、调节血管平滑肌功能、改善脑循环与微循环、扩张冠状动脉、抗心肌缺血、抗心律失常、改善血液流变学、抗血栓、降压、抗衰老、降血脂、抗氧化、抗肿瘤、解酒
	薄荷	+	+	+			+		+	保肝、利胆、溶石排石、抗氧化、促透皮吸收
	桑叶	+	+		+	+				祛痰、镇咳
	菊花	+		+	+					降压、增加冠状动脉流量、降血脂、抗氧化、抗肿瘤、延缓衰老
	升麻	+	+	+	+	+				抗肿瘤、抗骨质疏松、调节平滑肌

（一）抗病原微生物作用

大多数解表药具有一定的抗菌、抗病毒等对因治疗作用。如麻黄、桂枝、桂枝汤、银翘散等对流感病毒增殖有抑制作用；麻黄汤、桂枝汤对呼吸道合胞体病毒增殖有不同程度的抑制作用；薄荷、柴胡等对单纯疱疹病毒有一定的抑制作用。大多数本类药物对常见的呼吸道致病菌如金黄色葡萄球菌、溶血性链球菌等的生长有不同程度的抑制作用。

（二）抗炎作用

解表药具有良好的抗炎作用。如麻黄、桂枝、生姜、羌活、荆芥、细辛、白芷、菊花、桑叶、薄荷以及桂枝汤、银翘散等对多种实验动物炎症模型有明显的抑制作用。辛凉解表药的抗炎作用较辛温解表方强,主要抑制炎症早期毛细血管的通透性增加,部分可减少后期肉芽组织形成。其抗炎机制与抗病原微生物,抑制炎症介质的合成、释放,兴奋垂体-肾上腺皮质系统等有关。

(三) 镇痛作用

白芷、防风、羌活、柴胡、细辛等解表药具有镇痛作用。辛温解表方桂枝汤、小青龙汤、九味羌活汤等有较强的镇痛作用。辛凉解表方桑菊饮、柴葛解肌汤、升麻葛根汤的镇痛作用较弱。

(四) 解热作用

对多种致热原引起的动物发热模型作用明显,以辛凉解药为主,单味中药以柴胡的作用最为显著。解表药的作用机制与抗病原微生物等发热激活物,减少 IL-1、IL-6、TNF 和 IFN 等 EP 含量,降低中枢发热介质 PGE、cAMP、Na^+/Ca^{2+}等多个体温升高的环节有关。

(五) 对免疫功能的影响

病原体入侵机体后,是否进一步导致感染性疾病的发生,主要取决于病原体(攻击因子)的毒力、侵袭力及机体的防御功能(防御因子)是否完善,攻击因子与防御因子之间的平衡失调是感染性疾病发生的重要原因。过去对解表方药的研究偏重于解表方药如何削弱攻击因子、缓解疾病的临床症状,但研究结果发现无论是抗菌、抗病毒作用,还是解热作用,均无法与同类的化学药物相比,提示解表方药治疗上呼吸道感染的优势可能还涉及机体的防御因子。由于绝大多数的呼吸道感染发生在黏膜组织或与黏膜组织相关,因此完整的黏膜组织及其相关的免疫系统所形成的健全的黏膜屏障防御体系能有效预防呼吸道感染性疾病的发生。覆盖于呼吸道的黏膜系统是机体防御病毒、细菌等病原微生物经口鼻入侵的第一道防线,是机体天然免疫系统的重要组成部分,其不仅具有一般性的机械屏障作用,还参与体液免疫和细胞免疫过程,是执行局部特异性免疫功能的主要场所。解表方可提高小鼠唾液中的分泌型免疫球蛋白 A(sIgA)的含量以及溶菌酶活性,对滴鼻感染肺炎链球菌的小鼠及滴鼻感染甲型 H_1N_1 流感病毒的小鼠模型有保护作用,能显著降低小鼠的死亡率,提示解表方可能通过提高上呼吸道黏膜的屏障功能而发挥防治上呼吸道感染的作用。

(六) 发汗作用

麻黄、麻黄汤、桂麻各半汤等辛温解表方药具有发汗作用,单味药以麻黄最为明显,但单味麻黄发汗力弱,在温热的环境中发汗作用增强,其发汗作用与麻黄碱兴奋交感神经中枢有关。

(七) 镇静作用

部分药物可以减少动物的自发活动,具有镇静作用。桂枝总挥发油、水提物及其有效成分桂皮醛可使小鼠自主活动减少,使巴比妥类催眠药的催眠作用增强。柴胡煎剂、总皂苷对中枢神经系统有明显的抑制作用。

四、药效物质基础与作用机制

解表药多味辛,在煎煮时宜后下。现代研究认为"辛"味与药物所含的挥发油有关,挥发油部位是其主要药效物质基础。解表药的抗菌、抗病毒、解热及提高机体免疫功能是其发散表邪的主要药理学基础。如桂枝、荆芥、防风、紫苏等药物的总挥发油均被证实是其抗病原微生物、抗炎、抗过敏、镇痛等作用的物质基础,其作用机制与抑制炎症及过敏介质释放、抗氧化、调节免疫等有关。

第二节　常用中药

案例导入

中医学在长期的临床实践中,形成独特的药学理论体系,至今仍有效地指导临床用药,为今天的现代研究提供重要的事实依据。现代中药药理学研究的创始人、药理学家陈克恢教授(1898—1988 年)从解表药麻黄具有宣肺平喘功效、临床用于哮喘的经验着手,运用现代天然药物的研究方法从麻黄中分离出左旋麻黄碱(简称麻黄碱),通过药理实验证实麻黄碱有拟肾上腺素样药理作用,可兴奋支气管平滑肌上的 β_2 受体从而扩张支气管,从现代科学的角度对麻黄的宣肺平喘功效及治疗哮喘的作用机制进行阐释,于 1924 年在美国《药理学与实验治疗学杂志》发表了我国学者的第一篇中药药理研究论文"麻黄有效成分——麻黄碱的作用"。陈克恢的研究证明中药的功效是有药效及物质基础的,根据传统的中药功效采用现代科学的方法进行药效物质基础研究是一条可行之路。

一、麻黄

麻黄味辛、微苦,性温,归肺、膀胱经,具有发汗散寒、宣肺平喘、利水消肿的功效,用于风寒感冒、胸闷喘咳、风水浮肿。

(一) 来源采制

麻黄为麻黄科植物草麻黄 *Ephedra sinica* Stapf、中麻黄 *Ephedra intermedia* Schrenk et C. A. Mey. 或木贼麻黄 *Ephedra equisetina* Bge. 的干燥草质茎,商品药材中主要是草麻黄。 我国的麻黄主要产于呼伦贝尔沙地到新疆北疆的广大干旱、半干旱地区,涉及内蒙古、新疆、甘肃、山西、吉林、辽宁、河北、陕西、河南等省区。其中草麻黄主产于内蒙古、山西、河北、陕西;中麻黄主产于内蒙古、宁夏、新疆、甘肃、青海;木贼麻黄主产于新疆、宁夏、甘肃等地。近年来各种野生麻黄资源破坏严重,产量急剧减少,尤其是木贼麻黄,已面临灭绝的危险。人工栽培的草麻黄和中麻黄已经在宁夏、内蒙古和新疆等地获得成功。栽培的麻黄植物需要 2~3 年方可采收,采收期在 7~

8月,麻黄碱的含量为0.6%~2.5%。

(二) 药效物质基础

麻黄主要含生物碱、黄酮、挥发油、多糖及酚酸等。生物碱中的主要成分为左旋麻黄碱(L-ephedrine),占总生物碱的80%~85%;其次为伪麻黄碱(D-pseudoephedrine),以及微量的L-*N*-甲基麻黄碱(L-*N*-methyl-ephedrine)、D-*N*-甲基伪麻黄碱(D-*N*-methyl-pseudoephedrine)、去甲基麻黄碱(nor-ephedrine)、去甲基伪麻黄碱(nor-pseudoephedrine)和麻黄次碱(麻黄定,ephedine)等。挥发油中含L-α-松油醇(L-α-terpineol)、2,3,5,6-四甲基吡嗪(2,3,5,6-tetramethylpyrazine)、L-α-萜品烯醇等。此外,尚含杂环化合物等。

(三) 主要药理作用与作用机制

麻黄长于发散风寒表邪,药效学研究始于与宣肺平喘功效有关的麻黄碱的研究,近年来主要集中于抗病原微生物、解热、抗炎、利尿、镇痛、发汗等作用的研究(图11-2和图11-3)。

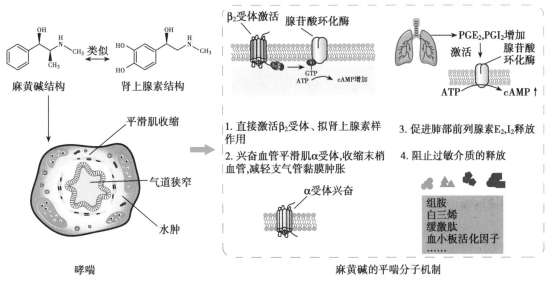

图 11-2 麻黄的平喘作用机制

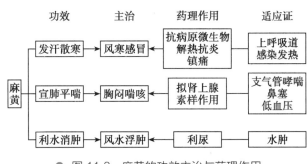

图 11-3 麻黄的功效主治与药理作用

1. 抗病原微生物作用　麻黄煎剂和麻黄挥发油对金黄色葡萄球菌,甲、乙型溶血链球菌,流感嗜血杆菌,肺炎双球菌,炭疽杆菌,白喉杆菌,大肠埃希菌,奈瑟双球菌等均有不同程度的体外抑制作用;麻黄挥发油对甲型流感病毒PR8株感染小鼠有治疗作用。

2. 解热抗炎作用　麻黄水煎液、生物碱组分、挥发油组分及酚酸组分对酵母混悬液制备的实验性大鼠发热模型有解热作用。麻黄水提物、醇提物可降低小鼠腹腔毛细血管通透性,抑制由右旋糖酐、角叉菜胶等引起的大鼠足部炎症反应,抑制鸡胚囊膜肉芽组织形成。抗炎作用以伪麻黄碱最强,甲基麻黄碱、麻黄碱次之。抗炎作用与抑制花生四烯酸的释放和代谢有关。

麻黄碱组小鼠肺组织的SOD、CAT活性5天时暂时升高,10天和15天时显著降低;MDA含量5天时暂时降低,10天和15天时显著升高;血浆MPO活性显著升高,肺组织病理损伤明显,肺泡直径和肺泡隔厚度显著增大,放射状肺泡数(RAC)明显减小;肺组织c-Fos、caspase-3蛋白阳性表达的平均吸光度值明显增强。结论:麻黄碱可加重机体炎症反应,影响小鼠肺组织抗氧化酶活性,诱导肺组织细胞凋亡,导致小鼠肺的组织结构和功能受损。

3. 拟肾上腺素样作用　麻黄碱是麻黄作用机制研究最为深入的成分,能够促进肾上腺素能神经末梢和肾上腺髓质嗜铬细胞释放去甲肾上腺素和肾上腺素,从而间接发挥拟肾上腺素样作用;麻黄碱的化学结构与肾上腺素相似,可直接激动肾上腺素受体,从而直接发挥拟肾上腺素样作用。

（1）平喘作用:麻黄水煎液、生物碱、多糖、挥发油、酚酸均有平喘作用。麻黄水煎液、生物碱、多糖能抑制豚鼠变态反应性哮喘,但生物碱、多糖的作用强度不如水煎液,生物碱组分与多糖组分按原比例配伍后,与水煎液的作用相当,说明两者在体内有协同作用;而体外实验表明麻黄水煎液、生物碱组分、挥发油组分、酚酸组分对组胺所致的离体豚鼠气管条均具有松弛作用,多糖组分则无作用;麻黄水煎液及生物碱组分对乙酰胆碱引起的痉挛状态的气管条有松弛作用,而酚酸组分、挥发油组分、多糖组分则无作用,提示麻黄的平喘作用与其含有的不同成分作用于不同途径、不同层次和不同靶点有关。麻黄的平喘作用主要涉及:①拟肾上腺素样作用,兴奋支气管平滑肌上的β肾上腺素受体,使支气管平滑肌松弛;②直接兴奋α肾上腺素受体,收缩末梢血管,有利于支气管黏膜肿胀的减轻;③促进肺部PGE的释放,直接活化腺苷酸环化酶或抑制该酶的分解,增加细胞内的cAMP含量而松弛支气管平滑肌;④阻止过敏介质释放。

（2）缓解鼻塞:伪麻黄碱兴奋α肾上腺素受体,使鼻黏膜血管收缩,减轻鼻黏膜充血,减轻感冒后鼻黏膜充血引起的鼻塞。

（3）兴奋心脏,升高血压:麻黄碱能直接兴奋心肌β_1受体和血管平滑肌α_1受体而呈现正性肌力、正性频率作用,并使小血管收缩,血压升高。其升压特点是作用缓慢、温和、持久,反复应用易产生快速耐受性。

4. 利尿作用　麻黄水煎液、麻黄碱、伪麻黄碱均有利尿作用,以伪麻黄碱的利尿作用最为明显,作用机制与扩张肾血管、增加肾血流和肾小球滤过率、减少肾小管对钠离子的重吸收有关。

5. 中枢兴奋作用　麻黄碱有明显的中枢神经兴奋作用,治疗剂量即能兴奋大脑皮质、延髓呼吸中枢和血管运动中枢,引起精神兴奋、失眠、震颤等症状。麻黄碱增加小鼠的自发活动可被哌唑嗪拮抗,从而认为麻黄碱是通过激动中枢α_1受体来发挥中枢兴奋作用的。麻黄碱还能够提高中枢性痛觉阈值,产生镇痛作用。

6. 发汗作用　麻黄水煎液、麻黄碱、伪麻黄碱均有发汗作用。麻黄水煎液、生物碱组分可使实验小鼠足跖部汗液分泌量增加,可见足跖及腋窝部皮肤汗腺腺体扩张,腺上皮胞质丰富,分泌旺盛。麻黄碱、伪麻黄碱的生物碱组分是麻黄发汗作用的物质基础。

采用着色法、组织形态学观察法和代谢笼法观察麻黄水煎液、全部化学拆分组分(生物碱组分、挥发油组分、多糖组分、酚酸组分)的发汗和利尿作用研究,证明水煎液组、生物碱组具有明显的发汗及利尿作用,认为麻黄的发汗和利尿作用是其"味辛性温"的功能体现,物质基础为麻黄化学拆分组分中的生物碱组分。

(四)有效成分的药动学研究

口服麻黄提取物后,血浆可检测到麻黄碱和伪麻黄碱,以麻黄碱为主。麻黄碱和伪麻黄碱吸收迅速而完全;在体内分布较广,肾、脑、肺浓度最高,其次是肝和心脏;少量被代谢,60%~70%的原型经肾脏排泄。正常人口服麻黄粉胶囊后,麻黄碱的 t_{max} 为 4 小时;而口服麻黄碱片剂及溶液后的 t_{max} 为 2 小时,$t_{1/2}$ 为 5~6 小时。麻黄水煎液可诱导 CYP1A2 活性,加快茶碱的代谢。

(五)现代应用

1. 以麻黄为主的复方麻黄汤、大青龙汤用于治疗普通感冒、流行性感冒;小青龙汤、麻杏石甘汤、定喘汤用于治疗肺炎、支气管炎、哮喘;越婢加术汤、麻黄连翘赤小豆汤用于治疗急性肾炎初期;乌头汤、阳和汤等用于治疗风湿性关节炎、类风湿关节炎、坐骨神经炎、腰腿痛等。

2. 麻黄碱鼻黏膜给药可以减轻鼻黏膜水肿症状,常用于过敏性鼻炎、鼻黏膜肥厚等;盐酸麻黄碱片口服可减轻感冒、过敏性鼻炎、鼻炎及鼻窦炎引起的鼻充血、鼻塞、流鼻涕等;盐酸麻黄碱注射液皮下或肌内注射可用于蛛网膜下腔麻醉或硬膜外麻醉引起的低血压及慢性低血压的治疗。

(六)不良反应

美国食品药品管理局(FDA)禁止销售含麻黄碱类的膳食补充剂。含麻黄碱的非处方药品引起的不良反应,临床症状多表现为心肌梗死、心律失常、癫痫和意识丧失等,甚至出现死亡。除了心血管系统和神经系统的不良反应报道外,近年来麻黄在临床应用中导致肝损害的病例在国外也不断有报道。

二、桂枝

桂枝味辛、甘,性温,归心、肺、膀胱经,具有发汗解肌、温通经脉、助阳化气、平冲降气的功效,用于风寒感冒、脘腹冷痛、血寒经闭、关节痹痛、痰饮、水肿、心悸、奔豚。

(一)来源采制

桂枝为樟科植物肉桂 *Cinnamomum cassia* Presl 的干燥嫩枝。春、夏二季采收,除去叶,晒干,或切片晒干。主产于广东、广西、福建、云南。

(二)药效物质基础

桂枝主要含挥发油(桂皮油),含量为 0.43%~1.35%。目前从桂皮挥发油中鉴定出桂皮醛(cinnamic aldehyde)、桂皮酸(cinnamic acid)等 200 多种成分,桂皮醛占挥发油的 70%~80%,尚含有有机酸类、鞣质类、糖类、甾体类、香豆素类等成分。目前国内外对桂枝的化学成分研究主要集中于以桂皮醛为主的挥发油类和以桂皮酸为主的有机酸类,其水溶性部位的化学成分研究较少。

并且产地不同、采收季节不同及样品前处理不同,挥发油所含的成分含量及类型也不同。

（三）主要药理作用与作用机制

桂枝的主要功效为发汗解肌,具有解热、镇痛、镇静、抗惊厥、抗炎、抗过敏、抗菌、抗病毒等作用,具体表现如下(图11-4)。

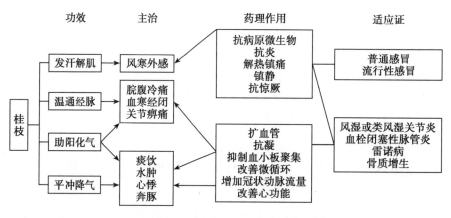

● 图 11-4　桂枝的功效主治与药理作用

1. **抗病原微生物作用**　桂枝浸出液、桂枝蒸馏液及桂枝挥发油体外对金黄色葡萄球菌、白色葡萄球菌、大肠埃希菌、白念珠菌、铜绿假单胞菌、变形杆菌、甲型链球菌、乙型链球菌、枯草芽孢杆菌等有明显的抑制作用;桂枝挥发油有良好的抗流感病毒作用,桂皮醛对该流感病毒株感染的小鼠有治疗作用及体外抗甲型流感病毒 A/PR/8/34(H_1N_1)增殖的作用,对流感病毒亚洲甲型京科 68-1 株和孤儿病毒(ECHO11)有抑制效果,对流感病毒性肺炎小鼠模型具有良好的治疗作用。桂皮醛是桂枝抗病毒效应的主要成分之一。

2. **抗炎、抑制变态反应**　桂枝挥发油对急、慢性及免疫损伤性炎症均有显著的拮抗作用。桂枝挥发油还可抑制炎症介质组胺和前列腺素 E 的释放,其作用与抑制花生四烯酸代谢、影响炎症介质生成及抗氧化等有关,对 LPS 所致的急性肺损伤模型大鼠肺组织中高度活化的 NF-κB 信号通路及异常升高的蛋白酪氨酸激酶(PTK)有显著的抑制或拮抗作用。NF-κB 信号通路是桂枝挥发油抗炎作用的主要靶点之一,对 PTK 活性的抑制是抗炎机制之一。桂枝挥发油、桂枝中的缩合类鞣质为其强抗过敏组分,具有抑制肥大细胞脱颗粒释放介质及抑制补体活性等作用。

NF-κB 信号通路:核因子 κB(nuclear factor kappa-B,NF-κB) 蛋白最早由 David Baltimore 发现,该蛋白家族可以选择性地结合在 B 细胞 κ-轻链增强子上调控许多基因的表达。在几乎所有的动物细胞中都能发现 NF-κB,它们参与细胞对外界刺激的响应,如细胞因子、辐射、重金属、病毒等。在细胞的炎症反应、免疫应答等过程中 NF-κB 起到关键作用。

3. **解热镇痛作用**　桂枝挥发油中的桂皮醛、桂皮酸钠能降低伤寒、副伤寒杆菌致家兔的体温升高,其解热和降温作用与扩张皮肤血管、增加散热有关。对小鼠热板法的热致痛和乙酸致痛的扭体法均有镇痛作用。

4. **镇静、抗惊厥作用**　桂枝总挥发油、水提物减少小鼠自主活动,增强巴比妥类催眠药的催眠作用;对抗苯丙胺所致的中枢神经系统过度兴奋,抑制士的宁、烟碱等所致的强直性惊厥,抑制小鼠听源性惊厥等。桂枝提取液对毛果芸香碱所致的癫痫模型的离体海马脑片群峰电位有明显的降低作用。

5. 心血管药理作用　桂枝有扩血管、抗凝、抑制血小板聚集的作用。桂枝的桂皮醛有扩张血管、改善血液循环的作用,改善微循环、增加冠状动脉流量、改善心功能,可显著抑制胶原及ADP所诱导的血小板聚集及抑制凝血酶促进纤维蛋白原变为纤维蛋白的作用。

(四) 有效成分的药动学研究

大鼠灌服桂枝提取物后,血浆中主要检测到桂皮酸及代谢物马尿酸。桂枝中的桂皮醛在体内几乎全部转化为桂皮酸,t_{max}为10分钟左右,然后代谢为马尿酸消除;桂皮酸和马尿酸的$t_{1/2}$均为20分钟左右。与等量的桂皮酸单体比较,桂枝口服后桂皮酸的AUC增大,与桂枝中的桂皮醛转化为桂皮酸有关。

(五) 现代应用

以桂枝为主的复方麻黄汤、葛根汤及桂枝汤用于治疗普通感冒、流行性感冒等;桂枝加厚朴杏子汤、小青龙汤用于治疗支气管炎、支气管哮喘等;桂枝芍药知母汤、当归四逆汤用于治疗骨关节炎、风湿性或类风湿关节炎、血栓闭塞性脉管炎、雷诺病、骨质增生等;温经汤用于治疗痛经、月经不调、产后腹痛等;枳实薤白桂枝汤用于治疗心绞痛、心肌梗死等。

(六) 不良反应

大剂量可使小鼠运动抑制,甚至痉挛、呼吸麻痹死亡。

三、柴胡

柴胡味辛、苦,性微寒,归肝、胆、肺经,具有疏散退热、疏肝解郁、升举阳气的功效,用于感冒发热、寒热往来、胸胁胀痛、月经不调、子宫脱垂、脱肛。

(一) 来源采制

柴胡为伞形科植物柴胡 *Bupleurum chinense* DC. 或狭叶柴胡 *Bupleurum scorzonerifolium* Willd. 的干燥根,其中前者习称"北柴胡",后者习称"南柴胡"。春、秋二季采挖,除去茎叶和泥沙,干燥。主产于华北、东北、华东、华中和西北地区,通常生用或制用。柴胡是常用的大宗药材,但随着野生柴胡资源的逐步枯竭,人们开始普遍种植以满足市场需求。柴胡是目前人工种植最广泛的药用植物之一。河南嵩县是我国最早栽培柴胡的地区,也是柴胡的道地产区,有"嵩胡"之称。目前,甘肃是柴胡种植面积最大、市场供给最多的产区之一。研究表明,同一地区、同一品种的柴胡药材在活性成分的种类方面几乎无差别,但含量差别较大;不同产地、不同品种的柴胡药材因其生境及遗传特性的差异,导致药材的活性物质在种类及含量方面也存在差异。

(二) 药效物质基础

柴胡主要含柴胡皂苷(saikosaponins,SS)类成分(SSa、SSb1~4、SSc、SSd、SSe、SSf、SSh等150多种)、甾醇(主要为α-菠菜甾醇,尚有豆固醇等)、挥发油(柴胡醇、丁香酚、己酸、γ-十一酸内酯、对-甲氧基苯二酮等)和多糖等成分,其中皂苷类和挥发油类是柴胡的主要化学成分;柴胡的药理活性研究主要集中在皂苷类、挥发油、黄酮类和多糖。

（三）主要药理作用与作用机制

柴胡的主要功效为疏散退热,具有抗病毒、抗细菌内毒素、解热降温、抗炎、镇静、镇痛、抗癫痫、促进免疫等作用,具体表现在以下几个方面(图 11-5)。

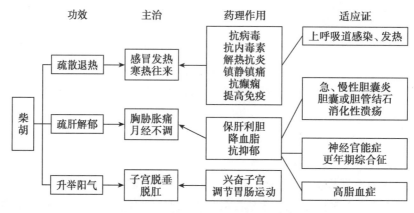

● 图 11-5　柴胡的功效主治与药理作用

1. **抗病毒作用**　柴胡可降低鼠肺炎病毒所致的小鼠肺指数增高与病死率,体外抑制鸡胚内流感病毒、合胞病毒、人乳头瘤病毒增殖。柴胡皂苷和已感染乙肝病毒的人肝细胞一起培养,柴胡皂苷 c 能显著减少培养介质中乙肝抗原(HBeAg)的浓度,抑制乙肝病毒 DNA 复制。

2. **抗内毒素作用**　体内、体外抗内毒素试验表明,柴胡提取液对内毒素所致的模型大鼠血管内弥散性凝血(DIC)有对抗作用,降低内毒素所致的小鼠病死率,对内毒素致热家兔解热作用良好。柴胡总皂苷具有非常明显的抗内毒素活性作用,是抗内毒素的主要活性成分,对内毒素致卡介苗(BCG)增敏小鼠的毒性有保护作用,鲎试验表明体外有直接破坏内毒素的作用。

内毒素是革兰氏阴性菌细胞壁外膜的主要成分,具有广泛的生物学活性,其化学本质为脂多糖(lipopolysaccharide,LPS)。内毒素进入机体后,能直接作用于细胞生物膜,并通过单核巨噬细胞介导的细胞吞噬作用使机体防御系统过度释放肿瘤坏死因子、干扰素、白介素(IL)-1、IL-6、IL-5 等多种炎性细胞因子,引起发热、微循环障碍、内毒素血症、脓毒性休克和弥散性血管内凝血(disseminated intravascular coagulation,DIC)等并发症。鲎试验法利用细菌内毒素可以激活鲎试剂中的鲎血细胞溶解物一系列凝集酶的反应,形成肉眼可见的凝固蛋白凝胶的原理检测或量化由革兰氏阴性菌产生的细菌内毒素,是目前最常用的内毒素检测方法。《中国药典》收载的细菌内毒素检测方法为鲎试验法,其分为凝胶法和光度测定法,后者又可分为浊度法和显色基质法,通过检测鲎试剂与内毒素反应过程中的浊度变化来检测内毒素的含量。

3. **抗炎作用**　柴胡皂苷和柴胡挥发油均对炎症有明显的抑制作用,可抑制炎症介质释放、降低毛细血管通透性、减少炎症渗出、抑制白细胞游走和抑制结缔组织增生等。抗炎作用与下丘脑-垂体-肾上腺轴有关,给小鼠口服柴胡皂苷后血清中的促肾上腺皮质激素(ACTH)明显增高,而且腺垂体中的 ACTH 前体、下丘脑中的促肾上腺皮质激素生成激素(CRF)mRNA 的水平也明显增高,并呈剂量依赖性;柴胡皂苷还可提高糖皮质激素与其受体的亲和力,提高糖皮质激素的作用;柴胡皂苷 d 可上调糖皮质激素受体 mRNA 的表达。构效关系研究显示,柴胡皂苷元基本母核中的环氧齐墩果烯骨架及 4 位碳原子上的侧链—CH_2OH 在抗炎效应中发挥重要作用。

4. **解热作用**　柴胡具有显著的解热作用,能显著降低伤寒疫苗、副伤寒疫苗、大肠埃希菌液等发热激活物及内生性致热原等引起的动物实验性发热,柴胡皂苷、皂苷元 A 和挥发油是柴胡解热的主要物质基础,其中总挥发油中的丁香酚、己酸、γ-十一酸内酯和对-甲氧基苯二酮等是其解热的主要有效成分;作用机制与抑制、杀灭病原体,破坏内毒素,减少中枢 cAMP 的产生或释放和抑制体温调定点的上移等有关。

以 IL-1β 致热大鼠为研究对象,采用 ELISA、免疫组化的方法检测血清中的 cAMP 含量及下丘脑中 PKA 的表达情况。结果侧脑室注射 0.1μg 柴胡皂苷 a 引起发热大鼠体温降低时,血清中的 cAMP 含量明显低于模型组,胞质内 PKA 的表达明显低于模型组。认为柴胡皂苷 a 降低 IL-1β 的致热作用可通过降低下丘脑 cAMP 的分泌和 PKA 的活性,抑制胞质信号转导通路的 PKA 系统实现。

5. 镇痛作用　柴胡皂苷对多种实验性疼痛模型动物(小鼠尾压刺激法、热板法、乙酸扭体法、电击鼠尾法等)呈现镇痛作用。

6. 镇静、抗癫痫　柴胡煎剂、总皂苷有明显的中枢抑制作用,能减少实验动物的自发活动,延长环己巴比妥诱导的睡眠时间;拮抗咖啡因和去氧麻黄碱等中枢兴奋药的作用;柴胡皂苷、柴胡皂苷 a(saikosaponina,SSa)及挥发油部位有抗癫痫的强直阵挛作用,对抗小鼠 PTZ 致癫痫及小鼠的强直性惊厥发生;SSa 抑制 PTZ 诱导的体外培养大鼠海马星形胶质细胞 TNF-α 释放及肿瘤坏死因子受体 1(TNFR1)的高表达,体内给药对 PTZ 致痫大鼠海马区 TNFR1 的高表达也有抑制作用,认为是 SSa 抗癫痫作用的机制之一。

7. 提高免疫　柴胡多糖、柴胡果胶多糖、柴胡皂苷等能提高机体的免疫功能,表现为增强巨噬细胞、自然杀伤细胞(NK)的功能,提高病毒特异性抗体的滴度和淋巴细胞的转化率,促进皮肤迟发型超敏反应;柴胡果胶多糖可通过 IL-6 促进脾细胞 IgG 的生成;柴胡皂苷 a(SSa)、d(SSd)、f(SSf)提高 T、B 细胞的活性以及 IL-2 的分泌水平,SSd 与 SSa 还能提高小鼠血浆的 IgA 和 IgG 水平,尤以 SSd 的活性最强。

免疫应答是指机体免疫系统对抗原刺激所产生的以排除抗原为目的的生理过程。这个过程包括抗原呈递、淋巴细胞活化、免疫分子形成及免疫效应发生等一系列生理反应。通过有效的免疫应答,机体得以维护内环境稳定。免疫活性细胞(T、B 淋巴细胞)识别抗原,产生应答(活化、增殖、分化等)并将抗原破坏和/或清除的全过程称为免疫应答。

8. 保肝利胆作用　柴胡可减轻四氯化碳、乙醇、D-半乳糖胺等多种因素引起的实验性肝组织损伤,其主要活性成分是柴胡皂苷。柴胡皂苷能降低四氯化碳实验性肝损伤小鼠肝内的过氧化脂质含量、血清中的谷丙转氨酶和谷草转氨酶活性,增加谷胱甘肽(glutathione,GSH)含量,说明其保肝作用与抗氧化损伤有关。同时柴胡皂苷提高细胞色素 P450 系统或其他毒物结合酶系统,使肝脏对毒物的代谢增强,从而保护肝脏。柴胡水浸剂和煎剂增加实验动物的胆汁排出量,降低胆汁中的胆酸、胆色素和胆固醇浓度。

9. 降血脂　柴胡皂苷肌内注射能降低实验性高脂血症动物的血脂水平,以甘油三酯的降低尤为显著;此外,可以加速胆固醇-^{14}C 和其代谢产物从胆汁和粪便排泄。柴胡影响脂质代谢的主要成分是皂苷 a、d 和皂苷元 A、D。另外,α-菠菜甾醇也能使高胆固醇动物的血浆胆固醇水平降低。

10. 抗抑郁　柴胡对慢性不可预见性应激抑郁模型大鼠、束缚四肢法所制备的肝郁证模型大鼠的行为学、神经递质异常有改善作用。柴胡皂苷 a 是其抗抑郁作用的物质基础,作用机制与影响脑内单胺类神经递质代谢(提高 NE、DA、5-HT 含量)及抗氧化等有关。

综上所述,柴胡的活性物质群通过多靶点、多途径整合后发挥解热、抗炎、促进免疫、保肝等作用。

11. 对平滑肌的作用　柴胡总皂苷可明显增强 ACh 对豚鼠、家兔立体肠肌的收缩作用,其复方制剂又可对抗氯化钡、组胺等所致的胃肠道肌肉痉挛;柴胡能兴奋子宫及其周围组织;柴胡粗皂苷、柴胡多糖对多种实验性胃黏膜损伤模型有保护作用。

（四）有效成分的药动学研究

大鼠经口给予柴胡50%乙醇提取物,血中检测到柴胡皂苷 a、c 和 d,$AUC_{柴胡皂苷 a}$ > $AUC_{柴胡皂苷 c}$ > $AUC_{柴胡皂苷 d}$。柴胡皂苷可经肠菌 β-葡糖苷酶转化成柴胡皂苷元。柴胡皂苷 a 的吸收差,绝对生物利用度低;静脉注射柴胡皂苷 a 后,血浆 $C\text{-}t$ 曲线呈二室模型,V_d 为 22L/kg,$t_{1/2}$ 约为 2 小时;大鼠灌服柴胡提取物后,柴胡皂苷 a 和柴胡皂苷 c 的 $t_{1/2}$ 为 4~6 小时,柴胡皂苷 d 的 $t_{1/2}$ 为 10 小时。以镇痛药效为指标,小鼠灌服柴胡煎剂后,效应 $t_{1/2}$ 约为 5 小时。

（五）现代应用

1. 柴胡可治疗流感、上呼吸道感染引起的发热,急、慢性胆囊炎,胆囊或胆管结石,消化性溃疡等消化系统疾病,以及神经官能症、更年期综合征等。

2. 柴胡注射液是我国首个中药注射剂,至今已有 70 多年的历史。柴胡注射液肌内注射有较好的退热效果。

（六）不良反应

1. 柴胡皂苷具有肝脏毒性,其肝损伤机制与多途径的氧化应激损伤有关。

2. 柴胡注射液可引起皮肤过敏反应、大疱性表皮松解型药疹、过敏性休克、晕厥、眩晕、肾衰竭、急性肺水肿等不良反应。

四、葛根

葛根味甘、辛,性凉,归脾、胃、肺经,具有解肌退热、生津止渴、透疹、升阳止泻、通经活络、解酒毒的功效,用于外感发热头痛、项背强痛、口渴、消渴、麻疹不透、热痢、泄泻、眩晕头痛、中风偏瘫、胸痹心痛、酒毒伤中。

（一）来源采制

葛根为豆科植物野葛 *Pueraria lobata* (Willd.)Ohwi 的干燥根。秋、冬二季采挖,趁鲜切成厚片或小块;干燥。葛根资源分布较广,主要分布于我国的黄河长江流域,主产于河南、湖南、浙江、四川。

（二）药效物质基础

葛根主要含有黄酮类(含量为 0.06%~12.30%)和香豆素类化合物。黄酮类成分主要有葛根素、大豆苷元、大豆苷、大豆苷元-8-C-芹菜糖-（1→6）葡萄糖苷等;香豆素类成分主要有 6,7-二甲基香豆素、6-牻牛儿基-7,4-二羟基香豆素等。此外,还含有葛根苷类,如葛根苷 A、葛根苷 B、葛根苷 C 等;三萜皂苷及生物碱类成分。

（三）主要药理作用与作用机制

葛根的主要功效为解肌退热、生津止渴,具有解热、降血糖的作用,具体表现如下（图 11-6）。

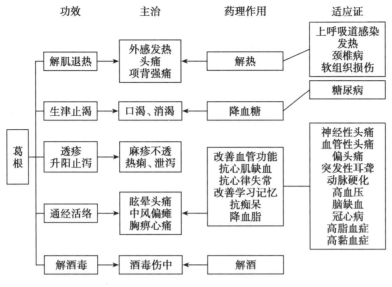

功效　　　　主治　　　　药理作用　　　　适应证

● 图 11-6　葛根的功效主治与药理作用

1. 解热　葛根粉、葛根煎剂、乙醇浸膏、葛根素等对伤寒混合菌苗、2,4-二硝基苯酚、蛋白胨实验性发热动物均有解热作用。葛根素是其活性成分,葛根素水溶剂静脉注射对发热模型家兔具有明显的解热作用,并呈现剂量相关性。作用机制可能是通过某些环节抑制下丘脑视前区(POAH)神经元内环磷腺苷(cAMP)的产生和释放,从而抑制体温定点上移而达到解热效应。

基于网络药理学构建葛根解热作用的靶点交互作用网络,运用分子对接方法对葛根解热作用的关键靶点进行验证。结果显示,葛根的 49 个有效成分可能调控 PTGS2 和 EGFR 等 21 个靶点,显著影响环氧合酶通路、前列腺素合成、正向调节发热、炎症反应等 11 条生物过程及花生四烯酸代谢、5-羟色胺突触、HIF-1 信号等 7 条代谢通路,65%以上的有效成分与关键靶点具有结合活性,表明葛根可能通过"多成分、多靶点和多通路"作用发挥解热作用。

2. 降血糖　葛根煎剂、葛根醇提物和葛根素能降低糖尿病大鼠的血糖,改善葡萄糖/胰岛素耐受及脂肪因子表达,抑制 Cb1 结合蛋白通路,促进 GLUT4 细胞膜移位以增加葡萄糖转运,并减轻 IKKβ/IRS-1 依赖的胰岛素抵抗(IR)。葛根素可降低四氧嘧啶性高血糖小鼠、链脲佐菌素糖尿病模型大鼠的血糖水平,通过调节 β-内啡肽水平,降低血清晚期糖基化终产物(AGEs)和单核细胞趋化蛋白(MCP)水平,激活 α_1 肾上腺素受体等多途径逆转 IR 所致的心血管并发症。

3. 改善血管功能　葛根具有抑制血管平滑肌细胞增殖、保护血管内皮功能、调节内皮血管活性物质释放、改善微循环障碍等作用,葛根素是主要有效成分。葛根素对多种因素所致的内皮损伤有保护作用,可抑制血管平滑肌细胞(VSMCs)过度增殖,通过一氧化氮(NO)系统及腺苷三磷酸(ATP)敏感的钾通道呈现内皮依赖性舒血管效应及 cAMP 途径产生非内皮依赖性血管舒张效应。抗氧化、抑制促凝因子的释放与活性、增加抗凝血物质的释放而改善微循环是葛根素发挥保护内皮功能的机制,通过对血浆内皮素(ET)、肾素和血管紧张素Ⅱ三者水平的平衡调控来保护血管功能。

动脉硬化、冠心病、高血压等病理过程中都存在血管内皮系统功能障碍,其中以内皮细胞所分泌的 NO 减少而致血管舒张反应下降为主要特征。血管内皮细胞分泌 NO 后弥散至平滑肌细胞,激活鸟苷酸环化酶引起 cGMP 升高,通过 cGMP 依赖性钙通道,减少 Ca^{2+} 内流,从而抑制 Ca^{2+} 介导的磷酸化而使血管扩张。

4. 抗心肌缺血、抗心律失常　葛根水煎剂、酒浸膏、总黄酮、葛根素均有明显的扩张冠脉血管的作用,对多种急性心肌缺血模型有保护作用。葛根素是 β 受体拮抗剂,其通过降压、减慢心率、降低心肌耗氧量等达到抗心肌缺血的作用;可减轻心肌缺血及再灌注后的超微结构改变、减少缺血引起的心肌乳酸的产生,通过减少心钠素(ANP)和血管紧张素Ⅱ(AngⅡ)的释放,减缓压力超负荷心力衰竭的发生;延长豚鼠乳头肌细胞动作电位时程(APD)、抑制延迟整流钾电流是葛根素抗心律失常的电生理机制。葛根黄酮和大豆苷元亦有抗心律失常作用。

5. 改善学习记忆、抗痴呆　葛根素改善学习记忆能力的作用与其抑制 tau 蛋白过磷酸化反应、减轻胆碱能神经元损伤、增加乙酰胆碱转移酶(ChAT)活性和功能、催化 ACh 合成有关。抗痴呆的作用机制包括葛根素下调脑组织 Aβ1-40 和 Bax 表达,抑制 β-淀粉样肽的神经毒性,减轻脑皮质和海马神经元凋亡;葛根异黄酮对甲基-苯基-吡啶离子(MPP$^+$)诱导的 PC12 细胞凋亡有抑制作用,表明其有抗多巴胺能神经损伤作用;葛根总黄酮、葛根素扩张血管,降低血管阻力,增加脑血流量,改善微循环,从而促进受损脑细胞的功能恢复。

6. 解酒　葛根素可加速乙醇代谢,减轻肝损害,提高对乙醇的耐受量,降低病死率;抑制还原型辅酶Ⅰ,改善肝细胞代谢,减少体内各种毒性物质的蓄积;扩张血管,降低血管阻力,增加脑血流量,改善微循环,从而促进受损脑细胞的功能恢复,发挥促醒作用。

葛根还具有降血脂、抗氧化、抗肿瘤等作用。

(四) 有效成分的药动学研究

大鼠经口给予葛根提取物后,血浆中检测到葛根素、大豆苷元及相应的代谢产物。葛根素、大豆苷元的吸收均较快,t_{max} 为 10 分钟左右。葛根素可被肠菌转化为大豆苷元和毛蕊异黄酮。葛根素口服吸收差,犬体内的绝对生物利用度约 6%,但吸收较快,t_{max} 为 1 小时左右,食物可延缓葛根素的吸收;血浆 C-t 曲线为二室模型,分布快而广,血浆蛋白结合率为 25%,肾浓度较高,肝、脾次之,可通过血脑屏障,$t_{1/2\alpha}$ 为 1 小时;大鼠体内主要代谢为大豆苷元及相应的硫酸和葡糖醛酸结合Ⅱ相代谢物;尿中的主要排泄物为葛根素,消除慢,$t_{1/2\beta}$ 为 15 小时;在人及大鼠体内主要由肾排泄,而小鼠的主要排泄途径为肠道。大豆苷的吸收少,被肠菌水解为大豆苷元,大豆苷在体内主要为大豆苷元及相应的硫酸和葡糖醛酸结合Ⅱ相代谢物。

(五) 现代应用

1. 以葛根为主的复方葛根汤、柴葛解肌汤用于治疗普通感冒、流行性感冒、牙周炎、急性结膜炎、颈椎病;升麻芷葛汤用于治疗神经性头痛、血管性头痛、偏头痛;升麻葛根汤用于出疹性疾病初期患者;葛根芩连汤用于治疗痢疾、小儿夏季腹泻;玉液汤用于糖尿病等。

2. 葛根素静脉给药,对冠心病、心绞痛、心肌梗死、脑血栓、突发性耳聋和心律失常等有较好的疗效,葛根素对糖尿病、慢性单纯性青光眼、视神经损伤或外伤性视神经萎缩、椎基底动脉供血不足、心力衰竭、外伤性视神经萎缩、高血压、颈椎病、软组织损伤均有一定的效果;葛根片剂对突发性耳聋、原发性高血压、高脂血症等有较好的疗效。

(六) 不良反应

葛根素注射液在临床应用中有引起药物热、过敏性药疹、过敏性休克、速发型喉头水肿、震颤、过敏性皮疹、面部血管水肿、消化道出血、溶血反应、肾绞痛、血红蛋白尿、谷丙转氨酶升高、心脏停搏、窦房结抑制等不良反应的报道,其不良反应的潜伏期有长有短,临床应用时应注意密切观察。

学习小结

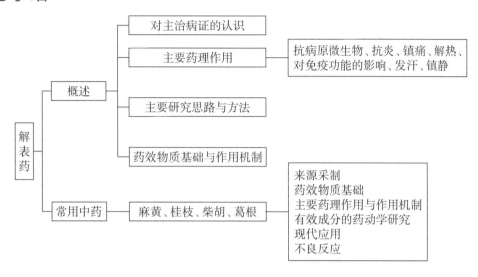

1. 简述麻黄平喘作用的成分、机制与作用特点。

2. 从现代药理学角度分析辛温解表方与辛凉解表方的药理作用异同。

3. 简述与柴胡解表退热、疏肝解郁功效相关的药理作用。

4. 简述葛根"通经活络"功效的药理作用表现及主要有效成分。

（林　青）

第十二章　清热药

通过学习清热药的中药药理研究思路、常用的研究方法及知母、黄芩、黄连、金银花、大青叶、青蒿6味常用中药的药效物质基础、药理作用、作用机制及药动学特点，重点理解清热药的现代研究思路及主要药理作用表现，理解其在药理作用上的共性与个性。掌握与功效相关的主要药理作用；了解清热药中药药理学的研究现状；具备指导临床合理、安全用药及进行清热药类中药药效及物质基础研究的基本能力。

第一节　概述

凡以清泄里热为主要作用，具有清热、解毒、泻火、凉血、燥湿及清虚热等功效，主治里热证的药物称为清热药。本类药性多寒凉，入肺、胃、心、肝、大肠经。根据清热药的主要功效，分为清实热药与清虚热药，前者又分为清热解毒药、清热泻火药、清热凉血药及清热燥湿药。清热解毒药的常用药物有金银花、连翘、大青叶、板蓝根、蒲公英、鱼腥草、白头翁等；清热泻火药的常用药物有石膏、知母、芦根、淡竹叶、栀子、莲子等；清热凉血药的常用药物有牛黄、生地黄、玄参等；清虚热药的常用药物有地骨皮、银柴胡、胡黄连等。

一、对主治病证的认识

里热证是由外邪内传入里化热，或因内郁化热所致的一种综合征，其临床表现主要有发热、体温不高而见口干、咽喉干燥、面红、目赤、大便干结、小便短赤、五心烦热、舌红、苔黄、脉数等一系列机体功能活动亢进的证候。从现代医学的角度看，外邪入里化热的实热证候与各种急性感染性疾病相似，如清热解毒药主要用于各种火热毒邪所致之证，如瘟疫、毒痢以及痈肿疮疡的热毒证多与病原微生物感染性疾病有关；热之极为火，清热泻火主要用于热病邪在气分的壮热、口渴、面赤、烦躁、汗出、舌苔黄燥、脉洪实有力等里热炽盛的证候，则多见于急性传染的症状明显期和急性期；清热凉血药主要用于热入营血所致的斑疹隐隐或出血、烦躁、不寐、神昏谵语、舌绛及其他血热证相当于感染性疾病的衰竭期；清热燥湿药适用于湿热为患，如湿热黄疸、湿热泻痢、淋证、带下及痈肿疮疡等。

二、主要研究思路与方法

清热药的临床运用广泛,对许多感染性疾病具有很好的疗效。大量资料表明清热药的作用机制涉及感染性病症发生与发展的多个病理环节,目前清热解毒药的药效研究已由最初的抗菌和抗病毒向抗内毒素、抗炎性细胞因子、抗氧自由基损伤、保护机体组织细胞、增强免疫功能、抗肿瘤等方向发展,证明中医"热"和"毒"的概念较广泛,远非感染性疾病所能囊括。所以清热药的现代药理研究应结合清热药的功效与主治,把握"热"与"毒"的内涵,以感染性病症的不同发展阶段及相应的病理改变为核心,兼顾非感染性疾病开展研究,并加强对清虚热药的研究。

(一) 抗病原微生物

由于里热证的病因多为病原微生物感染,因而常采用体内和体外实验方法进行清热药抗病原微生物作用的研究。

(二) 抗细菌毒素

病原微生物所产生的毒性产物是造成感染性疾病多种症状和组织损伤的重要因素。细菌毒素有外毒素及内毒素2种。内毒素是革兰氏阴性菌细胞壁的脂多糖,在菌体死亡崩解时大量释放出来;外毒素是由革兰氏阳性菌及少数革兰氏阴性菌在生长代谢过程中释放至菌体外的蛋白质。某些细菌可产生具有侵袭性的酶,能损伤机体组织,促进细菌的侵袭、扩散,也是细菌重要的致病因素,如链球菌的透明质酸酶等。外毒素是一种毒性蛋白质,具有选择性地亲和某些组织的作用,常常引起特殊病变,如破伤风杆菌产生的破伤风痉挛毒素可使全身肌肉强直痉挛。内毒素是存在于细胞壁的一种类脂、多糖及蛋白质的复合物,对机体组织没有特殊的亲和作用,通过刺激巨噬细胞、血管内皮细胞等产生 IL-1、IL-6、TNF-α 等细胞因子引起发热、微血管扩张、炎症反应等免疫保护性应答。内毒素大量释放引起的高热、低血压性休克、弥散性血管内凝血(DIC)等表现与里热证的症状极为相似。所以在开展清热药的研究时,应重点观察清热药是否具有增强机体对内毒素的解毒能力、改善机体对内毒素的反应性、消除肠源性内毒素及直接使内毒素降解等方面的作用。

(三) 解热抗炎

清热药主要用于急性传染性、感染性炎症疾病,临床能较快解除类似于在感染初期表现为以炎性渗出、毛细血管通透性亢进的红、热、肿、痛为特点的"热证",所以研究清热药的抗炎作用宜重点研究对急性炎症的作用;发热是里热证的重要表现,研究清热药的解热作用及机制应首选以内毒素所致的发热反应,也可选用内生性致热原的致热试验、微量注射 PGE 于脑室内或下丘脑致热等方法。

（四）改善微循环

发热失水可致血液浓缩,病原体及其毒素可以激活血小板、内外凝血系统继而出现血凝活性异常,呈现"热瘀互结""气血两燔""耗血动血"。微循环障碍不仅造成局部的"缺血缺氧"环境而损伤机体的抗感染防御能力,也给药物多种疗效的发挥带来困难。因此针对"清热凉血"功效的清热药可从抑制血小板聚集、抗血栓形成、改善血液流变性等方面开展研究。

（五）免疫调节作用

机体的免疫功能对感染性疾病的康复至关重要,有效地提高机体的免疫力,提高机体的抗感染能力不仅可抵御和遏制细菌感染、继发的病毒感染或二重感染,且有助于内毒素的清除。免疫功能对病原微生物及其毒素、衰残细胞和癌细胞具有识别和清除作用,是人体"正气"之所在。因此,我们可以研究在机体免疫功能低下的状态时,清热药对巨噬细胞和中性粒细胞的吞噬功能、促进自然杀伤细胞(NK 细胞)及淋巴因子激活杀伤细胞(LAK 细胞)的能力、是否增强 B 淋巴细胞和 T 淋巴细胞增殖等方面的影响。

三、主要药理作用

目前对清热药的药理研究主要集中在抗病原微生物、抗毒素、抗炎、增强机体免疫功能、解热等作用(表 12-1)。

表 12-1 清热药的主要药理作用总括表

类别	药物	药 理 作 用						
		抗病原微生物	抗细菌毒素	抗炎	解热	调节免疫功能	抗肿瘤	其他
清热泻火药	知母	+		+	+		+	抑制交感神经功能、抑制钠泵、降血糖、抗溃疡、改善学习记忆
	石膏				+	+		降血糖、利尿、利胆
	栀子	+	+	+	+			镇静催眠、镇痛、保肝利胆、抗脑缺血再灌注损伤、降压、抗胰腺炎
清热燥湿药	黄芩	+	+	+	+	+	+	抗过敏、降血压、降血脂、保肝、抗血小板聚集、抗氧化、降血糖、脑保护、抗辐射
	黄连	+	+	+		+	+	抗腹泻、降血压、抗心律失常、抗溃疡、利胆、降血糖、抗血小板聚集、抗心肌缺血
	黄柏	+		+	+			抗变态反应、降血压、抗溃疡、抗痛风
	苦参	+		+		+	+	止泻、抗心律失常、抗心肌缺血、抗溃疡、平喘
	龙胆草			+		+		利胆、保肝、健胃、降血压

续表

类别	药物	抗病原微生物	抗细菌毒素	抗炎	解热	调节免疫功能	抗肿瘤	其他
清热凉血药	牡丹皮	+		+	+	+	+	镇痛、抗过敏、降血糖、抗缺血再灌注损伤、降血脂、抗动脉粥样硬化、抗心律失常、改善微循环、保肝、抑制中枢
	赤芍	+	+	+			+	抗血小板聚集、降血脂、抗动脉粥样硬化、抗脑缺血、保肝、镇静、解痉、抗溃疡
	紫草	+		+	+	+	+	抗过敏、保肝、止血、镇静、抗生育
清热解毒药	金银花	+	+	+	+	+	+	降血脂、利胆、保肝、止血、降血糖、抗氧化、抗血小板聚集
	连翘	+	+	+	+		+	镇吐、保肝、抗过敏、减肥
	大青叶	+	+	+	+	+	+	保肝、利胆、抗血小板聚集
	板蓝根	+	+	+	+	+	+	抗血小板聚集、抗氧化
	鱼腥草	+	+	+	+	+		抗过敏、肾保护
	穿心莲	+	+	+	+	+	+	抗蛇毒、抗血小板聚集、保肝利胆、抗动脉粥样硬化、降血糖、终止
	山豆根	+		+	+		+	保肝、抗心律失常、改善血液流变学、平喘、抗溃疡、解痉、中枢抑制
	青黛	+				+	+	保肝
	野菊花	+	+	+		+	+	降血压
	蒲公英	+	+			+	+	保肝、抗溃疡、抗氧化
清虚热药	青蒿	+	+	+	+	+	+	抗疟、镇痛、抗疟原虫、抗心律失常
	地骨皮	+	+	+	+	+		降血糖、降血脂、兴奋子宫
	胡黄连	+						利胆

（一）抗病原微生物作用

多数清热药对多种病毒、细菌、真菌、螺旋体、原虫等有不同程度的抑制作用,配伍或组成复方可使作用范围互补、扩大乃至协同增效。目前认为多数清热药具有较为广谱的体外抗菌活性。但应注意,清热药的体外抗菌作用并不强,常用剂量下很难于体内达到抗菌的最低浓度,但对一些局部感染如肠道感染、皮肤感染等仍可达抗菌浓度。

（二）抗细菌毒素作用

许多清热药能够降解细菌内毒素,提高机体对内毒素的耐受能力。黄芩苷能减轻内毒素对细胞膜结构的损伤作用,金银花、穿心莲、蒲公英、大青叶、鱼腥草可直接破坏和降解内毒素的形态结构,使其失去活性;金银花、蒲公英、穿心莲、黄连、黄芩、鸭跖草、水牛角等能降低大肠埃希菌、霍乱弧菌等内毒素所致的小鼠死亡率,减轻腹泻及肠道黏膜炎症反应。

（三）解热抗炎作用

多数清热药对内毒素或酵母等引起的实验性动物发热有不同程度的解热作用，其中以清热泻火药、清热凉血药的作用最为明显，与解表药不同的是退热多不伴明显的发汗，其解热机制与抑制病原微生物病毒、抗细菌毒素、抑制内源性致热原、直接作用于体温调节中枢有关。急性炎症是里热证的主要表现和病理过程之一，单味清热药及复方对炎症反应均有不同程度的抑制作用，尤其对急性炎症的作用较为明显。大青叶、板蓝根、银花、连翘、黄连、黄芩等对多种致炎剂引起的急性炎症均有一定的抑制作用，可抑制二甲苯所致的小鼠耳肿胀、角叉菜胶所致的大鼠足肿胀，并能降低组胺等引起的毛细血管通透性增加。

（四）对免疫功能的作用

清热药既可提高机体的非特异性免疫功能，增强机体的抗病能力；又可调节特异性免疫，抑制变态反应。蒲公英、金银花、鱼腥草、穿心莲、黄连、黄芩、栀子等可不同程度地增加白细胞数量，提高白细胞和巨噬细胞的吞噬能力，增强非特异性免疫功能；山豆根、金银花、黄连、黄芩等有促进细胞免疫的作用，山豆根、黄柏、金银花等有促进体液免疫的作用，从而增强特异性免疫功能。黄芩、黄连、穿心莲等有免疫抑制作用，能对抗过敏反应。

（五）其他

赤芍、生地黄、牡丹皮、牛黄等清热药还有不同程度的镇静、扩张血管、调整凝血与抗凝平衡的作用；苦参、紫草、北豆根、金银花、青黛等具有一定的抗肿瘤、保肝、利胆等作用。

综上所述，清热药的清泄里热功效与该类药抗病原体、抗毒素、抗炎、解热、调节机体免疫功能及抗肿瘤等药理作用有关。

第二节　常用中药

案例导入

中医药学是目前保存最为完整、影响力最大、使用人口最多的传统医药体系，被认为是目前我国最有希望取得原始创新突破、对世界科技和医药发展产生重大影响的学科。半个世纪以来，中医药研究者充分借鉴现代科学的理论、方法、手段，在中医药理论的指导下，结合中医临床的用药经验，对中药的药效物质基础进行了大量的基础性研究，取得了丰硕的成果，开发了一批创新性中药新药，其中最具有代表性的成果为从清热药青蒿中发现的抗疟药青蒿素，因其具有高效、低毒、强抗疟性等特点，被 WHO 批准为世界范围内治疗脑型疟疾和恶性疟疾的首选药物，称为"目前世界上唯一有效的疟疾治疗药物"，在全世界各地遏制恶性疟的行动中发挥重要作用。我国科学家屠呦呦因在青蒿素研制工作中的杰出成就，荣获了 2015 年诺贝尔生理学或医学奖。

一、知母

知母味苦、甘,性寒,归肺、胃、肾经,具有清热泻火、滋阴润燥的功效,用于外感热病、高热烦渴、肺热燥咳、骨蒸潮热、内热消渴、肠燥便秘。

(一) 来源采制

知母为百合科植物知母 *Anemarrhena asphodeloides* Bge. 的干燥根茎。春、秋二季采挖,除去须根和泥沙,晒干,习称"毛知母";或除去外皮,晒干。

知母根茎中芒果苷的含量随不同的采集月份而变化,一年中,以 3 月刚萌芽不久时含量最低,而 4 月达到最高点。从目前中药知母的采收季节看,以芒果苷含量而言,以 4~5 月和 10 月以后采集为佳。开花后,芒果苷含量下降,至 10 月以后又升到较高水平。栽培品皂苷元的含量随栽培年限的延长而增高,因此栽培 3 年的知母为佳。

(二) 药效物质基础

知母根茎中含有甾体皂苷、双苯吡酮类、木脂素类、多糖类、黄酮类、有机酸类等。甾体皂苷在知母中数量多、含量高,已经鉴定的化合物有 20 多种,其皂苷元有菝葜皂苷元(sarsasapogenin)、马尔可皂苷元(markosapogenin)、新吉托皂苷元(negitogenin)和薯蓣皂苷元(diosgenin)。双苯吡酮类成分包括芒果苷(mangiferin)和新芒果苷(isomangiferin)等。知母多糖(anemaran)有知母多糖A、B、C、D 共 4 种。

(三) 主要药理作用与作用机制

知母的主要功效为清热泻火,具有抗病原微生物、解热抗炎、影响神经内分泌功能等作用,具体表现如下(图 12-1)。

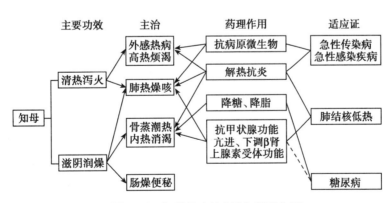

● 图 12-1　知母的功效主治与药理作用

1. 抗病原微生物　知母煎剂体外对伤寒杆菌、痢疾杆菌、白喉杆菌、金黄色葡萄球菌、大肠埃希菌、甲型链球菌、乙型链球菌、肺炎双球菌等有抗菌作用;芒果苷是其抗结核杆菌的有效成分之一;菝葜皂苷元对痢疾杆菌、大肠埃希菌、铜绿假单胞菌、金黄色葡萄球菌有良好的体外抑制作用;芒果苷与异芒果苷均有抗单纯疱疹病毒(herpes simplex virus, HSV)作用,阻止 HSV-Ⅰ 在细胞内复制,抑制 HSV-Ⅰ 的致细胞病变作用。

2. 解热抗炎　知母解热具有起效慢,但作用持久的特点。在大肠埃希菌内毒素复制的家兔模型中,知母水煎液及正丁醇组分、多糖组分有明显的降温作用;菝葜皂苷元和知母皂苷通过抑制细胞膜上的 Na^+, K^+-ATP 酶活性使产热减少,抑制单胺氧化酶活性,减少 5-HT 代谢,抑制 COX,减少 PG 的合成实现解热作用。知母具有显著的抗炎作用,其物质基础为皂苷组分和多糖组分,菝葜皂苷元和知母皂苷、芒果苷对急、慢性炎症均有抑制作用,减轻二甲苯致小鼠耳肿胀和乙酸致小鼠腹腔毛细血管通透性,抑制角叉菜胶性大鼠足肿胀及棉球性肉芽肿。知母总多糖对急、慢性炎症有良好的对抗作用,能使炎症大鼠的血浆皮质醇水平上升,但对去肾上腺大鼠无明显的抗炎作用,说明其抗炎是下丘脑-垂体-肾上腺轴(HPAA)依赖性的。

Na^+, K^+-ATP 酶又称钠泵,广泛存在于动物的器官组织及细胞膜上,是生物体内广泛存在的一种极为重要的膜酶,对维持生理活动、体温及细胞正常代谢和细胞内外离子平衡有重要作用。Na^+, K^+-ATP 酶通过分解 ATP,释放能量,供 Na^+ 和 K^+ 主动转运,促进脂肪酸氧化,产生大量热量,所以 Na^+, K^+-ATP 酶在机体产热中占重要地位。研究认为阴虚生内热是 Na^+, K^+-ATP 酶活性过高的表现,现已证明知母皂苷元是 Na^+, K^+-ATP 酶的抑制剂。

3. 降糖、降脂、抗动脉粥样硬化作用　知母皂苷、双苯吡酮类和知母多糖化合物有降血糖作用。芒果苷及其糖苷口服后能降低 2 型糖尿病动物模型小鼠的血糖水平,对高胰岛素血症小鼠有改善症状的作用。芒果苷体外具有抑制大鼠小肠 α-葡糖苷酶活性的作用。芒果苷通过提高胰岛素细胞再生能力、胰岛素水平、胰岛素敏感性、葡萄糖利用率等机制发挥直接降糖作用。知母甾体皂苷可明显降低血清 TC、TG、LDL、HDL 含量,提高 HDL/TC 比值,缩小斑块面积,减轻动脉粥样硬化程度。

4. 改善学习记忆　知母皂苷改善和治疗阿尔茨海默病,增强学习记忆能力的作用是近年的研究热点。知母皂苷及知母皂苷元是其改善学习记忆的有效成分,可提高老年动物、β-淀粉样肽所致的阿尔茨海默病(AD)模型大鼠等的学习记忆能力,作用机制与增强胆碱能神经系统功能,调节 β 受体-cAMP、M 受体-cGMP 平衡,改善脑内自由基代谢,改善 AD 大鼠脑内神经元的 tau 蛋白过度磷酸化及神经元的凋亡等有关。

5. 抗脑缺血　知母皂苷扩大大鼠脑缺血再灌注损伤,作用机制与减少自由基损伤、减轻炎症反应、减少内皮素-1 释放等有关。知母皂苷抑制血管平滑肌细胞的增殖及凋亡,下调血管内皮细胞血管紧张素酶原基因、肾上腺素 α_{2A} 受体基因和内皮素转换酶-1 基因的表达。

6. 抑制 β 肾上腺素受体-cAMP 系统的功能　研究发现阴虚患者多有 β 肾上腺素受体-cAMP 系统功能偏亢、M 胆碱受体-cGMP 系统功能偏衰的现象,表现为产热增加、血中的 cAMP 含量升高。对细胞水平的调控机制研究发现,以 β 受体为"门户"、cAMP 为第二信使的细胞调控机制遍及全身。交感神经、肾上腺都通过 β 受体影响细胞功能。β 受体又与 M 受体互相制约,对维持细胞的正常生理功能具有重要意义。知母能使血、脑、肾上腺中的多巴胺-β-羟化酶活性降低,NA 合成和释放减少;知母及其皂苷元能抑制过快的 β 受体蛋白合成,下调过多的 β 受体;使甲状腺素和氢化可的松所致的阴虚模型动物脑、肾中的 β 受体功能下降,血中的 cAMP 含量减少,从而导致 β 肾上腺素受体-cAMP 系统的功能降低。这可能是知母清热泻火的重要机制之一。

7. 抗肿瘤作用　知母水提物、甾体皂苷、皂苷元及芒果苷等具有抗肿瘤作用,以知母皂苷 A-Ⅲ 的作用最强,能诱导乳腺癌细胞、宫颈癌细胞(HeLa 细胞)、结肠癌细胞、黑色素瘤细胞、脑胶质瘤细胞及胰腺癌细胞凋亡,其机制分别是通过激活 caspase-4 和 caspase-9、阻滞肿瘤细胞周期、抑制血管内皮生长因子(VEGF)等多靶点的综合作用。

细胞凋亡(apoptosis)是细胞对环境的生理性和病理性刺激信号、环境条件变化或缓和性损伤产生的,由基因控制的细胞自主、有序地死亡,由接收凋亡信号到凋亡调控分子间的相互作用导致蛋白水解酶的活化(caspase)进入连续反应过程几个阶段组成。首先出现的是细胞体积缩小,连接消失,与周围的细胞脱离;然后是细胞质密度增加,线粒体膜电位消失,通透性改变,释放细胞色素 C 到胞质,核质浓缩,核膜核仁破碎,DNA 降解成为 180~200bp 的片段,胞膜有小泡状形成,膜内侧磷脂酰丝氨酸外翻到膜表面,胞膜结构仍然完整;最终可将凋亡细胞遗骸分割包裹为几个凋亡小体,凋亡小体可迅速被周围专职或非专职吞噬细胞吞噬。

近年来,知母在抗衰老方面的研究甚多,具有很好的应用前景,主要活性成分为知母皂苷及其皂苷元,通过多靶点、多途径整合发挥抗衰老作用。知母还具有抗溃疡、抗血小板聚集等作用。

(四) 有效成分的药动学研究

大鼠灌服知母提取物后,芒果苷、新芒果苷、知母皂苷 D、知母皂苷 B-Ⅱ、知母皂苷 B-Ⅲ 及知母皂苷 A-Ⅲ 等成分吸收入血。大鼠灌服知母皂苷 B-Ⅱ 后,绝对生物利用度为 1%,t_{max} 约为 2 小时,$t_{1/2}$ 约为 3 小时。人口服芒果苷后,t_{max} 为 1 小时,$t_{1/2}$ 为 8 小时;体内经甲基化、葡糖醛酸化和硫酸化代谢。与芒果苷单体比较,知母煎液灌胃给药后,芒果苷的 C_{max} 和 AUC 明显升高。

(五) 现代应用

1. 以知母为主的复方白虎汤用于治疗流行性出血热、肺炎、流行性脑脊髓膜炎、流行性乙型脑炎;玉女煎用于治疗 2 型糖尿病;二母丸、知柏地黄丸用于治疗肺结核。
2. 知母皂苷在阿尔茨海默病的治疗方面有一定的应用前景。

(六) 不良反应

知母皂苷 A-Ⅲ 对人血红细胞有较强的溶血作用,知母皂苷 Ⅰa 有轻微的溶血作用。

二、黄芩

黄芩味苦,性寒,归肺、胆、脾、大肠、小肠经,具有清热燥湿、泻火解毒、止血、安胎的功效,用于湿温、暑温、胸闷呕恶、湿热痞满、泻痢、黄疸、肺热咳嗽、高热烦渴、血热吐衄、痈肿疮毒、胎动不安。

(一) 来源采制

黄芩为唇形科植物黄芩 *Scutellaria baicalensis* Georgi 的干燥根。春、秋二季采挖,除去须根和泥沙,晒后撞去粗皮,晒干。产于河北、山西、内蒙古、河南、陕西等地,近年来由于市场需求剧增且资源破坏,黄芩在全国各地广泛栽培。黄酮类化合物的含量是评价黄芩品质的重要指标,不同产地的黄芩黄酮类的成分比例有显著性差异,三年生且春季采收的黄芩药材的黄酮类化合物含量高,品质较好。

（二）药效物质基础

主要含黄酮类成分,已分离出 40 多种黄酮,主要有黄芩苷(baicalin)、黄芩素(baicalein)、汉黄芩素(wogonin)、汉黄芩苷(wogonoside-7-O-glucuronide)、黄芩新素Ⅰ(skullcapflavone Ⅰ)、新黄芩素Ⅱ(skullcapflavone Ⅱ)、千层纸素 A(oroxylin A)等。还含有氨基酸、挥发油、甾醇和黄芩酶等。

（三）主要药理作用与作用机制

黄芩的主要功效为清热燥湿、泻火解毒,具有解热、抗炎、抗过敏、抗病原微生物、抗内毒素、保肝与降血脂等作用,具体表现如下(图 12-2)。

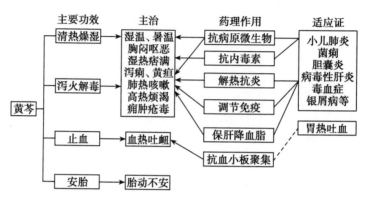

● 图 12-2　黄芩的功效主治与药理作用

1. 抗病原微生物　黄芩具有广谱的抗菌和抗病毒作用,体外对革兰氏阳性菌、革兰氏阴性菌、螺旋菌、真菌及病毒有抑制作用。黄芩素、黄芩苷、黄芩苷元等黄酮类活性物质是其药效物质基础。　黄芩苷在体内外均具有抗流感病毒作用,抗流感病毒机制包括直接抗病毒作用和调节免疫炎症反应 2 个方面。黄芩苷能明显增加呼吸道合胞病毒(RSV)感染 BLAB/c 小鼠的 IFN-α 及 IFN-β 表达而发挥抗 RSV 的作用;黄芩苷及黄芩苷元均抑制免疫缺陷病毒逆转录酶(HIV-1 RT)及在细胞培养中抑制 HIV-1;黄芩苷及黄芩苷元的 6-羟基为抑制 HIV-RT 活性所必需的;黄芩苷元静脉滴注能够降低 p24 抗原,增加免疫细胞 T_4 的数量,在细胞内发挥抗病毒增殖的作用;黄芩苷体外能在无细胞毒性的浓度下,呈现出剂量依赖性地抑制柯萨奇病毒 B 组 3 型(Coxsackie virus B3,CVB3)感染,其机制为通过降低细胞脂类代谢、减少病毒感染后自噬体形成,从而干扰病毒复制,继而减少病毒对细胞的破坏。

病毒具有高度的寄生性,完全依赖宿主细胞的能量和代谢系统来获取生命活动所需的物质和能量。CVB3 属于小核糖核酸病毒科肠道病毒属的柯萨奇病毒 B 组,无包膜的单正链 RNA 病毒,是引起病毒性心肌炎(viral myocarditis,VMC)的最常见的病毒,目前尚无特效的治疗药物。CVB3 等 RNA 病毒可通过操纵宿主膜和细胞脂质来创造一个新的细胞微环境,便于病毒基因组复制、蛋白质合成和新病毒粒子组装。　CVB3 感染后可诱导宿主细胞形成大量的双膜囊泡结构的自噬体,这些自噬体量与病毒复制效率呈正相关关系;而细胞膜的关键组成部分胆固醇、脂肪酸和磷脂等成分是自噬体形成所必需的,表明细胞脂质的积累在病毒感染进程中起重要作用。

2. 抗内毒素　黄芩素与黄芩苷体外具有降解内毒素的作用。黄芩苷降解内毒素的作用有浓度、时间依赖性,随黄芩苷浓度升高、作用时间延长,黄芩苷降解内毒素的作用增强。黄芩苷拮抗内毒素所致的家兔发热,降低内毒素攻击所致的卡介苗敏化小鼠的病死率及小鼠血清 TNF-α、NO 的异常增高,降低内毒素引起的动物死亡率。

3. **解热抗炎** 黄芩对多种致热原所致的家兔或大鼠发热有解热作用。黄芩总黄酮及黄芩苷为其解热的主要活性成分。黄芩苷减少内生性致热原的产生,降低内毒素发热模型动物血清、下丘脑及脑脊液中白介素-1β(IL-1β)、肿瘤坏死因子 α(TNF-α)、IL-6 和 NO 的含量,抑制 PGE_2 和 cAMP 合成。灌胃给予酵母诱导的发热大鼠黄芩苷后,在体温降低的同时伴血浆、下丘脑及脑脊液中 TNF-α、IL-1β 细胞因子含量的下降。静脉注射给予内毒素诱导的发热家兔黄芩苷后,发热家兔的体温明显降低,预测黄芩苷可能通过减少 TNF-α 的量和抑制下丘脑中的 N-甲基-D-天冬氨酸受体依赖羟基旁路而发挥解热作用。黄芩对急性炎症有良好的抗炎作用,黄芩素、黄芩苷及汉黄芩素是主要活性成分,作用机制与抑制花生四烯酸代谢,减少 5-羟基二十四碳四烯酸(5-HETE)、PGE_2、白三烯 B_4 合成,抑制大鼠血小板的脂氧酶活性有关。脂多糖诱导的细胞炎症模型,黄芩素能够抑制环氧合酶 COX-2 基因的表达,以阻止转录因子 C/EBPβ 与 DNA 结合,从而抑制花生四烯酸的代谢而产生抗炎作用。

4. **调节免疫** 黄芩中的有效成分具有免疫抑制和免疫增强的双向调节作用。黄芩素、汉黄芩素、汉黄芩苷、黄芩新素Ⅱ等黄酮类成分均可稳定肥大细胞膜,抑制肥大细胞脱颗粒,减少组胺变态反应介质的释放;黄芩苷对刀豆蛋白(ConA)等诱导的小鼠 $CD3^+$ T 细胞增殖有明显的抑制作用,且表现出明显的周期特异性;同时,黄芩苷也具有增强机体免疫的作用,黄芩苷能显著逆转卡介苗(BCG)和脂多糖(LPS)造成的免疫性肝损伤小鼠谷丙转氨酶(GPT)、谷草转氨酶(GOT)的升高,减轻肝细胞坏死,促进肝细胞增生。

5. **保肝、抗肝纤维化** 黄芩具有保护肝损伤、治疗慢性肝炎、抗肝纤维化等作用,能拮抗四氯化碳、D-半乳糖胺、乙醇和卡介苗加内毒素等所致的动物肝损伤,抑制 TNF-α 和放线菌素 D 所致的体外培养大鼠肝细胞的凋亡。肝星形细胞(HSC)是肝细胞外基质胶原成分及各种细胞因子的主要来源,在肝纤维化过程中有重要影响。转化生长因子 β₁(TGF-β₁)激活静息状态下的 HSC,并能使其转化为肌成纤维细胞(MFB),进而合成细胞外基质(ECM),导致肝纤维化的形成,被激活的 HSC 自身也能表达 TGF-β₁ 而加速 HSC 的激活;TNF-α 可刺激 HSC 增殖,促进 PC-Ⅲ 的产生,并且加重肝脏内部的炎症损伤,进一步促进肝纤维化的形成;IL-6 对 HSC 增殖有较强的促进作用,使细胞外基质合成增加,并且能抑制胶原酶的活性,导致肝内胶原沉积。黄芩苷能降低 TGF-β₁、TNF-α、IL-6 的量,其机制是抑制 HSC 活化与增殖,减少细胞外基质合成,促进细胞外基质降解,增强胶原酶活性,抑制肝脏胶原纤维蛋白合成与分泌;黄芩苷对过氧化亚硝酸盐($ONOO^-$)所致的内皮细胞损伤有保护作用,与其抗氧化、抑制 iNOS 和 COX-2 有关。

尽管导致肝纤维化的病因不同,但其具有共同的病理改变及演变过程。肝星形细胞(HSC)活化是肝纤维化病理过程的核心环节,HSC 能够合成大量细胞外基质(EMC),EMC 过度沉积将导致汇管区纤维化、肝窦毛细血管化,从而导致肝内血流状态和血液状态改变,而血液及血流的改变和纤维化的加剧进一步加重因病毒、乙醇、药物、血吸虫等造成的肝细胞损伤。其中 HSC 活化时胶原蛋白分泌增加,代表胶原合成的透明质酸(HA)、Ⅲ型前胶原肽(PC-Ⅲ)、Ⅳ型胶原、层粘连蛋白(LN)等血清学微观指标显著升高;通过检测单胺氧化酶(MAO)活性、羟脯氨酸(Hyp)等与胶原分解和代谢相关的指标测定,可了解体内的胶原蛋白分解代谢情况。当胶原蛋白的合成大于分解时,肝纤维化就处于进展阶段。

6. **其他** 黄芩还具有抗血小板聚集、抗肿瘤、降脂、防治白内障等作用。黄芩还可通过抑制平滑肌痉挛具有安胎的功效。黄芩苷、黄芩素、汉黄芩素等黄酮类化合物对多种肿瘤细胞有抗肿瘤活性,作用机制与调节花生四烯酸代谢、影响细胞周期、诱导凋亡及抗血管生成等有关。

（四）有效成分的药动学研究

大鼠灌服黄芩煎剂后，血浆中主要为黄芩苷、汉黄芩苷及其他黄芩素和汉黄芩素的葡糖醛酸化或硫酸化代谢物。黄芩苷和汉黄芩苷的血浆 C-t 曲线均存在双峰现象，两者的 t_{max1} 和 t_{max2} 分别为13分钟和7小时，$t_{1/2}$ 分别为7和11小时。黄芩苷静脉注射后，其血浆中的 $t_{1/2}$ 为 1~2 小时，分布容积为 17.0L/kg。汉黄芩素静脉注射给药后的 $t_{1/2}$ 为 1.5 小时，口服后的 $t_{1/2}$ 为 7 小时。

黄芩苷可由肠道微生物的 β-葡糖醛酸苷酶催化生成其苷元黄芩素而进入肠黏膜，肠黏膜细胞中黄芩素经 UGTs 转化生成黄芩苷后进入血液，也可通过 MRP2 介导排泄至肠腔；人肝脏中的 OATP2B1 和 OATP1B3 可介导肝细胞摄取黄芩苷，MRPs（MRP2）、BCRP 介导其胆汁排泄。 肝肠循环可增加黄芩苷及其结合型代谢产物在大鼠体内的 AUC。黄芩苷口服的绝对生物利用度约为40%，黄芩素口服的绝对生物利用度高于黄芩苷。

黄芩素、汉黄芩素及其代谢物在肝、肾和肺中均有分布。黄芩苷的血浆蛋白结合率为86%~92%。黄芩苷可透过血脑屏障及血-眼屏障。

大鼠灌服黄芩苷或黄芩素单体后，其胆汁中主要有5种葡糖醛酸化或硫酸化代谢产物；UGT1A9 和 UGT1A8 是参与黄芩素肝脏和肠道葡糖醛酸化反应的主要 II 相酶。人口服黄芩后，黄芩素和汉黄芩素葡糖醛酸结合物和硫酸结合物的尿液累积排泄率 <6%。

（五）现代应用

1. 以黄芩为主的复方制剂葛根芩连汤、黄芩汤用于治疗急性肠炎、流行性腹泻、急性菌痢、病毒性肝炎等。

2. 以黄芩为主的复方制剂双黄连口服液、双黄连注射液、银黄注射液、银翘散用于治疗上呼吸道感染，急性支气管炎，急、慢性咽炎，流感，腮腺炎等。

3. 黄芩苷片可用于急、慢性肝炎，迁延性肝炎的辅助治疗。此外，黄芩苷在糖尿病周围神经病变和肾病并发症的防治方面有一定的应用前景。

（六）不良反应

双黄连注射液、银黄注射液可引起过敏性休克。

三、黄连

黄连味苦，性寒，归心、脾、胃、肝、胆、大肠经，具有清热燥湿、泻火解毒的功效，用于湿热痞满、呕吐吞酸、泻痢、黄疸、高热神昏、心火亢盛、心烦不寐、血热吐衄、目赤、牙痛、消渴、痈肿疔疮，外治湿疹、湿疮、耳道流脓。

（一）来源采制

黄连为毛茛科植物黄连 *Coptis chinensis* Franch. 、三角叶黄连 *Coptis Deltoidea* C. Y. Cheng et Hsiao 或云连 *Coptis teeta* Wall. 的干燥根茎，习称为"味连""雅连""云连"；秋季采挖，除去须根和泥沙，干燥，撞去残留须根；主要分布在我国长江中游的30余县，产量占全国总产量的80%。味连产于重庆石柱、南川，湖北利川、来凤、恩施等地的称南岸连，产量大；产于重庆城口、巫溪，湖北巴东、竹溪等地者称北岸连，产量较少，但质量好。三角叶黄连别名雅连、峨眉黄连，主产于四川峨眉、洪雅等地。云连分布于云南西北部及西藏南部,是我国著名的传统中药黄连的原植物之一,多为野生,质量好,《清宫医案》将云连列为极品,提倡使用。由于云连对生态环境要求严格,加之长期过度采挖和生境不断遭到破坏,野生居群已处于灭绝的边缘,被国家列为二级濒危保护植物渐危种。目前黄连的药材商品来源主要为味连的栽培品,雅连、云连等各种野生黄连都已经退出黄连药材商品的行列。

(二) 药效物质基础

黄连中的主要有效成分为异喹啉类生物碱,包括原小檗碱类、阿朴啡类、双苄基异喹啉类、苯菲啶类等季铵型生物碱。目前从黄连中发现的生物碱有 30 多个,其中以小檗碱(berberine)为代表,含量最高,雅连、云连中均含 4% 以上。其次有黄连碱(coptisine)、巴马汀(掌叶防己碱,palmatine)、药根碱(jatrorrhizine)、表小檗碱(epiberberine)以及甲基黄连碱(worenine)、木兰花碱(magnoflorine)等。不同的品种和产地是影响中药黄连成分的重要原因,不同种的黄连属植物在主要成分上有一定差异。黄连中的表小檗碱及黄连碱含量较高,而云连、峨眉黄连则不含表小檗碱;非洲防己碱为黄连、三角叶黄连、峨眉黄连所共有,而云连则不含。

(三) 主要药理作用与作用机制

黄连的主要功效为清热燥湿、泻火解毒,具有抗病原体、抗细菌毒素、抗炎、抗腹泻、降血糖、影响心血管系统、影响消化系统、抗血小板聚集、抗肿瘤等作用,具体表现如下(图 12-3 和图 12-4)。

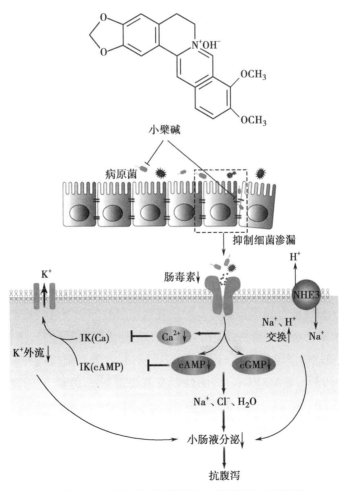

● 图 12-3 黄连抗病原微生物、抗腹泻的作用机制

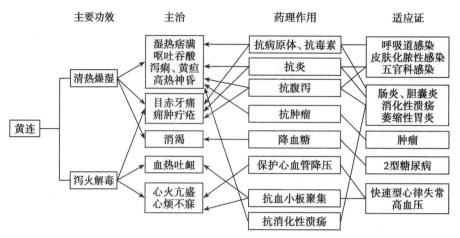

主要功效　　　　主治　　　　　　药理作用　　　　　适应证

● 图 12-4　黄连的功效主治与药理作用

1. 抗病原微生物、抗毒素　黄连所含的多种生物碱均具有显著的体外广谱抗菌作用,对革兰氏阳性和阴性细菌、真菌、病毒均有一定的抑制作用,对革兰氏阳性菌的抑菌活性强于革兰氏阴性菌。小檗碱是主要活性成分,抗菌机制与抑制革兰氏阳性菌和阴性菌菌体的附着、细菌糖代谢、蛋白质及核酸代谢有关。小檗碱可减少细菌表面的菌毛数量、破坏细菌细胞膜及细胞壁的完整性,通过抑制拓扑异构酶Ⅰ和拓扑异构酶Ⅱ的活性,影响细菌 DNA 的合成而影响蛋白质的合成。炮制与配伍会影响黄连的抗菌活性,如姜黄连、萸黄连、黄连解毒汤的抗菌强度提高,或延缓耐药性的产生;小檗碱可提高机体对多种细菌毒素的耐受力,从而改善败血症,对细菌内毒素所致的大鼠死亡有保护作用。小檗碱对柯萨奇病毒、流感病毒、风疹病毒、单纯疱疹病毒、HIV 等多种病毒均有抑制作用;小檗碱通过干预进入宿主细胞的病毒 DNA 复制前期,发挥抑制人巨细胞病毒活性的作用;抑制病毒感染性肺炎模型小鼠肿瘤坏死因子 α(tumor necrosis factor-α,TNF-α)的转录、单核细胞趋化蛋白 1(monocyte chemotactic protein-1,MCF-1)的表达以及炎症物质的释放,抑制流感病毒的感染;通过抑制 ICP27(α 基因 UL54 编码的一种保守的多功能调控蛋白)的表达,影响 ICP8(β 基因 UL29 编码的单链 DNA 结合蛋白)和 gD(γ 基因编码病毒复制的晚期蛋白)的表达,阻断Ⅰ型单纯疱疹病毒的 DNA 合成和病毒蛋白的产生。

R 质粒决定细菌对某些抗生素的耐药性,随着广谱抗生素的广泛应用,使具有 R 质粒的耐药菌株大量增殖造成临床治疗的困难。由于质粒具有自然丢失与人工消除的特性,丢失 R 质粒的宿主菌又重新变成敏感株。以携带多重耐药性的接合性 R 质粒的铜绿假单胞菌 PA16 株为靶细菌,以黄芩苷作为 R 质粒消除剂,进行 R 质粒体内外消除试验。结果表明,黄芩苷在体内外对铜绿假单胞菌 R 质粒具有较强的消除作用,体外消除率为 5.1%,体内消除率为 12.0%。

2. 抗炎　黄连、黄连制剂和小檗碱对多种致炎物质所致的动物急、慢性炎症反应都有抑制作用,缓解二甲苯所致的小鼠耳郭肿胀、角叉菜胶引起的大鼠足趾肿胀、乙酸所致的小鼠腹腔毛细血管通透性增加及棉球肉芽肿;小檗碱在体内外均能增强白细胞的吞噬功能,降低炎症组织中的中性粒细胞中磷脂酶 A_2(PLA$_2$)的活性以及前列腺素 E_2(PGE$_2$)的含量,减少炎症介质的生成;抑制核因子 κB(nuclear transcription factors-κB,NF-κB)的激活,阻遏炎症因子的转录;抑制多种炎症因子如 TNF-α、TNF-γ、白介素-1(interleukin-1,IL-1)、IL-1β 和 IL-8 等的合成和分泌。

小檗碱通过抑制 c-Jun 氨基末端激酶(c-Jun N-terminal kinase,JNK)和 NF-κB 的磷酸化来抑制转化生长因子激酶 1(transforming growth factor beta-activated kinase 1,TAK1)/JNK 和 TAK1/NF-κB 2 个分子信号通路

的激活,使 ICAM-1 的表达降低,减少炎症相关因子 IL-1β、IL-6、TNF-α 和 TGF-β 的表达以抑制炎症的发生。

3. 抗腹泻　抑制小鼠、家兔的胃肠运动,小檗碱显著对抗蓖麻油、番泻叶等所致的小鼠腹泻,其机制为抑制小肠黏膜分泌,抑制回肠正常电解质分泌,抑制结肠平滑肌钙离子激活钾通道和延迟整流钾通道开放,抑制结肠上皮细胞基础膜 IK(Ca)和 IK(cAMP)开放使小肠分泌液减少,从而抗腹泻。

4. 降血糖　黄连煎剂及小檗碱均能降低药物性糖尿病模型、自发性糖尿病模型及胰岛素抵抗模型动物的血糖水平,其降糖机制与增加胰岛素敏感性、改善胰岛素抵抗、保护胰岛 B 细胞、抑制醛糖还原酶、促进外周组织中的葡萄糖酵解和抑制糖异生有关。黄连降糖的活性成分为黄连生物碱,其中小檗碱的降糖活性最强,并且黄连生物碱具有协同降糖作用。

小檗碱的降糖作用主要有:①激活蛋白激酶 C,增加胰岛素受体 mRNA 的表达,促进胰岛素分泌;②增强胰岛素受体底物 1 和磷脂酰肌醇-3-蛋白激酶的表达,阻断由游离脂肪酸引起的胰岛素抵抗;③通过增强葡糖转运蛋白 1(glucose transporter 1,GLUT1)的表达促进脂肪细胞对葡萄糖的摄取,间接激活 GLUT4 促进葡萄糖的转运以及抑制蔗糖酶、麦芽糖酶等的活性减少肠道对葡萄糖的吸收;④通过刺激腺苷一磷酸(adenosine monophosphate,AMP)活化蛋白激酶活性,降低体重指数,并改善葡萄糖耐量以及激活脂肪细胞和肌细胞的 AMP 激酶,增加脂肪燃烧,减少脂肪合成;⑤促进胰岛 B 细胞的再生与功能恢复等。

5. 保护心血管,降压作用　黄连中的多种生物碱均有降压作用。黄连素通过抑制去甲肾上腺素释放、竞争性拮抗血管平滑肌的 α 受体,促进 NO 和 cGMP 的产生及抑制血管紧张素使血管舒张,减低心脏负荷而降压。抗心律失常:小檗碱能降低心肌自律性、延长动作电位时程及有效不应期,消除折返冲动,抑制心肌 Na⁺内流、阻滞 Ca²⁺通道。抗心肌缺血:小檗碱降低心肌耗氧量,提高机体的整体耐缺氧能力。抗脑缺血:黄连素对急性局部脑缺血再灌注模型小鼠具有显著的神经保护作用,表现为改善小鼠的神经行为学障碍、显著减小其脑梗死体积、减轻海马 CA1 区神经元的死亡数量。

缺血性脑血管病(ischemic cerebral vascular disease,ICVD)是指脑部血液供应不足引起的脑组织缺血性损害的一类疾病。目前 ICVD 的药物研究主要是从溶解血栓及神经保护 2 个途径入手,旨在恢复脑组织缺血区的血液供应、保护半暗带神经细胞、促进神经结构重塑等。然而临床上溶栓药只在卒中发病后 3~4.5 小时内的超早期使用是安全有效的,4.5~6 小时后使用则由于缺血再灌注损伤(ischemia reperfusion injury,IRI)导致病理损伤加重、死亡率升高的现象称为缺血再灌注损伤。

6. 抗血小板聚集　小檗碱能够抑制 ADP、花生四烯酸、胶原及钙离子载体 A23187 所致的家兔血小板聚集及 ATP 释放。同时,小檗碱能增加血小板内的 cAMP 含量,拮抗血小板内的 α₂ 受体而抑制血小板功能。小檗碱的钙拮抗作用能抑制膜磷脂释放花生四烯酸。

7. 抗消化性溃疡　黄连提取物及小檗碱对胃黏膜具有保护作用,机制与抑制胃酸分泌、抑制胃蛋白酶活性、改善胃黏膜血流供应、调节自主神经系统功能、抑制致炎因子的产生、抗幽门螺杆菌和抗脂质过氧化等增强胃黏膜屏障作用有关。小檗碱可激动胃肠黏膜下腺体的 M₃ 受体促进黏液分泌,增强胃黏液屏障保护作用;还可激动 M₃ 受体活化血管内皮细胞诱导型一氧化氮合酶(iNOS),增加 NO 的基础释放量,对抗内皮素的缩血管作用,改善胃黏膜的血液供应。体外有抗幽门螺杆菌(Hp)作用,此外黄连碱还能显著抑制质子泵的作用。

8. 抗肿瘤　黄连提取物及小檗碱均有抗肿瘤及改善荷瘤鼠恶病质状态的作用,主要活性成分小檗碱对宫颈癌、口腔癌、食管癌、胃癌、结肠癌、黑色素瘤、神经胶质瘤和白血病细胞等均有明显的抑制作用,其机制涉及抑制癌细胞转移、抑制癌细胞间及癌细胞与胞外基质黏附、抑制癌细胞增殖、促进癌细胞凋亡以及阻断癌细胞周期,是一个低毒的抗癌候选药物。

小檗碱抗肿瘤的作用机制:①抑制 DNA 和蛋白质合成,诱导肿瘤细胞周期停滞在 G_0/G_1 期,从而抑制肿瘤细胞增殖;抑制 COX-2 mRNA 的表达以及 COX-2 对花生四烯酸环内过氧化物 2 的催化活性,阻碍花生四烯酸环内过氧化物 2 与转录因子 PPARγ 结合后激活靶基因转录而促进肿瘤恶变的过程;抑制拓扑异构酶 I 和拓扑异构酶 II 的活性,有效地干扰肿瘤细胞 DNA 复制。②破坏 DNA 双螺旋结构,增强促凋亡基因 Bax 和 Bad 等的表达,降低抗凋亡基因 Bcl-2 的表达;影响活性氧类相关信号通路 JNK/P38、丝裂原活化蛋白激酶(mitogen activated protein kinase,MAPK)、蛋白激酶 C 和细胞外信号调节激酶(extracellular signal-regulated kinase,ERK)等激活内源性线粒体凋亡通路,进而发挥诱导肿瘤细胞凋亡的作用。③抑制肿瘤细胞侵袭和转移抑制激活蛋白 1 的活性,阻断肿瘤转移相关的信号通路;通过抑制 12-O-十四烷酰佛波醇-13-乙酸酯、GTP 酶、前列腺素 E_2 受体激动剂和转化生长因子 $β_1$ 介导的上皮细胞间充质转化来抑制肿瘤的发展和转移;通过抑制细胞转移相关蛋白减少黏着斑激酶、IKK、NF-κB、U-PA、基质金属蛋白酶 2 和 9 等的表达抑制肿瘤细胞的侵袭和转移。

黄连用于治疗腹泻已有数千年的历史。其主要有效成分为小檗碱,并能化学合成,用于肠道感染性疾病的治疗取得显著疗效。近年的研究证明小檗碱具有抗病原微生物、抗炎、抗肿瘤、心脏保护、降血糖、调节脂质代谢以及免疫抑制等多种药理活性,对心血管系统疾病、代谢综合征及其并发症、肿瘤、腹腔粘连和沙眼衣原体感染等均具有较好的效果。

(四) 有效成分的药动学研究

黄连经口给药后,大鼠血浆可检测到小檗碱、黄连碱、表小檗碱、药根碱、巴马汀等生物碱,但暴露水平低;t_{max} 为 1~3 小时。灌胃 40~100mg/kg 小檗碱后,大鼠血浆 C_{max} 不随剂量变化,约为 10ng/ml;人口服小檗碱 400mg 后,血浆峰浓度仅约为 0.4ng/ml,t_{max} 为 10 小时,$t_{1/2}$ 约为 29 小时。比格犬灌胃给予小檗碱每只 150mg 后,血浆峰浓度为 4ng/ml,t_{max} 约为 20 小时,$t_{1/2}$ 约为 18 小时;灌胃给予巴马汀 300mg 后,血浆峰浓度为 8ng/ml,t_{max} 约为 5 小时,$t_{1/2}$ 约为 32 小时。

黄连生物碱为被动吸收,为转运体 P-gp 的底物,且肠道首关效应严重,绝对生物利用度非常低,口服小檗碱的绝对生物利用度 <1%。小檗碱的血浆蛋白结合率约为 38%,生物碱为转运体 OCT1 及 OCT2 的底物,在体内分布很广,在脑、小肠、胃、结肠、胰腺、心、肾、肝、脾、肺、睾丸以及子宫中均有分布,各组织中的浓度均高于血浆药物浓度,肝中的药物浓度最高。黄连生物碱主要经过代谢消除,代谢产物主要为 I 相代谢产物(由肝脏 CYP1A2 和 CYP2D6 催化)及 II 相硫酸化及葡糖醛酸化结合物,巴马汀、药根碱等其他生物碱与小檗碱的代谢途径相似。代谢产物主要经由尿液排泄,也可经胆汁排泄。

(五) 现代应用

1. 以黄连为主的复方半夏泻心汤、葛根黄芩黄连汤、香连丸等用于肠道感染、痢疾等;黄连解毒汤、双黄连口服液、双黄连注射液用于治疗上呼吸道感染,急性支气管炎,急、慢性咽炎,流感,腮腺炎等。

2. 盐酸小檗碱片可用于治疗肠道感染。此外,小檗碱口服对 2 型糖尿病、快速型心律失常有一定的治疗作用。

（六）不良反应

小鼠灌胃 3g/kg 以上黄连水煎剂即可见死亡，LD_{50} 为 4.89g/kg（4.38~5.47g/kg），黄连 3g/kg 灌服可引起肝功能改变。小鼠灌服小檗碱的 LD_{50} 为 392mg/kg，腹腔注射为 24.3mg/kg。麻醉兔静脉注射小檗碱 15mg/kg 会引起全心抑制；犬静脉恒速滴注 0.1% 小檗碱，初期见心脏兴奋，后期出现血压下降、心肌抑制。黄连对大鼠离体血红细胞渗透性无明显影响，黄连和小檗碱对实验性葡糖-6-磷酸脱氢酶缺陷大鼠的红细胞渗透脆性也无明显影响，不引起溶血；孕小鼠服用黄连和小檗碱，胎仔的血清总胆红素、谷丙转氨酶（GPT）和血红蛋白含量等无异常。

四、金银花

金银花味甘，性寒，归肺、心、胃经，具有清热解毒、疏散风热的功效，用于痈肿疔疮、喉痹、丹毒、热血毒痢、风热感冒、温病发热。

（一）来源采制

金银花为忍冬科植物忍冬 *Lonicera japonica* Thunb. 的干燥花蕾或初开的花。夏初花开放前采收，干燥。我国大部分地区均产，尤以山东产量为高，河南产者质量较佳。我国金银花的栽培历史已达数百年，经过长期的自然选择与人工选择，其种质发生了明显的变异与分化，药用植物种内变异及环境因子是影响药用植物有效成分积累的主要因素。现行《中国药典》中金银花药材和相关制剂使用绿原酸作为质量控制成分。金银花的产地和植物来源对绿原酸含量有明显影响，且产地的影响远大于种间的影响。花叶的不同发育阶段其绿原酸含量也呈动态变化，以成熟蕾为最佳。绿原酸含量随生药存放时间延长而呈下降趋势。金银花在一天之中以上午 11 时左右绿原酸含量最高，应为最佳采收时间。

（二）药效物质基础

金银花主要含有挥发油类、有机酸类、黄酮类、三萜皂苷类和环烯醚萜类等多种成分，其中有机酸类的绿原酸（chlorogenic acid）和黄酮类的木犀草苷（luteoloside）被认为是其重要的药效成分。是否含有木犀草苷是区别正品金银花和同科的山银花等植物的主要化学指标，也是导致正品金银花与山银花等同科植物在疗效上具有差异的主要原因。

（三）主要药理作用与作用机制

金银花的主要功效为清热解毒、疏散风热，具有抗菌、抗病毒、抗细菌毒素、解热、抗炎、保肝作用，具体表现如下（图 12-5）。

1. 抗病原微生物　金银花具有广谱抗菌、抗病毒作用，有机酸类化合物是药效物质基础之一，体外对抑制铜绿假单胞菌、大肠埃希菌、痢疾杆菌、葡萄球菌、链球菌、肺炎球菌等多种致病性细菌有抑制作用，体内可抑制金黄色葡萄球菌、肺炎球菌。金银花水煎液对小鼠体内抗流感病毒的作用显著，可改善感染甲型 H_1N_1 流感病毒小鼠的体征，使小鼠肺部的病变程度显著减轻，肺指数在一定程度上降低，肺指数抑制率、胸腺指数在一定程度上提高，死亡率降低；金银花的有效成分绿原酸体外对合胞病毒、柯萨奇 B 组 3 型病毒等呼吸道病毒具有明显的抑制作用，且研究发现

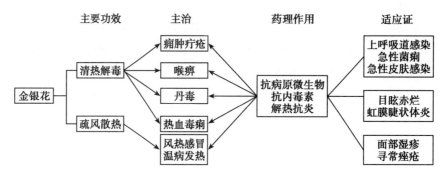

● 图 12-5 金银花的功效主治与药理作用

金银花在体外主要通过直接灭活、阻止病毒吸附和抑制生物合成 3 种方式发挥抗呼吸道合胞病毒的作用。

2. 抗内毒素　金银花注射液可降低内毒素所致的小鼠病死率、家兔发热体温,减少内毒素所致的 DIC 家兔肾小球微血栓的检出率与密度。大鼠含药血清抑制内毒素所致的大鼠腹腔巨噬细胞、原代小胶质细胞 NO 的释放。

3. 解热抗炎　金银花水煎液、口服液和注射液对角叉菜胶、三联菌苗致热有不同程度的退热作用,对蛋清、角叉菜胶、二甲苯所致的足水肿亦有不同程度的抑制作用,还能明显提高小鼠腹腔巨噬细胞吞噬巨红细胞的吞噬百分率和吞噬指数,并显著提高血清凝集毒物的抗体积数水平,通过调节机体的免疫功能而实现抗炎作用;金银花提取物具有免疫抑制作用,通过抑制 TNF-α、IL-1β 和 IL-6 等促炎性细胞因子来抑制或减轻炎症反应;金银花中的酚酸类成分可抑制脂多糖(LPS)诱导的小鼠巨噬细胞 RAW264.7 炎症模型细胞释放 NO、TNF-α 和 IL-6。金银花对酵母所致的大鼠发热、内毒素与 IL-1β 所致的家兔发热有明显的解热作用,能增加 IL-1β 作用下热敏神经元的放电频率,减少冷敏神经元的放电频率。

炎症是机体对于刺激的一种防御反应,表现为红、肿、热、痛和功能障碍。炎症是机体免疫的表现形式,免疫过程中产生 TNF-α、IL-6、IL-8、TGF-β 等促发炎症的细胞因子参与炎症反应。其中 TNF-α 是炎症反应过程中出现最早、最重要的炎症介质,能激活中性粒细胞和淋巴细胞,使血管内皮细胞通透性增加,调节其他组织的代谢活性并促使其他细胞因子的合成和释放。IL-6 能诱导 B 细胞分化和产生抗体,并诱导 T 细胞活化增殖、分化,参与机体的免疫应答,是炎症反应的促发剂。

4. 保肝利胆　金银花总黄酮对卡介苗联合脂多糖所致的免疫性肝损伤小鼠有保护作用,改善酶学与肝组织病理学异常,其作用机制与抗氧化、抗炎有关。绿原酸、咖啡酸有利胆作用,能提高大鼠的胆汁分泌。

金银花还具有止血、降血糖、降血脂、抗血小板聚集、抗氧化、抗肿瘤等作用。

(四) 有效成分的药动学研究

大鼠灌服金银花黄酮提取物后,血浆中可检测到黄酮类成分芦丁、木犀草素-7-O-β-D-半乳糖苷、槲皮素-3-O-β-D-葡萄糖苷和忍冬苷,4 种成分的 t_{max} 均为 0.5 小时左右,$t_{1/2}$ 均为 1 小时左右,4 种成分的血浆蛋白结合率均在 67%~81%。

大鼠灌服金银花皂苷提取物 2g/kg 后,血浆中检测到灰毡毛忍冬皂苷 B、灰毡毛忍冬皂苷 A、续断皂苷 B 和灰毡毛忍冬次苷 B,其血浆 C-t 曲线均呈双峰形状,t_{max1} 均为 5 小时左右,t_{max2} 均为 18 小时。

家兔灌胃给药金银花提取物后,血浆中的绿原酸 C-t 曲线呈双峰,t_{max1} 为 0.5 小时左右,

t_{max2} 为 5 小时左右。人服用金银花茶后,绿原酸主要经尿排泄,$t_{1/2}$ 为 1 小时左右。大鼠灌胃绿原酸后吸收迅速,t_{max} 为 0.5 小时,$t_{1/2\alpha}$ 为 12~40 分钟,$t_{1/2\beta}$ 为 4~7 小时。

(五) 现代应用

以金银花为主的复方制剂连花清瘟颗粒、双黄连颗粒、双黄连口服液、双黄连注射液、银黄注射液、银翘散用于治疗上呼吸道感染,急性支气管炎,急、慢性咽炎,流感,腮腺炎等。

(六) 不良反应

家兔、犬等灌服金银花水浸液无明显的毒性,不影响呼吸、血压、尿量等。小鼠皮下注射金银花浸膏的 LD_{50} 为 53g/kg。小鼠骨髓嗜多染红细胞微核实验和鼠沙门菌/哺乳动物微粒体酶实验、小鼠精子畸变实验及抗早孕实验均未见金银花有毒性反应。豚鼠主动全身过敏(ASA)实验显示绿原酸为潜在的变应原。

五、大青叶

大青叶味苦,性寒,归心、胃经,具有清热解毒、凉血消斑的功效,用于温病高热、神昏、发斑发疹、疹腮、喉痹、丹毒、痈肿。

(一) 来源采制

大青叶为十字花科植物菘蓝 *Isatis indigotica* Fort. 的干燥叶。夏、秋二季分 2~3 次采收,除去杂质,晒干。主产于江苏、安徽、浙江、河南、河北等地。

(二) 药效物质基础

大青叶含吲哚类生物碱,如靛蓝(indigotin)、靛玉红(indirubin),菘蓝叶中含菘蓝苷 B(isatan B,也称大青素 B 和靛红烷 B);含喹唑酮化合物,如 4(3H)喹唑酮、色胺酮(tryptanthrin)等;含苷类化合物,如黑芥子苷、葡萄糖芸薹素等;含有机酸类化合物,主要有水杨酸(salicylic acid)、丁香酸(syringic acid)、邻氨基苯甲酸(anthranilic acid)等。不同产地的菘蓝中有效成分含量差异明显,产地对大青叶中有效成分的影响不仅表现为含量呈极显著性差异,其成分种类也有明显差异,陕西汉阴、宁夏隆德和安徽亳州所产的大青叶中有效成分含量较高。

(三) 主要药理作用与作用机制

大青叶的主要功效为清热解毒、凉血消斑,具有抗菌、抗病毒、抗内毒素、解热、抗炎、提高免疫力等作用,具体表现如下(图 12-6)。

1. 抗病原微生物　大青叶类药材具有广谱的抑菌作用。大青叶提取物体外对金黄色葡萄球菌、白色葡萄球菌、甲型链球菌、乙型链球菌、大肠埃希菌、痢疾杆菌、肺炎球菌、皮肤致病真菌有明显的抑菌作用,有效成分为色胺酮和一些吲哚类衍生物;对甲型流感病毒(IAV)、呼吸道合胞病毒(RSV)、柯萨奇病毒 B 组 3 型(CVB3)及人腺病毒 7 型(Ad7)有较好的体外抗病毒活性。其通过抑制病毒在细胞内的复制增殖,影响病毒穿入细胞后的生物合成发挥抑制作用。鸡胚法考察大青叶注射液抗病毒实验,证明其能抑制甲型流感病毒、乙型脑炎病毒、腮腺炎病毒、流感病毒的感染性及增殖力。大

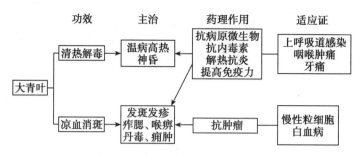

功效　　主治　　药理作用　　适应证

图 12-6　大青叶的功效主治与药理作用

青叶中的 4(3H)喹唑酮通过直接抑制病毒增殖及调节机体的免疫系统消灭病原体。

靛玉红对拘束应激小鼠感染流感病毒具有一定的保护作用,能够减少拘束应激小鼠感染流感病毒后的炎症因子表达,减轻病毒继发性肺炎,调节线粒体抗病毒信号(mitochondrial antiviral signaling,MAVS)通路相关蛋白增加 IFN-β 和 IFITM3 的表达。在皮质酮(corticosterone,CORT)负荷 A549 模型中,靛玉红能够调节 MAVS 通路蛋白,改善感染病毒 CORT 负荷 A549 细胞的线粒体损伤,靶向作用干扰素基因刺激因子(stimulator of interferon genes,STING)调节 MAVS 通路发挥抗病毒作用,降低 CORT 负荷 A549 细胞对流感的易感性。

2. 抗内毒素　大青叶的正丁醇萃取部位能直接中和、降解内毒素,显著降低内毒素的致热性和致死性,具有显著的体内外抗内毒素活性。大青叶抗内毒素的活性强度与之所含的有机酸类、氨基酸类等化学成分密切相关,这些活性成分通过直接灭活细菌内毒素,抑制其毒性生物效应及增强机体免疫抵御毒素侵袭,发挥持久且有益的抗内毒素作用。

3. 解热抗炎　大青叶的醇沉物能对抗干酵母所致的大鼠发热及内毒素所致的家兔发热,抑制二甲苯致小鼠耳肿胀及蛋清致大鼠足肿胀。大青叶中的总有机酸是抗炎的有效组分之一。靛玉红能抑制 TNF-α 和白介素的产生而发挥抗炎活性。色胺酮有改善右旋糖酐硫酸钠诱发的小鼠大肠炎症的作用,其机制与抑制脾细胞产生 IL-2 和 TNF-α 有关。

4. 提高免疫力　大青叶水煎剂对小鼠脾淋巴细胞的增殖反应具有上调作用。大青叶与 ConA、LPS 协同促进正常小鼠淋巴细胞分泌 IL-2,辅助 T 淋巴细胞和 B 淋巴细胞的分化与增殖;促进 ConA、LPS 诱导的小鼠脾淋巴细胞增殖,提高小鼠腹腔巨噬细胞的吞噬功能。

5. 抗肿瘤　靛玉红具有抗肿瘤作用,对动物移植性肿瘤有较强的抑制作用,对慢性粒细胞白血病有较好的疗效。靛玉红体外显著抑制斑马鱼胚胎体节间及鸡胚绒毛尿囊膜(CAM)的血管生成,能从抗血管生成途径发挥抗肿瘤活性,能抑制包括周期蛋白依赖性激酶(CDK)在内的多种蛋白酶而发挥对实验性实体瘤的广谱抑制作用。

靛玉红是中国著名传统药方当归龙荟丸的主要活性成分,存在于大青叶、青黛、板蓝根中,用于治疗慢性粒细胞白血病。最初认为靛玉红治疗慢性粒细胞白血病的主要机制是对细胞脱氧核糖核酸合成有抑制作用,近年来报道靛玉红是具代表性的周期蛋白依赖性激酶(CDK)和糖原合成酶激酶-3(GSK-3)抑制剂,对两者的抑制作用均是通过与 ATP 竞争性靶点结合。

(四) 有效成分的药动学研究

靛玉红在大鼠体内分布符合二室模型,主要药动学参数峰浓度 C_{max} 为(48.63±5.68)ng/ml,达峰时间 t_{max} 为(18.76±3.55)小时,分布相半衰期 $t_{1/2\alpha}$ 为(38.96±9.51)小时,消除相半衰期 $t_{1/2\beta}$ 为(223.81±154.69)小时,药-时曲线下面积 AUC_{0-t} 为(2.87±1.33)μg·h/L。

（五）现代应用

1. 以大青叶为主的复方制剂新复方大青叶片、清火片、复方大青叶合剂、清瘟解毒口服液用于治疗伤风感冒、发热头痛、咽喉肿痛、牙痛等。

2. 大青叶的有效成分靛玉红用于治疗慢性粒细胞白血病。

（六）不良反应

新复方大青叶片的不良反应主要表现为过敏反应，且以皮肤过敏反应为主，也有重症药疹、过敏性休克等严重过敏反应的个案报告。

六、青蒿

青蒿味苦、辛，性寒，归肝、胆经，具有清虚热、除骨蒸、解暑热、截疟、退黄的功效，用于温邪伤阴、夜热早凉、阴虚发热、骨蒸劳热、暑邪发热、疟疾寒热、湿热黄疸等。

（一）来源采制

青蒿为菊科植物黄花蒿 *Artemisia annua* L. 的干燥地上部分。秋季花盛开时采割，除去老茎，阴干。黄花蒿资源在我国分布比较广泛，各地均产，但青蒿素含量随产地、生态型不同差异极大，青蒿素含量由南到北逐渐降低。海拔和坡度是影响青蒿素含量变化的主要地形因子，青蒿的最佳生长海拔因区域而异，在我国青蒿主要分布于 400m 以下的地区，生长在海拔较高、坡度较大的丘陵、山地区域内的青蒿，其青蒿素含量高于生长在海拔较低、坡度较小的平原区域内的青蒿，我国西南地区的青蒿素含量是世界最高的，重庆市酉阳县的青蒿素含量更高达 0.3% 以上，是全球青蒿素高含量的富集区。由于青蒿素在野生黄花蒿中的含量很低，目前有青蒿素含量较高的鄂青蒿 1 号、渝青 1 号等选育品种。黄花蒿植株中含有青蒿素的部位有叶片、幼茎、花蕾、花和种子，不同部位中的青蒿素含量不同，在黄花蒿单株及枝条的上部叶片青蒿素含量最高、中部次之、下部最低，其最佳采收期是生长盛期至花蕾期之前，生用或用鲜品。

（二）药效物质基础

青蒿主要含倍半萜类、香豆素类、黄酮类及挥发油等成分。倍半萜类如青蒿素、青蒿甲素、青蒿乙素、青蒿丙素、青蒿酸等；香豆素类有东莨菪内酯及莨菪亭等；黄酮类主要有紫花牡荆素。

（三）主要药理作用与作用机制

青蒿的主要功效为清虚热、除骨蒸、解暑热、截疟、退黄，具有抗病原微生物、抗内毒素、解热、镇痛、抗炎、抗疟原虫、抗肿瘤、免疫调节等作用，具体表现如下（图 12-7）。

1. 抗病原微生物　青蒿水煎液对金黄色葡萄球菌、表皮葡萄球菌、卡他球菌、炭疽杆菌、白喉杆菌、痢疾杆菌、铜绿假单胞菌、结核杆菌等均有一定的抑制作用。青蒿挥发油对多种皮肤癣菌有抑制作用。青蒿有抗流感和柯萨奇 B 组病毒的作用，水提物体外可抑制 HSV-II 致细胞病变作用。

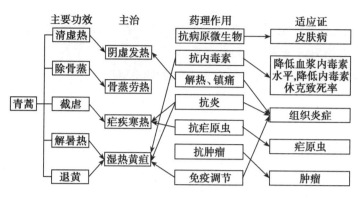

● 图 12-7 青蒿的功效主治与药理作用

2. **抗内毒素** 青蒿醇渗漉液、青蒿素灌胃可降低内毒素诱导的大鼠和小鼠肝、肺、肾等组织病理损伤,降低血浆内毒素水平,降低内毒素休克致死率。

3. **解热、镇痛** 青蒿水蒸馏物、青蒿水提物、青蒿乙酸乙酯提取物、青蒿正丁醇提取物、青蒿总香豆素及其中的东莨菪内酯和莨菪亭均对实验性发热动物有解热作用。青蒿总香豆素及其中的莨菪亭能抑制人工高温高湿环境复制热应激模型家兔的体温上升速度。青蒿水提物灌胃可提高小鼠的热刺激痛阈,减少乙酸腹腔注射诱导的小鼠扭体次数。

4. **抗炎** 青蒿水提物对蛋清和酵母所致的大鼠及小鼠关节肿胀有抑制作用,对二甲苯所致的小鼠耳肿胀亦有抑制作用。青蒿素对脂多糖、肽聚糖、刺激性非甲基化胞嘧啶、鸟嘌呤二核苷酸的寡脱氧核苷酸、热灭活的大肠埃希菌或金黄色葡萄球菌等诱导的巨噬细胞释放促炎性细胞因子 TNF-α、IL-6 有抑制作用,能削弱转录因子 NF-κB 的作用,抑制 NO 合酶的表达,可减轻脓毒症大鼠的脏器组织炎症反应损害。

5. **抗疟原虫** 青蒿素是青蒿抗疟的活性成分,是具有过氧桥的倍半萜内酯类化合物,其分子式为 $C_{15}H_{22}O_5$,是一种无色针状结晶。青蒿素及其衍生物二氢青蒿素和青蒿琥酯结构中均具有过氧桥(C—O—O—C),不具有过氧桥结构的青蒿素衍生物其抗疟活性随之消失。过氧桥本身是一个非常活跃的基团,可以产生自由基。所以,青蒿素中的过氧桥结构在其抗疟过程中起关键作用。青蒿素是一个前体药物,本身不具有活跃的生物活性,它需要特异性物质激活才能发挥作用,其抗疟作用与铁介导的过氧桥裂解所产生的自由基有关。当血红蛋白被疟原虫吞噬后,在虫体血红蛋白酶的催化下,降解释放出血红素和少量游离的 Fe^{2+},Fe^{2+} 催化裂解青蒿素过氧桥,产生大量自由基和活性氧,抑制疟原虫的生长或破坏疟原虫的膜系结构,导致疟原虫死亡;近年来研究发现,恶性疟原虫钙 ATP 蛋白6(PfATP6)是青蒿素类药物作用靶点之一。PfATP6 是恶性疟原虫基因组中的唯一一类肌浆网/内质网钙 ATP 酶,负责维持虫体胞质中 Ca^{2+} 浓度的内稳状态。青蒿素类药物对其有极强的抑制作用,通过抑制该酶,促使虫体胞质内的 Ca^{2+} 水平升高,使正常代谢受阻,从而诱导虫体凋亡。

关于青蒿素激活过程中所需的铁的来源,目前主要有 2 个观点:一个是游离的 2 价铁离子,另一个是血红素。近年研究者利用化学生物学与蛋白质组学相结合的方法率先在国际上在蛋白组层面上筛选并鉴定出一系列青蒿素在疟原虫中的作用靶标,并且确定血红素为激活青蒿素的主要激活剂来源。

6. **抗肿瘤** 青蒿素有广谱抗肿瘤活性,对白血病、乳腺癌、宫颈癌、卵巢癌、胃癌、结肠癌、肝癌（HepG$_2$、SMMC-7721、H$_{22}$）、人鼻咽癌（低分化鳞状细胞癌 CNE2 和 SUNEN）、胰腺癌、肺癌、肾癌、黑色素瘤、骨瘤及前列腺癌等多种肿瘤细胞具有一定的抑制或杀灭作用,且对多药耐药的肿瘤细胞也具有活性。青蒿素抗肿瘤的作用机制主要有:①抑制新生血管生成;②诱导细胞凋亡;③阻滞细胞周期;④通过 Fe^{2+} 介导的细胞毒性作用。

7. 免疫调节　青蒿素对免疫系统有抑制作用。局部给予小鼠青蒿素可有效抑制超敏反应和 ConA 驱动的 T 淋巴细胞增殖;青蒿素可能通过调节体内 Th17/Treg 细胞分泌的细胞因子 IL-10、IL-17、IL-25、IL-35 浓度之间的平衡来改善哮喘患者的炎症指标;青蒿素灌胃对非甲基化胞嘧啶-鸟嘌呤二核苷酸（CpG DNA）攻击小鼠具有保护作用。

非甲基化胞嘧啶-鸟嘌呤二核苷酸（CpG DNA）主要存在于细菌基因组中,能刺激机体产生非特异性免疫,具有较好的免疫活性。

8. 其他

（1）抗心律失常作用:青蒿素可对抗乌头碱、冠状动脉结扎和电刺激所诱发的大鼠心律失常,对哇巴因诱发的豚鼠心律失常有改善作用,能改善垂体后叶素引起的大鼠 ST 段和 T 波的变化。

（2）抗组织纤维化:青蒿素具有抗肺纤维化作用,其机制与抑制成纤维细胞增殖、降低胶原合成并促进其分解有关。青蒿素对大鼠心肌梗死后的心肌纤维化亦有抑制作用。青蒿素可使博来霉素所致的硬皮病小鼠皮肤厚度减小,胶原含量减少,皮肤硬化改善。体外研究发现,青蒿素可抑制瘢痕成纤维细胞增殖及胶原合成,呈剂量依赖性和时间依赖性,对瘢痕的形成有一定的预防和治疗作用。

此外,青蒿素具有抗血吸虫作用,青蒿挥发油成分有祛痰、镇咳、平喘作用。

（四）有效成分的药动学研究

青蒿素类药物有 4 种给药途径:静脉注射、肌内注射、口服给药和直肠给药。青蒿素类药物的药动学特点是达峰时间短、消除速度快、口服生物利用度较低。大鼠灌胃青蒿素后,吸收迅速完全,但血药浓度较低,维持时间短。给大鼠静脉注射青蒿素后,体内过程符合二室模型,$t_{1/2}$ 为 30 分钟,V_d 为 4.1L/kg。健康男性志愿者口服青蒿素片 1 000mg,C_{max} 为（466.50±120.15）$\mu g/L$,t_{max} 为（2.15±0.91）小时。

（五）现代应用

1. 以青蒿为主的复方清骨散、青蒿鳖甲汤用于治疗更年期综合征、肺结核等。
2. 青蒿素及青蒿素类制剂用于治疗疟疾,主要用于耐氯喹或多药耐药的恶性疟疾及脑型疟疾。

（六）不良反应

1. 恒河猴连续 14 天肌内注射青蒿素油混悬液,引起可逆性的多种脏器组织损伤。
2. 青蒿的毒性低,其浸膏片口服少数患者可出现恶心、呕吐、腹痛、腹泻等消化道症状。

学习小结

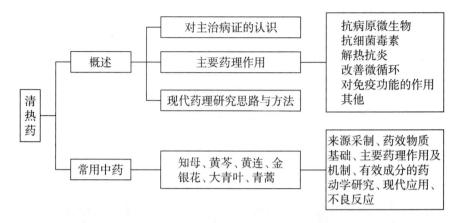

复习思考题

1. 请结合清热药的功效、主治,谈谈清热药药效学的研究思路。

2. 为什么不能用简单的抗菌作用来评价清热药治疗感染性疾病的疗效?

3. 简述知母抗衰老的药理作用环节及物质基础。

4. 简述黄芩、黄连的主要药理作用与物质基础比较。

5. 如何从现代药理学的角度来认识清热解毒药的解毒功效?

6. 简述黄连解毒汤的主要药理作用表现及临床用途。

（林　青）

第十三章 泻下药

学习目的

通过本章的学习,理解里实证的现代认识,掌握与泻下药的功效主治相关的药理作用以及常用中药大黄的药效物质基础、药理作用、作用机制、毒性作用;熟悉大黄的临床常见制剂;了解大黄的药动学特点。此外,通过泻下类中药研究的常见思路、方法和动物模型的介绍,具备本类药物药理学研究的基本能力,进一步增强对"里实证"科学本质的探究欲。

第一节 概述

凡能引起腹泻、促进排便或润滑大肠、攻逐水饮的药物称为泻下药,临床用于大便秘结、实热积滞及水饮停聚等里实积滞证的治疗。本类药物性味多为苦、寒,部分矿物类药味咸,主要入脾、胃、大肠、肝、心包经。按其作用特点和适应证不同,可分为以下 3 类:①润下药,本类药均有润肠通便的功效,包括火麻仁、郁李仁等。②攻下药,本类药物既能通便,又能泻火、荡涤实热,使实热壅滞通过泻下而解除,适用于大便燥结、宿食停积、实热壅滞等,包括大黄、芒硝、番泻叶等。③峻下逐水药,本类药物攻逐水饮,使湿邪从大、小便排出,以消除水肿,适用于水肿、胸腹积水、痰饮结聚、喘满壅实等,包括牵牛子、芫花、大戟、巴豆、甘遂等。

一、对主治病证的认识

里实证是对疾病深入于里(脏腑、气血、骨髓等)而产生的各种体内病理产物蓄积的临床表现的概括,因其病机分为热结、寒结、燥结和水结,由于外邪性质与病理产物不同,里实证的证候表现也不同,包括大便秘结、腹胀腹痛、烦躁甚至神昏谵语、苔黄、脉实等实证或阴亏津枯或水饮内停。

现代医学认为,里实证与便秘、急性肠梗阻、急性胆囊炎、急性胰腺炎、急性阑尾炎、胸膜炎、胸腔积液、肝硬化腹水等有里实证表现的疾病有关,也见于某些急性感染性疾病和肿瘤。

二、主要研究思路与方法

泻下药的研究思路和方法主要是在中医里实证动物模型研究的基础上,围绕泻下、利尿、抗病原微生物、改善肠循环、解热、抗炎等药理作用而开展的。

（一）里实证模型的研究

至今为止，还没有完全与中医病因病机相符的里实证动物模型。目前的建模思路主要有以下2类：

1. 中医病因建模　里实证指外邪侵犯人体，或是脏腑功能失调，痰饮、水湿、积气瘀血、宿食、燥屎、脓、虫、砂石等有形之物停积体内，导致各种邪气盛实的证候。由于致病邪气的性质及所在部位的不同，其临床表现亦不一致，分为"燥结""热结""寒结""水结"。"燥结""热结"一般有发热、腹胀痛拒按、胸闷烦躁，甚至神昏谵语、呼吸喘粗、痰涎壅盛、大便秘结、小便不利、脉实有力、舌苔厚腻等。本章药物对"燥结""热结""水结"均有治疗作用。

中医理论中的"下法"，尤其寒下法是对里实热证的最常用的根本大法，因此研究本类中药要针对里实热证的病因病机进行模型的建立及研究。

目前里实证模型的研究比较少，主要有采用里实证之燥屎内结的病因用自身粪便制成便秘动物模型、以采用手术方法造成实验动物肠套叠的里实证动物模型、禁水不禁食制造"燥结"便秘模型。

2. 西医病理建模　根据里实证的病因病机以及泻下药的临床应用，其主治病证的主要病理与消化系统功能关系密切，实验设计指标主要从泻下作用及致泻机制研究。常采用肠管动力实验法、肠段含水量实验、炭末推进实验、排便次数、粪便含水量等实验观察泻下药的泻下作用，研究药物泻下的作用部位、作用方式；观察泻下作用可采用失水便秘模型、地芬诺酯模型、碱式碳酸铋大鼠便秘模型、实热型便秘模型，重点观察药物的通便作用及对肠道水分吸收的影响。可以通过对肠管运动、结肠黏膜黏蛋白、水通道蛋白、肠神经丛等指标观察其泻下作用机制。

（二）其他药理作用的研究方法

还可进行改善肠缺血、抗感染、抗炎、抗溃疡、解热作用的研究。主要的实验及造模方法如下：

1. 肠保护、抗肠粘连、肠梗阻作用的研究　泻下药不仅可增强肠蠕动，还可从抗病原微生物、抗炎解热、改善血液循环、促进肠腔渗出液吸收、改善肠粘连和肠缺血入手，考察本类药物对急腹症的治疗作用。建立套叠性肠梗阻模型观察药物促进肠套叠还纳，解除肠梗阻的作用；利用缺血性肠梗阻模型考察药物对缺血性梗阻肠管血液循环的作用；通过观察药物对细菌性肠粘连模型的影响，研究药物对肠粘连及炎性渗出等的作用。

2. 观察抗病原微生物感染作用的研究　进行整体、离体的抗菌、抗病毒实验进行泻下药对脏腑实热积聚的研究。

3. 其他相关研究　泻下药的药理作用包括抗炎、抗肿瘤、改善肾功能、利胆、保肝、利尿、抗凝血、促智、抗衰老、清除氧自由基、免疫调节等，可以根据实际情况进行研究。

三、主要药理作用

《临证指南医案·脾胃》记载"脏宜藏，腑宜通，脏腑之用各殊也""六腑宜通，以通为用""六腑为病,以通为补",为泻下药治则的基础。现代药理学认为,泻下药具有泻下通便、消除积滞、通腑泄热、祛除水饮的功效,用于胃肠积滞、实热内结及水饮停聚等里实积滞证的治疗,主要与下列药理作用有关(表13-1)。

表13-1 泻下药的主要药理作用总括表

类别	药物	泻下	利尿	抗菌	抗肿瘤	抗炎	调节免疫	其他
攻下药	大黄	+	+	+	+	+	+	止血、抗溃疡、抗氧化、降血脂、改善肾功能、保肝、利胆、抗病毒
	芒硝	+	+	+		+		利胆
	番泻叶	+		+				止血、肌松
	芦荟	+			+		+	降血脂、愈创
峻下逐水药	牵牛子	+	+					
	芫花	+	+	+	+	+		镇咳祛痰、致流产、抗早孕
	大戟	+	+	+				
	商陆	+	+		+	+	+	镇咳祛痰、抗病毒
	巴豆	+		+				
	甘遂	+		+				
润下药	火麻仁	+						降血脂、抗氧化
	郁李仁	+						

(一) 泻下

大便秘结简称"便秘",是指胃肠积热、食滞胃肠、阳虚寒凝、阴津亏损等原因引起的粪便在肠道内滞留过久、排便时间延长的证候。

泻下药具有刺激肠黏膜、促进肠蠕动、增加肠腔水分含量软化燥结的粪便、增加肠神经丛的兴奋性等作用。根据其作用机制和特点不同,可分为刺激性泻药、容积性泻药及润滑性泻药3类:①刺激性泻下作用。攻下药如大黄、番泻叶、芦荟等的致泻成分均为结合型蒽苷,口服抵达大肠后在细菌酶的作用下水解为苷元,刺激大肠黏膜下神经丛,使肠管蠕动增加而排便;峻下逐水药巴豆所含的巴豆油、牵牛子所含的牵牛子苷以及芫花中的芫花酯均能强烈地刺激肠黏膜,产生剧烈的泻下作用。②容积性泻下作用。攻下药芒硝的主要成分为硫酸钠,口服后在肠道内分解成SO_4^{2-}和Na^+,SO_4^{2-}不能被吸收,使肠腔形成高渗状态,从而保留大量水分,肠容积增大,刺激肠壁,促进肠蠕动而泻下。③润滑性泻下作用。润滑性泻药如火麻仁、郁李仁等含有大量的脂肪油,使肠道润滑、粪便软化,同时脂肪油在碱性肠液中能分解产生脂肪酸,可对肠壁产生温和的刺激作用,从而具有润肠通便作用(图13-1)。

(二) 利尿

水饮内停证指人体水液运行输布失常,水停为饮,水饮聚积于机体胸腹、胃肠或四肢等不同部位所表现出的证候。水饮既是病理产物,又是致病因素。

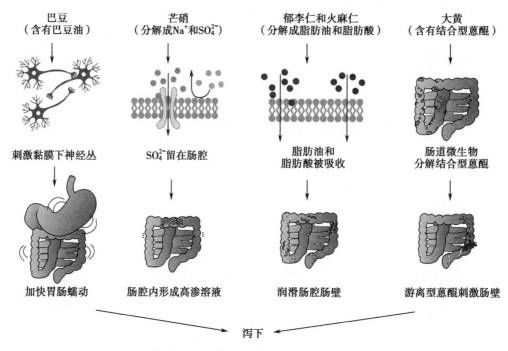

● 图 13-1　泻下药泻下作用的相关机制

部分泻下药具有利尿作用,通过利尿而改善体内的水液积聚状况。峻下药如芫花、甘遂、牵牛子、商陆等的利尿作用最强。芫花煎剂给大鼠灌胃可见尿量明显增加,同时排钠量亦增加。大戟可对实验性腹水大鼠产生明显的利尿作用。大黄也具有一定的利尿作用,大黄中所含蒽醌的利尿机制与抑制肾小管上皮细胞的 Na^+,K^+-ATP 酶有关。这些药临床应用时有明显的利尿消肿效果。

(三) 抗病原微生物

外邪入里化热耗伤津液是里实证的一个重要原因,而外邪中病原微生物感染是主要因素。

大黄、芦荟中所含的大黄酸、大黄素、芦荟大黄素对多种致病菌、真菌、病毒有抑制作用。大戟、巴豆、商陆等对肺炎球菌、流感杆菌、痢疾杆菌分别具有不同程度的抑制作用。大承气汤对伤寒杆菌、痢疾杆菌等均有抑制作用,其机制可能是抑制细菌蛋白质与核酸的合成。

(四) 抗炎

大黄和商陆均有明显的抗炎作用,能抑制炎症早期的水肿及后期的肉芽组织增生。大黄素可抑制炎症介质的合成和代谢,达到抗炎作用。商陆皂苷能兴奋垂体-肾上腺皮质系统,从而发挥抗炎作用。

(五) 抗肿瘤

大黄、芦荟、商陆、芫花、大戟均有抗肿瘤作用。大黄酸、大黄素及芦荟大黄素能抑制小鼠黑色素瘤、乳腺癌和艾氏腹水癌。芫花酯甲对小鼠白血病 P388、商陆对小鼠肉瘤 S_{180} 均有抑制作用,抗癌机制可能与抑制肿瘤细胞蛋白质的合成有关。

(六) 其他

部分泻下药尚具有抗溃疡、降血脂、改善肾功能、保肝利胆、抗氧化、调节免疫功能等作用。

第二节 常用中药

案例导入

　　大黄又名锦纹、黄良、火参、肤如、川军等,自古就是临床常用中药,各派医家皆认为大黄能去尘垢而安五脏,可"祛邪止暴""拨乱反正"。《姚僧坦列传》中载有南北朝时期名医姚僧坦仅用单味大黄为皇帝治病的史实。梁元帝肠胃不适,于是诸位医师商议治疗之法,一致认为皇帝身体十分尊贵,不可草率地采用泻下药物,宜用药性平缓的药物疏通。可姚僧坦说:"脉象洪而实,表明体内饮食积滞,须用大黄泻下攻积。"梁元帝听从了他的方法,服用单味大黄,不久后疾病痊愈。大黄具有泻下、利胆、保肝、降血脂、抗肿瘤等多个方面的药理作用。含有大黄的中药复方、中成药及含大黄有效成分的保健品在国内外使用频率极高,《伤寒论》及《金匮要略》中就载有近20首,如大黄牡丹皮汤、抵当汤、厚朴三物汤、桃核承气汤及己椒苈黄丸等,皆为临床所习用,是一味"出将入相"的良药,故以"将军"著称。

大黄

　　大黄性寒,味苦,具有泻下攻积、清热泻火、凉血解毒、逐瘀通经、利湿退黄的功效,主要用于实热积滞之便秘、血热吐衄、目赤咽肿、痈肿疔疮、肠痈腹痛、瘀血经闭、产后瘀阻、跌打损伤、湿热痢疾、黄疸尿赤、淋证、水肿,外治烧烫伤。

(一) 来源采制

　　大黄为蓼科植物掌叶大黄 *Rheum palmatum* L. 、唐古特大黄 *Rheum tanguticum* Maxim. ex Balf. 或药用大黄 *Rheum officinale* Baill. 的干燥根和根茎。秋末茎叶枯萎或次春发芽前采挖,除去细根,刮去外皮(忌用铁器),切瓣或段,绳穿成串干燥或直接干燥。掌叶大黄主产于甘肃、青海、西藏、四川等地,唐古特大黄主产于青海、甘肃、西藏等地,药用大黄主产于四川、贵州、云南、湖北等地,栽培或野生,产量少。我国已在青海等地建设了大黄种植 GAP 示范基地。

　　不同的炮制方法对大黄的药效有很大影响。生大黄长于泻下,泻下攻积用于实热便秘;酒大黄善清上焦血分热毒,用于目赤咽肿、齿龈疼痛;熟大黄泻下力缓,泻火解毒,用于火毒疮痈;大黄炭凉血化瘀止血,用于血热有瘀出血症。

(二) 药效物质基础

　　大黄根主要含蒽醌类衍生物,目前已经报道的大黄蒽醌类化合物有约50种,按母核结构可分为单蒽核类蒽醌与双蒽核类蒽醌。单蒽核类含有游离型和结合型2种形式存在,大部分为结合型蒽苷,以结合型蒽醌苷和二蒽酮苷为大黄的主要泻下成分,其中二蒽酮苷中的番泻苷 A、B、C、D、E、F(sennoside A、B、C、D、E、F)泻下作用最强;少部分为游离型苷元,如大黄酸(rhein)、大黄酚(chrysophanol)、大黄素(emodin)、芦荟大黄素(aloe-emodin)和大黄素甲醚(physcion)。 另含有鞣质,如 α-儿茶素(α-catechin)、没食子酸(gallic acid),以及多糖(polysaccharose)等。游离蒽醌具有升华性,亲脂性强,可溶于甲醇,难溶于水,结合糖成苷后水溶性增加。《中国药典》2020 年版将总蒽醌(芦荟大黄素、大黄酸、大黄素、大黄酚、大黄素甲醚)列为大黄的质控指标。

(三) 主要药理作用与作用机制

大黄泻下攻积的功效体现在泻下作用;利湿退黄的功效体现在利胆、保肝、抑制胰酶、利尿、改善肾功能作用;逐瘀通经的功效体现在抗血栓形成、抗肿瘤等作用;清热泻火、凉血解毒的功效体现在抗病原微生物、抗炎、对血液系统的影响、对免疫功能的影响。其主要药理作用和机制如下(图 13-2)。

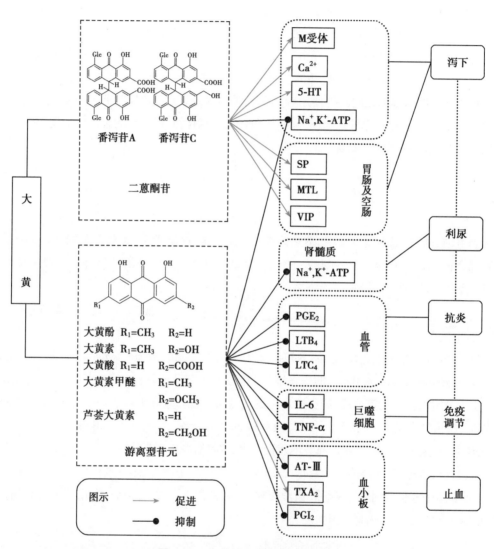

● 图 13-2　大黄的药理作用与分子机制

注:M 受体—毒蕈碱型受体;5-HT—5-羟色胺;Na^+, K^+-ATP—Na^+, K^+-ATP 酶;Ca^{2+}—Ca^{2+} 离子;SP—P 物质;MTL—促胃动素;VIP—血管活性肽;PGE_2—前列腺素 E_2;LTB_4—白三烯 B_4;LTC_4—白三烯 C_4;TNF-α—肿瘤坏死因子 α;IL-6—白介素-6;AT-Ⅲ—抗凝血酶Ⅲ;TXA_2—血栓素 A_2;PGI_2—前列腺素 I_2。

1. 大黄对胃肠道的调节作用

（1）泻下与止泻：有研究表明，大黄具有泻下和止泻作用，炮制方法和煎煮时间、机体状态以及药物的不同剂量均可影响大黄的泻下与止泻作用。

泻下：大黄泻下攻积，具有明显的泻下作用，具体表现在明显缩短便秘模型小鼠第一次排便的时间、增加墨汁推进距离及推进率、增加小鼠大肠内的水分含量。其煎煮时间、炮制方法影响泻下作用，最佳煎煮时间为10分钟，有效成分蒽苷的溶出率最高，泻下作用最强；生大黄比酒炙大黄及醋炙大黄的泻下作用强。大黄番泻苷 A 和大黄酸苷为主要泻下成分，番泻苷 A 的作用最强。游离蒽醌类在提取中损失很多，口服后大肠分布浓度很低。结合型蒽苷为泻下作用的有效成分，作用位置在大肠。

大黄泻下的作用机制：结合型蒽苷大部分未经小肠吸收而抵达大肠，被肠道细菌酶（主要为 β-葡糖苷酶）水解成大黄酸蒽酮而刺激肠黏膜及肠壁肌层内的神经丛，促进肠蠕动而致泻（图 13-3）；部分原型蒽苷自小肠吸收后，经过肝脏转化生成大黄酸蒽酮，由血液或胆汁运至大肠，发挥上述泻下作用。大黄蒽苷刺激肠壁组织中的 5-羟色胺（5-HT）细胞，使 5-HT 的分泌增强，并通过 5-HTR 的介导促进肠道收缩肠液的分泌。大黄酸蒽酮具有胆碱样作用，可兴奋平滑肌上的 M 胆碱受体，加快肠蠕动。大黄酸蒽酮可抑制肠细胞膜上的 Na^+，K^+-ATP 酶，阻碍 Na^+ 转运吸收，使肠腔内的渗透压升高，肠腔容积增大，机械性刺激肠壁，使肠蠕动加

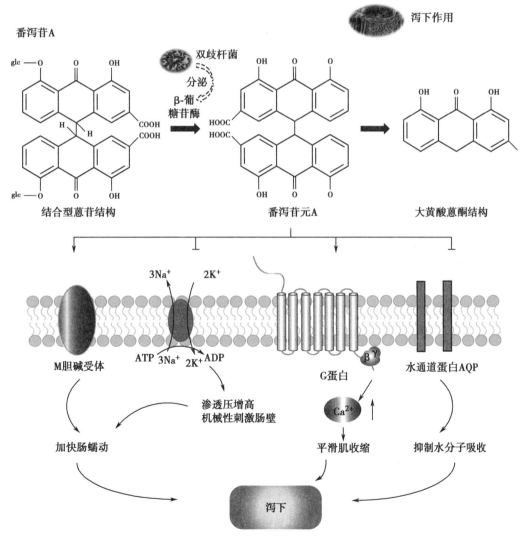

● 图 13-3　大黄中的结合型蒽醌的主要泻下机制(以番泻苷 A 为例)

快。通过 G 蛋白信号转导通路,提高细胞内的钙离子浓度,从而促进结肠平滑肌收缩。大黄番泻苷提高血及空肠组织中的促胃动素(MTL)、P 物质(SP)含量,降低血管活性肠肽(VIP)水平。大黄可抑制水通道蛋白(AQP)基因转录和翻译,大黄对结肠水通道蛋白的调节可能是其泻下作用的药理学新解释。

大黄止泻的作用机制:大黄炭具有抗腹泻作用。大黄炭通过抑制肠道蠕动及肠道菌群生长、保护肠黏膜和减少分泌功能而达到抗腹泻的作用。大黄久煎具有泻下作用的结合型蒽苷含量降低、鞣质的溶出增加而表现为止泻作用。

大黄发挥泻下和止泻作用的影响因素诸多,机制复杂,目前尚未阐明。根据文献报道,降低大黄中的鞣质含量可增强其泻下作用,而降低蒽醌含量和升高鞣质含量则增强其止泻作用。蒽醌和鞣质可能是其发挥泻下和止泻作用的物质基础。

大黄在制成大黄炭的过程中,不仅活性成分发生变化,而且物理性质也发生改变。这是由于热处理过程中大黄的有机成分绝大部分被灰化破坏,无机成分因此改变存在状态,使整个大黄炭成为失水、疏松、多孔的碳素物质。活性炭本身就具有吸水、收敛、制酸、抗菌、黏附和防渗出等多重功效,因而其在抗腹泻中也发挥重要作用。

(2)保护胃肠黏膜屏障:大黄素能通过多种作用机制对胃肠道黏膜产生保护作用,具体体现在其可减少缺血后再灌注损伤、抑制炎症产生、清除或抑制氧自由基、调节胃肠道内分泌、促进损伤后修护、保护细胞间紧密连接等。大黄素对大鼠肠缺血再灌注损害具有很好的保护作用;大黄混悬液能明显降低烧伤后大鼠血浆中的内毒素,改善烧伤组织肠黏膜绒毛上皮细胞水肿和顶端上皮细胞坏死、脱落程度。

对胃肠道机械屏障的保护作用:大黄可以改善脓毒症幼猪的肠道微循环,提高组织对缺血缺氧的耐受能力,减轻肠黏膜炎症损伤程度。大黄素可明显减缓盲肠结扎穿孔大鼠肠系膜微静脉流速的下降、明显减轻肠黏膜病理损伤、缓解肠上皮细胞的异常凋亡,从而起到肠屏障保护作用。大黄能提高烫伤大鼠 NADH 氧化呼吸链和琥珀酸氧化呼吸链的呼吸控制率水平,降低线粒体内膜细胞色素 C 的丢失,改善线粒体的呼吸功能,提高线粒体合成 ATP 的能力,对线粒体内膜有明显的保护作用,维持细胞结构的完整性。

对胃肠道免疫屏障的保护作用:大黄可以调节免疫,抑制多种炎症介质的过度表达。大黄煎液能明显下调坏死性小肠结肠炎(NEC)新生鼠血小板活化因子(PAF)及肿瘤坏死因子 α(TNF-α)等促炎性细胞因子的水平,能抑制烫伤大鼠肠黏膜上皮细胞 TNFR1、TNFR2 基因的表达,大大降低 TNF"攻击"肠黏膜上皮细胞的机会。唐古特大黄中的多糖可通过激活和增加鸟氨酸脱羧酶的表达来促进肠上皮细胞增殖和移行,对肠黏膜损伤的修复具有直接作用。大黄具有更明显的降低肠道通透性和防止细菌循环移位的作用。

(3)调节胃肠激素:大黄促进肠道运动的作用与其提高血及空肠组织中的促胃动素(MTL)、P 物质(SP)含量,降低血管活性肽(VIP)水平密切相关。大黄提取物番泻苷在增强小鼠泻下强度的同时,也能显著提高小鼠小肠组织的 MTL 含量,降低生长抑素(SS)水平。进一步的研究显示番泻苷可活化 RhoA,并将其由胞质型转为胞膜型,提高平滑肌细胞收缩的钙敏感性,从而与其他激动剂协同调节小肠的运动。

2. 保肝、利胆　大黄对 CCl_4 实验性肝损伤具有明显的保护作用,可使血清 GPT 明显降低,可减轻肝细胞肿胀、变性和坏死。大黄素是大黄的有效成分,同时大黄素通过抑制炎症因子、抗氧化、改善肝微循环、抗炎、抑制肝细胞凋亡、减轻肝纤维化等作用而发挥保肝作用。大黄可增加大鼠胆汁流量,疏通胆小管及微细胆小管胆汁淤滞,增强胆管舒张。还能使胆汁中的胆红素和胆汁酸含量增加,其退黄作用与增加胆红素排泄有关。

大黄素能通过抑制 $CD4^+$ 和 $F4/80^+$ 细胞的浸润及 $CD4^+$ T 细胞和巨噬细胞中 p38MAPK-NF-κB 途径的

活化,从而防止小鼠刀豆素 A(ConA)诱导的肝损伤。采用 DL-乙硫氨酸和四环素分别诱导小鼠急性脂肪肝,给予大黄素,发现大黄素能改善 DL-乙硫氨酸和四环素引起的肝细胞肿大及小泡型肝脂肪变性,抑制 DL-乙硫氨酸引起的肝脏脂肪酸合成相关蛋白表达的增加,减少肝脏脂肪酸的摄取并增加脂肪酸的氧化和分泌。大黄酸干预肝纤维化动物模型,肝组织中 TGF-β_1、α-SMA 的表达显著减少、肝组织胶原面积明显减少、纤维化程度明显改善,大黄酸可能通过抑制 TGF-β_1 的活性、抑制肝星形细胞活化发挥保肝和抗肝纤维化作用。

3. 保护胃黏膜及抗幽门螺杆菌　大黄可以通过降低胃内胆酸,大黄鞣质可降低胃液游离酸度,增加胃液 pH,促进胃黏膜细胞增殖,达到保护胃黏膜免受损害和应激性溃疡的修复功能。大黄素、芦荟大黄素、大黄酚、大黄酸等对幽门螺杆菌均有抑制作用。

4. 对胰脏的保护作用　大黄对多种胰酶均具有抑制作用,保护急性胰腺炎的损伤。具有抑制胰酶活性的成分主要有大黄素、芦荟大黄素、大黄酸,上述成分对多种胰酶如胰腺激肽释放酶、胰蛋白酶、胰脂肪酶、胰淀粉酶等均有抑制作用,从而减弱胰酶对胰腺细胞自身的消化作用。大黄素可明显抑制胰胆管内逆行注射脱氧胆酸钠法制作大鼠重症急性胰腺炎(SAP)大鼠胰酶及 TNF-α、IL-6 的释放,并且诱导已受损的不可恢复的腺泡细胞凋亡。

大黄抗急性胰腺炎的作用机制可能为:①抑制炎症介质的产生和释放。大黄可以通过抑制 NF-κB 和 AP-1 的活化来降低 TNF-α、IL-1β、IL-6 以及 IL-8 等炎症介质的含量,以减轻 SAP 胰腺及远处组织损伤。②诱导胰腺腺泡细胞及 PMN 凋亡。大黄素可诱导凋亡调控基因 Bax 表达增强,促进腺泡细胞凋亡,进而治疗 SAP。大黄素可通过 ER 应激介导 SAP 胰腺腺泡细胞凋亡。大黄素诱导 SAP 外周血 PMN 凋亡可能与 Fas/FasL 外源通路及线粒体内源通路激活有关。大黄素对 PMN 凋亡的另一潜在机制是通过上调腹腔巨噬细胞 mCD14 分子的表达,促进其活化,进而增强其吞噬、清除凋亡的 PMN 的能力。大黄素可上调内质网凋亡通路上的 caspase-12,提示大黄素可能通过内质网应激途径介导 PMN 凋亡。③改善微循环。大黄素可以通过升高血浆中的前列腺素 PGE$_2$、PGI$_2$ 水平,拮抗 TXA$_2$,改善 SAP 大鼠的胰腺组织微循环。④减轻氧自由基损伤。大黄、白藜芦醇均可以降低机体中的 MDA 活性,增加 SOD、GSH-Px 的活性,减少氧自由基的产生,从而减轻 SAP 中多器官的损伤。⑤保护肠黏膜屏障,抑制肠道细菌移位。⑥调节细胞 Ca^{2+} 超载。⑦保护胰外器官。

大黄对急性胰腺炎的保护作用机制归纳于图 13-4 中。

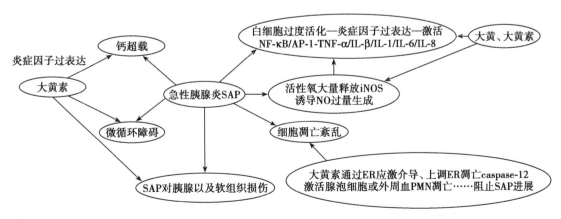

● 图 13-4　大黄对急性胰腺炎的保护作用机制

5. 抗病原体　大黄对多种细菌均具有不同程度的抑制作用。大黄酸、大黄素、芦荟大黄素都具有抗菌作用,它们对葡萄球菌、淋病双球菌最敏感,其次为白喉杆菌、炭疽杆菌、伤寒杆菌和痢疾杆菌、嗜水气单胞菌,以芦荟大黄素的抗菌作用最强。目前已知的抗菌机制为抑制菌体糖及糖代谢中间产物的氧化、脱氢、脱氨,并能抑制细菌蛋白质与核酸的合成。大黄对大肠埃希菌、金黄色葡萄球菌、枯草芽孢杆菌3种菌的抑菌活性大小为蒽醌苷提取物>游离蒽醌提取物;对乳酸杆菌和双歧杆菌的抑菌活性则游离蒽醌略强于蒽醌苷。大黄蒽醌苷在一定剂量时可降低粪便中大肠埃希菌和肠球菌的含量,提高乳酸杆菌和双歧杆菌的含量。

6. 利尿、改善肾功能　大黄具有明显的利尿作用。大黄可明显降低实验性慢性肾衰竭模型动物、糖尿病大鼠的血清尿素氮(BUN)和肌酐(Crea)水平。大黄能抑制慢性肾炎的肾间质纤维化病变。大黄素、大黄酸、芦荟大黄素有明显的利尿作用。利尿作用与其对肾髓质 Na^+, K^+-ATP 酶的抑制作用有关,并使肾小管对 Na^+ 的重吸收减少,排出增加。大黄酸、大黄素能够阻断肾间质纤维化,从而发挥肾保护作用。

机制为大黄酸可通过下调转化生长因子 β_1 和重组牛碱性成纤维细胞生长因子的表达,减轻肾间质纤维化。大黄素减少尿表皮生长因子(EGF)的排泄量,改善因单侧肾切除所引起的肾代偿性肥大。大黄素还能抑制 AngⅡ诱导的人肾成纤维细胞增殖及 IL-6 分泌;抑制 AngⅡ诱导的 Ⅰ型胶原表达,且呈剂量依赖性。大黄素能够改善糖尿病大鼠的早期肾脏损伤作用,可能与其抑制尿内皮素(ET-1)、TNF-α 的肾内合成和释放有关。大黄酸可通过减轻肾脏肥大、改善胰岛素敏感性、纠正脂质代谢紊乱及血液流变学指征紊乱等,有效防治 2 型糖尿病肾病。大黄素能通过抑制 p38MAPK 磷酸化抑制肾小球硬化,通过 p38/ERK 通路抑制细胞外基质积聚,下调 TLR4 表达,改善肾脏炎症状态。

7. 保肝利胆　大黄素可减轻肝组织纤维化程度,其机制为抑制与肝纤维化密切相关的转化生长因子 β_1(TGF-β_1)、结缔组织生长因子的活性,从而减轻肝脏炎症反应,较好地保护肝细胞,改善肝功能。该作用也可能与其抑制肝细胞色素 P450 3A 酶的活性有关。芦荟大黄素不仅能阻止肝细胞死亡,而且对脂质过氧化引起的炎症反应有保护作用。此外,大黄酸还可通过上调 Bcl-2,下调 Bax 表达,从而抑制细胞凋亡的发生,可能为其保肝作用的机制。

8. 对血液系统的作用

(1) 止血:大黄的止血作用确切,见效快,炒炭止血效果好。α-儿茶素、没食子酸、大黄酚和大黄素甲醚等具有止血作用。止血作用机制为促进血小板的黏附和聚集功能;增加血小板计数;增加纤维蛋白原含量;降低抗凝血酶Ⅲ(AT-Ⅲ)的活性;收缩损伤局部的血管,降低毛细血管通透性。

(2) 改善血液流变性:大黄能改善血液流变性,降低血液黏度及血细胞比容。

(3) 降血脂:①大黄醇能降低高胆固醇血症大鼠的血清 TC、TG、载脂蛋白 B(Apo B)、主动脉胆固醇含量及动脉硬化指数,升高 HDL 和载脂蛋白 A(Apo AⅠ)水平。因此认为大黄醇的降血脂作用可能与调节血清 Apo AⅠ和 Apo B 水平有关。②大黄酰酯衍生物能有效地抑制胆固醇生物合成酶——角鲨烯环氧化酶,这也是大黄降血脂作用的机制之一。大黄素还可抑制血小板聚集,改善微循环,降低血液黏度。

9. 抗炎　大黄对多种实验性炎症模型表现出明显的抗炎作用。大黄素、大黄酸抗炎的作用机制主要与抑制炎症介质的合成和代谢相关,通过抑制花生四烯酸代谢,抑制环氧合酶,使 PGE_2 的合成减少,并抑制白三烯 B_4(LTB_4)和白三烯 C_4(LTC_4)的合成。

10. 调节免疫　大黄提取物能抑制红细胞抗体的产生,并有抑制活性 T 细胞的作用,增强巨噬细胞的吞噬功能,有利于免疫调节。

11. 抗肿瘤　大黄蒽酮衍生物、大黄酸、大黄素和芦荟大黄素对小鼠黑色素瘤、乳腺癌、艾氏腹水癌均有不同程度的抑制作用,α-儿茶素能抑制淋巴肉瘤的生长。大黄酸能抑制许多肿瘤细胞增殖和促进肿瘤细胞凋亡,其机制可能是影响肿瘤细胞的细胞增殖动力学和能量代谢。还能抑制癌促进剂 TPA 诱导转录因子 AP-1 活化和细胞转化,起到抗诱变作用。

大黄还具有扩张血管、抗心肌缺血、保护急性肺损伤、降血糖、抗氧化等作用。

(四) 有效成分的药动学研究

大鼠灌服大黄水提取物后,血浆可检测到游离蒽醌大黄酸、芦荟大黄素、大黄素、大黄酚和大黄素甲醚,其中以大黄酸的浓度最高。人、犬、家兔和大鼠体内的大黄酸大多符合二室模型。大黄酸口服吸收快,家兔和大鼠体内的 t_{max} 为 0.5 小时,人和犬体内的 t_{max} 分别为 1 小时和 3 小时;向外周室快速分布,人、家兔和大鼠的 $t_{1/2\alpha}$ 均为 0.3 小时,犬为 2 小时左右;$t_{1/2\beta}$ 均为 3~6 小时。 大鼠体内芦荟大黄素、大黄素、大黄酚和大黄素甲醚的 $t_{1/2}$ 为 3~6 小时。

无论是单味大黄给药还是复方给药,大黄游离蒽醌类成分在体内吸收快,大多数在 1 小时左右达到最大血药浓度(C_{max}),但消除较慢。在 5 种游离蒽醌中,关于大黄素甲醚的药动学研究较少,部分报道指出该成分在体内的含量较低。对大鼠灌胃给予大黄提取液,检测大鼠血浆中 5 种大黄游离蒽醌,发现大黄酚和大黄素甲醚的浓度太低难以连续被检测到;芦荟大黄素和大黄酸在 1 小时内达到 C_{max},而大黄素达 C_{max} 需要的时间最长(2.44 小时);根据蒽醌的药-时曲线下面积($AUC_{0\rightarrow t}$),C_{max} 由大到小排序为大黄酸 > 大黄素 > 大黄酚 > 大黄素甲醚 > 芦荟大黄素。此外,大黄素、大黄酸和芦荟大黄素在给药后 24 小时可检测到。

结合型蒽醌和番泻苷及番泻苷元可在肠菌的作用下生成游离蒽醌。大鼠体内的芦荟大黄素、大黄素、大黄酸和大黄酚主要在小肠吸收,大黄素和大黄酸在胃中也可吸收,大黄素甲醚可在结肠吸收;大黄素、大黄酸的吸收过程均涉及 P-gp;大鼠体内大黄酸的绝对生物利用度约为 20%,比格犬体内约为 50%;在小肠可经葡糖醛酸转移酶和硫酸转移酶代谢发生首关效应而降低绝对生物利用度。大黄蒽醌在肝、脾和肾中的浓度高于血浆,大黄酸的浓度高于芦荟大黄素和大黄素;且大黄酸在生大黄给药后的组织分布浓度明显高于熟大黄给药;大黄素的血浆蛋白结合率为 99%。蒽醌成分Ⅰ相代谢为氢化和羟基化反应,Ⅱ相代谢主要为葡糖醛酸化反应和硫酸化反应,其中Ⅱ相代谢为主要代谢途径;大黄素与大黄素甲醚能够互相转化,两者均能转化为大黄酚,大黄酚可转化为芦荟大黄素,芦荟大黄素可转化为大黄酸;大黄酸的葡糖醛酸化有性别和种属差异。大黄蒽醌成分主要经尿液、胆汁和粪便排泄,排出形式主要为原型或其葡糖醛酸化代谢物。

(五) 现代应用

1. 便秘及消化系统疾病　大承气颗粒、大黄附子丸、温脾丸、三黄片等中成药用于实热便秘、腹痛,可治疗习惯性便秘、急性胰腺炎、胆石症、胃及十二指肠溃疡;用于湿热泻痢,可治疗急、慢性胃炎。

2. 黄疸　黄疸茵陈片等用于急、慢性肝炎,急、慢性胆囊炎。

3. 慢性肾衰竭、氮质血症　大黄口服或灌肠给药可用于慢性肾衰竭、尿毒症的治疗。

4. 出血 大黄白及散、大黄炭用于治疗多种原因引起的出血,如上消化道出血、痔疮出血、功能性子宫出血、支气管扩张咯血。

(六) 不良反应

大黄长期、大剂量使用会出现毒性反应,尤其是鲜大黄服用过量可引起恶心、呕吐、腹痛、黄疸、头晕。大黄素、大黄素甲醚和大黄酚对小鼠的 LD_{50} 分别为 0.56g/kg、1.15g/kg 和 10.0g/kg。长期使用,毒性作用的靶器官主要是肾脏,肝脏也可是其毒性靶器官之一。大黄蒽醌类成分可导致肝、肾损伤,尤其是肾近曲小管上皮细胞。大黄素、芦荟大黄素是主要的毒性成分。经口连续给药 14 周以上(大黄素:小鼠 29mg/kg,大鼠 22mg/kg;蒽醌:小鼠 250mg/kg,大鼠 135mg/kg),可致肝脏肥大、肾小管透明小滴生成、肾钙化和膀胱细胞质改变等。长期服用大黄,引起肠肌间丛神经及肌间丛 Cajal 间质细胞变性,导致结肠肌电慢波频率减慢,引起所谓的"泻剂结肠"(肠黏膜、平滑肌和肠内神经病变)。长期使用含蒽醌的植物性泻药会造成结肠黑色素沉着病(melanosis coli,MC),MC 与大肠肿瘤有密切关系,大鼠喂养蒽醌类药物可导致原发性肝癌和结肠腺瘤性息肉。此外,近年来国外的大量资料表明芦荟大黄素在多种细胞株的 AMES 试验中显示有致突变作用,大黄素及其他蒽醌类化合物在多种细胞株试验中表现有遗传毒性作用。妊娠第 3 天的小鼠连续 5 天灌服不同剂量(7g/kg、5g/kg 和 2.5g/kg)的大黄水提取物,由于其泄泻作用,不仅干扰孕鼠妊娠状态的稳定性,而且可直接影响早期胚胎发育的子宫内膜环境,从而导致流产。

化学成分与肝、肾功能生化指标的典型相关分析结果表明,大黄中所含的大类成分与肝、肾毒性的相关性顺序为总结合蒽醌 >总鞣质 >总游离蒽醌;游离态蒽醌的肝、肾毒性顺序为芦荟大黄素 >大黄素甲醚 >大黄酸 >大黄素 >大黄酚;结合态蒽醌的肝、肾毒性顺序为结合芦荟大黄素 >结合大黄素甲醚 >结合大黄酚 >结合大黄素 >结合大黄酸。实验结果提示炮制可降低大黄的肝、肾毒性,其机制与结合蒽醌和鞣质类成分下降有关,其中游离和结合态的芦荟大黄素及大黄素甲醚与毒性的相关性最强。肝、肾生化功能指标中,血清谷丙转氨酶(GPT)和肌酐(Crea)反映肝、肾毒性较敏感,提示可作为临床安全性监测指标。

学习小结

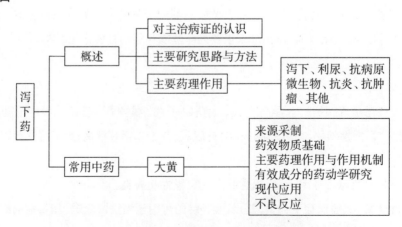

1. 泻下药的泻下作用与西药的泻下作用有何差别?

2. 如何分析大黄的泻下作用部位是在小肠还是在大肠?

3. 给药途径(口服或静脉注射)对大黄的泻下作用有何影响?

（**李丽静**）

第十四章　祛风湿药

通过学习痹证的中医与现代医学的认识,理解祛风湿药的主要研究思路、方法和主要药理作用;掌握雷公藤和秦艽的药效物质基础、药理作用及作用机制;熟悉它们的临床应用、不良反应;了解它们的药动学特点。使学生具备自身免疫病中药研究能力的同时,提升对痹证的探究欲。

第一节　概述

凡以祛除风湿、解除痹痛为主要功效的药物称为祛风湿药,临床主要用于痹证的治疗。本类药物多为苦、辛、温,归肝、脾、肾经,辛能祛风、苦能燥湿、温以散寒,故祛风湿药大多能祛风散寒除湿,部分药能舒筋活络、止痛、强筋骨。按其作用特点和临床应用不同,分为3类:①祛风湿散寒药,本类药物祛风除湿、散寒止痛、舒筋活络,善于治疗疼痛麻木、关节肿大、屈伸不利、筋脉拳急,包括独活、川乌、威灵仙、青风藤、羌活、木瓜等。②祛风湿清热药,本类药物祛风胜湿、通络止痛、清热消肿,善于治疗风湿热痹、关节不利、红肿热痛,包括雷公藤、秦艽、防己、豨莶草、臭梧桐等。③祛风湿强筋骨药,本类药物祛风胜湿、补肝益肾、强筋壮骨,善于治疗痹证日久、肝肾不足、筋骨软弱无力,包括五加皮、桑寄生、狗脊等。

一、对主治病证的认识

传统医学认为,痹证外因以风、寒、湿邪为主,内因多因气血不足、脾肾亏虚、卫阳不固、腠理不密,以致外邪入侵、痹阻经络关节、气血运行不畅,引起肌肉、筋骨、关节等部位出现酸楚、麻木、肿胀、疼痛、屈伸不利,甚至关节肿胀变形等症状。

现代医学认为,痹证的临床特征类似于现代医学的风湿热、风湿性关节炎、类风湿关节炎、硬皮病、系统性红斑狼疮、强直性脊柱炎、慢性纤维组织炎、肩关节周围炎等。

二、主要研究思路与方法

祛风湿药的研究思路与方法主要是在中医痹证动物模型研究的基础上,以能够体现与人类比较相似的类风湿关节炎的基本病理生理学特征为指标,围绕药物影响炎症的各个阶段(渗出、肿胀、增生)而开展。

(一)痹证模型的相关研究

1. 中医病因建模 在中医理论中,类风湿关节炎属于"痹证"的范畴,风寒湿痹证模型、风湿热痹证模型、肾虚痹证模型、脾虚痹证模型、瘀血痹阻证模型是目前研究类风湿关节炎常用的病证结合动物模型(表 14-1)。

表 14-1 中医痹证动物模型的分类

序号	痹症模型	原理	造模方法
1	风寒湿痹证	《黄帝内经·素问》:"风寒湿三气杂至,合而为痹也"	风、寒、湿外因结合不完全佐剂或胶原注射的方法
2	风湿热痹证	风、湿、热之邪所闭塞,气血不通,经络阻痹	采用人工气候箱造成风湿热刺激结合不完全佐剂或胶原注射的方法
3	肾虚痹证	《黄帝内经·素问》:"肾者水也,而生于骨,肾不生则髓不能满,故寒甚至骨也"	切除动物的双侧睾丸和卵巢,制作肾虚动物模型
4	脾虚痹证	脾胃虚弱,痰浊内生,气血化源不足,筋骨血脉失于调养,发为痹证	腹腔内注射利血平或大黄泻下加饥饱失常造成脾虚模型结合胶原注射
5	瘀血痹阻证	痰瘀相结,气血不畅,筋络痹阻	双侧后肢腘窝淋巴结内注射抗环瓜氨酸多肽和弗氏完全佐剂混合物

2. 西医病理模型 现代医学认为炎症是痹证的主要表现之一,是机体组织对各级致炎因子刺激所表现的局部防御应答,风湿性疾病的发病机制多与机体的免疫功能异常密切相关。祛风湿药除对非特异性炎症与疼痛等症状有一定的作用外,主要对与疾病病理过程相似的病理模型发挥效应,如与类风湿关节炎发病机制相近的免疫性关节炎模型。先用非特异性炎症模型确定药物的基本作用,再结合临床特点,选择相应的免疫性炎症模型重点进行研究。

(1)非特异性炎症模型:非特异性反应具有 3 个明显的时相。①急性瞬时相,以局部血管扩张和毛细血管通透性增加为特征;②亚急性相,以白细胞和吞噬细胞浸润为特征;③慢性增殖相,以组织退化和纤维化为特征。根据以上 3 个时相,可进行药理学研究,常用的实验方法见抗炎作用的研究方法。

(2)免疫性关节炎模型:免疫因素可能是痹证的始发因素。细胞免疫在类风湿关节炎的病理过程中起重要作用,同时病变的局部亦有免疫复合物介导的免疫性炎症特征,因此免疫性关节炎模型对研究抗炎抗风湿药物有重要价值。目前被广泛应用的、临床特征和病理学与人类风湿关节炎相似的动物模型有佐剂性关节炎模型和Ⅱ型胶原诱导性关节炎模型。

佐剂性关节炎模型:大鼠佐剂性关节炎与人类风湿关节炎有许多相似性,大鼠于左后足底注射弗氏完全佐剂致炎后,3~5天炎症达到高峰,于不同时间段测大鼠体重和两侧后足跖的体积或周长。11~12天右后足出现继发性炎症肿胀,持续测量至第21天。

Ⅱ型胶原诱导性关节炎模型:皮内注射同源或异源性Ⅱ型胶原引起大鼠或小鼠的多发性关节炎,动物的一侧后肢先出现典型的红肿现象,随之其余肢体也相继受累。肿胀一般持续5~8周,最终可导致关节畸形。

(二) 抗炎作用的研究方法

1. 非特异性抗炎作用　主要针对以下几个方面:①炎性渗出阶段,包括毛细血管通透性以及白细胞的趋化、游走、吞噬和分泌功能;②关节肿胀阶段;③肉芽增生阶段;④炎症与垂体-肾上腺皮质的关系。

常用的致炎物质有异性蛋白(如鸡蛋清)、颗粒性异物(如酵母、角叉菜胶、高岭土、棉球等)以及其他化学物(如松节油、二甲苯、甲醛等)。其中角叉菜胶是目前最为常用的致炎因子。

评价指标主要包括:①炎性渗出。毛细血管扩张、渗出,关节周围软组织炎症改变致关节腔内渗出液增多。②关节肿胀。关节肿胀提示炎症较重,表现为关节周围均匀性肿大、梭形肿胀。③增生。如骨质增生、肉芽增生等。

(1) 毛细血管通透性实验:是早期炎症以渗出为主要特点的动物模型,常用染料渗出法。实验动物可以选择大鼠或小鼠,一般以染料渗出为指标。当致炎因子诱导毛细血管通透性增高时,在一定范围内染料的漏出量可反映渗出毛细血管的血浆蛋白量。通过测定动物皮内或腹腔的染料通透量,观察药物对动物毛细血管通透性的影响,说明药物是否抗炎及抗炎作用强弱。

(2) 白细胞游走实验:用胶原引起小鼠腹腔液中的中性粒细胞计数升高,给予药物干预后脱颈处死小鼠,将生理盐水溶液注入小鼠腹腔内,轻轻揉动小鼠的腹部后打开腹腔,用微量移液器抽取少许腹腔液滴于白细胞计数板上,在普通光学显微镜下进行白细胞计数。观察药物抑制作用强弱,说明抗炎效果。

(3) 急性关节肿胀实验:足肿胀模型有选择大鼠、小鼠之分,大鼠足肿胀模型运用较多,而小鼠足肿胀模型由于其价格便宜、操作简便、易于测量,近年也多被选用。用角叉菜胶、鲜鸡蛋清、酵母、右旋糖酐、组胺等致炎剂引起动物足踝关节肿胀,大鼠足肿胀的测量常用排水法或采用专制的测量仪器,小鼠足肿胀的测量只需剪下肿足称重即可,较为简便。通过观察药物对其抑制作用的强弱,说明抗炎效果。

(4) 棉球肉芽肿实验:此模型属于慢性炎症模型,是评定药物抑制炎性增生作用的常用方法。将灭菌棉球或滤纸片植入大鼠或小鼠体内,由于埋入鼠皮下的棉球或纸片的刺激作用,引起结缔组织增长,诱导产生与临床某些炎症后期的病理变化相似的肉芽增生。通过对比植入棉球或滤纸肉芽肿的前后重量变化,以观察药物的抗增生作用。

(5) 摘除双侧肾上腺抗炎实验:摘除动物的双侧肾上腺即除去下丘脑-垂体-肾上腺轴对炎症的影响,进行上述相关实验内容,了解药物的抗炎作用是否与垂体-肾上腺系统有关。

2. 对免疫性关节炎的作用　采用大鼠或小鼠佐剂性关节炎或Ⅱ型胶原诱导性关节炎模

型。 主要观察指标有足容积、关节炎指数、脚踝肿痛、关节局部的组织病理形态学变化及炎症介质等。

(三) 镇痛作用的研究方法

镇痛药效研究采用的筛选实验的原理是对实验动物施加引起疼痛的刺激以引起疼痛反应,观察药物对疼痛反应的影响以定量疼痛程度。常用的致痛方法有物理性(热、电、机械)与化学性(H^+、缓激肽、K^+等)刺激法。常用的动物为大鼠、小鼠与家兔等。

用于祛风湿药镇痛作用研究的模型包括扭体法(选用小鼠,腹腔注射乙酸,观察10分钟内出现扭体反应如腹部内凹、伸展后肢、臀部抬高的次数)、热板法[选用雌性小鼠,将大烧杯固定于(55 ± 0.5)℃的温控热板仪内,小鼠放入大烧杯内,观察小鼠放入后至舔后足之间的时间,即为痛觉反应时间]、辐射热甩尾法(选用小鼠或大鼠,用全反射式电影放映灯泡聚焦照射,以启动光源至鼠尾急速摆动的时间为甩尾潜伏期测痛阈)、电刺激法(选用小鼠,由零匀速逐渐增大刺激电压,以引起小鼠第一声尖叫时的电压作为阈电压,以阈电压恒定刺激小鼠,以出现第一次尖叫的时间即为痛觉反应时间)、钾离子皮下透入致痛法(常选用家兔与大鼠,饱和 KCl 溶液经一定强度的直流电直接注射进入动物的不同皮下部位,引起疼痛,以引起疼痛反应的电流强度为痛阈)等。

分析祛风湿药的镇痛部位是在中枢还是在外周。外周性镇痛作用常用致痛因子(如缓激肽、K^+、组胺等)诱发感觉神经放电法,分析药物对上述致痛因子或痛觉增敏因子(如 PGE_2)的作用。中枢性镇痛类药常与中枢有关递质的水平及其受体相关。作用部位分析方法的基本原理主要是:①微量侧脑室给药法,在直接给药部位达有效浓度,而经血流稀释分布至其他部位时则浓度太低而无效;②阻断和改变血流使药物发挥局部作用(兔耳静脉阻断法,使药物不能进入某一部位或只能到达某一部位);③切断部位之间的解剖学联系;④造成对称肢体痛阈的差别,根据差别与部位的关系分析药物的作用部位。

三、主要药理作用

现代药理学研究认为,祛风湿药一般具有抗炎、镇痛、免疫调节作用,并认为上述药理作用是祛风湿方药祛除风湿、解除痹痛的药理学基础(表 14-2)。

表 14-2 祛风湿药的主要药理作用总括表

类别	药物	抗炎	镇痛	免疫调节	其他
祛风湿散寒药	雷公藤	+	+	-	抗菌、抗肿瘤、抑制生殖系统、杀虫
	独 活	+	+	-	镇静、降压、抗菌、解痉、抗凝、抗血小板聚集、抗心律失常
	徐长卿	+	+		降压、抗菌、抗氧化、降血脂
	威灵仙	+	+		抗菌、利胆、抗疟
	木 瓜	+	+		抗菌、抗肿瘤、保肝
	川 乌	+	+	-	降压、抗肿瘤、降血糖

类别	药物	抗炎	镇痛	免疫调节	其他
祛风湿清热药	秦艽	+	+		镇静、抗菌、降压、利尿、抗过敏、升血糖
	防己	+	+		降压、抗菌、抗心律失常、抗血小板凝集、抗心肌缺血、抗过敏
	豨莶草	+	+	−	降压、扩血管、抗疟、抗菌、抗早孕
	臭梧桐	+	+		镇静、降压
祛风湿强筋骨药	五加皮	+	+	±	镇静、抗应激、抗疲劳、降血糖、抗溃疡

注:+ 为增强作用;− 为抑制作用;± 为调节作用。

(一) 抗炎

炎症是痹证的主要病理之一。炎症是机体组织对各级致炎因子刺激所表现的一种以防御为主的局部应答,包括局部毛细血管扩张、通透性增高、白细胞主动游走以及吞噬活动异常,病理表现为红、肿、热、痛。

祛风湿药对炎症的不同病理模型及不同阶段(急、慢性炎症)都有抑制作用,主要表现为抑制或减轻炎症局部毛细血管扩张、通透性增高、白细胞主动游走及吞噬活动异常,缓解局部组织红、肿、热、痛症状。如秦艽可抑制甲醛、蛋清、角叉菜胶所致的大鼠关节肿胀,主要通过兴奋垂体-肾上腺皮质功能发挥抗炎作用;雷公藤可显著抑制大鼠棉球肉芽增生;青风藤对由注射减毒结核杆菌菌液造成的大鼠佐剂性关节炎、注射甲基化小牛清蛋白造成的大鼠抗原性关节炎均具有明显的改善作用,使关节炎指数及关节肿胀程度明显下降,明显减轻关节破坏程度和抑制新骨形成。由臭梧桐和鬼针草等量混合制成"关节灵",动物实验和临床都证明有抗炎作用,但单味药的作用不明显。

(二) 镇痛

疼痛是痹证的临床症状之一,常见骨、关节、肌肉疼痛。

秦艽、青风藤、独活、粉防己、五加皮等都有一定的镇痛作用,提高动物对热刺激、电刺激、化学刺激所致疼痛反应的阈值,也可减少小鼠乙酸扭体次数。青风藤碱的镇痛作用部位在中枢,结构与吗啡相似,镇痛作用强度与吗啡比较为 0.04~0.1,但无成瘾性。粉防己总碱的镇痛效力为吗啡的 1/8。

(三) 免疫调节

除痛风性关节炎是由尿酸盐结晶所致及少数非炎症性疾病所致外,风湿性疾病的发病机制多与机体的免疫功能异常密切相关。风湿疾病患者常伴有细胞免疫和体液免疫功能紊乱。

本类药物的祛风湿作用与其抑制机体过高的免疫功能有密切关系,雷公藤、独活、豨莶草、青风藤对机体的免疫功能有明显的抑制作用。本类药中的少部分成分对免疫功能有促进作用,如五加皮增强小鼠的 T、B 淋巴细胞增殖反应;细柱五加总皂苷和多糖可提高小鼠网状内皮系统的吞噬功能和小鼠的血清抗体滴度。

（四）其他

部分祛风湿药尚具有抗菌、镇静、降压、抗肿瘤等作用。

第二节　常用中药

案例导入　雷公藤——从断肠草到治疗麻风病的内服药

相传"神农尝百草,死于断肠草"。几千年来,人们对于神农的献身精神充满敬佩和惋惜之情。而这个传说给"断肠草"也蒙上了神秘的色彩。

雷公藤始载于《本草纲目拾遗》:"雷公藤……出江西者力大,土人采之毒鱼,凡蚌螺之属亦死,其性暴烈……入水药鱼,人多服即昏。"《植物名实图考》记载:"莽草……根尤毒,长至尺余。俗曰水莽兜,亦曰黄藤,浸水如雄黄色,气极臭。园圃中渍以杀虫,用之颇亟,其叶亦毒。南赣呼为大茶叶,与断肠草无异。"雷公藤自明清以来临床应用较多,明朝的《仁文书院集验方》与《箓竹堂集验方》中载有神应万灵膏:雷公藤等52味等份入香油煎至焦枯,捞出滓,再入杏仁等煎焦,渣滤净,浓缩至滴水不散,入黄丹等搅之,滴水成珠为度,放温后加入麝香等搅匀,过3宿,摊纸上或绢上贴患处。可治疗一切风气肿毒诸病。清代《疡医大全》中写道,青竹蛇、雷公藤等21味,共乳极细末,无灰酒调服,治疗一切痈疽大毒。

一、雷公藤

雷公藤性凉,味苦、辛,具有祛风除湿、活血通络、消肿止痛、解毒杀虫的功效,用于湿热结节、癌瘤积毒。

（一）来源采制

雷公藤为卫矛科植物雷公藤 *Tripterygium wilfordii* Hook. f. 的干燥根茎。我国共有3种雷公藤属植物,包括雷公藤,主产于长江流域以南各地及西南地区;昆明山海棠 *Tripterygium hypoglaucum*（Lévl.）Hutch,其形态与雷公藤相似,主产于浙江、江西、湖南、四川、贵州和云南;东北雷公藤 *Tripterygium regelii* Sprague et Takeda,主产于东北。雷公藤性喜较为阴凉的山坡或溪边,宜在偏酸性、肥沃、土层深厚的砂质土或黄壤土栽培。一般于秋季采收根部,除去最外的根皮,洗净,并切成段（段长5~10cm）或厚片,晒干。但雷公藤有大毒,根皮、茎干、叶、花及嫩芽均有毒性,其毒性成分主要是雷公藤碱等5种生物碱及卫矛醇等。 毒性程度与季节有关,以夏季采集者毒性最大,民间有"春三、夏一、秋五、冬七"（指人服后死亡的天数）之流传。

不同产地的雷公藤在药效上有明显差异。贵州黔东南苗族侗族自治州雷山县产的雷公藤其醇提物出膏率最高,且对巨噬细胞的总体抗炎功效最佳。

不同的炮制方法对雷公藤的急性毒性及药效也有影响。雷公藤蒸制品、甘草炮制品、莱菔子炮制品的毒性较低,其中莱菔子炮制品的抗炎作用最佳。

（二）药效物质基础

目前从雷公藤中分离鉴定的主要是二萜类、三萜类及生物碱类化合物。雷公藤二萜类包括雷公藤甲素、雷公藤乙素、雷公藤氯内酯醇、雷公藤内酯三醇、雷公藤内酯酮；三萜类主要包括雷公藤红素、雷公藤内酯甲、雷公藤三萜酸 A、雷公藤三萜酸 B、雷公藤三萜酸等。雷公藤生物碱类包括雷公藤碱、雷公藤次碱、雷公藤宁碱、雷公藤碱戊等。雷公藤中的二萜类化合物属于松香烷型，含有 3 个环氧基团和 1 个五元不饱和内酯环，是雷公藤生物活性的主要成分，也是主要毒性成分，且有效剂量与毒性剂量相近，影响雷公藤在临床的推广应用。

（三）主要药理作用与作用机制

雷公藤祛风除湿、消肿止痛的功效主要表现为免疫抑制、抗炎和抗过敏作用；活血通络的功效表现为改善血液流变性、抑制血管内膜增生的作用；解毒杀虫的功效表现为抗菌、杀虫作用。具体表现如下（图 14-1）。

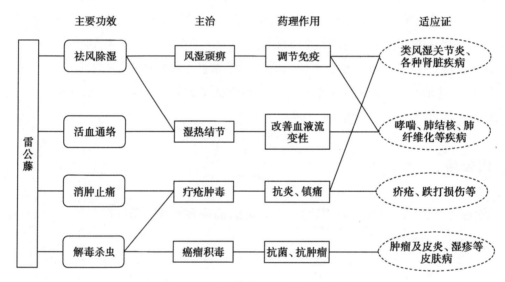

● 图 14-1　雷公藤的功效主治与药理作用

1. 调节免疫　雷公藤水煎剂及雷公藤总碱可使脾、胸腺萎缩，使淋巴组织内的淋巴细胞数减少；抑制脾细胞活化，增强抑制性 T 细胞（Ts）的功能，抑制 IL-2 分泌及其受体的表达。雷公藤总苷可降低外周白细胞数，增加巨噬细胞的吞噬功能；同时抑制钙离子依赖性和非钙离子依赖性通道，并通过抑制 IL-2 转录影响 T 细胞活化；抑制抗原呈递细胞将抗原呈递给抗原特异性淋巴细胞，从而抑制免疫反应的激活；抑制对多种自身免疫病和排斥反应中起重要作用的前致炎细胞因子的表达；对类风湿关节炎患者可提高血清补体 C3 的含量，抑制 IgM、IgA、IgG 形成。雷公藤煎剂及总碱、总苷对迟发型超敏反应（DTH）有抑制作用。

雷公藤甲素抑制单向混合淋巴细胞反应（MLR）、迟发型超敏反应、体外诱导的 Ts 活性及 T 淋巴细胞亚群的活性、特异性抗体 IgG 的形成。雷公藤内酯醇以剂量和时间依赖性诱导人 T 淋巴细胞凋亡，并通过上调 NF-κB 的抑制因子 IκB 的基因转录，抑制 NF-κB 的活性，减少 IL-2 mRNA 的表达，从而抑制 T 细胞的活化与增殖。雷公藤氯内酯醇对巨噬细胞的吞噬功能和 NK 细胞的活性有双向调节作用。

2. 抗炎、镇痛　雷公藤水煎剂通过兴奋垂体-肾上腺皮质系统而达到抗炎的目的。雷公藤煎剂及乙酸乙酯提取物可抑制炎症细胞趋化，抑制前列腺素 PGE_2 等炎症介质的产生和释放，抑制炎症后期的纤维增生;雷公藤煎剂对乙酸致小鼠的扭体反应有抑制作用,提高小鼠热刺激、电刺激的痛阈值。

雷公藤甲素可抑制成纤维细胞环氧合酶-2(COX-2)和诱导型一氧化氮合酶(iNOS)的表达及其诱导产物 PGE_2 的生成,抑制多种炎症因子 IL-2、IL-6 和 TNF-α 的表达,减轻其介导的组织损伤;通过抑制滑膜成纤维细胞中 NF-κB 的活性而抑制 TNF-α 所刺激的 COX-2、iNOS 的表达和前列腺素、NO 的生成;通过调节 ERK 信号转导途径,抑制脊髓胶质细胞激活,而后降低促炎性细胞因子如 IL-1β、IL-6 和 TNF-α 的表达水平,有效减轻集落因子抗原(CFA)引起的炎症性疼痛。雷公藤内酯抑制炎症早期血管通透性增高、渗出、水肿,从而达到抗炎作用。雷公藤内酯、雷公藤红素通过抑制单核细胞 CD18 的表达,抑制关节成纤维细胞中基质金属蛋白酶 RNA 的表达,降低环氧蛋白的表达,下调黏附分子 CD11、CD14 和 ICAM-1,减少炎症因子的产生等,抑制多种炎症的发生。

3. 抗肿瘤　雷公藤具有较强的抗肿瘤活性,是一种广谱抗肿瘤天然药物,能通过诱导肿瘤细胞凋亡、抑制肿瘤微血管生成、干预肿瘤细胞周期、抑制或上调相关癌基因表达、活化 MAPK 信号通路、抑制端粒酶活性及抑制炎症因子表达,多靶点、多途径、交叉发挥抗肿瘤作用。

雷公藤红素具有显著的抗肿瘤作用,其抗癌机制有别于现有的化疗药物。泛素-蛋白酶通路是细胞内蛋白质降解的重要通路,在肿瘤的生长与转移中起关键作用。雷公藤红素具有抑制细胞蛋白酶的作用,堪称是一种天然抗癌药物。 雷公藤甲素可通过抑制 p21 基因活性诱导肿瘤细胞凋亡,使肿瘤细胞对 TNF-α 诱导的细胞凋亡敏感,同时有效地抑制 TNF-α 介导的细胞凋亡抑制因子(IAP)家族成员 c-IPA2 和 c-IPA1 的诱导;还能抑制血管内皮细胞生长和肿瘤毛细血管的生成。雷公藤甲素和乙素抗肿瘤的同时,能抑制 RNA 及蛋白质的合成,并选择性地使磷酸果酸糖激酶上的巯基失活,抑制肝糖原合成,使 RNA 聚合酶失活,干扰 DNA 复制。

4. 抗生育　雷公藤的有效抗生育阈剂量明显低于自身免疫病的治疗剂量,从雷公藤中分离出来的化合物雷醇内酯其抗生育剂量为免疫抑制剂量的 1/5。其生殖毒性主要表现为对雄性生殖系统的抑制作用。

雷公藤甲素选择性地作用于睾丸生精细胞的组蛋白 H3K9me2,降低精子内的 NO 和 SOD 含量,影响精子细胞膜的流动性,抑制精子的变态与成熟,降低睾丸组织中的果糖含量和酸性磷酸酶(ACP)、透明质酸酶、α-淀粉酶(α-AMS)活性,降低附睾精子的总碱性蛋白含量,从而降低精液质量,抑制精核蛋白的生物合成,使精子细胞核蛋白组型转换受阻,精子不能成熟,导致不育;雷公藤氯内酯醇抑制精子对 Ca^{2+} 的摄取,导致精子膜内外的 Ca^{2+} 梯度浓度失去动态平衡而抑制精子活力。

此外,雷公藤乙酸乙酯提取物具有改善血液流变性、抑制血管内膜增生的作用;可使周围小动脉舒张,增加血流量,减低外周血流阻力,改善微循环障碍。对金黄色葡萄球菌、革兰氏阴性细菌、真菌、枯草杆菌及分歧杆菌等均有抑制作用,对真菌特别是皮肤白念珠菌的抑菌效果较好。雷公藤总苷可使育龄女性患者月经减少甚至闭经,阴道细胞出现不同程度的萎缩。

(四) 有效成分的药动学研究

人口服雷公藤总苷片,血浆中检测到雷公藤甲素和乙素。雷公藤甲素符合二室模型,在 0.05～0.1mg/kg 剂量下,犬体内符合线性动力学过程;灌服后 t_{max} 为 15 分钟;大鼠和犬的 $t_{1/2\alpha}$ 分别为 0.03 小时和 1 小时,$t_{1/2\beta}$ 分别为 0.7 小时和 2.5 小时。

雷公藤甲素口服通过被动扩散吸收,绝对生物利用度为 75%;大鼠血浆蛋白结合率为 65%;肝中的浓度最高,其次分别为脾、肺、肾、肠、心和脑;雷公藤甲素广泛代谢,主要通过粪便和尿液排泄,但以原型排泄不足 1%。

雷公藤红素静脉注射后的 $t_{1/2}$ 为 3 小时,口服吸收较差,血浆中未检测到原型。

（五）现代应用

1. 口服雷公藤制剂如雷公藤片、雷公藤总内酯片、雷公藤多苷片可用于治疗类风湿关节炎和风湿炎症顽疾。雷公藤多苷片为我国首先研究利用的抗炎免疫调节中成药，有"中草药激素"之称，世界卫生组织认定其为治疗关节炎疾病的"中国首创植物新药制剂"。

2. 雷公藤制剂可治疗肾炎、肾病综合征、自身免疫性肝炎、结节性红斑、银屑病及器官移植排斥反应；尚有雷公藤单用或配伍用于湿疹、皮炎、顽癣、麻风病等的治疗。

（六）不良反应

雷公藤的毒副作用发生率为 58.1%，毒副作用的大小与药量有关，药量越大，毒副作用越明显。雷公藤所含的生物碱、二萜类、三萜类及苷类物质均有一定的毒性，其中二萜类成分的毒性最大，其次是三萜类成分，生物碱成分的毒性较小。其毒副作用主要为生殖系统、消化系统和内分泌系统损害，其次为血液系统和皮肤黏膜系统损害，其中最为突出的是对生殖系统的毒性作用。雷公藤致死的主要原因为循环及肾衰竭。

1. 生殖系统　女性服药者常会发生闭经、月经周期紊乱以及经血增多或减少等；对男性可能有抗生育作用。

2. 消化系统　服药者常发生畏食、恶心、呕吐、腹胀、腹泻等症状，有时可出现消化道出血。饭后服药或同时服用保护胃黏膜的药物可减轻这些症状。

3. 皮肤黏膜　服药者可发生口唇及口腔黏膜糜烂、溃疡、皮肤色素加深及脱发等。

4. 其他　还可引起泌尿系统、神经系统和心血管系统损害，表现为肾功能异常、神经细胞变性、心律失常或心电图的变化等。

二、秦艽

秦艽性平，味辛、苦。归胃、肝、胆经。具有祛风湿、清湿热、止痹痛、退虚热等功效，用于风湿痹痛、中风半身不遂、筋脉拘挛、骨节酸痛、湿热黄疸、骨蒸潮热、小儿疳积发热等。

（一）来源采制

秦艽为龙胆科植物秦艽 *Gentiana macrophylla* Pall.、麻花秦艽 *Gentiana straminea* Maxim.、粗茎秦艽 *Gentiana crassicaulis* Duthie ex Burk. 或小秦艽 *Gentiana dahurica* Fisch. 的干燥根。秦艽在我国的分布，北起自大兴安岭，经由内蒙古草原，沿祁连山北麓一直到天山一线，东至太行山脉，向南则到云贵高原西北缘，西达青藏高原东部。主产区为山西、甘肃、四川、青海、东北地区、陕西等地。播种后 3~5 年采收，秋季地上部枯萎时采挖。采收后用清水洗净，晾至半干，切去芦头，再晾至全干。

由于不同产地的地形和气候等环境因素不同，各地秦艽的成分含量差异较大。宁夏境内气候条件特殊且栽培秦艽中的龙胆苦苷含量远远高于《中国药典》要求，陕西陇县、甘肃、辽宁居中，山西、内蒙古、云南、河北所产的相对较差。

龙胆苦苷是裂环环烯醚萜苷类成分，由于受缩醛结构的影响，在药材中的含量会受不同加工炮制条件的影响。在传统炮制品中,龙胆苦苷的含量在清炒品中最高,阴干品中较少。在水煮、清蒸品中,龙胆苦苷损失较大。酒制品中,龙胆苦苷的含量稍有降低,损失不大。

(二)药效物质基础

秦艽的化学成分主要为环烯醚萜苷类,包括龙胆苦苷、当药苦苷、当药苷,其中以龙胆苦苷为代表,根中的含量为 0.2%~1.5%。此外,还含有黄酮类、挥发油和糖类等。秦艽本身不含有生物碱,主要成分龙胆苦苷(含量为 0.2%~1.5%)的性质不稳定,在提取分离过程中如使用氨水,则生成生物碱,包括秦艽碱甲(龙胆碱)、秦艽碱乙(龙胆次碱)及秦艽碱丙(龙胆醛碱)等。

(三)主要药理作用与作用机制

秦艽的祛风湿、清湿热、止痹痛功效与其具有抗炎、抗过敏、解热、镇痛、镇静、保肝、抗菌等作用相关,具体表现如下(图 14-2)。

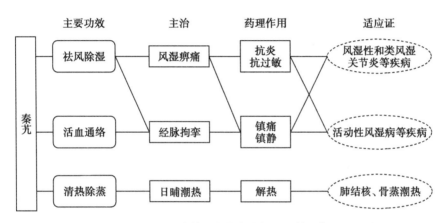

● 图 14-2 秦艽的功效主治与主要药理作用

1. **抗炎** 秦艽乙醇浸出液对二甲苯致小鼠耳郭肿胀、甲醛和蛋清致小鼠足跖肿胀、乙酸致小鼠腹腔毛细血管通透性增加有显著的抑制作用;秦艽醇提物能显著减轻佐剂性关节炎大鼠的关节肿胀,降低关节炎指数。

增强肾上腺皮质功能的有效成分为秦艽碱甲;抗炎作用强度与可的松相似,较水杨酸钠强(90mg/kg 腹腔注射的效果相当于水杨酸钠 200mg/kg)。外用染料渗出法可见大鼠腹腔注射秦艽碱甲 90mg/kg,能明显降低因注射蛋清引起的毛细血管通透性增加;抗炎的同时能降低大鼠肾上腺内的维生素 C 含量;去除大鼠的双侧肾上腺或用戊巴比妥钠麻醉,抗炎作用消失。说明秦艽碱甲不是直接作用于肾上腺皮质,而可能是通过兴奋下丘脑、垂体,使促肾上腺皮质激素(ACTH)分泌增加,从而增强肾上腺皮质功能。

2. **镇痛、镇静、解热** 秦艽水提取物、醇提取物可以明显抑制乙酸所致的小鼠扭体反应,对热板反应、电刺激所致的小鼠、大鼠疼痛反应有抑制作用,且随着剂量增加,镇痛作用增强。秦艽煎剂及醇溶性浸出物对大鼠实验性发热有解热作用。

秦艽碱甲小剂量对小鼠、大鼠的中枢神经系统有镇静作用,较大剂量则有中枢兴奋作用,最后导致麻痹死亡。秦艽碱甲本身无催眠作用,却能增强戊巴比妥钠的催眠作用。秦艽碱甲有一定的镇痛作用,但作用时间较短,与草乌、延胡索合用可增强其镇痛作用。

3. 抗菌　体外实验表明,秦艽醇浸液对弗氏痢疾杆菌、流感杆菌、金黄色葡萄球菌、志贺痢疾杆菌、肺炎杆菌、副伤寒杆菌、霍乱弧菌、炭疽杆菌等有抑制作用;水浸液体外对堇色毛癣菌及同心性毛癣菌等皮肤真菌有不同程度的抑制作用;秦艽水提物和醇提物均可明显延长甲型流感病毒感染小鼠的存活天数,对肺指数、肺组织形态学都有改善作用。

4. 抗过敏　秦艽碱甲给豚鼠腹腔注射能明显减轻组胺喷雾引起的豚鼠哮喘及抽搐。给蛋清性过敏休克家兔腹腔注射秦艽碱甲 90mg/kg,有一定的抗过敏性休克作用,能松弛支气管平滑肌,降低毛细血管通透性,缓解水肿。

5. 保肝利胆　龙胆苦苷通过抑制炎症渗出,减轻肝细胞损伤,降低血清中的 GPT 水平,从而促进肝功能恢复;龙胆苦苷能增加肝细胞蛋白质、糖原和核糖核酸的合成,促使肝功能恢复;龙胆苦苷能增加大鼠的胆汁分泌,促进胆囊收缩,从而发挥利胆作用。

6. 其他　龙胆苦苷能直接作用于胃,促进胃液及游离盐酸分泌。秦艽碱甲通过直接抑制心脏,从而产生降压及减慢心率的作用。秦艽碱甲可通过促进肾上腺素释放,抑制肝糖原合成,促进肝糖原分解,从而使血糖增高。

(四) 有效成分的药动学研究

秦艽提取物或龙胆苦苷给药后,龙胆苦苷在动物体内(犬、兔、大鼠和小鼠)多呈二室模型。龙胆苦苷口服后的绝对生物利用度为 40%,t_{max} 为 0.5~2 小时,在胃肠道内部分经肠道菌群的β-葡糖苷酶水解,产生主要活性代谢产物龙胆碱;$t_{1/2\alpha}$ 约为 1 小时,分布广泛,静脉注射后的组织浓度依次为肾 >血清 >肝 >脾 >肺 >胸腺 >脂肪 >心脏 >肌肉 >胃 >肠 >脑,血浆蛋白结合率为 45%;$t_{1/2\beta}$ 为 3~6 小时,主要以原型经肾排泄。

大鼠静脉注射给药龙胆碱单体后,龙胆碱符合二室模型,$t_{1/2\alpha}$ 为 0.14 小时,$t_{1/2\beta}$ 为 2 小时。 龙胆碱能透过血脑屏障,最终代谢产物为龙胆醛。

口服秦艽水煎液后,龙胆苦苷的 AUC 较服用龙胆苦苷单体显著增大,绝对生物利用度显著提高。

(五) 现代应用

1. 秦艽可治疗风湿性疾病,如风湿性或类风湿关节炎、痛风性关节炎、特发性炎症性肌病。

2. 以秦艽为主的复方(如秦艽鳖甲散)常用于骨蒸潮热,相当于现代医学的肺炎、肺结核、胸膜炎等;以秦艽为主的复方(如山茵陈丸)常用于湿热黄疸,相当于现代医学的黄疸型肝炎、胆囊炎等。

(六) 不良反应

偶见恶心、呕吐或心悸、心率减慢、蛋白尿、血尿等不良反应。久病体虚、小便多、大便溏泻者忌用。孕妇忌用。

学习小结

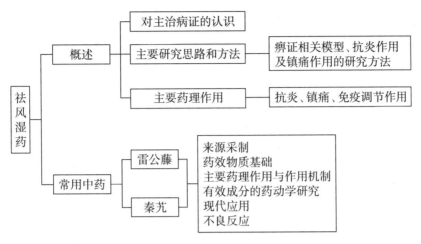

复习思考题

1. 祛风湿药的功效及分类有哪些？各类代表药物有哪些？

2. 祛风湿药的主要药理作用有哪些？简述临床治疗类风湿关节炎时,祛风湿药与解热镇痛药和非甾体抗炎药的作用特点比较。

3. 简述雷公藤对机体免疫功能的影响,以及雷公藤常见的不良反应。

4. 秦艽含有的主要化学成分和药理活性成分分别是什么？这两者有何关系？

5. 如何分析祛风湿药抗炎作用的主要环节？

6. 自选某一祛风湿药或复方,设计动物实验以验证或研究其抗炎作用及机制。

（戴　敏）

第十五章　芳香化湿药

学习目的

通过本章的学习,理解湿证的现代认识,掌握芳香化湿功效相关的主要药理作用,以及厚朴的药效物质基础、药理作用,熟悉厚朴主要药理作用的作用机制和主要成分的药动学特点。此外,通过芳香化湿药类中药研究的常见思路、方法的介绍,具备本类药物药理学研究的基本能力,进一步增强对"芳香化湿"科学本质的探究欲。

第一节　概述

凡气味芳香,性偏温燥,以化湿运脾为主要作用的药物称为芳香化湿药。本类药物性味辛、苦、温,主入脾、胃经,能促进脾胃运化、消除湿浊,前人谓之"醒脾""醒脾化湿"等。同时,其辛能行气、香能通气,能行中焦之气机,以解除因湿浊引起的脾胃气滞之症状。此外,部分药还兼有解暑、辟秽、开窍、截疟等作用。芳香化湿药主要适用于湿阻中焦证,湿浊内阻,脾为湿困,运化失常所致的脘腹痞满、呕吐泛酸、大便溏薄、食少体倦、口甘多涎、舌苔白腻等。此外,本类药物还有芳香解暑之功效,湿温、暑湿等证亦可选用。

一、对主治病证的认识

湿有内湿、外湿之分。外湿为六淫之一;内湿多因脾不健运,水谷不能化为精微,从而留滞体内所致。湿为阴邪,性质重浊黏腻,易阻遏气机,使气机升降失常,表现为胸脘痞闷、食欲缺乏、恶心呕吐、大便溏而不爽、小便不利等症状。另外,湿邪黏滞的性质也表现在病程上,很多疾病迁延时日,缠绵难愈,大多兼有湿邪。

现代医学认为,胃肠型感冒、功能性消化不良、消化性溃疡、肝炎等消化系统疾病,慢性感染性疾病,阿尔茨海默病、癫痫等神经精神系统疾病,动脉粥样硬化、心肌缺血、心律失常等心血管系统疾病,肿瘤以及各种原因引起的组织器官氧化损伤、炎症反应等与芳香化湿药所主治的病证有不同程度的相关性。芳香化湿药物对胃食管反流、胃肠道功能紊乱、炎症性肠病、消化性溃疡等有较好的治疗作用。

二、主要研究思路与方法

湿阻中焦是芳香化湿的主要适应证,但是根据中医整体观念,通过芳香化湿也有助于全身湿邪的消除。因此,对于芳香化湿药的深入研究应该包括 2 个方面:一是研究芳香化湿药的胃肠道作用机制,二是研究芳香化湿药对心血管系统、中枢神经系统的作用,以明确芳香化湿药在中医整体治疗中的重要地位。

针对芳香化湿药主治的消化系统疾病,常用的药理学研究方法包括:

(一) 对胃肠运动的影响

胃肠动力研究的实验方法一般分为整体和离体 2 种。整体实验可采用正常动物、药物诱导胃肠动力障碍模型、应激诱导胃肠动力障碍模型。离体实验分为器官和细胞实验。体外实验可以通过观察药物对乙酰胆碱、阿托品(拮抗 M 受体)、六烃季铵(拮抗 N 受体)、普萘洛尔(拮抗 β 受体)、酚妥拉明(拮抗 α 受体)等胃肠作用的影响,初步了解其作用机制。

芳香化湿药的胃肠动力调节机制的研究一般观察肠神经递质、胃肠激素,如 5-HT、乙酰胆碱(ACh)、NO、血管活性肠肽(vasoactive intestinal peptide,VIP)、促胃动素、促胃动素相关肽、促胃液素,以及平滑肌细胞内的 Ca^{2+} 含量、Cajal 间质细胞数量等(表 15-1)。

表 15-1 胃肠动力调节的主要药效指标和实验方法

药效指标	实验方法
胃排空率测定	中药灌胃,再灌入色素标志物,测定一定时间后胃内的色素相对残留率。标志物采用蓝色葡聚糖 2 000
肠推进功能测定	中药灌胃,同时给予有色物质,测定一定时间后的推进率
胃肠道腔外电生理记录法	将电极固定在胃肠浆膜表面上,记录胃肠的电活动
腔内压力测定	确定位置,固定测压导管,与压力换能装置相连,检测胃肠腔内的平均压力
胃肠平滑肌肌条动力测定	制备标本,分别连于麦氏浴槽的标本支持棒和张力传感器上,在记录仪上观察肌张力、振幅、频率等的变化
肠平滑肌细胞实验	体外培养肠平滑肌细胞,测定细胞收缩振幅、平均长度

(二) 抗腹泻作用

腹泻是多种原因、多种因素引起的疾病,不同类型的腹泻需要建立相应的腹泻模型(表 15-2)。抗腹泻的药效指标主要包括腹泻潜伏期、腹泻率、腹泻指数等。抗腹泻的机制研究涉及肠神经递质、胃肠激素、AQP、炎症因子等含量的改变。

表 15-2 腹泻模型的种类

腹泻模型	造模方法
药物诱发腹泻模型	番泻叶、大黄、甘露醇、蓖麻油等灌胃
细菌性腹泻模型	细菌、病毒如大肠埃希菌、轮状病毒等灌胃
抗生素腹泻模型	氨苄西林、硫酸庆大霉素、头孢拉定等灌胃,可同时喂服痢疾杆菌、鼠伤寒沙门菌,造成肠道菌群失调

腹泻模型	造模方法
应激腹泻模型	采用慢性束缚、夹尾、母婴分离等方式诱导腹泻型肠易激惹综合征模型
过敏性腹泻模型	卵清蛋白(OVA)腹腔注射致敏,然后灌胃进行局部致敏
炎症性肠病腹泻模型	乙酸灌肠造成溃疡性结肠炎模型

此外,还可以进行抗溃疡、保护胃黏膜、抗炎、镇痛作用研究。

三、主要药理作用

现代药理研究认为,芳香化湿药的主要药理作用包括以下几个方面(表15-3)。

表15-3 芳香化湿药的主要药理作用总括表

药物	促进胃肠运动	抗溃疡	保护肠黏膜、抗腹泻	抗病原微生物	抗炎	镇痛	抗氧化	抗肿瘤	其他
厚朴	+	+		+	+	+	+	+	保肝利胆、解痉、止泻、抗变态反应、降温解热、抗帕金森病、缓解吗啡戒断症状、镇静和抗焦虑、抗抑郁、抗癫痫、抗阿尔茨海默病、抗脑缺血、平喘、抗休克、抗血栓、扩张血管、降血压、心肌保护、抗心律失常、抑制心肌重构、抗动脉粥样硬化、降血糖、抗骨质疏松、中枢性肌肉松弛作用
苍术	+	+		+				+	利胆、抗癫痫、抗脑缺血、抗心肌缺血、抗心律失常、降血糖、促进骨生长、神经肌肉阻滞作用
广藿香	+		+	+	+	+	+		抗过敏、改善学习记忆、抗痴呆、镇咳祛痰平喘、抗动脉粥样硬化
砂仁	+	+			+	+			降血糖、利胆、扩血管、促进伤口愈合
佩兰	+			+				+	降血脂、镇静催眠
草豆蔻	+	+		+	+		+	+	平喘、抗脑缺血
草果	+			+		+			

(一) 对消化系统的影响

1. 调节胃肠运动　厚朴及其有效成分厚朴酚、和厚朴酚,以及苍术、砂仁、藿香、佩兰等均能促进胃肠运动。机制与增加兴奋性胃肠激素含量,激活 M 受体、5-HT 受体有关。值得指出的是,芳香化湿药对胃肠道动力的作用常常受胃肠道的解剖部位、平滑肌的功能状态、药物不同化学成分的影响。因此,芳香化湿药对胃肠动力的作用常表现出抑制和兴奋双向作用。

2. 促进消化液分泌 本类药物多含有挥发油,可通过刺激嗅觉、味觉感受器,或温和地刺激局部黏膜,反射性地增加消化腺分泌,达到化湿醒脾的作用。

3. 抗溃疡 厚朴酚、厚朴乙醇提取物、苍术醇提物、茅苍术醇、草豆蔻挥发油等有预防溃疡形成的作用。机制为降低胃酸分泌、胃蛋白酶活性,提高胃黏膜前列腺素 E_2(prostaglandin E_2, PGE_2)含量,清除自由基,增加胃黏膜氨基己糖含量等。

4. 保护肠黏膜、抗腹泻 藿香、砂仁有保护肠黏膜屏障和抗腹泻作用。机制可能为清除自由基,抑制肠道炎症反应。砂仁尚有恢复抗生素导致的小鼠肠道菌群失调的作用,可减少抗生素性菌群失调对肠道的不良影响。藿香、苍术抗腹泻的作用可能与其能调节结肠水通道蛋白(aquaporin,AQP)的含量相关。

(二) 抗炎镇痛

厚朴乙醇提取物及其有效成分厚朴酚、和厚朴酚,苍术醇提物,广藿香挥发油和水提物,砂仁挥发油及其主要成分乙酸龙脑酯均有抗炎镇痛作用。佩兰挥发油、草豆蔻挥发油以及山姜素、小豆蔻明、乔松素等有抗炎作用。芳香化湿药抗炎的作用机制为抑制炎症部位 PGE_2、一氧化氮(NO)、丙二醛(malondialdehyde,MDA)等的产生。

(三) 抗病原微生物

病原微生物感染是暑湿表证、风湿痹证的常见原因。大多数芳香化湿药的体内、体外研究表明其具有一定的抗细菌、抗真菌、抗病毒、抗疟原虫等作用。

厚朴以及苍术对细菌、真菌均有抑制作用。厚朴对流感病毒、牙周病致病菌也有较好的抗菌活性。草豆蔻对幽门螺杆菌、金黄色葡萄球菌、表皮葡萄球菌、大肠埃希菌、流感病毒等均具有较强的抑制活性,小豆蔻明、乔松素、反-1,7-二苯基-4,6-庚二烯-3-酮和山姜素是其主要抑菌活性成分。砂仁提取物对枯草芽孢杆菌、大肠埃希菌、沙门氏菌、铜绿假单胞菌、葡萄球菌和肺炎克雷伯菌有不同程度的抑制作用。广藿香水提取物对沙门菌、大肠埃希菌、志贺菌、金黄色葡萄球菌等常见的肠道致病菌均有一定的抑制作用,对金黄色葡萄球菌的抑制作用明显强于肠道杆菌。

(四) 抗氧化

厚朴酚、和厚朴酚、藿香叶提取物、草豆蔻提取物、砂仁提取物能清除自由基,防止脂质过氧化引起的细胞损伤。

(五) 抗肿瘤

厚朴、苍术、草豆蔻、草果、藿香、佩兰等均有一定的抗肿瘤作用。草豆蔻中总黄酮体外对人胃癌细胞株 SGC-7901 有抑制作用。广藿香醇能抑制人雄激素非依赖性前列腺癌细胞 DU145 细胞增殖。苍术酮体外可通过抑制 $HepG_2$ 细胞生长而发挥抗肿瘤作用。芳香化湿药的抗肿瘤机制可能为诱导肿瘤细胞凋亡、抑制肿瘤细胞增殖、抑制肿瘤血管新生。

综上所述,芳香化湿药具有的促进胃肠运动、抗溃疡、保护肠黏膜、抗腹泻、抗炎、镇痛、抗氧化、抗病原微生物等作用与其芳香化湿的传统功效有关,是芳香化湿药用于治疗胃肠道疾病的药理基础。此外,近年来发现芳香化湿药具有一定的抗肿瘤活性以及心、脑血管和神经系统药理活性。

第二节　常用中药

厚朴

厚朴味苦、辛,性温,归脾、胃、肺、大肠经,具有燥湿消痰、下气除满的功效,主治湿滞伤中、脘痞吐泻、食积气滞、腹胀便秘、痰饮喘咳等。

(一) 来源采制

厚朴为木兰科植物厚朴 *Magnolia officinalis* Rehd. et Wils. 或凹叶厚朴 *Magnolia officinalis* Rehd. et Wils. var. *biloba* Rehd. et Wils. 的干燥干皮、根皮及枝皮。厚朴主产于四川、湖北等地,称为川朴或"紫油厚朴",为传统的道地药材。凹叶厚朴主产于浙江、福建等地,习称"温朴"。我国已经建成福建明溪、湖北恩施 GAP 示范基地。厚朴适于温凉潮湿多雾的气候环境,宜选择光照好、质地疏松、土层深厚、富含腐殖质、湿润肥沃、微酸至中性土壤的环境造林种植。 树龄在 15 ~30 年的厚朴较适宜采收,采收时间多在每年的 4~6 月,采收后烘干或风干,姜制后用。

厚朴品种和炮制方法的差异会对其药理作用产生明显的影响。川厚朴缓解胃肠动力障碍的作用强于凹叶厚朴。厚朴姜炙品促进胃排空、抗溃疡的作用强于生品。厚朴的不同炮制品对金黄色葡萄球菌的抑菌作用强度不同,表现为姜汁厚朴 >厚朴生品 >姜紫苏汁厚朴 >酒制厚朴 >醋制厚朴 >水制厚朴。

(二) 药效物质基础

厚朴主要含有木脂素类成分、挥发油和生物碱。从厚朴中已经分离获得 20 多种木脂素类化合物,其中含量最多、起主要药效作用的是厚朴酚(magnolol)、和厚朴酚(honokiol)。厚朴酚、和厚朴酚是一对同分异构体,由 2 分子苯丙素通过 3-3′碳原子相连。厚朴中约含有 1%的挥发油,主要为桉叶油醇及其异构体,占 40%~55%;其次是聚伞花素,占 10%~20%。厚朴生物碱包括厚朴碱(magnocurarine)、柳叶木兰碱(salicifoline)等。

(三) 主要药理作用与作用机制

厚朴的主要功效为行气燥湿,与厚朴对消化系统的影响、抗病原微生物、抗炎、镇痛、抗氧化等作用有关。厚朴还具有下气平喘的功效,具体表现为抗过敏、平喘、改善肺纤维化作用。

此外,厚朴具有抗肿瘤、抗组织器官(心、肾)缺血再灌注损伤、抗动脉粥样硬化、抗帕金森病、抗抑郁、抗癫痫、抗阿尔茨海默病、降血糖等作用,与传统功效之间也存在一定的关联(图15-1)。

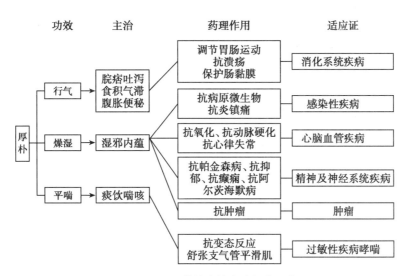

● 图 15-1　厚朴的功效主治与药理作用

1. 对消化系统的影响

(1) 调节胃肠运动:生厚朴、姜厚朴均能显著减少炭末在胃中的残留率,并促进小肠推进。其促进胃肠动力的机制与升高促胃动素、促胃液素含量有关。厚朴酚、和厚朴酚能对抗阿托品,提高胃排空率。厚朴酚可以激活 ACh 受体、5-HT 受体,特别是 M_3 受体、5-HT$_4$ 受体,促进回肠、空肠纵形肌、结肠环形肌收缩。和厚朴酚能恢复术后肠梗阻模型小鼠的胃肠道运动,抑制回肠肌层中的白细胞浸润、炎症因子和诱生型一氧化氮合酶的表达,是一种术后肠梗阻的治疗药物。

另外,厚朴也有解痉、止泻作用。厚朴酚、和厚朴酚能通过钙拮抗机制,抑制平滑肌收缩。厚朴酚、和厚朴酚能抑制番泻叶致腹泻小鼠小肠推进,具有抗腹泻作用。以上表明,厚朴酚、和厚朴酚对不同功能状态的小鼠小肠平滑肌具有双向调节作用。与和厚朴酚比较,厚朴酚的 EC_{50} 较低。

厚朴促进胃肠运动的机制主要如下:①厚朴酚促进肠嗜铬细胞合成分泌 5-HT,5-HT 释放到间隙与感觉神经纤维上的 5-HT 受体结合;②厚朴酚促进 5-HT 激活肠神经突触前和/或突触后神经元上的 5-HT$_4$ 受体,与兴奋性 G 蛋白偶联,激活腺苷酸环化酶,调控平滑肌收缩、神经递质释放,促肠道运动;③厚朴酚促进迷走神经末梢释放乙酰胆碱(ACh),作用到肠道平滑肌细胞上的毒蕈碱型$_3$-乙酰胆碱受体(M_3-AChR)促进平滑肌收缩;④厚朴酚促进平滑肌细胞上的 M_3-AChR 激活,促进平滑肌收缩,增加肠道运动(图15-2)。

(2) 抗溃疡:厚朴及姜厚朴乙酸乙酯提取物能降低盐酸性胃溃疡的溃疡指数,防止实验性胃溃疡形成。姜厚朴的作用更为显著。

(3) 抗腹泻、保护肠黏膜:厚朴酚对葡聚糖硫酸钠(DSS)、2,4,6-三硝基苯磺酸(TNBS)诱导的溃疡性结肠炎有保护作用,其机制与抑制核因子 κB(NF-κB)等信号通路介导的炎症级联反应、抑制炎症因子、提高色氨酸代谢物的含量有关。

(4) 保肝:厚朴能保护肝细胞,防止肝损伤。和厚朴酚、厚朴酚能保护肝细胞内的抗氧化防御系统,抑制脂质过氧化,保护肝细胞。和厚朴酚对 CCl$_4$ 诱导的小鼠急性肝损伤有保护作用,可以降低谷丙转氨酶(GPT)、谷草转氨酶(GOT)、碱性磷酸酶(alkaline phosphatase, ALP)含量,同时降低肝脏组织的促炎因子,包括肿瘤坏死因子 α(tumor necrosis factor-α, TNF-α)、白介素-6(in-

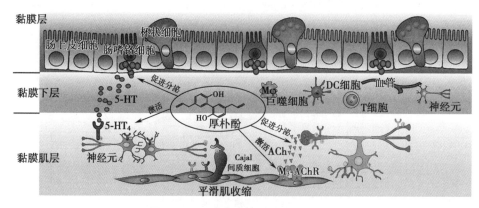

● 图 15-2　厚朴促进胃肠运动的作用机制

terleukin-6,IL-6)和干扰素 γ(interferon γ,IFN-γ)mRNA 的表达。和厚朴酚尚能降低 NF-κB 的 mR-NA 转录水平,减轻自身免疫性肝炎的肝功能损伤。非酒精性脂肪性肝病(nonalcoholic fatty liver disease,NAFLD)是较常见的肝脏疾病,与代谢综合征的发生有关。 绝经后妇女雌激素缺乏是 NAFLD 的高危因素。和厚朴酚能改善去卵巢(OVX)小鼠的肝脂肪变性,下调血脂水平,降低炎症因子水平,对绝经后妇女的 NAFLD 起到保肝作用。

2. 抗病原微生物　厚朴有抗菌、抗病毒作用。厚朴酚、和厚朴酚对金黄色葡萄球菌、变异链球菌、大肠埃希菌具有抑菌作用,且厚朴酚的作用强于和厚朴酚。厚朴酚、和厚朴酚能抑制牙周病致病菌。厚朴酚、和厚朴酚还有抗真菌作用,对须疮癣菌、新型隐球菌、白念珠菌等有抑制作用。对白念珠菌,和厚朴酚可以抑制其早期黏附及菌丝生长,并抑制生物膜的形成,破坏已经形成的生物膜,在未出现感染或感染的早期阶段具有一定的应用价值。厚朴酚、和厚朴酚对痤疮丙酸杆菌、颗粒丙酸杆菌也有较强的抗菌活性。新木脂素类对万古霉素耐药的肠球菌和甲氧西林耐药的金黄色葡萄球菌有抑菌作用,厚朴酚的作用最强。厚朴提取物的抗菌机制包括损害细胞膜和细胞壁,引起膜通透性增加;或者造成细胞壁溶解,使细胞组分流失。

3. 抗炎镇痛　厚朴能抑制炎症反应,减轻疼痛反应。姜厚朴较生厚朴的作用强。厚朴酚、和厚朴酚均有抑制炎症反应的作用。厚朴酚、和厚朴酚能减轻炎症疼痛,其机制与影响谷氨酸及其受体有关。和厚朴酚具有选择性地阻断 NMDA 的作用,也与抑制炎症介质的产生有关。

厚朴抗炎的作用机制:①抑制花生四烯酸代谢酶,抑制炎症介质。厚朴酚可以通过抑制 5-脂氧合酶、白三烯 A₄ 水解酶以及磷脂酶 A₂(phospholipase A₂,PLA₂)、环氧合酶(cyclooxygenase,COX)的活性,抑制白三烯 B₄、前列腺素的合成。②抑制炎症部位白细胞的功能。厚朴酚可以抑制趋化三肽刺激的白细胞内钙升高,影响白细胞的功能。厚朴酚能抑制蛋白激酶 C(protein kinase C,PKC)的活性,抑制中性粒细胞聚集。厚朴酚抑制中性粒细胞的超氧阴离子产生,可减少蛋白质酪氨酸磷酸化和 p42/44 MAPK 激活。 ③抑制炎症因子及其转导途径。厚朴酚、和厚朴酚通过抑制 IκB 激酶活化,抑制 NF-κB 活化及 NF-κB 调节的基因表达,如基质金属蛋白酶 9(matrix metallo proteinase-9,MMP-9)、IL-8、单核细胞趋化蛋白(monocyte chemotactic protein,MCP)、巨噬细胞炎症蛋白-1α(macrophage inflammatory protein-1α,MIP-1α)、TNF-α。4-O-甲基和厚朴酚也能通过抑制 NF-κB 而产生抗炎作用。④厚朴酚、和厚朴酚的抗炎作用还与抑制 NO 的合成、抑制肥大细胞释放组胺,以及通过 Nrf-2/HO-1(血红素加氧酶)产生的抗氧化应激效应等有关。

4. 抗氧化　厚朴酚、和厚朴酚有清除自由基的作用,能增强血清和组织中的超氧化物歧化酶(superoxide dismutase,SOD)、过氧化氢酶(CAT)、谷胱甘肽过氧化物酶(glutathione peroxidase,GSH-Px)抗氧化酶活性,降低 MDA 含量,其强度为和厚朴酚 >厚朴酚。厚朴酚通过抗氧化作用可以保护组织器官损伤,对疾病的治疗有较大的意义。

5. 抗变态反应 厚朴酚、和厚朴酚能抑制 IgE 抗原复合物引起被动皮肤过敏反应。厚朴酚、和厚朴酚也能抑制肥大细胞释放组胺,厚朴酚的作用强于和厚朴酚。

6. 抗肿瘤 厚朴酚、和厚朴酚均有抗肿瘤作用,其机制涉及诱导肿瘤细胞凋亡、抑制新生血管、抑制细胞增殖、抑制肿瘤浸润和转移、促进肿瘤细胞分化等。

厚朴抗肿瘤的作用机制:①诱导凋亡。厚朴酚能使细胞内的促凋亡基因 Bax、Bak、Bad 上调,抗凋亡基因 NF-κB、Bcl-xL、Mcl-1 下调,增加磷酸化 p53 和 p53 蛋白的表达,激活胱天蛋白酶(caspase)途径。和厚朴酚能诱导多种肿瘤细胞凋亡,机制与激活 caspase-3、7、8、9,抑制 NF-κB 活化有关。TNF-α 诱导产生的 Nur77 是减弱 TNF-α 引起癌细胞死亡的因素。厚朴作为 TNF-α 的敏化剂,通过抑制 TNF-α 诱导的 Nur77 mRNA 表达,诱导肿瘤细胞凋亡。②抑制新生血管。和厚朴酚有抗血管形成作用,其机制与抑制血管内皮细胞增殖、抑制肿瘤细胞表达血管内皮生长因子(vascular endothelial growth factor,VEGF)有关。③抑制细胞增殖。厚朴酚能通过 Ras/Raf-1 介导的通路,激活 ERK 磷酸化,增加 p21 表达,减少胸苷的掺入和 DNA 合成。和厚朴酚能抑制 cyclin D1、CDK2 表达,诱导 p21、p27 表达,使肿瘤细胞生长在 G₁ 期出现停滞。和厚朴酚可以结合 EGFR 的酪氨酸激酶结构域,抑制 EGFR 过度表达的支气管肿瘤细胞增殖(高达 93%),诱导凋亡(高达 61%),比受体酪氨酸激酶抑制剂厄洛替尼的效率低,但抗增殖和促凋亡的活性强于厄洛替尼。④抑制肿瘤浸润、转移。厚朴酚能抑制 NF-κB 的活性,下调 HER2 基因表达,下调其下游的 PI₃K/Akt/mTOR 信号通路,抑制下游靶基因以及 VEGF、MMP、cyclin D1(细胞周期蛋白 D1)等的表达。MMP 是参与肿瘤转移的重要酶,厚朴酚抑制 MMP-2、MMP-9 而抑制肿瘤细胞转移。和厚朴酚可以通过激活 PI₃K/Akt/mTOR 和 ERS/ROS/ERK1/2 信号通路,诱导神经母细胞瘤细胞自噬和凋亡,并抑制细胞迁移。和厚朴酚对鼻咽癌肿瘤细胞增殖、迁移和侵袭也有抑制作用。⑤促进分化。厚朴酚和/或厚朴酚联合维生素 D₃ 和维 A 酸,能增加细胞膜分化标志物 CD11b 和 CD14,提高 G₀/G₁ 细胞群,增加周期蛋白依赖性激酶抑制物 p27/Kip1 的表达,其机制与激活 MEK 通路有关。

7. 对中枢神经系统的影响

(1) 脑保护:厚朴酚能减轻新生大鼠海马脑片氧-糖剥夺后的损伤,降低脑缺血模型大鼠的脑水肿、梗死体积,改善神经功能评分,抑制脑缺血再灌注损伤。厚朴酚的脑保护作用可能涉及抗氧化、抗炎、抑制凋亡等诸多机制。

厚朴酚的脑保护作用机制:①抗氧化。厚朴酚能提高脑组织中的 SOD 和乳酸脱氢酶(lactate dehydrogenase,LDH)活性,减少 MDA 含量,减少脑组织活性氧类(reactive oxygen species,ROS)的生成,抑制脑组织髓过氧化物酶(myeloperoxidase,MPO)的活性。②抑制凋亡。厚朴酚能增加 Bcl-2 蛋白表达,降低 Bax 蛋白表达,抑制 caspase-3 的活性。③抗炎。厚朴酚可以降低缺血再灌注脑组织的 TNF-α、IL-1β 含量。厚朴酚能激活 SIRT1,进而抑制促炎性细胞因子和细胞凋亡。④调节谷氨酸/γ-氨基丁酸平衡。厚朴酚可以降低脑缺血再灌注后的谷氨酸含量,增加 γ-氨基丁酸(γ-aminobutyric acid,γ-GABA)的含量。⑤提高细胞对缺氧的耐受力。厚朴酚能防止皮质神经元缺氧损伤和细胞坏死。和厚朴酚有抗氧化作用,能升高脑组织的 Na^+,K^+-ATP 酶活性,对局灶性脑缺血也有保护作用。在保护 NMDA 和 H_2O_2 引起的神经元线粒体功能障碍方面,和厚朴酚的作用比厚朴酚更强。此外,和厚朴酚可以抑制线粒体通透性转换孔(mitochondrial permeability transition pore,MPTP)开放以及聚腺苷二磷酸核糖聚合酶-1(polyadenosine diphosphate ribose polymerase-1,PARP-1)活性,减少 ATP 耗竭,保护线粒体。细胞周期激活是创伤性脑损伤后神经元死亡和神经功能障碍的一个关键因素。和厚朴酚可以降低细胞周期相关蛋白表达,抑制神经元凋亡,减轻脑损伤范围和增加神经元生存。

(2) 抗帕金森病:和厚朴酚可以提高纹状体的多巴胺含量。厚朴酚能增加酪氨酸羟化酶(tyrosine hydroxylase,TH)表达,具有多巴胺神经元保护作用。

(3) 镇静、抗焦虑:厚朴酚可以增加氯离子内流,激活 γ-GABA 能神经,促进 GABA_A 受体表达,有镇静作用。厚朴酚、和厚朴酚具有抗焦虑作用,4-O-甲基和厚朴酚通过提高 GABA 能传递和 Cl^- 内流而产生抗焦虑作用。和厚朴酚可以通过抑制细胞因子、氧化应激,提高脑源性神经营养因子(brain-derived neurotrophic factor,BDNF)含量,改善脂多糖(lipopolysaccharide,LPS)诱导的小鼠焦虑样行为。

（4）抗抑郁:厚朴酚、和厚朴酚具有显著的抗抑郁作用。厚朴酚能改善慢性轻度应激抑郁模型小鼠的糖水偏好、强迫游泳不动时间等抑郁样行为,抑制应激激活的小胶质细胞和下丘脑-垂体-肾上腺(HPA)轴,抑制前额叶皮质的神经炎症和氧化应激反应。厚朴酚能对抗皮质酮引起的小鼠抑郁行为,降低皮质酮水平,上调海马的 BDNF 表达,增加海马的 5-HT 和 NE 含量。厚朴酚可以缩短嗅球切除(olfactory bulbectomy,OB)抑郁模型小鼠的悬尾实验不动时间,并能促进海马神经发生和神经营养因子相关的细胞内信号转导。和厚朴酚对束缚应激诱导小鼠的认知功能损害和抑郁样行为具有改善作用,其机制可能与抑制促炎性细胞因子和内质网应激有关。与之相比,抗抑郁药物丙米嗪仅能改善抑郁样行为。

（5）抗癫痫:厚朴酚有抗癫痫作用,氟马西尼可以拮抗其作用,表明厚朴的抗癫痫作用与 $GABA_A$ 受体有关。和厚朴酚、厚朴酚的抗癫痫机制也与阻滞 Ca^{2+}、Na^+ 内流有关。厚朴酚对 NMDA 和非 NMDA 激活的 Ca^{2+}、Na^+ 内流均有阻滞作用,和厚朴酚对 NMDA 引起的 Ca^{2+} 内流有选择性阻滞作用。

（6）改善认知功能:和厚朴酚能改善东莨菪碱诱导的小鼠学习记忆障碍,厚朴酚、和厚朴酚可以改善 AD 模型动物的认知功能。厚朴改善学习记忆的机制与改善胆碱神经功能、保护海马神经元、抗炎、抑制 Aβ 等有关。

厚朴改善认知功能的作用机制:①改善胆碱能神经功能。4-O-甲基和厚朴酚、厚朴乙醇提取物能抑制皮质和海马的乙酰胆碱酯酶(acetyl cholinesterase,AChE)活性,厚朴酚、和厚朴酚(10^{-4} mol/L)对海马的乙酰胆碱释放有促进作用。②保护和营养神经元。三甲基氯化锡(trimethyltin chloride,TMT)可以选择性地损伤海马神经元,是建立神经退行性疾病模型的常用工具药。厚朴酚体内外均可以抑制 TMT 引起的海马神经元退变和胶质细胞激活。厚朴酚、和厚朴酚对 Aβ 引起的 PC12 毒性有保护作用,其作用可能是减少 ROS 产生,抑制细胞内 Ca^{2+} 升高和 caspase-3 活性。厚朴酚、和厚朴酚对 SAMP1 小鼠的海马 CA1 区有神经营养效果。和厚朴酚、厚朴酚可以提高 Akt 磷酸化,提高神经元存活率。③抗炎。厚朴酚改善东莨菪碱所致的小鼠学习和记忆障碍,其机制与抑制 AChE 活性,降低 IL-1β、PGE_2、COX-2 mRNA 的表达,增加 IL-10 mRNA 的表达有关。④抑制 Aβ 产生。Aβ 是由淀粉样 β 前体蛋白(amyloid precursor protein,APP)通过顺序切割产生的,首先是 β-分泌酶,然后是 γ-分泌酶。调节这一途径的药物被认为是治疗 AD 的最有前途的策略之一。和厚朴酚能通过增加 AMPK、CREB 和 PGC-1α 的表达,抑制 β-分泌酶活性,从而降低 Aβ 水平。

8. 平喘、改善肺纤维化　厚朴总酚和生物碱通过减少细胞内的 Ca^{2+} 含量产生舒张支气管平滑肌的作用。厚朴酚对 Ca^{2+} 的影响可能与激活气管平滑肌细胞大电导钙激活钾通道(big-conductance calcium-activated potassium channel,BKCa)有关。厚朴酚能抑制博来霉素引起的大鼠肺纤维化,降低肺组织的羟脯氨酸含量、髓过氧化物酶(MPO)活性、TNF-α 和转化生长因子 β(transforming growth factor-β,TGF-β)水平,提高 SOD 活性,是一种有效的抗炎和抗纤维化剂。

9. 降血糖　和厚朴酚能降低链脲佐菌素引起的 2 型糖尿病模型小鼠的空腹血糖。和厚朴酚能通过抑制蛋白酪氨酸磷酸酶 1B(protein tyrosine phosphatase 1B,PTP1B)的活性来提高胰岛素敏感性,具有胰岛素增敏作用。厚朴酚对 α-葡糖苷酶有较强的抑制作用,但效能不如阿卡波糖。此外,木兰箭毒碱、番荔枝碱都具有一定的抑制 α-葡糖苷酶的活性。厚朴酚、和厚朴酚能促进葡萄糖摄取,该作用在胰岛素抵抗脂肪细胞上表现得更为明显,两者合用其功效为罗格列酮的 1.2 倍。和厚朴酚能通过 Nrf 2/ARE 途径清除 ROS,减轻低氧状态下糖尿病大鼠的氧化应激,改善胰岛 B 细胞功能。厚朴酚对糖尿病并发症有一定的防治作用,可以抑制高血糖引起的人视网膜色素细胞 TGF-β₁ 和纤维连接蛋白的表达,并能改善肾功能,抑制肾小球增生,预防糖尿病肾病。

10. 对心血管系统的影响

(1) 心肌保护、抗心律失常:缺血再灌注期间,和厚朴酚可以保护心肌免于缺血损伤,并抑制心律失常的发生。和厚朴酚能通过激活 SIRT3,改善线粒体呼吸,抑制炎症反应和氧化应激,减轻多柔比星引起的心脏毒性,改善心功能,减少心肌细胞凋亡。和厚朴酚能改善链脲佐菌素诱导的糖尿病大鼠的缺血心脏功能,缩小梗死面积,减少心肌细胞凋亡和活性氧类生成。其机制可能是通过 SIRT1-Nrf2 信号通路,减轻心肌氧化损伤和细胞凋亡,减轻心肌缺血再灌注损伤。厚朴酚通过抗氧化,抑制中性粒细胞浸润,以及增加 ERK、促凋亡蛋白 Bad 表达,抑制凋亡等机制,可以减轻缺血再灌注后室颤和梗死的发生。厚朴酚高剂量时(10^{-4}g/kg)才能减少冠状动脉阻力,因此保护心肌的机制可能与冠状动脉血管扩张无关。

(2) 降血脂、抗动脉粥样硬化:厚朴酚能上调小鼠 3T3-L1 前脂肪细胞脂蛋白脂肪酶(lipoprotein lipase,LPL)的活性,降低 APOA5 基因敲除小鼠的血浆甘油三酯水平,促进甘油三酯代谢。厚朴酚能抑制 ROS 和 NF-κB 的活性,减少氧化型低密度脂蛋白(ox-LDL)引起的细胞内钙增加和 caspase-3 激活。厚朴酚能通过阻滞 Ras-MEK-ERK1/2 途径,抑制血管平滑肌细胞增殖。厚朴酚的抗动脉粥样硬化和血管再狭窄作用与其抗氧化、抗炎、抑制血管增生有关。

(3) 降压:自发性高血压大鼠在高血压前期给予厚朴酚干预可以改善血管胰岛素敏感性,延缓血压升高。该作用与上调血管组织过氧化物酶体增殖物激活受体 γ(peroxisome proliferator-activated receptor-γ,PPAR-γ)表达和减少 Tribbles 同源蛋白 3 表达,进而增强 Akt 和内皮型一氧化氮合酶(eNOS)活性,促进 NO 释放有关。

(4) 抗心肌肥厚:和厚朴酚可以激活线粒体 Sirt3,减少自由基形成、成纤维细胞增殖,阻断或逆转心肌肥厚。

11. 改善肾功能 厚朴酚减轻肾缺血再灌注损伤,降低尿素氮(BUN)、肌酐,其机制与抑制细胞凋亡有关。厚朴酚也能改善狼疮肾炎(lupus nephritis,LN)、肾小球和血管病变。

(四) 有效成分的药动学研究

大鼠灌服厚朴提取液,厚朴酚、和厚朴酚均符合二室模型,t_{max} 为 0.5 小时左右,$t_{1/2\alpha}$ 为 0.2 小时,$t_{1/2\beta}$ 为 3 小时。大鼠静脉给药后,厚朴酚、和厚朴酚均快速向组织分布,$t_{1/2}$ 约为 1 小时。

厚朴酚、和厚朴酚在大鼠肠道上段的吸收好,在肠道下段的吸收较差,吸收机制为被动转运,受到 P-gp 外排的影响;厚朴酚、和厚朴酚的血浆蛋白结合率分别为 68% 和 54%,主要分布于肝、肾、脑、肺、心脏中,厚朴酚在脑中的浓度约为血液浓度的 4 倍;主要经葡糖醛酸化和硫酸酯化代谢,厚朴酚静脉给药后,厚朴酚葡糖醛酸苷的系统暴露与厚朴酚相当,而口服给药后,血浆中主要为厚朴酚硫酸酯与葡糖醛酸苷,组织中主要是厚朴酚;厚朴酚与和厚朴酚经尿液和胆汁排泄约为 5%。

(五) 现代应用

1. 胃肠功能障碍类疾病 特别是腹部手术后胃肠功能障碍,如术后早期肠麻痹、粘连性肠梗阻等。厚朴排气合剂能促进胃肠功能障碍的恢复。

2. 抑郁症 栀子厚朴汤、半夏厚朴汤等传统经典方剂具有一定的临床疗效。

3. 防治龋齿 可采用厚朴根水溶液,每日早、晚含漱,并予以厚朴片口嚼,每日 4 次以上,每次保持 5 分钟以上,嚼后口苦可用温水漱口。厚朴酚可以作为天然的牙膏添加剂。

　　4. 其他疾病　厚朴制剂尚可用于慢性支气管炎,急、慢性肝炎,肿瘤的治疗。

(六) 不良反应

　　生厚朴、姜厚朴(药典法)和姜厚朴(樟帮法)水提液小鼠腹腔注射无毒性反应,最大耐受剂量为临床用量的 150 倍。生厚朴对家兔眼的刺激性较强,对豚鼠破损皮肤具有轻度的刺激性,姜制后刺激性明显降低。

学习小结

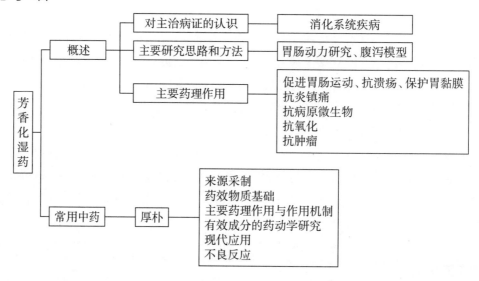

复习思考题

1. 与厚朴"行气、燥湿、平喘"功效相关的药理作用有哪些?

2. 厚朴酚、和厚朴酚对消化系统的药理作用是什么?

（畅洪昇）

第十六章　利水渗湿药

学习目的

　　通过本章学习,掌握利水渗湿药的基本药理作用。要求掌握常用中药泽泻、茯苓、茵陈的药理作用和临床应用,熟悉茯苓、泽泻、茵陈功效相关的机制和不良反应,了解利水渗湿药研究的基本方法和思路。

第一节　概述

　　以通利水道、渗泄水湿为主要功效,常用以治疗水湿内停病证的药物称为利水渗湿药。本类药物可分为利水消肿药、利尿通淋药和利湿退黄药 3 类,临床常用于水湿内停引起的水肿、小便不利、淋证、黄疸、泄泻、带下及湿温等病证。

一、对主治病证的认识

　　水湿内停证多因脾失健运,肺失通调,肾失气化,膀胱气化无权,三焦水道失畅所致。若水湿泛滥于全身可形成水肿,湿热蕴结于肝胆可致黄疸,湿热下注膀胱形成淋浊。以上病证相当于现代医学中各种原因所致的水肿、泌尿系统感染或结石、肝内外胆汁淤积造成的黄疸,以及胸腔积液、腹水等。

二、主要研究思路与方法

　　水湿内停所致的水肿、小便不利、淋证、黄疸等是利水渗湿药的主要适用证。根据利水渗湿药的具体功效不同,对该类药物的研究思路主要应包括 3 个方面:一是对泌尿系统的影响,如利尿、防治泌尿系统结石、保护肾功能等作用,以明确利水消肿功效的相关作用和机制;二是对肝胆功能的影响,如利胆、保肝等作用,以明确利湿退黄功效的相关作用和机制;三是抗病原微生物作用,以明确利尿通淋功效的相关作用和机制。此外,通过研究该类药物的降血脂、抗肿瘤等作用,有助于拓展利水渗湿药的临床适用范围。

　　常用的药理学研究方法包括:

（一）利尿

采用大、小鼠代谢笼法及家兔导尿管集尿法收集实验动物的尿液,观察尿量的变化,并测定分析尿液中的电解质(钠、钾、氯等)含量。也可进行截流分析实验法,分析药物对肾小管各段转运功能的影响及药物的作用部位。

（二）防治泌尿道结石

尿石症动物模型可用于研究尿石形成的过程和机制,是研究利水渗湿中药防治泌尿道结石的重要工具。实验动物常采用雄性大鼠,通过给大鼠富含草酸或草酸前体的饮食和药物(常用 1%乙二醇溶液饲喂),辅以高钙饮食、维生素 B_6 缺乏饮食、维生素 D 饮食,或用大量抗生素等,以促进大鼠草酸钙结石形成。观察指标包括代谢笼收集大鼠的 24 小时尿液,测算尿草酸排泄量;肾组织切片 HE 染色,观察草酸钙结晶等。

（三）保肝、利胆

通过观察对肝损伤动物模型的防治效果,可以明确药物的保肝作用。目前常用的动物模型是化学药物中毒性肝损伤模型,如四氯化碳(CCl_4)、D-氨基半乳糖胺(D-GlaN)等。主要药效指标包括:①肝功能指标,如谷丙转氨酶(GPT)、谷草转氨酶(GOT)、碱性磷酸酶(ALP)等;②脂质过氧化损伤指标,如丙二醛(MDA)、超氧化物歧化酶(SOD)等。肝组织病理学观察也有助于明确肝细胞的损伤程度及药物的保护作用。此外,体外肝细胞培养可以深入研究保肝药物的作用机制。

比较大鼠给药前后的胆管引流胆汁收集量变化,可以明确药物的利胆作用。实验中可以同时测定胆汁中的胆酸、胆固醇、卵磷脂、胆红素等成分,观察药物对胆汁中成分的调节作用。

此外,还可以进行抗病原微生物、降血脂、抗肿瘤等作用的研究。

三、主要药理作用

利水渗湿药的主要药理作用包括以下几个方面(表 16-1)。

表 16-1 利水渗湿药的主要药理作用总括表

类别	药物	药理作用				
		利尿	利胆	保肝	抗病原微生物	其他
利水消肿药	茯苓	+		+	+	增强免疫功能、抗肿瘤、降血糖
	猪苓	+		+	+	增强免疫功能、抗肿瘤、抗辐射
	玉米须	+	+			降血糖
	泽泻	+	+	+	+	降血脂、降血糖、抗炎
	半边莲	+	+		+	抗蛇毒

类别	药物	药理作用				
		利尿	利胆	保肝	抗病原 微生物	其他
利水通 淋药	车前子	+	+		+	降脂、降压、抗炎、抗溃疡
	木通	+	+	+	+	抗肿瘤、强心
	萹蓄	+	+	+	+	增强子宫张力、止血
	瞿麦	+	+			兴奋肠管
	石苇					止咳祛痰、平喘
利湿退 黄药	金钱草	+	+		+	抗心肌缺血
	茵陈	+	+	+	+	降血脂、降血糖、降压、解热、抗炎
	垂盆草			+	+	抑制免疫

（一）利尿

茯苓、猪苓、泽泻、车前子、通草、木通、萹蓄、瞿麦、金钱草、茵陈等均具有不同程度的利尿作用,机制涉及醛固酮拮抗、抑制肾小管对水和电解质的重吸收、下调水通道蛋白(AQP)。其中,车前子提取物的利尿作用与降低肾髓质的 AQP1、AQP2 有关。茯苓的有效成分茯苓素、猪苓的有效成分麦角甾-4,6,8(14),22-四烯-3-酮等均有拮抗醛固酮的作用。与呋塞米相比,利水渗湿药对电解质的影响相对较小,适合长期使用。

（二）抑制泌尿系统结石形成

金钱草、海金沙、玉米须、车前子、石韦、泽泻等能抑制泌尿系统结石形成。该作用是通过多靶点作用实现的,如金钱草防治泌尿系统结石涉及利尿、减少钙离子和草酸含量、影响结石抑制因子、抑制大鼠肾脏草酸钙晶体形成,并与抗炎、抗氧化、保护肾脏等一系列作用有关。海金沙提取物抑制肾组织草酸钙结晶形成,能同时增加肾组织的超氧化物歧化酶(SOD)、谷胱甘肽过氧化物酶(GSH-Px)活性。

（三）利胆保肝

茵陈、半边莲、玉米须、金钱草等均具有明显的利胆作用。其机制与扩张胆管,增加胆汁分泌量有关。

泽泻、茵陈、猪苓、垂盆草等均有抗肝损伤,改善肝功能的作用。垂盆草水煎液对乙醇、对乙酰氨基酚、四氯化碳、D-氨基半乳糖复制的 4 种小鼠肝损伤模型均可以降低谷丙转氨酶(GPT)和谷草转氨酶(GOT),其机制与清除自由基有关。

（四）降血脂

泽泻、茵陈、猪苓有降血脂作用,但不及他汀类药物的作用强。其中,泽泻还能抑制主动脉内膜斑块的生成,猪苓多糖尚能预防脂肪肝。

（五）抗肿瘤

茯苓、猪苓、泽泻可抑制肿瘤的生长及转移，与环磷酰胺等抗癌药合用有一定的协同作用。其机制与直接抑制肿瘤细胞、增强免疫功能2个方面作用有关。

（六）抗病原微生物

本类药物中的多数药物具有抗病原微生物作用，如茵陈、金钱草、木通、萹蓄、半边莲等具有抗菌作用；车前子、茵陈、地肤子、萹蓄、木通等具有抗真菌作用；茵陈、虎杖、石韦和金钱草等具有抗病毒作用。

综上所述，与利水渗湿药的利水消肿、利尿通淋、利湿退黄等功效相关的药理作用为利尿、抑制泌尿系统结石形成、抗病原微生物、利胆保肝，以及抗肿瘤等。

第二节　常用中药

一、泽泻

案例导入　泽泻的研究概况

现代药理研究表明，泽泻具有多种生物活性。20世纪70年代，我国的一些医院对泽泻提取物的调血脂作用进行了大量的临床观察，证实泽泻治疗高脂血症的临床疗效。近年来，泽泻的安全性（肾毒性）受到越来越多的关注和争议。今后，需要进一步确认泽泻药理活性和毒性的相关成分，并就其机制进行深入研究。

泽泻性寒，味甘、淡，归肾、膀胱经，具有利水渗湿、泄热的功效，用于小便不利、水肿胀满、泄泻尿少、痰饮眩晕、热淋涩痛等。

（一）来源采制

泽泻为泽泻科植物泽泻 *Alisma orientale*（Sam.）Juzep. 的干燥块茎。冬季茎叶开始枯萎时采挖，洗净，干燥，除去须根和粗皮。主产于福建、四川、江西等地，药材名分别为建泽泻、川泽泻和江泽泻，一般认为建泽泻的品质佳，我国已经建成福建建瓯 GAP 示范基地。

不同的产地和炮制方法会影响泽泻的药理活性，如福建、江西、广西、四川泽泻，以及泽泻的生品和盐炙品的利尿作用均有一定的差异。

（二）药效物质基础

泽泻以三萜类成分为主，还含有倍半萜及二萜类等成分。三萜类化合物其结构多为原萜烷型（protostane）四环三萜，包括泽泻醇 A（alisol A）、泽泻醇 B（alisol B）、泽泻醇 C（alisol C）等及其相应的衍生物。倍半萜类以愈创木烷化型倍半萜为主，如泽泻醇（alisol）、泽泻二醇（alismoxide）。此外，尚含有贝壳杉烷型四环二萜类化合物。

（三）主要药理作用与作用机制

泽泻的主要功效为利水渗湿,与利尿、抑制泌尿系统结石形成、调血脂、抗动脉粥样硬化、保肝等作用有关(图 16-1)。

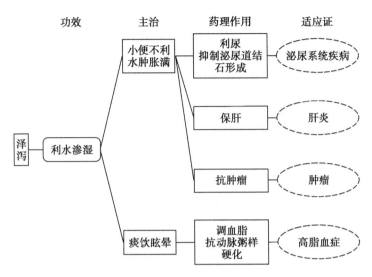

● 图 16-1　泽泻的功效主治与药理作用

1. 利尿　泽泻水提物能增加尿量,并升高尿 Na^+、K^+、Cl^- 水平,降低大鼠肾脏髓质 AQP_2 mRNA 的表达。24-乙酰泽泻醇 A 可能是泽泻的主要利尿成分,其效果不及氢氯噻嗪,但利尿的机制相似。

2. 抑制泌尿系统结石形成、改善肾功能　泽泻乙酸乙酯提取物可减少肾组织草酸钙晶体形成,降低肾间 α-胰蛋白酶抑制物及肾骨桥蛋白的表达,从而抑制尿结石形成。泽泻四环三萜类化合物是抗尿草酸钙结石形成的主要有效活性部位,可降低肾草酸钙结石模型大鼠的血清肌酐、尿素氮、肾 Ca^{2+} 水平、24 小时尿 Ca^{2+} 分泌量,减少肾组织草酸钙结晶沉积,抑制大鼠肾草酸钙结石形成,改善肾功能。

3. 降血脂、抗动脉粥样硬化　泽泻水提物、醇提物及泽泻多糖均能降低高脂血症模型小鼠的血清总胆固醇(TC)、甘油三酯(TG),升高高密度脂蛋白胆固醇(HDL-C),改善小鼠的动脉硬化指数值(AI)。泽泻醇 B、泽泻醇 A 乙酸酯以剂量依赖的方式降低 HMG-CoA 还原酶活性,24-乙酰泽泻醇 A 尚可通过脂连蛋白有效地改善肝脂肪变性,24-乙酰泽泻醇 A 也具有抗动脉粥样硬化作用,其机制可能与抑制氧化低密度脂蛋白(ox-LDL)诱导的大鼠血管平滑肌细胞(VSMC)表型转化和迁移有关(图 16-2)。

4. 保肝　泽泻醇提物能提高抗氧化酶活性,降低脂质过氧化反应,产生抗急性肝损伤作用。23-泽泻醇 B 可以通过激活法尼基衍生物 X 受体(FXR),降低胆汁酸的毒性,抑制肝细胞凋亡,对四氯化碳引起的肝损伤、非酒精性脂肪性肝炎产生保护作用。泽泻醇 F 通过抑制 ERK 和 JNK 磷酸化,以及 NF-κB 信号通路,减少 TNF-α、IL-1β、IL-6 产生,可以改善肝脏病理损伤,降低血清谷丙转氨酶(GPT)和谷草转氨酶(GOT)。

5. 抗肿瘤　泽泻的三萜类成分如泽泻醇 B、23-乙酰泽泻醇 B 在体外对多种肿瘤细胞株具有抑制作用。

泽泻抗肿瘤的作用机制:①影响细胞周期进程。泽泻醇 B 使细胞阻滞于 G_0/G_1 期,降低进入 S、M 期的细胞比率。②诱导肿瘤细胞凋亡、自噬。泽泻醇 B 通过线粒体依赖途径、死亡受体途径,激活凋亡蛋白

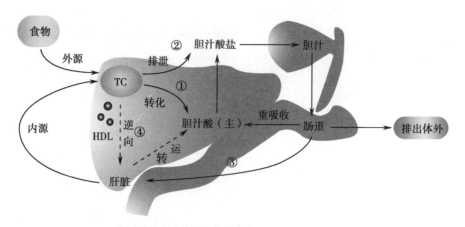

胆固醇的产生来源与代谢去路

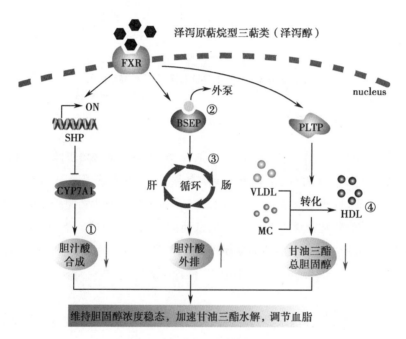

维持胆固醇浓度稳态，加速甘油三酯水解，调节血脂

● 图 16-2　泽泻调节血脂的作用机制

caspase-8、caspase-9，进而活化 caspase-3，从而启动 caspase 的蛋白酶级联反应，并通过促凋亡蛋白 Bax 上调与核转移，引发肿瘤细胞凋亡。肌质网、内质网 Ca^{2+}-ATP 酶是泽泻醇 B 抗肿瘤的分子靶点，泽泻醇 B 可促进内钙动员，诱导细胞自噬性死亡，同时由于内质网中钙离子紊乱和未折叠蛋白质蓄积可引发内质网应激，导致肿瘤细胞凋亡。③逆转 P 糖蛋白过表达。23-乙酰泽泻醇 B 可逆转因 P 糖蛋白在肿瘤细胞上过度表达产生的多药耐药性活性，促进多药耐药细胞株对抗癌素敏感性的恢复。

（四）有效成分的药动学研究

大鼠灌服泽泻提取物后，泽泻醇 A 和 24-乙酰泽泻醇 A 的 C-t 曲线均呈双峰，t_{max} 分别为 1 小时和 9 小时左右，第二个峰更高，$t_{1/2}$ 为 3 小时左右。23-乙酰泽泻醇 B 在大鼠体内符合一室模型，口服吸收慢，t_{max} 为 2 小时，绝对生物利用度为 44%；消除快，静脉注射后 $t_{1/2}$ 为 0.5 小时，口服为 1 小时左右。

在模拟胃酸性条件下，24-乙酰泽泻醇 A 和 23-乙酰泽泻醇 B 不稳定，易发生转化，23-乙酰泽泻醇 B 还可以作为 P-gp 的底物及抑制剂。

（五）现代应用

1. 肾性水肿　传统经典方剂五苓散可用于慢性肾小球肾炎、肾病综合征等,具有消除水肿、降低蛋白尿、减轻肾脏损害的作用。

2. 高脂血症　使用传统经典方剂泽泻汤,也可与丹参、山楂、决明子等组成复方制剂使用。

（六）不良反应

动物实验中,长期大剂量服用泽泻可致慢性肾毒性,肾毒性成分包括泽泻醇 C、16,23-环氧泽泻醇 B、泽泻醇 O、24-乙酰泽泻醇 A 等。

二、茯苓

案例导入　茯苓多糖抗肿瘤研究进展

茯苓多糖在肿瘤的辅助治疗方面具有一定的价值。其特点是抑制肿瘤细胞的同时,可以提高机体免疫功能,抑制肿瘤免疫逃逸,对机体的毒性很小。茯苓多糖分为水溶性、碱溶性和酸溶性多糖。其中,水溶性茯苓多糖的抗肿瘤活性强,但含量较低;碱溶性多糖的含量高,不溶于水,几乎没有抗肿瘤活性。因此,目前已经开展碱溶性茯苓多糖的分子结构修饰研究,以提高活性。代表性化合物如茯苓多糖羧甲基化衍生物、硫酸酯衍生物等。

茯苓味甘、淡,性平,归心、肺、脾、肾经,具有利水渗湿、健脾、宁心等功效,用于水肿尿少、痰饮眩悸、脾虚食少、便溏泄泻、心神不安、惊悸失眠等。

（一）来源采制

茯苓为多孔菌科真菌茯苓 *Poria cocos*(Schw.)Wolf 的干燥菌核。主产于湖北、安徽、云南等地,有栽培和野生 2 种,栽培者产量较大,以安徽为多,故有"安苓"之称;野生者以云南为著,称"云苓"。我国已建成湖北罗田、湖北英山等茯苓 GAP 示范基地。茯苓在 7~9 月采挖,除去泥沙,发汗至显皱纹,阴干,切制,生用。不同产地的茯苓在成分和药效上均存在一定的差异,其中云南茯苓的多糖含量最高,抗氧化活性相对较强。

（二）药效物质基础

茯苓的主要化学成分为多糖和三萜类成分,主要含有 β-茯苓聚糖(β-pachyman),为具有β-(1-6)葡聚糖支链的 β-(1-3)-D-葡聚糖,占干重的 70%~90%。β-茯苓聚糖本身并无抗肿瘤活性,经化学修饰切去支链后,得到 β-(1-3)-D-葡聚糖茯苓多糖,再经羧甲基化可得到溶于水的羧甲基茯苓多糖。茯苓多糖(pachyman)、羧甲基茯苓多糖(carboxymethyl pachyman)都具有较强的抗肿瘤活性。茯苓三萜有 3 种类型,即茯苓酸(pachymic acid 或 tumulosic acid)、茯苓素(poria-tin)、茯苓醇。

（三）主要药理作用与作用机制

茯苓利水渗湿的功效与其利尿、改善肾功能、保肝、降血脂等作用相关;健脾的功效与免疫调节、抗肿瘤等作用有关。此外,茯苓还有抗炎、抗氧化、降血糖等药理作用(图 16-3)。

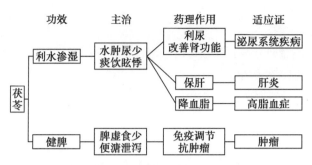

● 图 16-3　茯苓的功效主治与药理作用

1. 利尿、改善肾功能　茯苓对大鼠、小鼠均有利尿作用。茯苓可下调水通道蛋白 AQP2 表达,抑制上皮细胞钠通道表达,减轻嘌呤霉素氨基核苷肾病大鼠的蛋白尿和腹水。茯苓皮可增加慢性心力衰竭大鼠的尿量、降低尿渗透压,其作用环节有降低血浆 B 型钠肽(BNP)、下调水通透蛋白 AQP2 表达、减少血浆精氨酸加压素(AVP)并下调血管加压素 2 型受体(V2R)基因表达。茯苓素有与醛固酮及其拮抗剂相类似的结构,其不仅能结合到肾细胞膜醛固酮受体上,而且在大鼠体内也具有抗醛固酮活性,提高尿中的钠与钾比值,且呈剂量依赖性。

硫酸化茯苓多糖对腺嘌呤致慢性肾衰竭大鼠能增加尿量,减少尿蛋白排出,升高血浆总蛋白、白蛋白含量,降低血清肌酐(Scr)和尿素氮(BUN)水平,降低肾脏系数,增加肾小球、近曲小管数目,减轻远曲小管扩张程度,显示出改善肾功能的作用。

2. 保肝　茯苓三萜可降低四氯化碳所致的肝损伤小鼠的 GOT、GPT 和肝损伤程度。羧甲基茯苓多糖降低氟尿嘧啶肝损伤小鼠的肝、脾指数及血清 GPT、GOT,其机制与调控 NF-κB、p38MAPK 及 Bcl-2 信号通路有关。羧甲基茯苓多糖对肝部分切除的大鼠能增加肝再生度、再生肝重和体重。茯苓具有抗肝纤维化作用,羧甲基茯苓多糖能抑制肝纤维化模型大鼠的 TGF-β 表达、下调 Smad3 表达、上调 Smad7 表达、抑制肝组织纤维化。

3. 降血脂　茯苓、茯苓醇提物可以降低高血脂模型动物的血清 TC、TG 和 LDL,提高 HDL 水平。茯苓尚有降低单纯性肥胖模型大鼠体重的作用。

4. 免疫调节　茯苓多糖具有增强机体免疫功能的作用,能激活 T 淋巴细胞和 B 淋巴细胞、巨噬细胞和 NK 细胞等免疫细胞,还可活化补体,促进细胞因子生成。茯苓多糖可通过激活 p38 激酶,活化 NF-κB/Rel 蛋白,上调 iNOS 基因表达,加强巨噬细胞的吞噬功能。茯苓多糖能拮抗环磷酰胺诱导的各淋巴组织 T、B 细胞亚群失衡,促进 T、B 淋巴细胞亚群恢复至正常比例。茯苓多糖还可促进肠道卵清白蛋白(OVA)特异性 sIgA 的分泌,增强派尔集合淋巴结 B 淋巴细胞 CD80 和 CD86 等共刺激分子的表达,增强肠道黏膜免疫功能。茯苓素可以诱导小鼠腹腔巨噬细胞进入激活状态,加强体外的抗病毒作用。

茯苓素对小鼠的细胞免疫和体液免疫有抑制作用,可抑制 PHA、LPS 和 ConA 诱导的淋巴细胞转化,以及小鼠血清抗体与脾细胞抗体的产生能力。茯苓酸、茯苓素均可抑制宿主抗移植物排斥反应,茯苓素通过增加淋巴细胞线粒体膜电位的稳定性,减少外周血淋巴细胞凋亡;并通过降低 CD8$^+$ 淋巴细胞的百分率,抗心脏移植急性排斥反应。还可预防大鼠肾移植急性排斥反应,抑制淋巴细胞增殖。

5. 抗肿瘤　茯苓酸在乳腺癌、前列腺癌、肺癌、膀胱癌、骨肉瘤、鼻咽癌细胞中表现出抗肿瘤作用。羧甲基茯苓多糖可提高化疗药物氟尿嘧啶(5-FU)的抑瘤率,减轻氟尿嘧啶所致的严重肝损伤,减少氟尿嘧啶引起的肠道菌群失调和结肠损伤。

茯苓抗肿瘤的作用机制:①影响花生四烯酸代谢。环氧合酶途径与肿瘤的发生有关,由肿瘤细胞产生的前列腺素可促进肿瘤细胞生长。茯苓酸可抑制前列腺素合成;可作为一种竞争性抑制剂,通过抑制磷脂酶 A_2(PLA$_2$)的活性,抑制花生四烯酸(AA)合成;并通过抑制丝裂原活化蛋白激酶(MAPKs)与 NF-κB 激活,抑制花生四烯酸代谢。②改变瘤体细胞膜的生长特性。茯苓多糖可通过升高肿瘤细胞膜上的唾液酸含量,影响细胞表面的电荷特性及细胞膜的物质转运,抑制肿瘤细胞增殖;同时干扰膜的肌醇磷脂代谢,抑制磷脂酰肌醇转换。③影响瘤体细胞蛋白质和核酸合成。

茯苓多糖抑制肿瘤细胞的 DNA 合成,使 G_0 期、G_1 期细胞增加,S 期、G_2 期细胞下降。茯苓素对小鼠白血病 L1210 细胞的核苷转运及 DNA 合成补偿途径的各个环节有抑制作用,并对胸苷激酶有一定的抑制作用,其抑制作用随剂量增大而增强。茯苓酸抑制肿瘤细胞 DNA 拓扑异构酶 Ⅰ、Ⅱ 的活性,促进泛酶介导的 DNA 断裂,引起肿瘤细胞死亡。④诱导肿瘤细胞凋亡。硫酸酯化的茯苓多糖能增强凋亡相关基因 Fas、Bax 的表达,减少凋亡抑制基因 Bcl-2 的表达,诱导凋亡。 茯苓酸可通过降低促细胞凋亡因子 Bid 磷酸化,上调 Bcl-2磷酸化水平,促进 caspase-3、caspase-9 激活,诱导细胞凋亡;茯苓酸还可通过死亡受体介导的凋亡通路,激活 caspase-8,诱导肿瘤细胞凋亡。羊毛甾烷型三萜成分 poricotriol A 可增强凋亡诱导因子(AIF)表达,诱导细胞凋亡。⑤抑制肿瘤血管生成。茯苓多糖下调转录因子 NF-κB 和

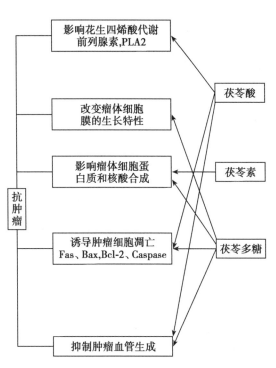

● 图 16-4　茯苓抗肿瘤的作用机制

NF-κB/Rel 转录;茯苓酸通过抑制 NF-κB 转录因子活化,下调基质金属蛋白酶(MMP)基因表达,抑制血管生成(图 16-4)。

6. 抗炎、抗氧化　茯苓、茯苓多糖、茯苓三萜类成分均有抗炎作用。茯苓抑制急性炎症、亚急性炎症的作用与抑制磷脂酶 A_2 活性有关。茯苓多糖体外具有羟自由基、超氧阴离子及 DPPH 自由基清除活性和铁离子还原能力,体内给药可提高大鼠的血清抗氧化酶 SOD、过氧化氢酶(CAT)及 GSH-Px 活性。对盲肠结扎穿孔法诱导脓毒症大鼠,茯苓酸可以降低 TNF-α、IL-1β、IL-6 及 MDA(丙二醛)和 MPO(髓过氧化物酶)含量,增加 SOD 水平,改善大鼠的存活率。茯苓酸改善肾功能的作用也与其抗炎和抗氧化作用有关。

7. 降血糖　茯苓提取物和三萜类物质可降低血糖,提高胰岛素敏感性,增强胰岛素的分化诱导活性,降低胰岛素抵抗。去氢土莫酸、氢化去氢松苓酸、茯苓酸均可降低 2 型糖尿病模型 db/db小鼠和 STZ 诱导小鼠的血糖,提高胰岛素敏感性。去氢土莫酸的降血糖作用较氢化去氢松苓酸、茯苓酸强。茯苓酸可通过提高葡萄糖转运蛋白-4(GLUT-4)的基因、蛋白表达,促进甘油三酯蓄积,抑制脂肪分解。

（四）有效成分的药动学研究

大鼠灌服茯苓素混合提取物,血中去氢土莫酸的 t_{max} 为 2 小时,$t_{1/2}$ 为 4 小时。大鼠茯苓素静脉

注射后，C-t 曲线符合二室模型；灌胃给药后符合一室模型，t_{max} 为 1 小时；静脉注射后肝、肾、肺含量最高；$t_{1/2}$ 为 1 小时左右，从尿、粪和胆汁排泄，肾脏为主要排泄器官。大鼠静脉注射茯苓酸后，$t_{1/2}$ 为 9 小时。

茯苓酸具有吸收迅速、消除缓慢的特点，茯苓和五苓散中的其他组分可以影响茯苓酸的吸收和消除。茯苓酸灌胃给药的药动学参数见表 16-2。

表 16-2　茯苓酸灌胃给药的药动学参数

成分	剂量/ (mg/kg)	峰浓度 C_{max}/ (μg/ml)	达峰时间 t_{max}/小时	半衰期/ 小时	药-时曲线下面积/ (μg·min/ml)	表观分布 容积/L	血浆清除 速率/(L/h)
茯苓酸	10	333.4	0.75	4.96	1 466.9	48.85	6.82

（五）现代应用

1. 肾性水肿　茯苓常与其他药物组成复方应用，如五苓散。

2. 肿瘤、肝炎的辅助治疗　茯苓多糖口服液可用于肿瘤患者放化疗者。新型羧甲基茯苓多糖肌内注射，对肝功能异常患者有一定的改善作用，治疗胃癌、鼻咽癌可延缓病情、改善症状。

（六）不良反应

小鼠皮下注射羧甲基茯苓多糖，其 LD_{50} 为 3.13g/kg。

三、茵陈

案例导入　茵陈的研究概况

目前已经发现茵陈的多种化学成分及其相关的药理作用，为临床用于各种黄疸的治疗提供药理学依据。新生儿高胆红素血症中，胆红素可透过血脑屏障进入中枢，可以造成听觉中枢神经损害。近年来实验发现，茵陈对高胆红素介导的神经细胞损害具有多靶点的保护机制，为茵陈的药理学研究提供新的研究方向。但茵陈所含的成分复杂，深入了解其成分-活性-机制之间的内在关联仍是今后茵陈研究的主要方向。

茵陈味苦、辛，性微寒，归脾、胃、肝、胆经，具有清利湿热、利胆退黄的功效，用于黄疸尿少、湿温暑湿、湿疮瘙痒等。

（一）来源采制

茵陈为菊科植物滨蒿 *Artemisia scoparia* Waldst. et Kit. 或茵陈蒿 *Artemisia capillaris* Thunb. 的干燥地上部分。春季幼苗高 6~10cm 时采收或秋季花蕾长成至花初开时采割，除去杂质和老茎，晒干。春季采收的习称"绵茵陈"，秋季采割的习称"花茵陈"。

（二）药效物质基础

茵陈的活性成分主要为挥发油、香豆素、色原酮类、黄酮类、有机酸等。茵陈中的香豆素类成分是主要利胆成分,并有抗炎、镇痛、治疗心血管疾病等作用,主要有6,7-二甲氧基香豆素(6,7-dimethoxycoumarin)、东莨菪内酯(scopoletin)、6-羟基-7-甲氧基香豆素和茵陈炔内酯(capillarin)。色原酮类成分主要有茵陈色原酮(capillarisin)、7-甲基茵陈色原酮、4′-甲基茵陈色原酮和6-去甲氧基-4′-甲基茵陈色原酮。黄酮类成分主要为茵陈黄酮(arcapillin)、异茵陈黄酮和蓟黄素(cirsimaritin),该类物质具有很强的保肝、利胆活性。有机酸类成分主要为茵陈香豆酸(capillartemisin)A、B和绿原酸(chlorogenic acid),均有利胆作用。 挥发油类有茵陈二炔、茵陈二炔酮、β-蒎烯等化学成分。滨蒿、茵陈蒿花穗期才含有6,7-二甲氧基香豆素。

(三) 主要药理作用与作用机制

茵陈利胆退黄的功效与保肝、利胆作用有关,清利湿热的功效与其抗病原微生物、抗炎、抗肿瘤、降血脂作用有关。其药理作用具体表现如下(图16-5)。

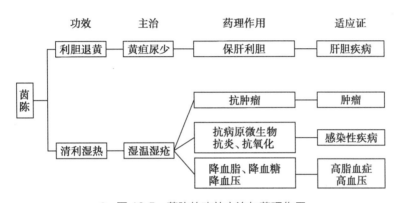

● 图16-5　茵陈的功效主治与药理作用

1. 利胆　茵陈能促进胆汁排泄,增加胆汁中的固体物、胆酸和胆红素排出量。UDP-葡糖醛酸转移酶(UDPGT)是体内催化胆红素结合反应的主要肝微粒体酶,茵陈能够提高UDPGT活性,促进胆红素葡糖醛酸化代谢及排出,降低胆汁中的胆固醇含量,预防胆固醇结石形成。茵陈的利胆成分经分离和鉴定的有10多种,6,7-二甲氧基香豆素、茵陈香豆酸(A、B)、茵陈色原酮、茵陈黄酮、茵陈二炔、茵陈二炔酮、茵陈炔内酯、绿原酸、咖啡酸、对羟基苯乙酮等成分均能不同程度地增加胆汁流量,提高胆汁排泄速度,同时能扩张胆管、收缩胆囊。

2. 保肝　茵陈可减轻四氯化碳致大鼠肝组织病理损伤及脂质过氧化程度。对脂肪肝合并胰岛素抵抗的大鼠,茵陈具有调血脂、恢复胰岛素敏感性的作用。茵陈还可通过调节肝脏组织细胞黏附分子-1(ICAM-1)的表达,改善妊娠肝内胆汁淤积症大鼠的肝脏功能。茵陈蒿油对酒精性肝损伤具有一定的保护作用,降低肝组织的TG、MDA含量,升高谷胱甘肽(GSH)含量。茵陈中的黄酮和香豆素成分如茵陈色原酮、东莨菪内酯、6,7-二甲氧基香豆素、茵陈黄酮、异鼠李黄素等均具有保肝作用。6,7-二甲氧基香豆素为茵陈蒿保肝作用的代表成分,可降低胆固醇、甘油三酯含量,抗脂质过氧化,减轻肝细胞坏死。其保肝的主要机制有诱导肝药酶,增强肝脏的解毒功能;促进肝细胞再生和保护肝细胞膜完整性;抑制β-葡糖醛酸酶活性,减少葡糖醛酸分解,增强肝脏的解毒功能。

茵陈水提物、茵陈总黄酮有抗肝纤维化作用。茵陈水提物可以降低血清Ⅲ型前胶原(PC-

Ⅲ)、Ⅳ型胶原(Ⅳ-C)、层粘连蛋白(LN)和透明质酸酶(HA)及肝组织羟脯氨酸含量,减轻肝细胞水肿、变性和坏死。

3. 降血脂、降血糖、降血压　茵陈蒿提取物可降低胰岛素抵抗大鼠的血脂、血糖水平,提高抗氧化能力,恢复胰岛素敏感性,抑制高胰岛素水平引起的肾素-血管紧张素系统亢进,提高 NO 水平,扩张血管,降低血压。

4. 抗炎、抗氧化、镇痛　茵陈醇提物对游离脂肪酸刺激 $HepG_2$ 细胞所致的脂肪变性、TNF-α 分泌有显著的抑制作用,通过 NF-κB/IκB 信号转导途径抑制 TNF-α mRNA 转录,以阻断 TNF-α 的生物活性。茵陈色原酮可以激活 Nrf2/ARE 依赖的途径,增加血红素加氧酶-1(HO-1)活性,抑制氧化应激和炎症反应。茵陈色原酮能抑制 NF-κB 介导的诱导型一氧化氮合酶(iNOS)、环氧合酶-2(COX-2)表达,ATP 和 P 物质的含量降低,对抗弗氏完全佐剂和角叉菜胶引起的急、慢性炎症疼痛。

5. 抗肿瘤　茵陈水煎剂对小鼠艾氏腹水癌细胞有抑杀作用,也可对抗黄曲霉素 B_1、亚硝酸钠、N-甲基苄胺等的致癌作用。茵陈提取物对 BEL-7402 人类肝癌细胞显示出生长抑制和杀伤作用,茵陈色原酮和蓟黄素可显著抑制 HeLa 细胞和 Ehrlich 腹水癌细胞增殖。茵陈色原酮能通过抑制癌基因(K-ras、c-Src、c-Myc),抑制结肠癌细胞增殖,通过逆转细胞上皮-间质转化过程抑制结肠癌细胞转移。茵陈色原酮通过调节 p21、p27 和细胞周期蛋白阻断前列腺癌细胞生长,通过抑制存活蛋白(survivin)、基质金属蛋白酶 2(MMP-2)、MMP-9 和 STAT3 活化可抑制癌细胞侵袭。

6. 抗病原微生物　茵陈炔酮、对羟基苯乙酮等挥发油对痢疾杆菌、溶血性链球菌、肺炎双球菌、白喉杆菌、大肠埃希菌、伤寒杆菌、铜绿假单胞菌、枯草杆菌、病原性丝状体、牛型及人型结核杆菌、黄曲霉菌、杂色曲霉菌等皮肤真菌有一定的抑制作用。茵陈的酸性多糖部位可抑制幽门螺杆菌致胃黏膜 RGM-1 细胞和胃癌 MKN-28 细胞炎症因子、COX-2、iNOS 和 IL-8 的增高,抑制幽门螺杆菌对宿主细胞的黏附和血管生成,减少细胞凋亡。

(四) 有效成分的药动学研究

大鼠灌胃给予茵陈煎液,血中检测到 6,7-二甲氧基香豆素和茵陈色原酮。6,7-二甲氧基香豆素吸收快,t_{max} 为 0.2 小时;在 6 位和 7 位甲氧基脱甲基并结合 1 分子硫酸形成硫酸酯结合物,$t_{1/2}$ 为 1 小时。

茵陈可诱导肝药酶,使人及兔体内安替比林的代谢加快,$t_{1/2}$ 缩短;使大鼠体内对乙酰氨基酚的代谢加快,C_{max} 和 AUC 下降,促进胆红素的代谢。可通过激动 CAR 受体,使 CYP2C9、CYP2C19、CYP3A4 和 MDR1 的转录水平提高,且使 CYP1A2 和 CYP2E1 的含量增加,UGTs 的活性升高。

(五) 现代应用

1. 肝胆疾病、黄疸　如急、慢性胆囊炎,胆管炎,胆囊结石,病毒性肝炎,以及肝内胆汁淤积、胆管梗阻等引起的黄疸。一般用复方如茵陈蒿汤或茵栀黄口服液,严重者使用茵栀黄注射液。

2. 高脂血症　茵陈五苓散治疗高脂血症有较好的疗效,降低总胆固醇效果与他汀类、贝特类降脂药相似;降低甘油三酯效果优于他汀类;升高 HDL 效果优于贝特类降脂药;降低 LDL 效果优于贝特类降脂药,不及他汀类。

（六）不良反应

茵陈二炔酮小鼠灌胃的LD_{50}为6.98mg/kg。6,7-二甲氧基香豆素小鼠灌胃的LD_{50}为497mg/kg，死亡前有阵发性惊厥。

学习小结

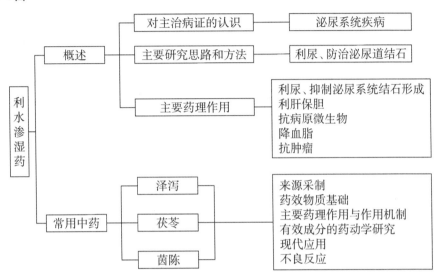

复习思考题

1. 利水渗湿药的主要药理作用有哪些？列举代表药物。

2. 简述泽泻的功效主治，对应的药理作用及主要有效成分。

3. 简述茯苓的主要药理作用及有效成分。

（畅洪昇）

第十七章　温里药

通过本章的学习,理解里寒证的现代认识,掌握温里药与功效相关的主要药理作用,以及常见中药附子的药效物质基础、药理作用、作用机制、不良反应;熟悉附子的临床应用;了解它的药动学特点。此外,通过温里药研究的常见思路、方法和动物模型的介绍,具备本类药物药理学研究的基本能力,进一步增强对"里寒证"科学本质的探究欲。

第一节　概述

以温里祛寒为主要作用,治疗里寒证的药物称为温里药,又称祛寒药。温里药药性多温热,味辛,具有温里散寒、温经止痛、补火助阳、回阳救逆等功效。常用的温里药有附子、肉桂、干姜、吴茱萸、丁香、小茴香等。常用的复方有四逆汤、理中汤、参附汤等。

一、对主治病证的认识

传统医学认为,里寒证是寒邪直中脏腑经络、阴寒内盛或阳气虚衰的表现,其证型包括脏寒证及亡阳证。脏寒证的常见病证有寒滞胃脘,症见脘腹冷痛、呕吐泄泻、舌淡苔白等;寒凝心脉,症见畏寒肢冷、心胸闷痛、遇冷痛增、得温痛减、舌苔白、脉沉迟紧;寒滞经脉,症见畏寒,肢体冷痛、拘急或麻木,肤色紫暗或苍白,舌苔白,脉弦紧。亡阳证是体内阳气暴脱或极度衰微而欲脱,以冷汗、肢厥、面白、脉微等为主要表现的危重证候。

现代医学认为,寒滞胃脘证多有消化功能失调的表现,与现代医学的急、慢性胃肠炎,胃及十二指肠溃疡,胃肠道功能紊乱,慢性腹泻等消化系统疾病相似;寒凝心脉证多有心血管系统功能障碍,与现代医学的心功能不全、心肌缺血等心血管疾病相似;寒滞经脉证多有肢体疼痛及炎症等表现,与现代医学的风湿性及类风湿关节炎等疾病相似;亡阳证则与现代医学的感染性休克、心源性休克、低血容量性休克等相似。

二、主要研究思路与方法

温里药的研究应根据中医病因病机建立寒证动物模型,重点从心血管系统、消化系统等相关疾病的病因及病理生理过程进行设计及选择实验指标,常用的研究方法如下。

(一) 里寒证模型的研究

寒证是感受寒邪或机体的功能活动减弱所表现的证候。目前已建立的寒证模型包括寒性方药法虚寒证、温度控制肝细胞培养法寒证、气候法寒证等动物模型。其中方药法常采用知母、龙胆草、黄连、黄柏、金银花、连翘、石膏等灌胃动物实现。

(二) 强心作用

采用心力衰竭模型观察药物对心肌收缩率、心率和心排血量等心功能指标的影响,同时进行心肌病理、超微结构观察,血中神经内分泌相关指标的检测,探讨温里药治疗心力衰竭的作用机制。运用体外培养心肌细胞实验方法观察心肌细胞搏动频率、收缩力、不应性、自动节律等指标定量分析温里药的作用原理。

(三) 抗心肌缺血缺氧作用

采用心肌缺血模型、心肌缺血再灌注损伤模型,观测心脏功能、血流动力学、血液流变学、心肌耗氧量、外周血管及微循环状态等,定量分析药物对心肌损伤程度、心脏功能的影响,观测血小板活性和微循环、氧自由基、NO、心肌酶的变化及心肌细胞凋亡的情况,探讨药物抗心肌缺血的作用机制。

(四) 抗休克作用

采用血压测定仪或生理记录仪测定休克模型的血压、血流动力学、微循环、细胞超微结构以及代谢、体液因子和毒素等方面的改变,观察温里药可对休克模型动物的作用及作用机制。

(五) 影响胃肠功能的作用

观察胃肠运动、消化、利胆、止吐、抗溃疡、止泻实验、小肠吸收情况、胃液分析等。详见第十八章理气药。

(六) 抗炎镇痛作用

观察药物对非特异性炎症模型及免疫性炎症模型的抗炎作用及作用机制。详见第十四章祛风湿药。

三、主要药理作用

温里药的药理作用主要有以下几方面,详见表17-1。

表 17-1 温里药的主要药理作用总括表

药物	强心	扩血管	抗休克	改善消化功能	镇吐	抗溃疡	抗炎镇痛	其他
附子	+	+	+	+	+	+	+	保护心肌细胞、抗心肌缺血、兴奋内分泌系统及调节代谢、抗血栓、抗肿瘤、增强免疫功能、抗抑郁
肉桂	+	+					+	抗心肌缺血、抗菌、防腐、抗血栓、降血糖、降血压、兴奋内分泌系统
干姜	+		+	+	+	+	+	保护心肌细胞、抗心肌缺血、利胆保肝、抗过敏、镇咳平喘、抗菌、解热镇静、增强免疫功能
吴茱萸	+	+	+	+	+	+	+	抗菌、兴奋中枢、驱蛔、抗病毒、抗肿瘤、降血压
丁香				+		+	+	抗菌、驱虫、健胃、降血压、抗血栓
小茴香				+	+		+	抗菌、祛痰平喘、抗菌、性激素样作用
高良姜								抗肿瘤、降尿酸

（一）对心血管系统的作用

1. 对心脏的正性肌力、正性频率和正性传导作用 如附子及其制剂可使心肌收缩力增强、心率加快、心排血量增加、心肌耗氧量增加,亦能使培养的心肌细胞搏动频率及振幅增加;对维拉帕米所致的小鼠缓慢型心律失常模型,能改善房室传导、加快心率、恢复正常的窦性心律;并能加快实验性窦房结病的心率,改善窦房结功能。附子强心的主要成分为消旋去甲乌药碱,是 β 受体部分激动剂;肉桂的强心作用与其促进交感神经末梢释放儿茶酚胺有关。

2. 扩张血管、改善循环 附子、肉桂等温里药可扩张心、脑血管,增加心、脑血管血流量,提高小鼠的耐缺氧能力;部分温里药所含的挥发油或辛辣成分可使体表、内脏血管扩张,改善微循环,使全身产生温热感。如附子煎剂静脉注射能使麻醉犬的心排血量增加,冠状动脉、脑及四肢的血流量亦明显增加;肉桂有明显的扩张动物外周血管的作用;胡椒、高良姜等口服可使皮肤血管扩张,产生温热感。

3. 抗休克 附子、肉桂、干姜等及其复方制剂对失血性、内毒素性、心源性及肠系膜上动脉夹闭性等休克均有治疗作用,能提高动脉压,延长实验动物的存活时间和存活百分率。温里药的抗休克作用主要与其强心、扩张血管及改善微循环等作用有关。

4. 抗心力衰竭 附子、干姜、四逆汤等对多种心力衰竭模型具有治疗作用,能改善心功能不全小鼠的心肌淤血、水肿及能量供应障碍等。吴茱萸次碱能明显防治大鼠腹主动脉缩窄所致的左室肥厚,其作用机制与其抑制 MAPK/ERK 信号通路有关。

5. 抗心肌缺血 附子、肉桂等能扩张冠状动脉,增加冠状动脉血流量,改善心肌缺血状态;对垂体后叶素及结扎冠状动脉所致的大鼠或犬急性心肌缺血有改善作用。

6. 抗血栓　多种温里药均具有抗血栓、抗凝和抗血小板聚集作用。附子水提物有抗血栓形成的作用,并能预防体内血栓形成;肉桂水煎剂及水溶甲醛部分在体外还能延长大鼠血浆复钙时间;干姜水提物及其挥发油能延长凝血时间,并使纤维蛋白部分溶解;干姜、花椒、吴茱萸、荜澄茄、丁香、高良姜和肉桂都具有对抗 ADP 和胶原诱导的血小板聚集作用,其中丁香水提物和吴茱萸水煎剂的抑制血小板聚集作用最强,高良姜水提物和肉桂水提物的抑制作用较弱。

(二) 对消化系统的作用

1. 调节胃肠功能　大部分温里药对胃肠运动具有双向调节作用,既有兴奋胃肠道、促进胃肠道蠕动的作用,又有抑制胃排空、缓解胃肠痉挛等作用。干姜、肉桂、吴茱萸、丁香、胡椒等具有辛散温通作用,对胃肠道有温和的刺激作用,能使肠管兴奋,增强胃肠蠕动力;对于番泻叶所致的脾胃虚寒腹泻小鼠,高良姜、吴茱萸、肉桂能降低小鼠的稀便率和腹泻指数,提高小鼠的胃内残留量,降低小鼠的炭末推进率。

2. 增强消化功能　干姜的芳香和辛辣成分能直接刺激口腔和胃黏膜,改善局部血液循环,增加胃液分泌,提高胃蛋白酶及唾液淀粉酶的活性。丁香、高良姜、草豆蔻可增加胃酸排出量,提高胃蛋白酶的活力。干姜、肉桂、高良姜等还能促进胆汁分泌,有助于食物的消化吸收。

3. 抗溃疡　干姜、肉桂、高良姜对实验性胃溃疡具有保护作用,肉桂所含的肉桂苷、3-(2-羟苯基)丙酸及其糖苷等 5 种成分均具有抗溃疡作用。干姜、肉桂、丁香、吴茱萸等 10 味温中散寒药对知母水提液灌胃所致的大鼠胃实寒证模型的胃黏膜受损具有改善作用。

4. 镇吐　干姜浸膏可抑制硫酸铜所致的犬呕吐,吴茱萸、丁香亦有止吐作用。

(三) 对下丘脑-垂体内分泌系统的影响

附子、肉桂、干姜、吴茱萸对下丘脑-垂体-肾上腺皮质系统有兴奋作用,能够兴奋下丘脑,促肾上腺皮质激素释放以及肾上腺皮质激素合成等。小茴香、肉桂、吴茱萸挥发油与水煎液部分均可以增加肾上腺素和去甲肾上腺素的排出量。吴茱萸萃取物对下丘脑-垂体-甲状腺系统有兴奋作用,能提高虚寒证模型大鼠甲状腺素的 T_4、促甲状腺激素、促甲状腺激素释放激素含量。

(四) 对能量代谢的影响

温里药能促进机体代谢,使产热增加。如附子、肉桂、干姜能通过影响自主神经系统及内分泌功能,改善机体代谢;附子、干姜、高良姜、花椒、肉桂和吴茱萸可促进肝、肌糖原的分解,增加 ATP 的产生、消耗,调节肝脏、骨骼肌的能量代谢;吴茱萸萃取物使虚寒证模型大鼠的体温、单位体重可代谢能升高;肉桂油与肉桂水提物对虚寒证模型大鼠的多项能量代谢指标如血清乳酸、乳酸脱氢酶有改善作用。

(五) 对物质代谢的影响

温里药对机体的糖、脂类和氨基酸等物质代谢有一定影响。附子、干姜可通过调控机体代谢及催化活性相关基因的表达,影响糖、脂类和氨基酸的代谢过程,促进生物体内能量的产生、贮存和利用。附子、肉桂、干姜组成温热小复方,可使虚热证大鼠模型的血糖和总蛋白含量均出现"高低高"的变化趋势。肉桂油和肉桂水提物对于虚寒状态大鼠的物质代谢具有纠正作用。

（六）抗炎镇痛作用

大量的动物实验证实温里药具有一定的抗炎、镇痛作用,部分还具有解热作用。其中乌头总碱、高良姜素、吴茱萸次碱、姜酮类、桂皮醛及其衍生物、香柑内酯、茵芋碱和丁香酚等是本类药物的有效成分。同时,高良姜总黄酮具有一定的抗炎镇痛作用,对乙酸及热刺激所诱发的小鼠疼痛均有抑制作用。

（七）抗菌作用

温里药均具有抗菌作用。如肉桂挥发油等具有体外抑制革兰氏阳性菌以及革兰氏阴性菌的作用;高良姜挥发油对金黄色葡萄球菌、酿酒酵母菌、枯草杆菌及大肠埃希菌均有一定的抑制作用;花椒油对大肠埃希菌、枯草杆菌和黑曲霉菌的抑制作用显著;胡椒提取物对大肠埃希菌、枯草芽孢杆菌、金黄色葡萄球菌、酵母菌、黑曲霉等均有一定的抑制效果。丁香提取物通过破坏细胞膜快速杀死大肠埃希菌和单核细胞增生李斯特菌。

（八）抗肿瘤作用

抗肿瘤作用是温里药近几年的研究热点。附子的抗癌机制主要与其增强机体细胞免疫功能、诱导肿瘤细胞凋亡和调节癌基因的表达有关。吴茱萸碱的抗瘤谱较广,主要通过抑制肿瘤细胞增殖、阻遏细胞周期、诱导细胞死亡和抑制癌细胞浸润转移达到抑制肿瘤生长及转移的作用。此外,高良姜素、桂皮醛、桂皮酸、丁香酚、荜茇明碱等也都具有抗肿瘤活性。其中高良姜素可以阻滞细胞周期,通过线粒体途径诱导细胞凋亡。另外高良姜中的总黄酮、挥发油也具有抗肿瘤活性。

温里药除具有以上药理活性外,还具有降血糖、抗氧化、抗衰老等作用,同时在促进透皮吸收、免疫调节等方面也有一定的功效。

第二节　常用中药

案例导入　附子与火神派

火神派因注重人身真阳,且善用附子而得名。清朝咸丰年间,四川名医郑钦安(1824—1911年)为火神派鼻祖,所著的《医理真传》《医法圆通》《伤寒恒论》为此派的开山之作,具有十分鲜明的学术特色。火神派擅用附子,对补偏救弊、滥用寒凉之品起到纠正作用,利于提高临床多种慢性疑难杂病的治疗效果。火神派的理论特点有:①学术上以《黄帝内经》为宗,"洞明阴阳之理""功夫全在阴阳上打算""病情变化非一端能尽,万变万化,不越阴阳两法";②临床上则"用仲景之法",用药多为附子、干姜、肉桂等,尊附子为"百药之长",这是火神派最鲜明的特点;③对附子的应用有较为成熟的经验,包括其配伍和煎煮方法,如吴佩衡大剂量投用附子时,必令久煮3小时以上,以口尝不麻舌口为度。《本草汇言》记载:"附子,回阳气,散阴寒,逐冷痰,通关节之猛药也。诸病真阳不足,虚火上升,咽喉不利,饮食不入,服寒药愈甚者,附子乃命门主药,能入其窟穴而招之,引火归原,则浮游之火自熄矣。凡属阳虚阴极之候,肺肾无热证者,服之有起死之殊功。"诸多关于附子的文献记载,也为附子在里寒证等方面的应用,对附子在火神派中的地位提供了支持。

附子

附子味辛、甘,性大热,有毒,归心、肾、脾经,具有回阳救逆、补火助阳、散寒止痛的功效,用于亡阳虚脱、肢冷脉微、心阳不足、胸痹心痛、虚寒吐泻、脘腹冷痛、肾阳虚衰、阳痿宫冷、阴寒水肿、阳虚外感、寒湿痹痛等。

(一) 来源采制

附子为毛茛科植物乌头 *Aconitum carmichaelii* Debx. 的子根的加工品。6月下旬至8月上旬采挖,除去母根、须根及泥沙,习称"泥附子"。该药有"回阳救逆第一品"的称号。附子与人参、熟地黄、大黄并称为中药"四维",是临床常用的中药之一。

附子的道地产地为四川江油,其种植加工历史迄今已有1 300余年。《唐本草》称:"天雄、附子、乌头,并汉蜀道绵州、龙州者佳。"

传统加工工艺加工的商品附子多达11个规格,除《中国药典》品种黑顺片、白附片、淡附片、炮附片外,还有熟附片、挂片、黄附片、刨附片等。附子临床一般生品外用,口服多炮制后应用,矾制、姜矾制两法应用最广,减毒效果好。

(二) 药效物质基础

附子的主要化学成分是乌头碱型生物碱,既是附子的生理活性物质,也是毒性物质,以C-19型二萜生物碱为主,此外还有C-20二萜型、酰胺类、季铵盐类、阿朴啡类等生物碱。此外,附子还含有多糖及蛋白质、油脂类等成分。目前已从乌头属中分出并且已经鉴定结构的生物碱有90多个,从附子中分离得到的生物碱类成分可分为脂溶性和水溶性2类,其中脂溶性生物碱有乌头碱(aconitine)、中乌头碱(mesaconitine)、新乌头碱(mesaconitine)、次乌头碱(hypaconitine)等,水溶性生物碱有新江油乌头碱(neojiangyouaconitine)、宋果灵盐酸盐(songorine hydrochloride)、附子亭碱(fuzitine)、消旋去甲乌药碱(higenamine)、去甲猪毛菜碱(salsolinol)以及具有强心活性的尿嘧啶(uracil)。

(三) 主要药理作用与作用机制

附子回阳救逆、补火助阳的功效体现在强心、保护心肌细胞、扩张血管、调血压、抗心律失常、抗休克、抗血栓、抗心肌缺血、兴奋下丘脑-垂体内分泌轴等作用;散寒止痛的功效体现在抗炎、镇痛、增强免疫功能等作用。其主要药理作用和机制如下(图17-1)。

1. 对心血管系统的作用

(1) 强心作用:生、制附子对在体和离体心脏均具有强心作用,且在《中国药典》规定剂量下

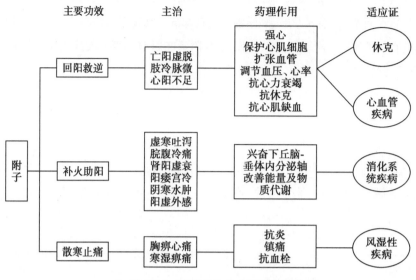

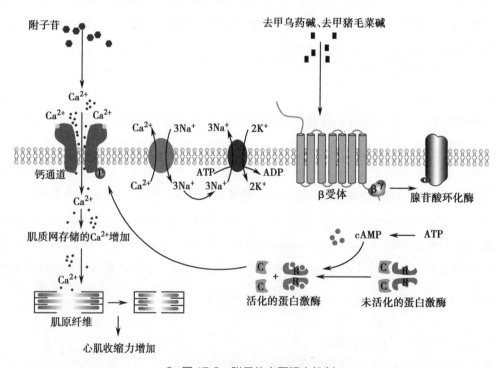

● 图 17-1 附子的功效主治与药理作用

呈现一定的"量-效"关系，但在大剂量下离体心脏功能随剂量的增大表现出心肌收缩力量不足。

胺醇型二萜生物碱是附子中的强心活性成分，包括去甲乌药碱、去甲猪毛菜碱、尿嘧啶、附子苷等，其强心作用机制与激动 β 受体、释放儿茶酚胺有关。亦有学者认为，附子的强心作用与钙离子有关，或与激动心肌钾通道有关，又或与提高血浆第二信使 cAMP 水平有关（图 17-2）。

● 图 17-2 附子的主要强心机制

（2）保护心肌细胞作用：附子、附子多糖对缺血再灌注心肌细胞、心力衰竭心肌细胞、多柔比星心脏毒性模型具有抑制心肌细胞凋亡、保护心肌细胞的作用。对大鼠在冰水应激状态下内源性儿茶酚胺分泌增加所致的血小板聚集造成的心肌损伤有一定的保护作用。

附子多糖保护缺氧/复氧后心肌细胞的可能机制与其激活 STAT3、促进抑凋亡蛋白 Bcl-xl 表达、保护线粒体、阻断细胞凋亡的线粒体通路、抑制内质网应激所介导的细胞凋亡有关。去甲乌药碱可通过降低细胞内的钙离子浓度和轻微阻滞钙离子内流而起到保护心肌细胞的作用，避免钙超载带来的损害。

（3）对血管、血压的影响：附子的水溶性部分能增加股动脉血流量，降低血管压力，轻度扩张冠状血管。去甲乌药碱可降低麻醉及不麻醉犬的血压，以及肾性高血压大鼠的舒张压；附子水提物在《中国药典》规定的剂量范围内可使大鼠的收缩压升高，并呈现一定的"量-时-效"关系。

附子对血压具有双向影响，其升压和降压的成分不同。降压的有效成分主要是去甲乌药碱，有兴奋 β 受体和拮抗 α 受体的双重作用；升压的主要成分是氯化甲基多巴胺和去甲猪毛菜碱，氯化甲基多巴胺有兴奋 α 受体的作用，去甲猪毛菜碱有兴奋 α 和 β 受体的双重作用。

（4）对心率的影响：附子、附子注射液对缓慢型心律失常、垂体后叶素所致的心律失常、缺氧引起的心律失常、窦房结功能低下等有防治作用，能改善房室传导，加快心率，恢复窦性心律；对三氯甲烷所致的小鼠室颤有预防作用，但炮制可降低附子对三氯甲烷致颤的抑制作用。

附子含药血清抗缓慢型心律失常的作用机制与其增加心室肌细胞钙通道电流、升高 cAMP-PKA 信号转导通路相关酶及蛋白的表达有关。

（5）抗心力衰竭作用：不同产地的附子均具有改善急性心力衰竭大鼠的心功能的作用。附子与人参配伍后作用明显优于附子单味给药组，附子与人参以 1∶0.5 的比例配伍时作用较强；与干姜以 1∶1 的比例配伍时作用最强。附子抗急性心力衰竭的作用机制与其升高心肌组织的 cAMP、蛋白激酶 A 含量，调节钙调磷酸酶（CaN）信号分子有关。尼奥灵、异翠雀碱、次乌头碱等 12 个以原型入血的成分可能是附子在体内的直接作用物质。

附子对急性心力衰竭大鼠具有明显的强心作用，其机制与激动 α、β 肾上腺素受体有关。

（6）抗休克作用：《神农本草经读》中记载，附子，味辛气温，火性迅发，无所不到，故为回阳救逆第一品药。实验研究显示附子能延长休克动物的生存时间，并对多种休克有效。

（7）抗心肌缺血作用：附子生物碱具有扩张冠状血管和四肢血管的作用，在小剂量（未致心室纤颤）时就已产生抗急性心肌缺血的作用，也可抗垂体后叶素所致的大鼠急性心肌缺血。乌头类生物碱具有扩张冠状血管和四肢血管的作用，可拮抗垂体后叶素所致的大鼠急性心肌缺血。另外，其保护缺血心肌细胞的作用有利于抗心肌缺血作用的实现。

2. 兴奋下丘脑-垂体内分泌轴　附子可使氢化可的松所致的肾阳虚模型大鼠的 17-羟皮质类固醇、三碘甲腺原氨酸、睾酮/雌二醇升高，通过调节 NO/cGMP，纠正虚寒状态下的甲状腺功能、性腺功能等水平异常，体现其辛热药性。附子煎剂对原发性肾上腺皮质功能不全患者具有肾上腺皮质激素样作用。

3. 改善能量及物质代谢作用　附子正丁醇和水提物能提高虚寒证大鼠的 cAMP 及 Ca^{2+}，Mg^{2+}-ATP 酶活性及能荷的比例，有利于虚寒证大鼠乳酸、丙酮酸物质代谢的恢复。

4. 抗炎作用　附子煎剂对急、慢性炎症有抑制作用。附子中的多种乌头原碱对脂多糖刺激的巨噬细胞均有抗炎作用。附子水煎剂能对抗甲醛或蛋清引起的大鼠踝关节肿胀，抑制二甲苯引起的小鼠耳壳肿胀。

5. 镇痛作用　附子及乌头碱能抑制酒石酸锑钾、乙酸、冰醋酸所致的小鼠扭体反应，能提高小鼠尾根部加压致痛法的痛阈值，且在一定范围内呈线性量效关系。附子能缓解大鼠的机械和热痛觉过敏现象而镇痛。

另外,附子还具有抗肿瘤、改善骨质疏松症、保护肾功能、增强免疫功能、抗血栓、抗抑郁等作用。

(四) 有效成分的药动学研究

大鼠灌服附子总生物碱后,血浆中可检测到乌头碱、新乌头碱和次乌头碱,其中以新乌头碱的浓度最高,乌头碱、新乌头碱、次乌头碱的 C-t 曲线符合二室模型;乌头碱、新乌头碱和次乌头碱的 t_{max} 均为 15 分钟,$t_{1/2\alpha}$ 分别为 3 分钟、15 分钟和 2 小时,$t_{1/2\beta}$ 分别为 15 小时、21 小时和 17 小时。附子提取物十二指肠给药后,乌头碱、新乌头碱、次乌头碱的 t_{max} 均为 0.5 小时,$t_{1/2\alpha}$ 均约为 15 分钟,$t_{1/2\beta}$ 均为 1~2.5 小时。附子镇痛、抗炎效应的 $t_{1/2}$ 分别为 11 小时和 8 小时;以死亡为指标的 $t_{1/2}$ 为 17 小时。

乌头类生物碱灌胃给药吸收较快,还可从大鼠食管和胃中吸收;分布较广,肝和肺中的浓度较高;乌头碱和新乌头碱原型经尿排泄约占 30%,次乌头碱原型经尿排泄约为 15%,尿中可检测到多种代谢物。

(五) 现代应用

1. 休克　参附注射液具有回阳救逆、益气固脱的功效,主要用于阳气暴脱的厥脱(感染性休克、失血性休克、失液性休克等)。
2. 心血管疾病　如心功能不全、病态窦房结综合征、冠心病、心肌炎、肺源性心脏病。
3. 消化系统疾病　如胃炎、胃溃疡、肠易激综合征、溃疡性结肠炎等。
4. 风湿性疾病　如风湿性关节炎、类风湿关节炎。

(六) 不良反应

附子的不同组分对正常小鼠、寒证小鼠、疼痛小鼠均具有一定的急性毒性。对正常小鼠,其毒性强度大小为醇提组分 >水提组分 >全组分,对寒证小鼠和疼痛小鼠,其毒性强度大小为醇提组分 >全组分 >水提组分。附子醇提物的 LD_{50} 为 23.04g/kg。人口服乌头碱 0.2mg 即致中毒,致死量为 3~4mg,中毒症状为恶心、呕吐、腹痛、腹泻、头昏眼花、口舌、四肢及全身发麻,畏寒,继之瞳孔放大、视觉模糊、呼吸困难、手足抽搐、躁动、大小便失禁、血压及体温下降等。

心脏毒性是附子的常见毒性之一。附子的药效剂量会引起小鼠心电图室性期前收缩的改变和心肌损伤,缺血状态下的血清心肌酶含量升高。心肌线粒体毒性可能是附子造成心肌毒性的原因。乌头碱对心脏的毒性较大,心电图表现为一过性心率减慢,房性、室性期外收缩和心动过速,以及非阵发性室性心动过速和心室颤动等。该心脏毒性呈现一定的“量-时-毒”关系。在病证状态下,附子的毒性呈降低趋势。

附子的毒性与生物碱的化学结构密切相关,毒性的物质基础为双酯型二萜类生物碱,主要为乌头碱、新乌头碱、次乌头碱等乌头类生物碱。附子皮中生物碱的含量高,毒性大。

蒸制、炒制、烘制、水煮、水浸泡等炮制均可影响生物碱的含量,使双酯型生物碱的分解或水解增多,单酯型生物碱显著增加,毒性降低。乌头碱经加热水解成乌头原碱,毒性只有乌头碱的1/2 000,如果继续加热水解则可变成毒性更小的胺醇类碱。与生附子相比,黑顺片、白附片的双酯型生物碱含量低。蒸制与烘制均可使双酯型生物碱的含量降低。

　　配伍应用是附子减毒的一种有效办法。附子与人参、甘草、吴茱萸等药物配伍均有一定的减毒作用。人参与附子配伍可以减轻附子的心脏毒性,且随着人参剂量的增加而减毒效果增加。附子配伍生/炙甘草后均降低附子的毒性,附子与甘草配伍后附子总生物碱、酯型生物碱均降低,炙甘草降低的程度要高于生甘草。配伍山茱萸可显著降低附子所致的小鼠心律失常及死亡比例。寒凉药物黄芩对附子的毒性具有剂量依赖性拮抗作用。

学习小结

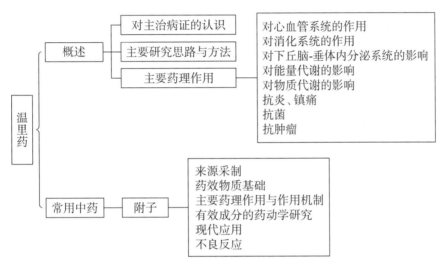

复习思考题

1. 温里药通过哪些药理学作用产生温里祛寒的功效?

2. 简述附子的主要功效及对应的药理作用。

3. 附子使用过程中会产生怎样的不良反应? 如何避免?

（宋小莉）

第十八章　理气药

学习目的

通过本章的学习,掌握理气药的主要药理作用和常用中药枳实、陈皮、香附功效相关的药理作用以及主要成分的药理作用与机制;熟悉理气药的主要研究思路及方法和枳实、陈皮、香附的临床应用;了解理气药的现代主治病证特点和陈皮、香附的药动学特点。

第一节　概述

凡以疏畅气机,调整脏腑功能,消除气滞、气逆为主要功效,主治气滞和气逆病证的药物(或方剂)称为理气药(方)。本类药物多辛、苦、温而芳香,主入脾、胃、肝、胆、肺经,具有理气健脾、疏肝解郁、理气宽胸、行气止痛、破气散结等功效,主治气滞所致的闷、胀、痛等证候,气逆所致的恶心、呕吐、呃逆、喘息等证候。

一、对主治病证的认识

气为一身之主,人体正常生命活动依赖气之升降出入,流通有序。气滞是指气的流通不畅,郁而不通,导致脏腑经络功能障碍的病理状态。情志抑郁不舒,痰、湿、食积、瘀血等有形之邪,脏腑功能失调是气滞证的主要病因。如脾胃气滞,表现为脘腹胀满、疼痛、嗳气泛酸、恶心、呕吐、便秘或腹泻;肝郁气滞,则表现为胁肋疼痛、胸闷不适、疝气、乳房胀痛或包块以及月经不调等。气逆则指气的升降失常,当降不降或升发太过的病理状态。可表现为胃气上逆,以呕吐、呃逆、嗳气、恶心、反胃、吐酸为常见症状;肺气上逆,以咳嗽、喘促、胸闷气急为常见症状;肝气横逆,则常致胃失和降、纳化失司,见脘痛呕逆、嗳气泛酸、腹痛腹泻等。依据主要功效,理气药可分为行气药如陈皮、木香、香附等,破气药如枳实、大腹皮等,降气药如降香、沉香等。

气滞证或气逆证主要与现代医学疾病中的消化系统疾病(胃炎、消化不良、胃溃疡、肝胆疾病)、呼吸系统疾病(支气管哮喘、慢性阻塞性肺疾病等)以及月经失调、抑郁焦虑等的症状表现相似。

二、主要研究思路与方法

理气药的现代研究应密切关注"气滞""气逆"等治疗证候的科学内涵,以内脏平滑肌功能紊乱为重点,从理气方药对胃肠道功能、对支气管平滑肌的调节作用以及保肝利胆等方面探讨其作用与作用机制。此外,针对部分理气药具有疏肝解郁、调经、治疗休克等临床应用特点,可从调畅情志、调节子宫平滑肌及心血管系统等方面入手,充分揭示理气方药的更广泛的药理效应,拓宽其临床应用范围。理气方药研究的主要思路与方法包括以下方面:

(一) 对胃肠运动的影响

胃肠运动失调常为脾胃气滞、胃气上逆、肝气横逆等气机逆乱证候的主要病理生理基础。观察理气药对胃肠运动功能的影响的主要实验方法包括离体胃肠道平滑肌实验法和在体胃肠道平滑肌运动实验法。离体胃肠道平滑肌实验法为常规的药物初筛方法,可观察药物对离体肠肌运动的影响并观察药物的量效关系。在体胃肠道平滑肌运动实验法通过胃肠内及胃肠外多途径给药,观察药物的作用,还可以通过观察药物影响乙酰胆碱、阿托品、普萘洛尔等对胃肠的作用,分析其作用机制。

(二) 利胆作用

肝汁的分泌、排泄异常常为肝郁气滞的病理基础。可观察胆汁分泌量并通过分析胆汁中的胆固醇、胆红素、胆汁酸以及无机离子等含量,研究理气方药对胆汁分泌、排泄和代谢的影响;通过胆囊运动及胆道括约肌紧张度实验,研究理气方药对胆囊压力、胆囊排空的影响;还可通过建立胆道感染、胆石及胰腺炎病理实验模型,观察理气方药对模型的治疗作用。

(三) 抗溃疡作用

消化性溃疡、胃炎等亦可表现为脾胃气滞、肝气横逆、犯胃侮脾等气机逆乱证候。可采用化学性、物理性刺激以及通过应激状态诱发各种溃疡病模型,观察胃组织病理形态学改变,从促进溃疡愈合、抑制胃酸分泌、降低胃蛋白酶活性、增加胃黏膜血流量、增强胃黏膜屏障功能等方面研究理气方药的作用及作用机制。

(四) 改善神经精神活动作用

理气药疏肝解郁功效与改善神经精神活动,特别是与抗抑郁作用有关,可改善抑郁症患者的神经精神症状。抑郁症的动物模型主要可分为 2 类:一类属于药物诱发的模型,包括育亨宾模型、5-羟色氨酸(5-HTP)诱发甩头行为、利血平致单胺类递质耗竭模型等;另一类为改变环境条件诱发的抑郁模型,如束缚、隔离、疲劳应激、行为绝望、慢性不可预知的应激、慢性温和应激等。此外,还有脑损伤致抑郁症模型(如嗅球切除模型)以及 20 世纪 90 年代以来出现的基因选择的大鼠行为抑郁模型,如游泳低活性模型、FSL(Flinders sensitive line)大鼠模型等。

三、主要药理作用

大多数理气药含挥发油,是理气药助消化作用的物质基础。枳实挥发油成分与其抗溃疡作用密切相关,能减少大鼠胃液分泌量及降低胃蛋白酶活性,预防溃疡形成;陈皮挥发油是其保肝利胆、祛痰作用的物质基础,可刺激呼吸道黏膜,促使分泌增多、痰液稀释而利于排出;而香附挥发油有降血压、强心作用,对中枢神经系统的调节作用与其所含的 α-香附酮有关,并能抑制大鼠离体子宫的收缩,被认为是香附调经止痛的主要有效成分;多数理气药所含的辛弗林和 N-甲基酪胺是其解痉作用和心血管药理活性的主要物质基础。

现代药理研究认为,理气药能治疗气滞、气逆证,主要与以下药理作用有关。

(一) 调节胃肠运动

部分理气药如枳实、枳壳可兴奋胃肠平滑肌,促进胃肠运动,使胃肠收缩节律、幅度增加。大多数理气药如枳实、枳壳、陈皮、木香等又具有松弛胃肠平滑肌,抑制胃肠运动等作用,其作用机制可能与拮抗 M 胆碱受体、兴奋 α 受体和直接抑制胃肠平滑肌相关。

(二) 调节消化液分泌、抗溃疡

许多性味芳香、含挥发油的理气药如木香、陈皮等能促进消化液分泌,呈现健胃和助消化作用;含甲基橙皮苷的理气药(如陈皮)能对抗病理性胃酸分泌增多,具有抗溃疡作用。

(三) 促进胆汁分泌

肝的疏泄功能与胆汁分泌、排泄功能有关,理气药的利胆作用是其疏肝理气,治疗肝炎、胆囊炎的药理学基础。

(四) 对子宫平滑肌的调节作用

理气药对子宫平滑肌有调节作用。枳实、枳壳、陈皮、土木香等对子宫平滑肌有兴奋作用,而香附、青皮、乌药等能使痉挛的子宫平滑肌松弛。

(五) 松弛支气管平滑肌

大多数理气药能松弛支气管平滑肌。陈皮、香附、木香可对抗组胺引起的支气管痉挛,增加肺灌流量。其作用机制与直接扩张支气管,抑制迷走神经功能,抗过敏介质释放,兴奋 β 受体有关。

(六) 对心血管系统的作用

同为芸香科植物,含有辛弗林和 N-甲基酪胺的理气药如青皮、枳实、枳壳等静脉注射给药能表现出显著的心血管药理活性,具有强心、升压、抗休克作用。其作用机制为辛弗林直接兴奋肾上腺素 α 受体;N-甲基酪胺促进肾上腺素能神经末梢释放去甲肾上腺素,间接兴奋 α、β 受体等。

另外,如陈皮水溶性生物碱也对大鼠有升压作用,能收缩血管、提高外周阻力。

综上所述,理气药调节胃肠道运动、调节消化液分泌、抗溃疡、保肝利胆的作用是其理气健脾、疏肝解郁的药理学基础;松弛支气管平滑肌和对子宫平滑肌的作用是理气药理气宽胸、行气止痛的药理学基础;此外,理气药中行气力强者,又称为破气药,治疗增生类疾病或肿瘤及雌激素样作用是其破气散结的药理学基础(表18-1)。

表18-1　理气药的主要药理作用总括表

药物	调节胃肠运动		促消化液分泌	利胆	松弛支气管平滑肌	调节子宫功能		升压	强心	其他
	兴奋	抑制				兴奋	抑制			
枳实	+	+		+		+	+	+	+	利尿、抗炎、抗溃疡
陈皮	+	+	+	+	+	+	+	+	+	抗溃疡、祛痰
青皮		+		+	+			+		祛痰、保肝
香附		+		+	+		+		+	抗炎、雌激素样作用
木香	+	+	+		+					抗溃疡、镇痛、抗菌
乌药	+	+					+			止血、抗菌

第二节　常用中药

案例导入　陈皮青皮相配,行气化滞消积

陈皮性温,味苦、辛,归肺、脾经,功能理气健脾、燥湿化痰,主治胸脘胀满、食少吐泻、咳嗽痰多等病症。《神农本草经》载:"主胸中瘕热,逆气,利水谷,久服去臭,下气。"《名医别录》载:"下气,止呕咳""主脾不能消谷,气冲胸中,吐逆霍乱,止泄。"《本草纲目》载:"疗呕哕反胃嘈杂,时吐清水,痰痞咳疟,大便闭塞,妇人乳痈。入食料,解鱼腥毒。"陈皮入煎剂内服量为3~10g。

青皮性温,味苦、辛,归肝、胆、胃经,功能疏肝破气、消积化滞,主治胸胁胀痛、疝气疼痛、乳癖、乳痈、食积气滞、脘腹胀痛等病症。《本草图经》载:"主气滞,下食,破积结及膈气。"《主治秘诀》载:"破坚癖,散滞气,去下焦诸湿,左胁有积气。"《本草备要》载:"除痰消痞,治肝气郁结,胁痛多怒,久疟结癖,疝痛,乳肿。"《本草汇言》载:"青橘皮,破滞气,削坚积之药也。"《本草纲目》载:"治胸膈气逆,胸痛,小腹疝痛,消乳肿,疏肝胆,泻肺气。"青皮入煎剂内服量为3~10g,气虚者慎服。

陈皮温而不峻,行气力较缓;青皮行气力较峻烈,苦泄辛散力强,能破气。陈皮兼有健脾;青皮兼有疏肝破气,散结止痛。陈皮还能燥湿化痰,为治痰之要药;青皮还能消积化滞。二药合用,一主肺脾一主肝胆,一缓一烈,行气化滞消积之力大大增强。主治一切气机阻滞所致的胸脘胁胀痛、食积等证,配合应用,效果往往更好。

一、枳实(枳壳)

枳实与枳壳性温,均味苦、辛、酸,归脾、胃经。枳实具有破气消积、化痰散痞的功效,用于积滞内停、痞满胀痛、泻痢后重、大便不通、痰滞气阻、胸痹、结胸、脏器下垂。枳壳具有理气宽中、行滞消胀的功效,用于胸胁气滞、胀满疼痛、食积不化、痰饮内停、脏器下垂。

(一) 来源采制

枳实为芸香科植物酸橙 *Citrus aurantium* L. 及其栽培变种或甜橙 *Citrus sinensis* Osbeck 的干燥幼果。5~6月收集自落的果实,除去杂质,自中部横切为两半,晒干或低温干燥,较小者直接晒干或低温干燥。枳壳为芸香科植物酸橙 *Citrus aurantium* L. 及其栽培变种的干燥未成熟果实。7月果皮尚绿时采收,自中部横切为两半,晒干或低温干燥。《本草纲目》中将枳实与枳壳合并,总称为"枳"。主产于江西、四川、湖北、贵州等地,多系栽培。以江西清江产者最为有名。

(二) 药效物质基础

枳实主要含有挥发油、黄酮及生物碱等成分。挥发油成分以单萜为主,包括柠檬烯、α-水茴香萜、α-蒎烯、桧烯、β-蒎烯、β-香叶烯、α-松油烯、3,7-二甲基-1,3,6-辛三烯、3-异丙基甲苯、γ-松油烯、异松香烯、芳樟醇、4-松油醇、α-松油醇、1,3,3-三甲基-2-乙烯基-环己烯等,其中柠檬烯、芳樟醇的含量较高。黄酮类成分占5%~28%,主要为橙皮苷、橙皮素、柚皮苷、柚皮素、新橙皮苷、柚皮芸香苷、红橘素等。生物碱成分有辛弗林(对羟福林)、乙酰去甲辛弗林及 *N*-甲基酪胺等。

(三) 主要药理作用与作用机制

枳实具有调节胃肠平滑肌、抗溃疡、调节子宫平滑肌、强心、升压、抗休克、抗氧化、抗菌、镇痛、抗血栓、降血脂、利尿等作用,其主要药理作用和机制如下(图18-1)。

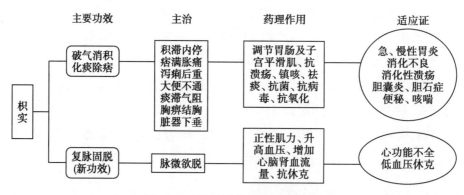

● 图 18-1 枳实的功效主治与药理作用

1. **调节胃肠平滑肌**　枳实中的挥发油有促进胃肠推进作用,对大鼠离体肠平滑肌呈先兴奋后抑制的作用;橙皮苷对胃肠平滑肌具有兴奋作用,橙皮苷对胃肠平滑肌具有兴奋作用,能够拮抗阿托品、肾上腺素所引起的胃排空及小肠推进抑制作用,其机制可能与胆碱能受体以及肾上腺素受体有关。枳实对乙酰胆碱(ACh)及高钾离子去极化后钙离子所引起的小鼠离体小肠收缩均有抑制作用。

2. **抗溃疡**　枳实挥发油能减少大鼠胃液分泌量及降低胃蛋白酶活性,预防溃疡形成;对幽门螺杆菌也有一定的杀灭作用。

3. 对子宫的调节作用　枳实总提取
物有兴奋家兔子宫平滑肌的作用,能诱发
平滑肌条的节律性收缩及加快收缩频率,
或加强原有自发性收缩平滑肌条的收缩
力及收缩频率。总的来讲,枳实对胃肠道
和子宫平滑肌的作用机制如图18-2所示。

4. 对心血管系统的作用　枳实注射
液对离体和在体动物心脏均有兴奋作用,
可增强心肌收缩力,增加心排血量,改善心
脏泵血功能;枳实注射液可使麻醉犬血压

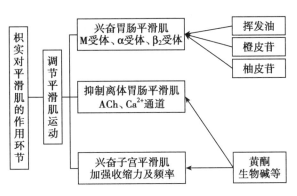

● 图18-2　枳实对平滑肌的作用机制

升高;枳实可增加冠状动脉血流量,收缩周围血管,减少周围血液循环量的同时又能选择性地降低脑、肾
及冠状动脉阻力,增加主要生命器官的血流量。枳实的心血管作用主要表现为强心、升高血压,与其含
N-甲基酪胺及辛弗林有关。辛弗林对α受体及β受体皆有兴奋作用,可增强心肌收缩力,收缩血管,提
高外周阻力;而N-甲基酪胺的升压作用是通过促进体内的儿茶酚胺释放间接实现的。辛弗林和N-甲基
酪胺易被碱性肠液破坏,故抗休克时需要静脉给药。 枳实对心血管系统的作用机制如图18-3所示。

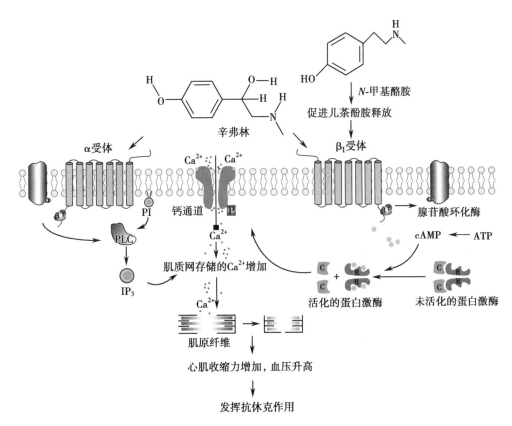

● 图 18-3　枳实主要成分的强心、升压作用机制示意图

5. 抗休克　枳实注射液可通过升血压、改善心肌代谢、增强心肌收缩力等发挥抗休克作用。

6. 抗氧化　枳实醇提取物具有抑制脂质过氧化作用,并且能增强肝脏的抗氧化能力,减轻肝
细胞损伤。枳实醇提物通过清除羟自由基、超氧阴离子自由基而发挥抗氧化作用。

7. 抗菌、抗病毒　枳实挥发油对耐药金黄色葡萄球菌有抑制作用;柠檬烯有抗菌作用;芳樟

醇有抗菌、抗病毒作用。

8. 镇痛、镇静、镇咳　枳实挥发油能显著减少乙酸引起的小鼠扭体反应次数及小鼠自发活动次数，表现出一定程度的镇痛作用和中枢抑制作用。柠檬烯有镇咳、祛痰作用，芳樟醇有镇静作用。

9. 利尿作用　犬静脉注射枳实注射液和 N-甲基酪胺都有明显增加尿量的作用，其利尿作用可能是通过抑制肾小管重吸收等其他作用而产生的。亦有研究认为枳实通过强心收缩肾血管，增高滤过压而发挥排钠利尿作用。

此外，枳实还具有抗血栓、降血脂、抗过敏等作用。

（四）有效成分的药动学研究

大鼠灌服枳实提取液后，体内可检测到柚皮苷、新橙皮苷、橙皮素、柚皮素等黄酮类成分及代谢物。橙皮苷、新橙皮苷、柚皮苷等的膜通透性较差，绝对生物利用度低，经肠道菌群代谢，水解成苷元，苷元经肠道Ⅱ相代谢酶代谢形成葡糖醛酸结合物或硫酸化结合物，Ⅱ相代谢产物大部分被外排转运体再次外排至肠腔；在血液中主要以苷元和葡糖醛酸化或硫酸化Ⅱ相代谢产物的形式存在。

犬体内的川陈皮素口服绝对生物利用度为22%～47%，大鼠体内为19%～56%，在大鼠体内代谢成去甲基化代谢物及相应的葡糖醛酸和硫酸结合物。犬静脉注射后 $t_{1/2}$ 约为15小时、大鼠体内则约为20小时；犬灌胃给药后 $t_{1/2}$ 为15～33小时，大鼠体内则为11～19小时。N-甲基酪胺家兔静脉注射的体内过程符合二室模型，分布迅速且广泛，在肾、肝、肺、小肠、心中的分布依次降低，代谢速度较快。

（五）现代应用

1. 枳实传统用于积滞内停、痞满胀痛、食积不化，可治疗消化系统疾病，如功能性消化不良、胃下垂、慢性胃炎、胃及十二指肠溃疡、习惯性便秘。

2. 现代药理研究表明，枳实注射液静脉给药对心力衰竭、休克有效。

二、陈皮

陈皮味苦、辛，性温，归肺、脾经，具有理气健脾、燥湿化痰的功效，用于脘腹胀满、食少吐泻、咳嗽痰多。

（一）来源采制

陈皮为芸香科植物橘 *Citrus reticulata* Blanco 及其栽培变种的干燥成熟果皮，药材分为"陈皮"和"广陈皮"。采摘成熟果实，剥取果皮，晒干或低温干燥。橘皮以色红日久者为佳，故曰红皮、陈皮，主产于广东、江西、福建、四川、江苏等地，均为栽培品。

（二）药效物质基础

陈皮主要含挥发油、黄酮类、生物碱等成分。挥发油多由单萜、倍半萜等萜类组成，以右旋柠檬烯为主，其他还有 γ-松油烯、β-月桂烯、α-松油醇、α-蒎烯、β-蒎烯、α-异松油烯、芳樟醇、α-侧柏烯、α-金合欢烯等。黄酮类化合物主要有黄酮、黄酮醇、黄烷醇、原花色素等。橙皮苷、新橙皮苷、柚皮苷属于黄烷酮,为类黄酮糖苷;川陈皮素、橘皮素等为多甲氧基黄酮类。陈皮富含多种营养元素。

(三) 主要药理作用与作用机制

陈皮的主要功效为理气健脾、燥湿化痰,具有调节胃肠平滑肌运动、助消化、保肝利胆、祛痰平喘和抑制子宫平滑肌等作用,其主要药理作用和机制如下(图18-4)。

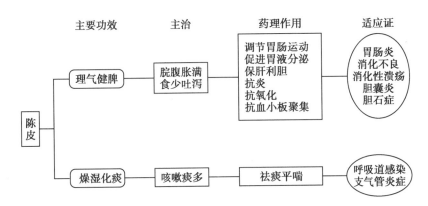

● 图 18-4　陈皮的功效主治与药理作用

1. 调节胃肠运动　陈皮水提物对胃肠平滑肌的作用亦表现为双向调节,既能抑制胃肠运动,又能兴奋胃肠运动,主要与消化道的功能状态有关。陈皮水煎液能抑制家兔离体十二指肠的自发活动,对乙酰胆碱、氯化钡、5-羟色胺引起的回肠收缩加强均有拮抗作用,这种抑制效应主要是通过胆碱能受体、5-羟色胺受体介导或直接抑制平滑肌而实现的。

2. 促进胃液分泌　陈皮挥发油对胃肠道有温和的刺激作用,能促进大鼠正常胃液的分泌,有助于消化。陈皮水煎液对唾液淀粉酶活性有促进作用。

3. 保肝利胆　陈皮提取物对酒精性肝病有保护作用,用陈皮提取物预先灌胃小鼠可延长醉酒发生时间,缩短醒酒时间,降低小鼠的死亡率,并能降低小鼠的血清乙醇浓度,提高乙醇脱氢酶浓度,恢复肝组织中的谷胱甘肽硫转移酶活性,提高还原型谷胱甘肽的浓度。皮下注射甲基橙皮苷可使麻醉大鼠胆汁及胆汁内的固体物排出量增加,呈现利胆作用。橙皮苷可减轻酒精性脂肪肝大鼠的肝脏脂肪变性和炎症程度,其机制与减轻脂质过氧化损伤和降低血清肿瘤坏死因子 TNF-α 的水平有关。橙皮苷可抑制 3-羟-3-甲基戊二酰辅酶 A 还原酶和胆固醇-O-酰基转移酶的活性,降低载脂蛋白合成所需的脂类水平,抑制微粒体甘油三酯转运蛋白活性,从而降低肝内胆固醇;亦可抑制胰脂肪酶活性,增加甘油三酯从粪便中排出。此外,陈皮挥发油中的左旋宁烯为胆固醇的强烈溶解剂,能降低胆固醇饱和度和胆汁的成石指数,从而抑制胆石形成。

4. 祛痰平喘　陈皮挥发油能松弛豚鼠离体支气管平滑肌,挥发油中的柠檬烯具有抗菌作用,且有镇咳和祛痰作用。陈皮挥发油能阻断氯化乙酰胆碱、磷酸组胺引起的支气管平滑肌收缩痉挛,具有平喘、镇咳和抗变应性炎症的作用。陈皮所含的柠檬烯有刺激性祛痰作用,可刺激呼吸道黏膜,促使分泌增多、痰液稀释,利于排出。川陈皮素能舒张支气管,具有平喘作用。

5. 对心血管系统的作用　陈皮对心脏有兴奋作用,可显著增加实验动物的心排血量和收缩幅度,增加脉压和每搏心排出量,提高心脏指数、心搏指数、左心室做功指数,并可短暂增加心肌耗氧量。橙皮苷可以延长"致血栓塞"和"致动脉粥样硬化"饮食的大鼠生存期；通过降低血浆黏度，降低红细胞聚集和血细胞比容，减少血小板凝聚，从而降低全血黏度，改善血瘀大鼠的血液流变学异常。此外，橙皮苷还具有抗高血压作用，这种作用亦可能与利尿作用和对蛋白激酶、脂氧化酶、环氧合酶等的影响有关。

6. 抗氧化作用　陈皮富含黄酮类化合物，具有抗氧化活性。陈皮提取物有抑制氧自由基发生系统(FRGS)诱导的小鼠心肌匀浆组织脂质过氧化作用。橙皮苷具有强烈的清除活性氧类的能力，可以降低髓过氧化物酶的活性，对羟自由基引起的红细胞膜脂质化也有明显的抑制作用。川陈皮素能够抑制活性氧类的产生，干扰 NF-κB DNA 结合活性因子，从而起到抗氧化作用。

7. 抗炎　陈皮对多种实验性炎症模型表现出抗炎作用。橙皮苷能抑制小鼠耳肿胀，并对大鼠角叉菜胶足肿胀、棉球肉芽肿及佐剂性关节炎均呈剂量依赖性抑制作用。橙皮苷与甲基橙皮苷均有维生素 P 样作用，可降低毛细血管通透性，防治微血管出血。此外，橙皮苷还可抑制环氧合酶-2 (COX-2)和诱导型一氧化氮合酶(iNOS)的表达，可能为其抗炎和抗肿瘤作用的机制。

8. 抗肿瘤　陈皮提取物对小鼠肉瘤 S_{180}、肝癌具有抑制作用。川陈皮素能够调控肿瘤细胞周期，抑制多种肿瘤细胞增殖；还可以通过调控 caspase 和 Bcl-2 家族蛋白诱导肿瘤细胞凋亡。川陈皮素对微管蛋白平衡体系的影响也可能是其诱导肿瘤细胞凋亡的机制之一。

9. 抗血小板聚集　陈皮水煎液有抑制肾上腺素诱导的人血小板聚集的作用。橙皮苷能有效抑制肾上腺素和 ADP 诱导的血小板凝聚，还能阻止白细胞和红细胞聚集。

10. 对子宫平滑肌的作用　甲基橙皮苷可完全抑制大鼠离体子宫活动，并对乙酰胆碱所致的子宫痉挛有对抗作用。

此外，陈皮还有强心、抗休克、调节血压、舒张血管、抗衰老等药理作用。

（四）现代应用

1. 陈皮用于气滞脘腹胀满、食少吐泻，现代常用于治疗消化系统疾病，如急性胃肠炎、功能性消化不良、胃及十二指肠溃疡、肠易激综合征、溃疡性结肠炎、胆囊炎、胆石等。尚用于痰湿咳嗽，可治疗上呼吸道感染及急、慢性支气管炎。

2. 陈皮提取物（主要成分为辛弗林）、升压灵注射液（陈皮、人参）可升高血压，治疗休克。

（五）不良反应

未见陈皮的不良反应报道。

三、香附

香附味辛、微苦、微甘，性平，归肝、脾、三焦经，有疏肝解郁、理气宽中、调经止痛的功效，用于肝郁气滞、胸胁胀痛、疝气疼痛、乳房胀痛、脾胃气滞、脘腹痞闷、胀满疼痛、月经不调、经闭痛经等。

（一）来源采制

香附为莎草科植物莎草 *Cyperus rotundus* L. 的干燥根茎。秋季采挖，燎去毛须，置沸水中略煮或蒸透后晒干,或燎后直接晒干。主产于山东、浙江、湖南、河南等地。以产于浙江金华、兰溪者品质最佳,习称"金香附",奉为地道药材;山东产者亦佳,习称"东香附"。

(二) 药效物质基础

香附的主要成分是挥发油,含量约为1%,其中主要含有多种单萜、倍半萜。单萜类成分包括α-蒎烯、β-蒎烯、莰烯、柠檬烯、桉叶素、α-紫罗兰酮、对-聚伞花素等;倍半萜类化合物骨架类型多样,如桉烷型、广藿香烷型、胡椒烷型、Rotundane 型等。α-香附酮和α-香附烯是香附挥发油的主要成分,占香附挥发油的28.85%。

(三) 主要药理作用与作用机制

《本草纲目》描述香附乃"气病之总司,女科之主帅也",为疏肝解郁之要药,具有镇静、镇痛、解热、降压、强心、调节内脏平滑肌活动、促进胆汁分泌、抗炎、抗菌等作用。

1. 镇静、镇痛、解热　香附挥发油能协同戊巴比妥钠对小鼠的催眠作用,对正常家兔有麻醉作用,并对东莨菪碱的麻醉作用有协同效应;对由化学致热剂引起的大鼠发热有解热作用;对由物理、化学刺激引起的疼痛有镇痛作用。香附挥发油中的异莪术醇(倍半萜类化合物)可以作为苯二氮䓬类受体激动剂,通过增强与内源性受体配基结合,调节 GABA 的神经传递,从而产生镇静作用;而镇痛作用的有效成分之一为其所含的 α-香附酮,是较强的前列腺素生物合成抑制剂。

2. 对心血管系统的作用　香附挥发油具有降血压作用。给蛙皮下注射香附水或水-醇提取物,可使蛙心停止于收缩期;较低浓度时,对离体蛙心以及在位蛙心、兔心和猫心有强心或减慢心率作用;香附总生物碱、苷类、黄酮类和酚类化合物的水溶液亦有强心和减慢心率作用,并且有降血压作用。

3. 雌激素样作用　5%香附流浸膏对豚鼠、兔、猫、犬等动物的离体子宫,无论已孕或未孕,均有抑制作用,使子宫平滑肌松弛、收缩力减弱、肌张力降低。香附挥发油皮下注射或阴道内给药,可出现阴道上皮细胞完全角质化。

4. 调节内脏平滑肌　香附水提液使大鼠胃排空延迟;香附醇提物可抑制离体家兔肠管收缩。香附挥发油中的有效成分 α-香附酮具有特异性地作用于电压敏感钙通道的硝苯地平样钙离子拮抗作用,被认为是抑制肠管收缩的机制之一。香附挥发油能抑制大鼠离体子宫收缩,香附挥发油中的 α-香附酮能抑制大鼠离体子宫收缩,被认为是香附调经止痛的主要有效成分。香附的雌激素样作用主要与其挥发油中的香附烯有关。

5. 抗炎　香附挥发油对角叉菜胶和蛋清诱发的大鼠足肿胀有抑制作用。香附抗炎的有效成分为三萜类化合物,其中成分Ⅳ-B 对角叉菜胶所致的足肿胀的抗炎作用比氢化可的松强 8 倍,安全范围大 3 倍。NO 和 O^{2-} 是诱导炎症的重要介质,香附甲醇提取物可以抑制小鼠巨噬细胞 RAW264.7 产生 NO 和 O^{2-},其抑制 NO 产生的作用是通过抑制诱导型一氧化氮合酶(iNOS)的表达来实现的。

6. 抗菌　香附挥发油体外对痢疾杆菌有抑制作用。香附挥发油体外对金黄色葡萄球菌、宋内痢疾杆菌亦有抑制作用,其抗菌有效成分主要为香附烯Ⅰ和香附烯Ⅱ。

此外,香附还具有抗抑郁、抗肿瘤、抑制乙酰胆碱酯酶活性、降血脂、降血糖和抗氧化等作用。

(四) 现代临床应用

香附传统用于气滞脘腹痞闷、胀满疼痛等证,可治疗消化系统疾病,如慢性胃炎、消化性溃疡、消化不良。尚用于气滞型月经不调、经闭痛经等,治疗功能性月经不调、原发性痛经。

学习小结

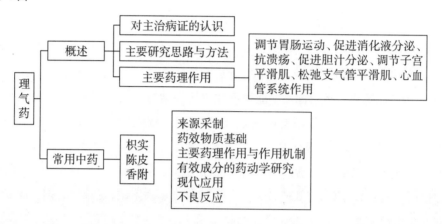

复习思考题

1. 试述理气药治疗气滞证、气逆证的药理学依据。
2. 理气药对胃肠运动的影响常用哪些实验方法?
3. 理气药发挥心血管药理活性的主要成分是什么?
4. 试述香附调经止痛的药理学依据。
5. 试述枳实对胃肠平滑肌的双向调节作用。

(王小莹)

第十九章　消食药

通过本章的学习,掌握消食药与功效相关的主要药理作用,以及山楂、麦芽等常用药物的药效物质基础、药理作用、作用机制;了解消食药的现代研究思路、药理作用及药动学特征。通过学习山楂、麦芽等消食药的药理作用,发现消食药的共性作用及其药效物质基础与作用机制,从而对消食药的现代临床应用有进一步的了解。

第一节　概述

凡以消化积食为主要功效,主治饮食积滞的药物称为消食药。本类药物多味甘性平,主归脾、胃经,具有消食导滞、健脾益胃、和中之功,部分尚兼行气散瘀、回乳消胀、降气化痰、涩精止遗、清热解毒等功效。消食方药主要用于饮食积滞或脾胃运化无力所致的脘腹胀满、嗳气吞酸、恶心呕吐、不思饮食、大便失常、消化不良等,部分方药还可用于瘀滞胸胁痛、痛经、乳房胀痛、咳嗽痰多、遗精遗尿、热毒泻痢、咽喉肿痛等。

一、对主治病证的认识

饮食积滞证多因饮食不节,暴饮暴食,食积不化所致;或因胃气虚弱,稍有饮食不慎,即停滞难化而成。症见脘腹胀满疼痛、拒按,厌食,嗳腐吞酸,呕吐酸馊食物,吐后胀痛得减或腹痛,肠鸣,矢气臭如败卵,泻下不爽,大便酸腐臭秽,舌苔厚腻,脉滑或沉实。

消食药所治的病证类似于现代医学的功能性消化不良、肠胃炎、消化性溃疡等,也用于血脂异常及相关疾病的治疗。

二、主要研究思路与方法

中药消食药的主治病证多为消化系统疾病,进行药效学评价时,应根据消化系统的生理特点,从机械性消化及化学性消化方面设计实验方案,探讨受试药物治疗消化功能的作用及作用机制。

（一）调节胃肠运动作用

采用离体胃肠道平滑肌试验、胃排空试验以及肠内容物推进试验等在体胃肠道运动试验方法，观察药物对肠道运动的影响。也可采用胃动力障碍模型，包括芬氟拉明致胃动力障碍模型、盐酸多巴胺致胃排空延迟模型、L-Arg 致胃动力障碍模型等，分析药物促进胃肠运动的作用及作用机制。

（二）助消化、助吸收作用

检测胃酸含量及胃蛋白酶活性，研究药物对胃分泌功能的影响；通过右旋木糖吸收试验、$3H$-葡萄糖吸收试验，研究药物对小肠葡萄糖吸收功能的影响；检测胰液分泌量及胰蛋白含量，研究药物对胰液分泌功能的影响。还可观察药物对脾虚模型动物的一般症状和体征的影响，并重点从胃液分泌、胃肠运动、胃肠激素及胃肠黏膜的病理形态改变等指标来评价其作用及作用机制。

三、主要药理作用

（一）促进胃肠运动

多数消食药以促进离体肠平滑肌收缩功能为主，并能加快在体肠蠕动。部分药物根据肠平滑肌的病理状态，具有双向调节作用：使强烈收缩的肠平滑肌舒张，使过于舒张的肠平滑肌收缩。

（二）增强消化功能

消食药多含有酶类、消化酶活化剂和有机酸等物质，均可增强消化功能。部分药物可促进胃酸与胃蛋白酶分泌。

综上所述，与消食药的消积化食功效相关的药理作用有增强消化功能、促进胃肠运动等（表 19-1）。

表 19-1　消食药的主要药理作用总括表

药物	增强消化功能	促进胃肠运动	其他
山楂	+	+	扩张血管、抑制血小板集聚、调血脂、抗氧化、抑制胃肠运动
麦芽	+		影响催乳素分泌、抗结肠炎
神曲	+	+	调整肠道菌群
莱菔子		+	降压、祛痰、镇咳、抗肿瘤
鸡内金	+	+	降脂、抑制胃肠运动、抗凝及改善血液流变学

第二节　常用中药

案例导入　浅谈"焦三仙"的临床应用

"焦三仙"不是一味药而是三味药,即焦麦芽、焦山楂、焦神曲。三药合用,可健脾胃,能明显增强消化功能,因此临床上医师常将三药合用并称为"焦三仙"。

在"焦三仙"中,焦山楂健脾开胃、消食化积,善于治疗由于吃过多的肉类、油腻食物引起的食滞;而焦神曲可健脾消食、解表化湿,利于消化大米、面类食物;焦麦芽则行气消食、健脾开胃,有很好的消化淀粉类食物的作用,常用于治疗食积不消、脾虚食少等。这3味药均有良好的消积化滞功能,但又有各自不同的特点,三者各司其职,能化解各种情况引起的食积。3味药用于消食化积时疗效突出,又因为它们在功效上各具特色,故临床上常被医师将三药合用,并形象地冠以"焦三仙"的美名。

焦山楂:将山楂切片晒干,置锅内用武火炒至外面焦褐色、内部黄褐色为度,喷洒清水,取出晒干,即为焦山楂。口服山楂能增加消化酶分泌,促进脂肪分解和消化,对食用肉类或油腻食物过多所致的脘腹胀满、嗳气、不思饮食、腹痛、腹泻者疗效尤佳。焦神曲:为全麦粉和其他药物(青蒿、苍耳、辣蓼、苦杏仁、赤小豆等芽)混合后经发酵而成的加工品。取神曲置锅内炒至外表呈焦黑色、内部焦黄色,取出,喷洒些清水,放凉,即为焦神曲。神曲经发酵而成,凡发酵之品都有健脾胃、助消化的作用,因此对于饮食内伤所致的消化的不良、胸痞腹胀颇有效验。焦麦芽:经大麦发芽而成。将麦芽置锅内微炒至黄色,喷洒清水,取出晒干,即为焦麦芽。焦麦芽具有健脾和胃、舒肝化滞之功,用于治疗食积不消、脘腹胀满、食欲缺乏、呕吐泄泻等症。现代研究认为,麦芽中富含淀粉分解酶、转化糖酶、维生素 B 等,有良好的助消化作用。

"焦三仙"的用法很简单:患有食滞者,可用"焦三仙"各 5g,水煎服,一日 1 剂,一般连用 3 天即可见效。有时还与同样剂量(4 种药材等量)的陈皮组成"陈皮焦三仙"应用。"焦三仙"虽好,但也不是所有人都适用。因脾胃虚弱而消化不良、不思饮食的人不适合用"焦三仙",孕妇及哺乳期妇女也要慎用。

一、山楂

山楂性微温,味酸、甘,归脾、胃、肝经,具消食健胃、行气散瘀、化浊降脂的功效,主治肉食积滞、胃脘胀满、泻痢腹痛、瘀血经闭、产后瘀阻、心腹刺痛、胸痹心痛、疝气疼痛、高脂血症等。焦山楂消食导滞的作用增强,用于肉食积滞、泻痢不爽。《随息居饮食谱》载:"醒脾气,消肉食,破瘀血,散结消胀,解酒化痰,除痀积,止泄痢"。

(一) 来源采制

山楂为蔷薇科植物山里红 *Crataegus pinnatifida* Bge. var. *major* N. E. Br. 或山楂 *Crataegus pinnatifida* Bge. 的干燥成熟果实。秋季果实成熟时采收,切片,干燥。主产于河南、江苏、浙江、安徽、湖北等地。山楂叶也含有丰富的化学成分。山楂喜光,根系发达,以砂质酸性土壤为佳。山楂的采收适宜时间在霜降前 1 周开始,至霜降时采完。生用或炒黄、炒焦用均可。

（二）药效物质基础

山楂的主要成分为黄酮(flavones)和黄酮醇类(flavonols)、三萜类(triterpenoids)、多酚类(polyphenols)、有机酸类(organic acids)、木脂素类(lignans)、新木脂素类(neolignans)。

山楂的黄酮类成分以芹菜素(apigenin)、山柰酚(kaempferol)和木犀草素(luteolin)为主；黄酮醇类以槲皮素(quercetin)为主；三萜类以熊果酸(ursolic acid)、齐墩果酸(oleanolic acid)、山楂酸(crataegolic acid)为主；多酚类以原花青素 B_2(procyanidin B_2)、金丝桃苷(hyperoside)和异槲皮素(isoquercitrin)为主；有机酸类主要包括没食子酸(gallic acid)、原儿茶酸(protocatechuic acid)、绿原酸(chlorogenic acid)等。此外，山楂还含维生素、果胶等成分。

（三）主要药理作用与作用机制

山楂消食健胃的功效体现在增强消化功能、调节胃肠运动等作用；行气散瘀的功效体现在舒张血管，降低全血黏度、红细胞聚集指数、血细胞比容以及明显增加红细胞变形指数，抑制血小板聚集等作用；化浊降脂的功效体现在调血脂、抗氧化等作用。其主要药理作用和机制如下（图 19-1）。

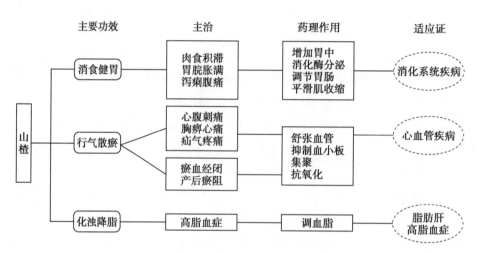

● 图 19-1　山楂的功效主治与药理作用

1. 增强消化功能　山楂含有维生素 C、维生素 B_2、胡萝卜素及多种有机酸，口服能促进胃液分泌，增加胃液酸度，提高蛋白酶活性；山楂含有脂肪酶，直接消化含脂肪食物，增加消化功能。

2. 调节胃肠功能　山楂对胃肠运动具有双向调节作用，生山楂、炒山楂、焦山楂、山楂炭等水提物均能增强乙酰胆碱引起的胃肠平滑肌收缩作用和抑制阿托品引起的胃肠平滑肌舒张作用，但山楂醇提物抑制正常的和乙酰胆碱导致的胃肠平滑肌收缩。山楂有机酸可促进胃肠运动，其机制与激动 M 受体有关。此外，山楂水提物可降低肠易激综合征模型大鼠的血浆促胃动素水平，抑制肠黏膜 5-HT 和 5-HT$_3$R 的过表达，改变肠道敏感度，改善肠道消化功能。总的来讲，山楂助消化的作用机制体现在如下方面（图 19-2）。

3. 舒张血管　山楂总黄酮浓度依赖性地扩张大鼠离体血管，并抑制去氧肾上腺素、$CaCl_2$ 及无钙液中的肾上腺素引起的大鼠离体血管收缩。

作用机制主要是抑制细胞外 Ca^{2+} 内流和细胞内 Ca^{2+} 释放。非选择性钾通道抑制剂、内向整流钾通道抑制剂可部分阻断山楂总黄酮引起的血管舒张作用。

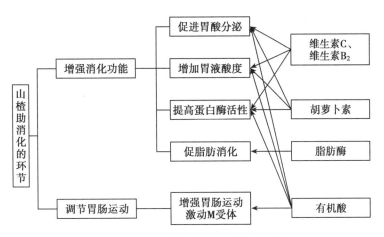

● 图 19-2　山楂助消化的作用机制

4. 对血液的影响　山楂总黄酮能降低复合因素致脂肪肝大鼠模型的全血黏度(高切和低切)、红细胞聚集指数、血细胞比容以及明显增加红细胞变形指数;山楂叶总黄酮腹腔注射可抑制ADP 诱导的血小板聚集,保护缺血性脑卒中所致的脑损伤。

5. 调血脂　山楂黄酮、黄酮醇类、总三萜酸、金丝桃苷、槲皮素、熊果酸和果胶具有调血脂作用。山楂黄酮降低高脂高胆固醇饲料大鼠血清中的总胆固醇(TC)、低密度脂蛋白胆固醇(LDL-C)和载脂蛋白 B(Apo B)浓度,升高高密度脂蛋白胆固醇(HDL-C)和载脂蛋白 A I(Apo A I)浓度。

目前认为山楂黄酮调血脂的主要机制有:①提高大鼠肝脏低密度脂蛋白受体(LDLR)的 mRNA 水平,增加大鼠肝脏 LDLR 的蛋白水平。②通过激活调节蛋白,提高对肝脏 X 受体(LXR)和腺苷三磷酸结合盒转运子 A1 的表达水平,促进 TC 的逆向转运,降低 TC 的负荷。山楂总三萜酸体外实验对胆固醇的合成有一定的阻抑作用,其作用机制与大鼠肝细胞膜高密度脂蛋白受体(HDLR)数目增加有关。

山楂金丝桃苷、槲皮素、熊果酸则通过抑制羟甲基戊二酰辅酶 A(HMG-CoA)还原酶活性降低高脂模型小鼠的血清 TC,升高 HDL-C 水平。山楂果胶五聚半乳糖醛酸苷(HPPS)显著降低高脂血症大鼠血清中的 TG 水平,增加脂质的排泄。其作用机制可能与提高肝脏酰基辅酶 A 氧化酶(acyl-CoA oxidase)、肉碱转移酶 I(carnitine palmitoyltransferase I)、乙酰辅酶 A 转酰基酶(3-ketoacyl-CoA thiolase)、2,4-二烯酰 CoA 还原酶(2,4-dienoyl-CoA reductase)的活性和 mRNAs 的表达水平,上调氧化物酶体增殖子激活受体 α(peroxisome proliferator-activated receptor α)的蛋白和基因表达相关。山楂调血脂的作用机制体现在以下几个方面(图 19-3)。

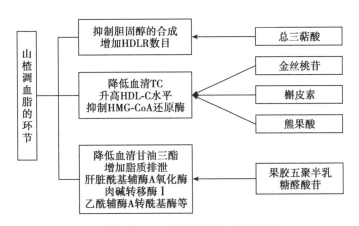

● 图 19-3　山楂调血脂的作用机制

6. 抗氧化　山楂总黄酮、山楂酸、果胶、多酚类、新木脂素类和木脂素类物质均有一定的抗氧化能力。山楂体外可清除多种自由基,体内可提高超氧化物歧化酶(superoxide dismutase,SOD)、过氧化氢酶(CAT)和谷胱甘肽过氧化物酶(glutathione peroxidase,GHS-Px)的活性,提高机体的谷胱甘肽(glutathione,GHS)水平和抗氧化能力,抑制氧化损伤,降低 MDA 水平。 其药理活性成分主要为 HPPS、总黄酮、山楂酸、新木兰脂素类和木脂素类分成。

(四) 有效成分的药动学研究

山楂的主要成分为黄酮(flavones)和黄酮醇类(flavonols)、三萜类(triterpenoids)等。其中芹菜素(apigenin)为山楂中的黄酮类主要苷元及苷类,槲皮素(quercetin)为黄酮醇类主要苷元及苷类。熊果酸(ursolic acid)为三萜类。芹菜素、槲皮素和熊果酸大鼠口服的药动学参数见表 19-2。

表 19-2　山楂主要成分的药动学参数

成分	剂量/(mg/kg)	峰浓度 C_{max}/(µg/ml)	达峰时间 t_{max}/分钟	半衰期/分钟	药-时曲线下面积/(µg·h/ml)
芹菜素	100	1.99±0.708	123.85±4.59	116.5±22.59	641±21.562
槲皮素	50	2.033±0.41	30	21.36±0.78	6.77±0.8
熊果酸	80	97.8±8.5	72±24	192±3	456.9±59.9

芹菜素在肝脏中的含量最高,提示可能与首关效应有关。芹菜素在肾脏中的含量比较高,说明芹菜素经肝/肾代谢、排泄。此外,芹菜素在脑中的含量也很高,说明芹菜素能够透过血脑屏障进入脑部,这可能为今后研究芹菜素对脑部功能的影响奠定基础。槲皮素的水溶性差、溶解度小,药物难以经胃肠道黏膜吸收。此外,槲皮素在肠道可经细菌作用而被分解,使药物在吸收前即被破坏。口服给药后熊果酸在大鼠体内的生物利用度较低,熊果酸在大鼠体内的吸收与熊果酸本身的理化性质有关,同时亦与肠道的药物转运体密切相关。同时,代谢酶参与的首关效应亦是导致熊果酸进入体循环减少的因素之一。

山楂与其他药物的相互作用:山楂或其中成药与红霉素合用会破坏其化学结构,降低红霉素的抗菌作用。另外,山楂及其相关制剂若与呈酸性的西药(如呋喃妥因、对氨基水杨酸、阿司匹林、吲哚美辛、磺胺类、青霉素、头孢菌素类、苯巴比妥、苯妥英钠等)配伍应用,可提高后者在肾小管的吸收率。山楂及其制剂与地高辛合用虽不会明显影响地高辛的药动学参数,但因其活性成分与地高辛类似,会使地高辛的血药浓度明显升高。

(五) 现代应用

1. 消化系统疾病　山楂传统用于饮食积滞证。临床上,大山楂颗粒可治疗食欲缺乏、消化不良、小儿厌食症、胃肠功能紊乱等消化系统疾病。

2. 心脑血管系统疾病　现代药理研究表明,山楂可治疗心脑血管系统疾病,如高血压、心力衰竭、高脂血症、冠心病、心绞痛、动脉硬化症。临床上,山楂精降脂片单用或与其他药物联合用于治疗高脂血症。

（六）不良反应

山楂含多种有机酸、鞣质,可与重金属、胃酸中的蛋白反应生成不溶于水的聚合物沉积于胃内形成硬块,即结石。

有报道由于空腹多食山楂导致胃酸过多或在小肠内形成结石而引起肠梗阻。

二、麦芽

麦芽味甘,性平,归脾、胃经,具有行气消食、健脾开胃、回乳消胀的功效,常用于食积不消、脘腹胀痛、脾虚食少、乳汁郁积、乳房肿痛、妇女断乳、肝郁胁痛、肝胃气痛。

（一）来源采制

麦芽为禾本科植物大麦 *Hordeum vulgare* L. 的成熟果实经发芽干燥的炮制加工品。将麦粒用水浸泡后,保持适宜温、湿度,待幼芽长至约 5mm 时,晒干或低温干燥。全国各地均产。麦芽的主要化学物质存在于暴露的芽中,炮制会破坏芽中的大量活性物质。

（二）药效物质基础

麦芽药效的主要化学成分包括酶类及生物碱类。酶类有α-淀粉酶和β-淀粉酶、转化糖酶、催化酶、过氧化异构酶等;生物碱类有大麦芽碱等。

（三）主要药理作用与作用机制

麦芽的主要药理作用与作用机制如图 19-4 所示。

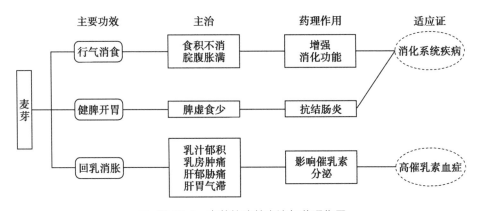

● 图 19-4　麦芽的功效主治与药理作用

1. 增强消化功能　麦芽中的 α-和 β-淀粉酶及水煎剂中的一种胰淀粉酶激活剂均有增强消化功能的作用。麦芽中的 α-和 β-淀粉酶将淀粉分解成麦芽糖和糊精,转化糖酶使低聚糖进一步分解成单糖。

2. 影响催乳素（PRL）分泌　麦芽能降低高催乳素血症（hyperprolactinemia,HPRL）的 PRL 水平,减少乳汁分泌;麦芽提取物可抑制高催乳素血症大鼠脑垂体 PRL 的表达,其可能是抑制 PRL 分泌的机制之一;炒麦芽含药血清低剂量促进 PRL 分泌和垂体瘤细胞增殖,高剂量抑制 PRL 分泌和垂体瘤细胞增殖。麦芽中的麦角类化合物有拟多巴胺激动剂样作用。另外,麦芽还具有抗结肠炎和抑制乳腺组织增生的作用。

3. 抗结肠炎　麦芽富含谷胺酰胺蛋白和纤维素,阻止小鼠结肠炎的发展并对抗体重的降低。通过降低血清 IL-6 和黏膜 STAT3 表达,减轻肠黏膜损害;通过降低 NF-κB 活性和小鼠胆汁酸浓度,增加胆酸盐的吸收来发挥抗结肠炎作用。麦芽纤维对溃疡性结肠炎小鼠的肠道菌群有良好的调节作用,可增加乳酸菌和双歧杆菌数量。麦芽及麦芽中的纤维能够降低血清 α_1-酸性糖蛋白(α_1-acid glycoprotein, AAG)水平,可被乳酸菌和双歧杆菌等有效利用转化为乳酸盐、乙酸盐、丁酸盐,同时还能够显著增加盲肠中的丁酸盐含量,加速结肠黏膜上皮修复。

（四）现代应用

1. 消化系统疾病　麦芽传统用于食积不化,可治疗功能性消化不良、胃肠炎、胃肠功能紊乱。

2. 高催乳素血症　现代药理研究表明,麦芽可用于高催乳素血症的治疗。

（五）不良反应

麦芽细根中含有一种毒素为 α-羟基-β-苯乙基三甲铵盐基,属于一种快速的去极化肌肉松弛剂,既降低肌肉对乙酰胆碱的敏感性,又降低肌膜及整个肌纤维的正常静息电位;在某些组织上还表现出烟碱样作用。因此,大量长期食用可引起中毒。

学习小结

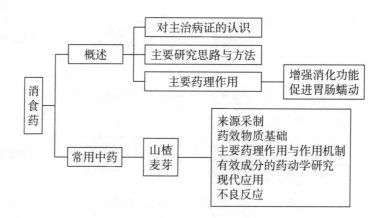

复习思考题

1. 饮食积滞证的传统与现代医学认识有何异同？
2. 研究消食药常用的方法有哪些？ 使用依据是什么？
3. 与消食药的功效主治相关的药理作用是什么？

（王小莹）

第二十章　止血药

掌握止血药的主要药理作用,以及三七、蒲黄的主要药理作用;熟悉三七、蒲黄止血作用的特点、主要有效成分的药理作用及作用机制;了解止血药的药理研究现状,以及三七、蒲黄的临床应用。在理解止血药的研究思路与研究方法的同时,使学生具备止血药药效学研究能力。在熟悉三七止血与活血相反药效特点的同时,激发学生的学习兴趣。

第一节　概述

凡以制止体内外出血,治疗各种出血病证为主的药物称为止血药。止血药均入血分,多归心、肝、脾经。止血药按功效分为以下 4 类。

(1) 凉血止血药:有小蓟、大蓟、地榆、槐花、侧柏叶、白茅根等。

(2) 化瘀止血药:有三七、蒲黄、茜草等。

(3) 收敛止血药:有白及、仙鹤草、紫珠叶、血余炭、藕节等。

(4) 温经止血药:有艾叶、炮姜、灶心土等。

止血药临床主要用于治疗咯血、咳血、衄血、吐血、便血、尿血、崩漏、紫癜以及外伤出血等体内外各种出血病证。

一、对主治病证的认识

中医学认为,出血证多由血热妄行、气不摄血、瘀血停滞,或因外伤损伤脉络等因素,使血液不能正常在脉内循行而溢于脉外所致。止血药可针对出血的病因病机,选用不同的药物。

现代医学认为,在生理状态下,血液中的凝血和抗凝、纤溶和抗纤溶系统保持动态平衡,既保证血液潜在的可凝固性,又保证血液的流体状态。一旦血管壁破坏、血小板数量减少和功能障碍、凝血因子缺乏、纤溶系统功能亢进等,此平衡被破坏则发生出血。出血证也是很多疾病的伴随症状,涉及呼吸系统、消化系统、血液系统、泌尿系统及生殖系统等疾病,临床表现亦不相同。

此外,中医强调止血的同时防止留瘀之弊,以免影响新血的生成或加重出血。因此,运用止血药时,要注意"止血不留瘀"的问题。

二、主要研究思路与方法

止血方药主要用于因寒热失调、情志内伤、气血功能紊乱或外伤引起的血不循常道而溢于脉外引起的各种出血证。随着对止血方药止血作用机制的不断认识,研究止血药的思路和方法也必须作出相应的变化,以适应更深层次研究的需要。首先,对止血药的研究,应从对促凝血现象观察深入对促凝血机制的研究;其次,在比较4类止血药适应证的基础上,注重揭示它们对不同适应证的科学内涵;最后,在进行现代研究时,应兼顾对止血药物、方药及活性中药单体的研究。

机体自身的止血途径主要包括3个方面:血管收缩、血小板的黏附聚集,以及凝血系统的激活。而止血药的主要药理作用也与此3个方面的内容密切相关。止血药的止血作用主要涉及以下几个方面:

(一) 对血管收缩的作用

血管收缩能有效加速止血过程,体外采用离体器官血管灌流法(兔耳、下肢、肝、肾、肠系膜血管)、离体主动脉条实验法等,研究药物对血管的舒缩作用;体内可通过在体局部血管阻力测定法和检测血管活性物质观察药物作用。

(二) 对血小板功能的影响

血小板活化是止血和血栓形成过程中的关键步骤,常用玻璃珠法、玻璃纤维法、灌注小室法检测血小板黏附功能;比浊法、比值法检测血小板聚集功能;动静脉旁路血栓法检测动脉血流中血小板黏附聚集功能。通过检测 β-血小板球蛋白(β-TG)、血小板活化因子 4(PF4)、5-HT、血浆 α 颗粒膜糖蛋白-140(GMP-140)等指标反映血小板释放功能。另外,血小板与红细胞、白细胞及内皮细胞之间的相互作用也是血小板参与凝血过程的机制之一。因此,研究它们之间的相互作用具有重要意义。

(三) 对凝血系统和纤溶系统功能的影响

凝血酶系和纤溶酶系是控制凝血过程的核心因素,通过股动脉切口实验及小鼠剪尾实验,检测药物对出血时间及出血量的影响;监测凝血时间、活化部分凝血活酶时间,分析药物对内源性凝血途径的影响;监测凝血酶原时间(prothrombin time,PT),分析药物对外源性凝血系统的影响;监测凝血酶时间(thrombin time,TT),研究药物对凝血、抗凝及纤维蛋白溶解系统功能的影响;此外,还可通过监测血浆纤维蛋白原,纤维蛋白肽 A(FPA),凝血酶原片段 F1+2,组织因子,可溶性纤维蛋白单体复合物,因子Ⅸ-35、Ⅸ-9、Ⅹ-52、Ⅹ-15 肽片段,研究药物对凝血系统的影响。

三、主要药理作用

现代药理研究认为,止血药对于体内外出血的制止作用主要与以下药理作用有关(表 20-1)。

表 20-1 止血药的主要药理作用总括表

药物	促进凝血酶生成,抑制抗凝血酶活性	促进纤维蛋白原、纤维蛋白生成	抑制纤溶	增加血小板数目及功能	收缩血管,改善血管功能	抑制血小板聚集	其他
三七	+	+		+	+	+	促进造血、扩血管、抗心肌缺血、抗脑缺血、抗炎、镇痛、镇静、保肝
蒲黄				+		+	抗动脉粥样硬化、兴奋子宫
茜草	+	+		+			抗炎、抗肿瘤
白及	+			+			保护胃黏膜、抗菌
仙鹤草	+		+	+			杀虫、抗菌、抗肿瘤
紫珠			+	+	+		抗菌
小蓟			+	+	+		降血脂、强心、升压利尿、利胆
大蓟			+				降压、抗菌
地榆					+		抗菌、抗炎、抗溃疡、保肝
白茅根					+		利尿、抗菌
槐花					+	+	抗炎、解痉、抗溃疡、降血脂
艾叶			+				平喘、镇咳、祛痰、利胆
炮姜			+				抗溃疡
灶心土			+	+			止呕

(一) 收缩血管,改善血管功能

止血药可收缩局部血管或改善血管功能,增强毛细血管抵抗力,降低血管通透性。如三七、槐花、大蓟、小蓟等。

(二) 增加血小板数目及功能

止血药能通过增加血小板数目,促进血小板伸出伪足,加强血小板释放促凝物质等途径发挥止血作用。如三七、蒲黄、茜草、白及、仙鹤草、紫珠、小蓟、灶心土能增加血小板数目,增强血小板功能。

(三) 促进凝血,抗纤维蛋白溶解

止血药能通过缩短凝血时间、凝血酶原时间;促进凝血酶生成,抑制抗凝血酶活性;促进纤维

蛋白原或纤维蛋白生成,抑制纤溶等方式阻止体内外出血现象的产生。如三七、茜草、白及、仙鹤草能促进凝血酶生成、抑制抗凝血酶活性;三七、茜草能促进纤维蛋白原或纤维蛋白生成;仙鹤草、大蓟、小蓟、艾叶、灶心土、炮姜能抑制纤溶。

(四) 其他

部分药物尚有抗炎、抗病原微生物、镇痛、镇静、调节心血管功能等作用。

第二节　常用中药

案例导入　严苛标准的"中国制造",三七成典型代表

在中药类市场国际化的大趋势之下,我国中药材的出口贸易快速增长,但随之而来的质量安全问题却阻碍了我国中药材产品进入国际市场的步伐,使我国的中药材安全性遭受质疑,也严重影响我国中药产品的发展。

我国中药材在出口过程中所出现的质量安全问题,其原因主要来自于内部因素和外部因素。外部因素主要有国外贸易技术壁垒、中西医理念不一致、标准和测量方法不同而导致的评价差异、中国中医药质量标准在国际上缺少权威性;内部因素主要有中国企业仍缺乏对国外标准的理解和研究、标准化种植养殖落实不到位、不科学使用农药化肥造成有害物质残留、以次充好、违法加工、非法经营中药饮片和其他药品。

我国研究机构和企业积极合作开展不同安全品质等级三七质量标准的研究,通过种植基地、药材市场、网络平台的大样本取样和第三方检测,明确目前三七农药残留与重金属含量的基本情况。结合三七植物特性及栽培技术,参考欧盟、美国、日本、韩国对人参的限量规定,以频次分布和概率描述方法进行统计分析,制定明确的质量标准。在现有三七的基础上,为无公害品质三七及有机品质三七2种等级三七的判定提供标准支撑。

总的来讲,中国中药国际化,质量必须先行,我国中药出口企业可以从明确出口市场策略、制定入市产品战略、建立合规性风险评估、寻找本地化专业机构合作等方面建立起出口质量风险的综合控制模式。

一、三七

三七性甘,味微苦、温,归肝、胃经,具有散瘀止血、消肿定痛的功效,用于咯血、吐血、衄血、便血、崩漏、外伤出血、胸腹刺痛、跌扑肿痛。

(一) 来源采制

三七为五加科植物三七 *Panax notoginseng* (Burk.) F. H. Chen 的干燥根和根茎。秋季花开前采挖,洗净,分开主根、支根及根茎,干燥。支根习称"筋条",根茎习称"剪口"。

（二）药效物质基础

三七含有多种化学成分,主要有三七总皂苷(PNS)、三七素、聚炔醇、挥发油、黄酮、糖类、环二肽和内酰胺。三七皂苷成分大多数为达玛烷型的20(S)-原人参二醇型[20(S)-protopanaxadiol]和20-(S)原人参三醇型[20(S)- protopanaxatriol],包括人参皂苷 Ra$_3$、Rb$_1$、Rb$_2$、Rb$_3$、Rc、Rd、F$_2$、Rg$_3$、Re、Rg$_1$、Rg$_2$、Rh$_1$、Rf 和七叶胆苷等。其中,尤以人参皂苷 Rg$_1$ 和 Rb$_1$ 的含量最高。此外,也有一些三七所独有的皂苷类成分,如三七皂苷 R$_1$、R$_2$、R$_4$、R$_5$、R$_6$、Fa、Fc、Fe 等。

（三）主要药理作用与作用机制

三七入肝经血分,可散瘀止血,具有止血、抗血小板聚集、抗血栓形成、促进造血、改善心脏功能、抗心肌缺血、心肌保护、抗心律失常、抗动脉粥样硬化、脑保护等作用。三七既能止血,又能改善微循环、抗血小板聚集、抗血栓形成,并可促进造血,有"止血不留瘀,化瘀不伤正"的特点,对出血兼有瘀滞者更为适宜,为伤科之圣药、止血之神药。其主要药理作用和机制如图20-1所示。

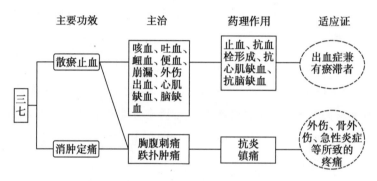

● 图 20-1　三七的功效主治与药理作用

1. 对血液系统的影响　三七对血液系统的作用环节体现在止血、抗血栓形成、促进造血 3 个方面(图 20-2)。

（1）止血:三七能缩短小鼠的出血时间和凝血时间、增加血小板数量、增强血小板功能(促使血小板产生伪足、聚集、变形等黏性变形运动,并使血小板发生胞膜破损、部分溶解及脱颗粒反应)、缩短凝血酶原时间和活化部分凝血酶时间、增加凝血酶含量、促进纤溶蛋白形成、收缩局部血管,从而发挥止血功效。

三七的水溶性成分三七素能增加血小板数量,缩短大鼠的凝血时间,机制与激活血小板 AMAP 受体,进而调控钙内流、cAMP 生成、TXA$_2$ 释放而激发凝血的级联反应有关;同时,三七素还能增强组胺诱导的豚鼠主动脉收缩,由此推测其止血作用可能是通过促进组胺而血管收缩引起的。此外,三七素的止血机制还可能与影响凝血系统凝血因子、血小板聚集和对纤溶系统的影响有关。三七皂苷 Ft$_1$ 可以通过调节 P2Y12 受体,促进血小板聚集而发挥止血作用。应注意的是,因三七素不稳定,经蒸烫后易分解,故三七止血一般生用。麻醉犬口服三七粉,自颈动脉放血,凝血时间缩短,如先结扎门静脉,则上述作用消失,故认为其凝血作用与药物在肝脏的代谢有关。

（2）抗血栓形成:三七粉可通过改善血管内皮功能、降低血液黏稠度、抑制血小板活化和聚集而产生抗血栓作用。三七总皂苷、人参皂苷 Rg$_1$ 为三七抗血栓的主要有效成分。

三七总皂苷抗血栓形成的作用机制主要包括:①改善血管内皮功能。升高血管内皮细胞的 NO 含量,抑制内皮素-1(ET-1)合成,促进内皮源性舒张因子(EDRF)合成和释放,扩张血管,增加组织灌注,改善微循环,

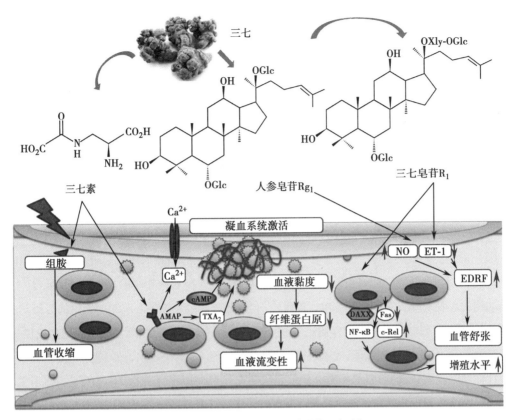

● 图 20-2 三七对血液系统的作用机制

使内皮细胞的供氧增加,减轻内皮细胞损伤;改善氧自由基清除功能,降低血小板 ROS 水平,降低 NF-κB、ICAM-1 活性,减轻细胞内钙超载,改善内皮细胞损伤;升高动脉壁 6-keto-PGF$_{1\alpha}$ 含量,促进内皮细胞分泌 t-PA。②改善血液流变学异常。降低全血黏度、血浆黏度、血细胞比容、红细胞聚集指数、纤维蛋白原含量,延长凝血酶时间、凝血酶原时间。③抑制血小板活化和聚集。抑制血小板释放 5-HT,增加血小板内的 cAMP 含量,减少血栓素 A$_2$(TXA$_2$)生成。

人参三醇皂苷 Rg$_1$ 抗血栓形成的作用机制同样与改善血管内皮功能、抑制血小板活化和聚集等有关,如能促进血管内皮细胞合成释放 NO;增加内皮细胞的 t-PA mRNA 表达,增加 t-PA 合成;提高血小板内的 cAMP 含量,抑制血小板 TXA$_2$ 释放,促进 PGI$_2$ 释放;抑制血小板内的游离钙离子含量升高等。还与提高机体纤溶系统活性有关,表现为升高血浆中的组织纤溶酶原激活物 t-PA 活性和活性型 t-PA 百分比,降低组织纤溶酶原激活物抑制剂 PAI 的活性。三七皂苷 R$_1$ 也能增加脐静脉内皮细胞的 t-PA 合成,对尿激酶型纤维蛋白酶原激活剂(uPA)和纤维蛋白溶酶原激活抑制剂(PAI-1)的合成无明显影响,可提高 t-PA 活性,降低 PAI-1 活性,增加 t-PA mRNA 表达,但对 PAI-1 mRNA 的表达无明显影响。

(3)促进造血:三七皂苷能促进血红蛋白、人骨髓粒系、红系造血祖细胞增殖和分化,提高外周血红细胞、白细胞数量。人参皂苷 Rg$_1$ 和人参皂苷 Rb$_1$ 是促进造血的有效单体,其中人参皂苷 Rg$_1$ 主要作用于粒系祖细胞增殖,人参皂苷 Rb$_1$ 主要作用于红系祖细胞增殖。三七总皂苷可促进再生障碍性贫血小鼠骨髓粒系、红系造血祖细胞增殖,促进多种蛋白激酶磷酸化,诱导造血细胞 GATA-1 和 GATA-2 转录调控蛋白合成增加,并增高其与上游调控区的启动子和增强子结合的活性,从而调控造血细胞增殖、分化相关基因的表达,促进血细胞生成。三七皂苷对小鼠骨髓粒-单系细胞 CGM-CFU-C 团有促进增殖作用,能抑制骨髓造血细胞 Daxx、Fas 蛋白表达,减少造血细胞凋亡;同时能通过上调 NF-κB、c-Rel 转录因子,促进细胞增殖。三七单体皂苷 G-Rb$_1$ 可以增加人红细胞膜蛋白 β-螺旋度比例,即增加膜蛋白的有序性,从而改善红细胞膜功能。

2. 对心血管系统的影响

(1)扩张血管:三七总皂苷对动物离体冠状动脉、胸主动脉、肠系膜动脉和尾动脉具有舒张作用,其中对冠状动脉的血管舒张作用最强,并具有一定的血管内皮依赖性。人参皂苷 Rg$_1$ 和 Rb$_1$ 通过增强 NO 活性促进内皮依赖性的血管扩张,降低自发性高血压大鼠的血压。其扩张血管机制与阻滞去甲肾上腺素所致的 Ca^{2+} 内流,促进血管内皮细胞释放 NO,调节 PI$_3$K/Akt/eNOS 通路及内皮细胞中的 L-谷氨酸转运有关。

(2)改善微循环:三七总皂苷能改善肠系膜、冠状动脉、肝脏微循环;人参皂苷 Rg$_1$ 可改善耳郭、脑微循环。

(3)对心脏功能的影响:三七总皂苷能明显降低麻醉犬的动脉血压和总外周阻力,增加心排血量,减慢心率,降低心肌耗氧指数;从三七总皂苷中除去人参皂苷 Rb$_1$ 和 Rg$_1$ 的三七组分(Rx)对实验动物的心脏功能具有相似的影响。此外,三七总皂苷能改善急性心肌缺血大鼠的心脏功能。

(4)抗心肌缺血与心肌保护作用:三七总皂苷具有扩张冠状动脉,增加心肌细胞血氧供应,降低心肌收缩力,减少心肌耗氧量,改善心肌能量代谢,减轻心肌纤维化,减少细胞间黏附分子表达及中性粒细胞浸润,保护心肌的作用。其抗心肌缺血作用与以下环节有关:心肌保护作用机制和抑制心肌缺血再灌注中性粒细胞内核因子 NF-κB 的活化,降低 TNF-α 水平,减少细胞间黏附分子表达及中性粒细胞浸润;提高 SOD 活力,降低 MDA 水平;与粒细胞集落刺激因子共同促进 C-kit$^+$ 骨间充质干细胞向缺血心肌归巢;促进缺血心肌 VEGF、bFGF、PDGF-β、IGF-1 蛋白表达,激活 VEGF-KDR/FIK-1、Raf/MEK/ERK 和 PI$_3$K-Akt-eNOS 通路,从而促进或诱导缺血心肌血管新生等。

(5)抗心律失常:三七总皂苷对各种药物诱发的心律失常均有保护作用,能减慢心率,延长 P-R 间期及 Q-T 间期、动作电位时程、窦房结恢复时间、心室纤颤阈值和有效不应期。三七三醇皂苷有相同的作用,且作用更迅速、范围也更广,能明显缩短乌头碱所致大鼠心律失常的维持时间,抑制室性期前收缩,降低房颤的发生,能对抗大鼠结扎冠状动脉诱发的缺血性心律失常及再灌注性心律失常。三七二醇皂苷也有抗心律失常作用。三七总皂苷的抗心律失常作用与直接抑制心肌有关;人参三醇皂苷的负性频率及负性传导性是其抗心律失常的作用机制;人参皂苷 Rg$_1$ 能延长心室 MAP 时程。三七总皂苷拮抗交感神经星状神经节(SG)突触前膜 Ca^{2+} 内流,致使节前交感纤维乙酰胆碱释放相应减少,使 SG 的快兴奋性突触后电位被抑制与其预防心肌肥大有关。

(6)抗心肌肥大:三七总皂苷对去甲肾上腺素及异丙肾上腺素诱导的在体大鼠心肌肥大、腹主动脉缩窄大鼠压力超负荷性心肌肥大、人糜酶转基因小鼠心肌肥大均有明显的抑制作用。

(7)抗动脉粥样硬化:三七总皂苷可调节脂代谢、抗动脉粥样硬化、改善斑块稳定性,可改善内皮功能、抑制整合素的表达。三七总皂苷的抗动脉粥样硬化作用与纠正 PGI$_2$ 和 TAX$_2$ 之间失衡,稳定血管内环境;降低血清脂质水平;减少自由基损伤;抑制整合素表达,促进 FAK 活化;抑制 TNF-α 和 IL-6 表达,调节 RAGE/MAPK 通路;抑制 NF-κB 活化,减轻炎症损伤及抑制 VEGF、MMP-2 表达;调控 SDF-1α-CXCR4 相互作用以参与内皮祖细胞动员等有关。

3. 脑保护作用　三七总皂苷、人参皂苷 Rg$_1$、人参皂苷 Rb$_1$、三七皂苷 R$_1$ 均有抑制氧化应激、抑制炎症、抗凋亡、调节内质网应激的作用,有助于减少脑出血、脑缺血、脑外伤及脑缺血再灌注损伤的产生,并对脑细胞起保护作用。

三七总皂苷、三七皂苷 Rg_1 是三七抗脑缺血及脑缺血再灌注损伤的有效成分,作用机制包括:①减轻炎症反应,抑制凋亡。三七三醇皂苷可上调 HSP70、下调转铁蛋白、促进缺血再灌注后 nestin 表达上调,调节脑缺血再灌注后的 NF-κB、JAK1/STAT1、ERS 信号通路,抑制炎症因子分泌及细胞凋亡,保护血脑屏障。②促进神经元存活及损伤后修复。三七皂苷 Rg_1 上调脑缺血再灌注损伤时脑组织中 BDNF mRNA 的表达,促进 BDNF 蛋白的合成,促进 BDNF 与其特异性受体酪氨酸激酶受体 B(TrkB)相结合。③抗自由基损伤、抑制线粒体凋亡途径、抑制细胞内钙超载、扩张脑血管。④抗兴奋性氨基酸损伤。⑤减轻脑水肿。此外,三七总皂苷抗脑出血损伤与促进 Bcl-2 的 mRNA 转录与 Bcl-2 蛋白表达,减少细胞凋亡有关。三七总皂苷可保护大鼠脑缺血损伤,其机制与抑制氧化应激与炎症反应有关,其中 ICAM-1 发挥重要作用。

4. 抗炎、镇痛作用　三七皂苷为三七抗炎、镇痛的有效成分。三七皂苷对多种实验性炎症模型具有良好的抗炎活性,明显抑制巴豆油、角叉菜胶、磷酸组胺等多种致炎剂所致的大鼠足肿胀和小鼠耳郭炎症。三七皂苷的抗炎作用不完全依赖垂体-肾上腺皮质系统。三七总皂苷对热板法、扭体法及大鼠光辐射甩尾法等多种疼痛模型有明显的镇痛作用。三七总皂苷的镇痛作用可被纳洛酮部分拮抗,提示其镇痛作用与激动阿片样肽受体有关。

此外,三七还有保肝、抗脊髓损伤、抗骨质疏松、降血糖、抗氧化、抗肿瘤、调节免疫、益智、抗衰老、减肥、抗纤维化、镇静、安神等作用。三七总皂苷是三七抗脊髓损伤、镇静、益智、抗衰老、抗疲劳、抗肿瘤作用的物质基础。人参皂苷 Rg_1、三七多糖能调节免疫功能。镇静作用与突触体谷氨酸含量减少有关。益智、抗衰老作用与改善中枢胆碱能系统功能,影响海马突触膜 ATP 酶及钙调素活性,抗自由基损伤,提高去甲肾上腺素(NE)、多巴胺(DA)和 5-羟色胺(5-HT)含量等有关。三七总皂苷可通过直接杀伤肿瘤细胞,抑制肿瘤细胞生长或转移,诱导肿瘤细胞凋亡或诱导肿瘤细胞分化使其逆转,增强和刺激机体的免疫功能等多种方式发挥抗肿瘤作用。三七皂苷可以降低 IL-1、IL-6、NF-κB、TNF-α、TGF-β、TIMP-1 水平,升高 IL-10、MMP-3 水平,对肝脏纤维化损伤有保护作用。三七总皂苷可减轻顺铂引起的大鼠肾毒性,其机制可能与通过 HIF-1α/BNIP3 通路增强肾组织线粒体自噬,抑制线粒体凋亡途径有关。

(四) 有效成分的药动学研究

1. 三七总皂苷　大鼠灌胃三七提取物后,血浆中可检出原人参二醇型皂苷 Ra_3、Rb_1、Rb_2、Rd、Rg_3、Rg_2、Rf,原人参三醇型皂苷 Re、Rg_1,三七皂苷 R_1 和少量其他人参皂苷及去糖基化代谢物(化合物 K)。提取物中人参皂苷和三七皂苷 R_1 的肠道吸收差,绝对生物利用度低于 1%。大鼠灌服三七总皂苷后,血浆中三七皂苷 R_1 及人参皂苷 Rg_1、Rd、Re 和 Rb_1 的 t_{max} 均为 50 分钟左右,$t_{1/2}$ 分别为 1 小时、5 小时、18 小时、1 小时和 20 小时,大多数三七皂苷主要经胆汁排泄。药-时曲线下面积(AUC)大小依次为 $Rb_1 > Rd > Rg_1 > R_1 > Re$。$R_1$、$Rg_1$、$Re$ 的代谢产物主要为 20-(S)原人参三醇,具有较强的生理活性。

大鼠静脉注射三七皂苷 R_1 和人参皂苷 Rg_1 后,$t_{1/2}$ 为 21 分钟;三七皂苷 R_1 在大鼠体内可产生多种代谢产物。犬静脉注射三七皂苷 R_1 后的血浆 C-t 曲线符合二室模型,$t_{1/2\alpha}$ 和 $t_{1/2\beta}$ 分别为 40 分钟和 4 小时。大鼠口服或静脉给予三七皂苷 Fc,生物利用度为 0.10%~0.14%,在体内主要发生去糖基化进行代谢。

2. 三七素　三七素在犬和大鼠体内代谢均符合二室模型。犬静脉注射 3.75~15mg/kg 后,符合线性动力学,$t_{1/2}$ 为 14 小时;而大鼠静脉注射 12.5mg/kg 后,$t_{1/2}$ 为 15 小时,剂量 >25mg/kg 后 $t_{1/2}$ 缩短,AUC 不随剂量增加而增大,属非线性动力学行为。

三七素的血浆蛋白结合率约为 60%,静脉注射三七素后,三七素在大鼠体内迅速分布于各组织和脏器中,肾中的浓度最高,其次为胰腺、脾、小肠及胃壁,在脑中的浓度低,各组织中的清除速率较快。三七素在大鼠体内主要有 2 种代谢途径:酰胺键断裂,水解生成 3-氨基丙氨酸和草酸;另可脱羧、脱氨再氧化生成草酰氨基酸。三七素主要以原型从肾排泄。

（五）现代应用

1. 三七传统用于出血、跌打损伤、瘀血肿痛。主要用于:①各种原因引起的出血,如外伤出血、上消化道出血,支气管扩张、肺结核及肺脓肿等病引起的咯血、眼出血、颅内出血、尿血、产后出血过多等;②跌打损伤,如软组织挫伤、扭伤、骨折。

2. 现代药理研究表明,三七及其复方制剂可用于心脑血管疾病,如冠心病、脑血栓、脑出血;高脂血症、动脉粥样硬化及肝炎、肝硬化。

3. 临床上,三七片、三七伤药片口服,用于外伤出血、跌扑肿痛;三七血伤宁胶囊口服,用于胃肠道出血、咯血、功能性子宫出血、产后瘀血、痔疮出血、外伤出血、胃痛、肋间神经痛、瘀血肿痛;云南白药对于多种出血性疾病都有明显的疗效,用于创伤出血、消化道出血、呼吸道出血、出血性脑病,妇科、小儿科、五官科出血性疾病,外用、内服均可,严重的跌打损伤还可以将保险子服下;三七总苷片口服可治疗冠心病、心绞痛;血栓通胶囊口服可治疗脑梗死、冠心病、心绞痛;血栓通（冻干粉）注射液、血塞通注射液、血塞通粉针剂静脉滴注,治疗视网膜中央静脉阻塞、脑血管病后遗症、内眼病、眼前房出血等。

（六）不良反应

三七醇提取物小鼠静脉注射的 LD_{50} 为（836±17）mg/kg,另有报道 PNS 小鼠静脉注射的 LD_{50} 为 447mg/kg。人参皂苷 Rb_1 小鼠腹腔注射的 LD_{50} 为 1 208mg/kg,人参皂苷 Rg_1 小鼠腹腔注射的 LD_{50} 为 1 250mg/kg。 大剂量（≥150mg/kg）的三七总皂苷对雄性 Wistar 大鼠具有心脏毒性作用,但没有心脏蓄积作用。三七总皂苷肌内注射 450mg/kg 对大鼠具有肝、肾毒性。临床报道三七可引起迟发型药疹的表现,平均潜伏期达 10 天左右,所出现的药疹反应较轻。

二、蒲黄

蒲黄性甘、平,归肝、心包经,具有止血、化瘀、通淋的功效,用于吐血、衄血、咯血、崩漏、外伤出血、经闭痛经、胸腹刺痛、跌扑肿痛、血淋涩痛。

（一）来源采制

蒲黄为香蒲科植物水烛香蒲 *Typha angustifolia* L.、东方香蒲 *Typha orientalis* Presl 或同属植物的干燥花粉。夏季采收蒲棒上部的黄色雄花序,晒干后碾轧,筛取花粉。剪取雄花后,晒干,成为带有雄花的花粉,即为草蒲黄。

(二) 药效物质基础

蒲黄的主要成分为黄酮类成分,如槲皮素(quercetin)、异鼠李素(isorhamnetin)、柚皮素(naringenin)、泡桐素(paulownin)、香蒲新苷、异鼠李素-3-O-芸香糖苷、异鼠李素-3-O-新橙皮糖苷(isorhamnetin-3-O-neohesperidoside)、槲皮素-3-O-(2G-α-L-鼠李糖基)-芸香糖苷及山柰酚-3-O-新橙皮糖苷等。炮制方法对蒲黄中的总黄酮含量影响较大,生蒲黄和醋制蒲黄的总黄酮含量较高,炭蒲黄的总黄酮含量较低。蒲黄加热炮制后鞣质含量降低。

(三) 主要药理作用与作用机制

蒲黄止血、化瘀、通淋,具有止血、抗血栓、镇痛、抗动脉粥样硬化等作用,具体表现如图 20-3 所示。

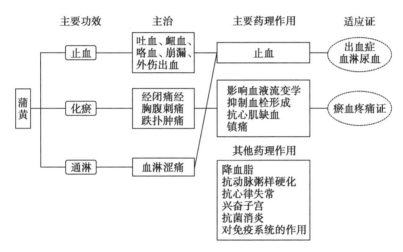

● 图 20-3 蒲黄的功效主治与药理作用

1. 止血 蒲黄生品、炒炭品均可明显缩短实验小鼠的凝血和出血时间。两者均能明显缩短血瘀大鼠的活化部分凝血酶时间(APTT),另外蒲黄炭能明显缩短血瘀大鼠的凝血酶原时间(PT),而蒲黄生品在降低血浆纤维蛋白原含量(FBI)方面强于炭品。蒲黄总黄酮部位的止血活性最强。

2. 影响血液流变学 蒲黄生品、炭品均能明显降低血瘀大鼠的全血黏度,通过降低红细胞刚性指数和降低血沉,增强红细胞变形性,降低红细胞聚集性,具有改善血液循环的作用。

3. 抑制血栓形成 蒲黄抑制血小板黏附和聚集,使大鼠的活化部分凝血酶时间、血浆凝血酶原时间、凝血酶时间明显延长,能抑制大鼠动静脉吻合血栓的形成,降低大鼠电刺激动脉血栓的栓塞率。蒲黄水提取液有促纤溶作用,能直接分解纤维蛋白,且不依赖纤溶酶系的存在。蒲黄提取物总黄酮、有机酸、多糖对花生四烯酸诱导的兔体内外血小板聚集功能均有明显的抑制作用,抑制最大聚集百分率的作用强度依次为总黄酮 >多糖 >煎液 >有机酸;抑制聚集坡度的作用强度为总黄酮 >煎液 >多糖 >有机酸。蒲黄有机酸对家兔体外 ADP、胶原诱导血小板聚集性均有明显的抑制作用,对花生四烯酸、胶原诱导家兔体内血小板聚集性也有一定的抑制作用。蒲黄能抑制血栓素 A_2(TXA$_2$)的合成与活性,提高前列环素(PGI$_2$)或 PGI$_2$/TXA$_2$ 比值,且在体内外均能抑制腺苷二磷酸(ADP)等诱导的血小板聚集作用。

4. 抗心肌缺血　蒲黄提取物可对抗垂体后叶素引起的心肌缺血。蒲黄总黄酮可增加左冠状动脉前降支结扎犬冠状动脉血流量,降低心肌缺血程度,缩小缺血范围,降低心肌摄氧率和心肌耗氧量,缩小心肌梗死面积,降低血清中的肌酸激酶、乳酸脱氢酶活性及血清游离脂肪酸、过氧化脂质含量,提高超氧化物歧化酶、谷胱甘肽过氧化物酶活性。

5. 降血脂、抗动脉粥样硬化　蒲黄通过降血脂和保护血管内皮实现抗动脉粥样硬化作用。降低实验性高脂血症致动脉粥样硬化兔及大鼠的血清总胆固醇(TC)、甘油三酯(TG)、低密度脂蛋白胆固醇(LDL-C)含量,升高高密度脂蛋白和血栓素,并使 PGI_2 下降;降低实验性高胆固醇血症家兔的红细胞膜胆固醇与磷脂摩尔比值(ch/pl),改善红细胞膜流动性,增大红细胞变形性,降低全血黏度及血浆黏度;对缺氧损伤、纤维蛋白损伤的体外培养内皮细胞具有保护作用。蒲黄能促使 cAMP 增加、抑制血小板聚集和5-羟色胺(5-HT)释放、防止血栓形成,且蒲黄的乙酸乙酯部位是其抗血栓作用的主要活性部位。有研究表明,β-谷固醇和β-谷固醇棕榈酸酯是蒲黄降血脂的有效成分,三十一烷醇-6是蒲黄降低甘油三酯过多的有效成分。

6. 抗心律失常　蒲黄延长氯化钙诱发的大鼠心律失常出现的时间,缩短生存大鼠的窦性心律恢复时间,降低病死率。蒲黄水提物预防异丙肾上腺素引起的心室纤颤和猝死,以及氯化钡恒速灌注引起的心律失常。

7. 兴奋子宫　蒲黄对不同动物的离体未孕子宫、已孕子宫均有兴奋作用,对未孕子宫的作用较已孕子宫更敏感。蒲黄对早期妊娠、中期妊娠均有较显著的致流产、致死胎作用,且呈剂量依赖性。

8. 镇痛　蒲黄对热及化学刺激致痛都有非常明显的镇痛作用,且镇痛的有效成分可能是黄酮类化合物。

9. 抗菌消炎　高浓度(1:100)的蒲黄煎液在试管内能抑制结核杆菌生长,对豚鼠实验性结核病有一定的疗效。蒲黄的水溶部分体外对金黄色葡萄球菌、铜绿假单胞菌、大肠埃希菌、伤寒杆菌、痢疾杆菌及Ⅱ型副伤寒杆菌均有较强的抑制作用。蒲黄中的成分之一槲皮素也有抗菌、抗变态、解痉等作用。

10. 对免疫系统的作用　蒲黄可使大鼠的胸腺、脾脏明显萎缩,其醇提物能显著抑制小鼠的细胞和体液免疫反应。灌胃给予蒲黄能提高大鼠巨噬细胞的吞噬率,提高血清溶菌酶活性,有助于动物皮下胆固醇肉芽肿中脂质的吸收,促进动脉粥样硬化病变的消退。

11. 其他　蒲黄有抗肿瘤、抗氧化、抗疲劳、保护急性缺血再灌注肾损伤、改善胰岛素抵抗及增强其敏感性、减少外周游离脂肪酸含量的作用。

(四) 现代应用

1. 蒲黄传统用于出血证、瘀血疼痛及血淋尿血,主要包括:①功能性子宫出血、流产或引产后出血、宫内节育器所致的子宫异常出血、子宫内膜异位症、痛经等妇科疾病;②吐血、咳血、尿血、外伤等;③冠心病、高脂血症和心绞痛等心血管疾病;④胃痛、咯血引起的心腹部疼痛和原发性高血压头痛等多种疼痛症;⑤淋证、小便淋涩疼痛而有尿血者。此外,还可用于疟腮、痔疮肿痛、婴儿湿疹和肝炎等多种疾病。

2. 现代药理研究表明,蒲黄及其复方制剂可用于治疗原发性高血压、高脂血症、眼底出血。

3. 临床上,蒲黄总浸膏片、蒲黄片口服治疗高脂血症有效;蒲黄浸膏烘干研末制成胶囊(每粒含生药 0.3g),可治疗冠心病、心绞痛。

(五) 不良反应

蒲黄对子宫有兴奋作用,妊娠早期应禁止使用蒲黄,妊娠后期应慎用。50%蒲黄注射液 5mg/kg 可使小鼠的白细胞、红细胞总数减少,蒲黄还有引起豚鼠变态反应的作用,但临床应用时未见以上不良反应。且有研究提示,蒲黄的毒性较低,安全范围较大,对动物的神经系统、心血管系统、呼吸系统无明显影响。

学习小结

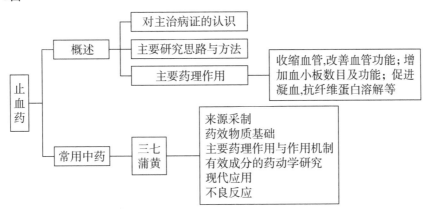

复习思考题

1. 结合机体自身的止血途径,阐述止血药的主要药理作用及机制。

2. 如何理解三七既可止血又可活血?

(王小莹)

第二十一章 活血化瘀药

通过本章的学习,理解血瘀证的现代认识,掌握活血化瘀药与功效相关的主要药理作用,以及丹参、川芎、延胡索、益母草、马钱子和银杏叶6种常用中药的药效物质基础、药理作用、作用机制;熟悉丹参、川芎、延胡索、益母草、马钱子和银杏叶的临床常见制剂;了解这6味药物的药动学特点。此外,通过活血化瘀类中药研究的常见思路、方法和动物模型的介绍,使学生具备本类中药的药理学研究的基本能力,进一步增强对"活血化瘀"科学实质的探究。

案例导入

"瘀"首见于《楚辞》。瘀,积血也(《说文解字》),乃血行失度、血脉不通所致。血瘀证的成因可归纳为慢瘀、热瘀、急瘀、毒瘀、老瘀、寒瘀、潜瘀等。我国传统的活血化瘀疗法及有关方药的理论,其针对血瘀证的辨证诊断标准,以及常用的药物及其复方机制的研究是一项极为系统而庞杂的研究工程。

以陈可冀为代表的学术团队,在郭士魁、赵锡武等著名老中医药学家学术思想的启迪下,积极采用现代科学知识和方法,针对"血瘀证和活血化瘀治则"开展了广泛而深入的科学研究。从20世纪60年代的活血化瘀药临床用于治疗冠心病的尝试,到20世纪70年代的"冠心Ⅱ号"的发展,到20世纪90年代的冠状动脉再狭窄的防治和实验研究,再到21世纪的活血化瘀方药有效组分组方的探索及瘀毒机制的研究,逐步整理出若干有关血瘀证与活血化瘀研究的理论层次和临床实践不同阶段的发展创新脉络,形成了若干规范化、标准化成果,得到了社会及同行的认可,并被推广应用到全国乃至东亚和东南亚国家。陈可冀完成的"血瘀证与活血化瘀研究"荣获2003年国家科学技术进步奖一等奖。如今,活血化瘀防治心脑血管病理念深入人心,在此基础上衍化而成的理气活血、益气活血、化痰活血等使活血化瘀方法得到不断拓展,临床疗效进一步提高。

第一节 概述

凡能通利血脉、促进血行、消散瘀血的药物称为活血化瘀药或活血祛瘀药,临床用于血瘀证的治疗。本类药物性味多为辛、苦、温,部分动物类药味咸,主要入心、肝经,均入血分。按其作用

特点和临床应用不同,它们分为以下4类:

（1）活血止痛药:本类药物的止痛作用强,大多活血兼行气,包括川芎、延胡索、郁金、姜黄、乳香、没药、五灵脂等。

（2）活血调经药:本类药物尤善通血脉而调经水,包括丹参、红花、桃仁、益母草、泽兰、牛膝、鸡血藤、王不留行等。

（3）活血疗伤药:本类药物善于消肿止痛、续筋接骨、止血生肌敛疮,包括土鳖虫、苏木、骨碎补、马钱子、自然铜等。

（4）破血消癥药:本类药物药性峻猛,大多有毒,以虫类居多,善于治疗瘀血时间长、程度重的癥瘕积聚,包括莪术、三棱、水蛭、穿山甲、斑蝥等。

一、对主治病证的认识

传统医学认为,凡离经之血不能及时排出或消散,停留于体内,或血行不畅,瘀积于脏腑组织器官,或壅遏于经脉之内,即为血瘀证。临床表现以局部出现青紫肿块、疼痛拒按,或腹内癥块、刺痛不移,舌质紫或有瘀斑,脉涩为特点。

现代医学认为血瘀证与血液循环和微循环障碍、血液高黏滞状态、血小板活化和黏附聚集、血栓形成、组织和细胞代谢异常、免疫功能障碍等多种病理生理改变有关,其中以心脑血管病为主,也可包括感染、炎症、组织异常增生等多种疾病。

二、主要研究思路与方法

活血化瘀药的研究思路和方法主要是在中医血瘀证动物模型研究的基础上,围绕药物影响血流动力学、血液流变学、微循环和血栓形成而开展。

（一）血瘀证模型的研究

迄今为止,还没有依据生物表征建立的血瘀证动物模型。目前的建模思路主要有以下2类:

1. 中医病因建模　所谓血瘀证的病因模型,是模拟中医学的血瘀之因,如外伤、寒凝、气滞、气虚、阴虚、阳虚、离经之血及自然衰老等制成的血瘀证动物模型,此类属病因模型。例如:①采用电针刺激引起的恐、惊、怒复制气滞血瘀证模型;②采用冰袋冷冻或配合皮下注射肾上腺素复制寒凝血瘀证模型;③注射内毒素或铜绿假单胞菌复制热毒血瘀证模型等。

2. 利用现代病理致病因子造模　目前较常用的血瘀证病理模型主要依据微循环障碍、血流动力学障碍、血液流变学异常、动脉血栓形成、血管灌注区缺血,以及管壁损伤等病理特征。常见的造模方法包括:①静脉注射高分子右旋糖酐或者冰水游泳配合皮下注射肾上腺素复制微循环障碍模型;②静脉持续滴注脂多糖复制血管内凝血模型;③结扎冠状动脉前降支复制心肌梗死模型;④阻断大脑中动脉复制脑梗死模型等。这些模型中,冠状动脉结扎所致的心肌梗死模型和冰水配合皮下注射肾上腺素所致的微循环障碍模型研究较多,其中前者偏向于体现血流动力学功能障碍,而后者则多为血液流变学异常。

不管是中医病证结合模型还是西医病理模型,血瘀证模型的评价指标主要包括以下几种:①外观表现,如局部肿痛、眼结膜和耳部血管明显扩张充血、唇周发黑、爪尾部紫暗;②血液流变学异常,如血浆及全血黏稠度增高,红细胞电泳、变形能力和比容改变,血小板聚集增高,凝血功能亢进,微循环障碍;③血流动力障碍,如毛细血管收缩,血流速度及血流量均降低,动脉硬化、梗死,动静脉血栓形成等;④血管异常,如毛细血管扩张、渗出,局部组织水肿等;⑤组织病理学变化,如组织硬结、组织纤维化等。此外,在部分模型制作中,还应以活血化瘀药进行反证,进一步论证模型的可靠性和代表性。

(二) 血流动力学研究方法

血流动力学是指血液在心血管系统中流动的力学,主要研究心脏泵血、器官血流量、血流阻力、血压以及它们之间的相互关系。血液是一种流体,因此血流动力学的基本原理与一般流体力学的原理相同。但由于血管系统是比较复杂的弹性管道系统,血液是含有多种细胞成分的液体而不是理想液体,因此血流动力学既具有一般流体力学的共性,又有其自身的特点。

血瘀证常伴有血流动力学异常。血流动力学的观察指标主要是心脏功能(如心排血量、左室内压、dp/dt、心脏指数、心搏指数、左室做功指数、心肌耗氧量等)、血管舒缩状态(如总外周血管阻力、冠状动脉血流量等)和血压(如收缩压、舒张压、平均动脉压等)。通过观察药物对血流动力学各指标的影响,可评估其对心血管系统的整体作用。

(三) 血液流变学研究方法

血液流变学主要研究血液及其组成成分流动、变形的规律。而血瘀证中血液一般有"浓、黏、凝、聚"等血液流变学异常的倾向或表现。血液流变学的研究范围很广,一般包括:①全血类指标,如血液的黏度、触变性、黏弹性及血细胞比容等;②红细胞类指标,如红细胞聚集性、红细胞变形性、红细胞膜的微黏度、红细胞电泳等;③血小板类指标,如血小板聚集性、血小板黏附性、血栓弹力度、体外血栓形成等;④血浆类指标,如血浆黏度、血浆纤维蛋白原等;⑤凝血指标,如凝血时间、血浆复钙时间、凝血酶原时间、活化部分凝血活酶时间等。这些指标已经广泛运用于活血化瘀药改善血液流变学的研究中。

(四) 微循环研究方法

血瘀证患者常有微循环障碍的表现,如微血流缓慢、瘀滞甚至凝血,微血管变形、狭窄或闭塞等。利用微循环工作站可进行眼球结膜、人体手指甲皱襞、耳郭、颊囊、肠系膜、软脑膜和皮肤等部位微循环的测定。通过观察微血流速度、流态、血色、微血管管径、毛细血管网交点计数、微血管周围轮廓等指标的改变,可以评判药物对微循环的作用。

(五) 血栓形成研究方法

血瘀证与血栓形成有关。促进血栓形成的因素有3个:①血管内皮损伤;②血小板黏附、聚集和释放;③凝血功能增加,纤溶功能减弱,血液黏度增加。防止血液凝固和抑制血小板功能可预防血栓形成,而增加纤维蛋白溶解活性能促进血栓溶解。血栓形成实验又分为体内血栓形成实验和体外血栓形成实验。

1. 体内血栓形成实验 具体包括:①动静脉旁路血栓形成法;②电刺激颈总动脉、冠状动脉、脑动脉血栓形成法;③肺静脉注射凝血酶致血栓法;④下腔静脉结扎法。

2. 体外血栓形成实验 此法是在体外旋转环内模拟体内血液流动状态,形成体外血栓。

以上方法可在局部形成血栓,通过观察血栓干、湿重进行药物抗血栓作用的评价。

三、主要药理作用

《黄帝内经》记载"疏其血气,令其调达",此乃活血化瘀药治则的基础。现代药理研究认为,活血化瘀药具有通利血脉、促进血行、消散瘀血的功效,用于各种血瘀证的治疗主要与下列药理作用有关(表21-1)。

表21-1 活血化瘀药的主要药理作用总括表

类别	药物	增加冠状动脉血流量	扩血管	抑制血小板聚集和抗血栓形成	改善微循环	其他
活血止痛药	川芎	+	+	+	+	镇静,促进骨髓造血
	延胡索	+	+	+		镇静,镇痛,抗溃疡
	郁金		+			利胆,降血脂,抑制肿瘤生长
	乳香		+			镇痛,增加血管通透性
	没药		+			镇痛,抗炎
	五灵脂		+	+		镇痛,增加血管通透性
活血调经药	丹参	+	+	+	+	镇静,抗菌
	红花	+	+	+	+	加强子宫收缩,降血脂
	桃仁					兴奋子宫,润肠缓泻
	益母草	+	+	+	+	抗炎,抗过敏
	鸡血藤	+	+	+		加强子宫收缩,利尿,降压
活血疗伤药	土鳖虫				+	镇痛,镇咳,祛痰,抑菌
	血竭		+			镇痛
破血消癥药	三棱		+	+		抗肿瘤
	莪术					抗肿瘤,抗早孕,保肝,抗菌
	水蛭				+	抗肿瘤,降血脂,抗早孕

(一) 改善血液流变学

血瘀证一般有血液"浓、黏、凝、聚"等血液流变学异常的倾向或表现。血栓的形成是血瘀证的一个重要表现,其首先是血小板聚集于动脉管壁内膜破损处,并通过释放血小板活化因子(PAF)、血浆血管性血友病因子(vWF),引起更多的血小板聚集和黏附,形成血小板血栓。随后内皮损伤释放的组织因子启动凝血反应,使纤维蛋白原转变为纤维蛋白,最终导致血栓形成。

活血化瘀药改善血液流变学、抗血栓形成与其抗血小板聚集和黏附、增强纤溶系统功能、抗凝血以及调节血液黏稠度有关。其中以丹参、赤芍、川芎、益母草、蒲黄等的作用更为明显。

（二）改善微循环

微循环是微动脉和微静脉之间的血液循环,是进行血液和组织之间的物质交换的场所。血瘀证的另一个特点是微循环障碍。活血化瘀药可通过以下几个方面改善微循环:①改善微血流,使流动缓慢的血液加速;②改善微血管形态,解除微血管痉挛,减轻微循环内红细胞的瘀滞和汇集,微血管袢顶瘀血减少或消失,微血管轮廓清楚,形态趋向正常;③促进血管生成,建立侧支循环;④降低毛细血管通透性,减少微血管周围渗血。本类药物以丹参、川芎、红花改善微循环的作用更为明显。

（三）改善血流动力学

血流动力学障碍也是血瘀证的一种表现,可见外周血管阻力增加、心脏泵血和器官血流量减少、全身或局部器官供氧不足。活血化瘀药大多可扩张外周血管,包括冠状动脉。因此在降低外周血管阻力、增强心脏泵血功能、增加器官血流量的同时,还能增加冠状动脉血流量、改善心肌缺血。此外,活血化瘀药对不同部位的血管扩张具有选择性,如延胡索、丹参对冠状动脉的扩张作用强,益母草、水蛭、莪术、穿山甲对股动脉的扩张作用更明显,桃仁对脑血流增加明显,而川芎对冠状动脉和脑血管的扩张作用均明显。

（四）其他

部分活血化瘀药尚具有抗肿瘤、促进骨髓造血、抗溃疡、降血脂、抑制组织异常增生、抗炎、镇痛、抗氧化、调节免疫功能等作用。

第二节　常用中药

案例导入　现代中药制剂的典范——复方丹参制剂

丹参最早记载于《神农本草经》,在历代本草中多有收载,其补血生血,功过归(当归)、地(地黄),其调血敛血,力堪芍药,其逐瘀生新,性倍川芎,故有"丹参一味,功同四物"之说。复方丹参系列制剂是丹参的经典复方,从保护血管、保护心肌、改善血液流变学3个方面多靶点保护心脏功能,广泛用于冠心病、心绞痛等多种疾病,具有效果好、作用显著、不良反应小等特点,其中丹参为君药。采用药学制剂新工艺精制而成的复方丹参滴丸属于固态分子分散体系,药物有效成分呈分子状态直接分散于基质中(传统中药有效成分多储存于植物细胞中),进入体内可迅速释放,有利于充分吸收而发挥疗效,克服传统中药起效慢、药效低的不足,具有速效、高效的特点。除口服外还可舌下含服,药物通过舌下丰富的毛细血管直接吸收入血,迅速起效,同时避免肝脏首关效应,提高药物的利用率。

一、丹参

丹参性微寒,味苦,归心、肝经,具有活血祛瘀、通经止痛、清心除烦、凉血消痈等功效,用于胸痹心痛、脘腹胁痛、癥瘕积聚、热痹疼痛、心烦不眠、月经不调、痛经闭经、疮疡肿痛等。

（一）来源采制

丹参为唇形科植物丹参 *Salvia miltiorrhiza* Bge. 的干燥根和根茎。我国约有 22 种、5 个变种和 5 个变型鼠尾草属植物的地下部分作为中药丹参药用。丹参需求量大，我国已建成河南方城及商洛等丹参种植 GAP 示范基地。其收获期一般在"霜降"到"立冬"之间或春季发芽之前，以根条粗壮、干燥、色紫红、无芦头及须根者为佳，尤其颜色越紫红，药效越佳。加工时除去茎叶，洗净，润透，切成厚片，晒干或烘干。丹参可生用或酒炙用。

不同产地的丹参在药效上有明显差异。若仅以改善血液流变学为指标，山西野生及栽培最佳，四川栽培、山东野生、河南栽培居中，陕西野生和河南野生相对较差。但对血液流变学、抗血栓进行全面考察，四川来源丹参优于河南、陕西、山东来源。

不同的炮制方法对丹参的药效也有影响。生丹参和酒制丹参均可增加冠状动脉血流量、改善血液流变学，但酒制丹参的作用更加显著，而且黄酒炮制品优于白酒。而对于抗氧化，丹参炭的效果最好，酒丹参次之，生品最差。此外，炮制后丹参抑制 α-葡糖苷酶的活性也显著增加。

（二）药效物质基础

目前已从丹参中分离鉴定近 70 余种化学成分，包括水溶性酚酸类成分和脂溶性二萜醌类成分。丹参水溶性成分主要包括丹参素（danshensu）、原儿茶醛（protocatechualdehyde）、丹酚酸 B（salvianolic acid B）等，占总水溶性成分的 60% 以上；而丹参脂溶性成分主要包括丹参酮Ⅰ（tanshinone Ⅰ）、二氢丹参酮Ⅰ（dihydrotanshinone Ⅰ）、丹参酮ⅡA（tanshinone ⅡA）以及隐丹参酮（cryptotanshinone），占脂溶性成分总量的 70% 以上。《中国药典》2020 年版将丹参酮类成分和丹酚酸 B 列为丹参的质控指标。丹参中的二萜醌最主要的是以 1,2-邻萘醌为基本母核的生色团，其中一侧与 A 环骈合的是脂环或芳环，而另一侧与呋喃或二氢呋喃环骈合，即通常所指的丹参酮类。其中尤以丹参酮ⅡA、丹参酮Ⅰ和隐丹参酮为主，几乎占 90% 以上，活性研究也主要集中在这些含量相对丰富的丹参酮中。此外，含量较低的如丹参新醌或异丹参酮其基本母核均属于以 1,4-对苯醌为生色团的化合物。

（三）主要药理作用与作用机制

丹参活血祛瘀的功效体现在抗心脑缺血、抗血栓、改善微循环、抗氧化、抗肝纤维化和抗肿瘤等作用；通经止痛的功效体现在雌激素样活性和解除炎性疼痛等作用；清心除烦的功效体现在镇静、安神、改善学习记忆等中枢作用；凉血消痈的功效体现在抗菌、抗病毒及抗炎等作用。其主要药理作用和机制如图 21-1 所示。

1. 抗心肌缺血　丹参对血瘀证患者的浓、黏、凝、聚状态有较好的改善作用，临床常用于心肌缺血和心肌梗死的治疗，可明显改善冠心病、心绞痛患者的心肌供血状态。其中丹参酮ⅡA、丹参素和酚酸类成分是主要活性成分。丹参抗心肌缺血的作用体现在增加血液供应、减少心脏耗氧、抗氧化和保护内皮细胞 4 个方面（图 21-2）。

（1）增加血液供应：①扩张冠状动脉，改善微循环。丹参长期给药可见冠状动脉血流量明显

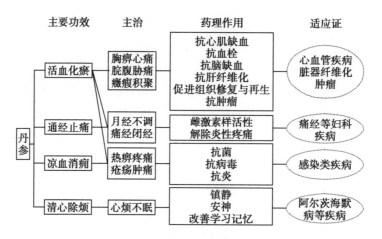

● 图 21-1　丹参的功效主治与药理作用

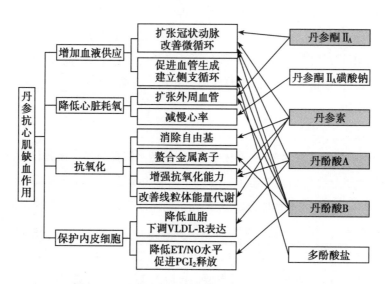

● 图 21-2　丹参抗心肌缺血的环节和对应的化学成分

增加;丹参注射液可使微循环血流显著加快、微动脉扩张、毛细血管网开放数目增多、血液流态得到改善,使血细胞表现为不同程度的分聚现象,血液流动由粒状或断线状变为正常,其有效成分包括丹参酮 II_A、酚酸类和丹参素。②促进血管生成,建立侧支循环。丹参多酚酸盐和丹酚酸 B 能够促进血管再生和侧支血管生成,缓解梗死程度。

　　丹参促进血管生成,建立侧支循环的作用机制:①丹参多酚酸盐通过促进血管内皮祖细胞(endothelial progenitor cells,EPCs)增殖、迁移和管腔化形成,增加心肌组织内毛细血管密度和侧支血管生成;②丹酚酸 B 通过促进 EPCs 内血管内皮生长因子 VEGF(vascular endothelial growth factor)和碱性成纤维生长因子(basic fibroblast growth factor,bFGF)生成而促进血管形成。

　　(2) 降低心脏耗氧量:丹参可通过扩张外周血管和减慢心率,降低心脏耗氧量。①扩张外周血管。丹参注射液通过扩张外周血管,降低舒张压和总外周血管阻力,降低心脏前、后负荷,使心脏耗氧量减少。②减慢心率。丹参酮 II_A 磺酸钠具有钙拮抗功能,通过减少细胞内的钙离子浓度,抑制心肌收缩,缩短动作电位时程,降低慢反应电位除极速率,减慢窦房结细胞的自律性,并且效果优于维拉帕米。

　　丹参扩张血管的作用机制:①丹参酮 II_A 磺酸钠非竞争性地抑制钙离子内流,其作用靶点可能是第二信使 cAMP 下游的某个环节;②丹酚酸 B 镁可提高内皮源性一氧化氮合酶(eNOS)水平,同时降低内皮素(ET)水平,从而有效改善血管痉挛。

（3）抗氧化:氧化损伤是心肌缺血常见的病理产物,也会加重缺血损伤,形成恶性循环。丹参水溶性成分被认为是其抗氧化的有效成分,其中以丹参素、丹酚酸 A、丹酚酸 B 为代表,其抗氧化作用依次减弱。这 3 种成分的化学结构中都有多个酚羟基,后者具有较强的抗氧化作用。

丹参抗氧化的作用机制:①清除自由基。丹参素和丹酚酸 B 可清除病灶活性氧类(reactive oxygen species,ROS)而发挥抗氧化应激作用,体外对多种自由基如羟自由基、超氧阴离子等具有直接的清除作用,构效关系显示其活性与芳香环上的酚羟基及多芳香酸缩合数目有关。②螯合金属离子。丹酚酸 B 可剂量依赖性地螯合 Cu^{2+},有效抑制 Cu^{2+} 诱导氧化修饰的内皮毒性低密度脂蛋白 ox-LDL 的产生。③增强抗氧化能力。丹参素、丹酚酸 A 可提高超氧化物歧化酶(SOD)、谷胱甘肽过氧化物酶(GSH-Px)活性,从而增强机体的抗氧化能力。④改善线粒体能量代谢。丹参素可稳定心肌线粒体膜电位,保护线粒体 H^+-ATP 水解酶活性,改善线粒体氧化磷酸化功能而降低心肌耗氧量。

（4）保护内皮细胞:血管壁形成粥样斑块后,血管内皮屏障功能损伤,有害物质可引起血管壁损伤。同时舒血管活性物质(如 EDRF 和 PGI_2)合成减少、缩血管活性物质(如 ET-1)释放增多,导致冠状动脉痉挛,加重内皮损伤。目前认为丹酚酸 A 和丹酚酸 B 是丹参保护内皮细胞的活性成分。丹酚酸 A 通过降低血脂水平、下调 VLDL 受体,发挥保护内皮屏障的功能;而丹酚酸 B 通过降低 ET/NO 水平、促进 PGI_2 释放,降低冠状动脉张力,减少内皮损伤。

2. 抗血栓　丹参的抗血栓作用主要是通过抗血小板聚集、抗凝血和促进纤溶系统 3 个环节完成的,具体见图 21-3。

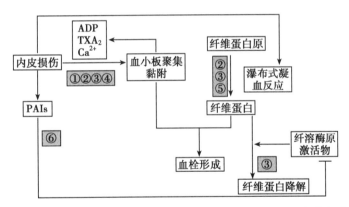

①丹酚酸 A;②丹酚酸 B;③丹参素;④隐丹参酮;⑤丹参酮 II_A 磺酸钠;⑥多酚酸盐。
● 图 21-3　丹参抗血栓形成的环节和对应的化学成分

（1）抗血小板聚集:丹酚酸类、丹参素和隐丹参酮均可抑制血小板聚集,但机制不同。其中丹参素的苯基乳酸结构是其主要有效部位,它可提高血小板内的 cAMP 水平,从而抑制 TXA_2 合成。丹酚酸 A 和丹酚酸 B 抗血小板聚集的机制不同。丹酚酸 A 抑制花生四烯酸、凝血酶和腺苷二磷酸(ADP)诱导的血小板凝集,与其抑制 PI_3K 信号通路下游分子 Akt 的磷酸化有关。丹酚酸 B 一方面促进血管内皮细胞分泌 PGI_2,另一方面减少血小板表面 α 颗粒膜蛋白的数目,发挥抗血小板聚集效应。隐丹参酮则通过抑制血管内皮细胞表达血管细胞黏附分子 1(vascular cell adhesion protein 1,VCAM-1),从而抑制血小板与内皮细胞黏附。

（2）抗凝血:丹参素、丹参酮 II_A 磺酸钠和丹酚酸 B 是丹参抗凝血的主要有效成分。丹参素可延长凝血酶原时间,丹参酮Ⅱ_A磺酸钠可延长凝血酶原复钙时间和部分凝血活酶时间。丹酚酸B则能抑制病灶内的组织因子(tissue factor,TF)水平,以及血小板与暴露的胶原黏附,从而抑制凝血系统激活。

（3）促进纤溶系统:丹参素可通过激活纤溶酶原-纤溶酶系统,使纤维蛋白裂解,促进血栓溶解。丹参多酚酸盐可提高血浆组织型纤溶酶原激活物(tissue-type plasminogen activator,tPA)水平,同时降低纤溶酶原激活物抑制剂-1(plasminogen activator inhibitor-1,PAI-1)水平而增强机体的纤溶能力。

3. 抗脑缺血　丹参酮Ⅱ_A和丹酚酸B是丹参抗脑缺血的有效成分。它们能减少MCAO大鼠的脑梗死面积、脑水肿程度,改善神经功能症状。丹参抗脑缺血的作用机制包括抗氧化、抗炎、抗凋亡和缓解神经元兴奋性毒性4个环节。

丹参抗脑缺血的作用机制:①抗氧化。丹参酮Ⅱ_A可升高神经细胞线粒体呼吸酶、SOD和脑组织ATP含量,并降低脑组织MDA含量。②抗炎。丹参酮Ⅱ_A可抑制缺血脑组织COX-2和NF-κB表达,而丹参多酚酸盐可增加IL-10表达;丹酚酸B则可通过上调脑组织沉默信息调节因子1(silent information regulator 1,SIRT1)、降低TNF-α和IL-1水平发挥抗脑缺血作用。③抗凋亡。丹酚酸B能减少局灶性脑缺血神经细胞凋亡,其作用机制与增加Bcl-2表达、降低Bax表达有关。④缓解神经元兴奋性毒性。丹参素、丹酚酸B均有潜在的保护谷氨酸损伤PC12细胞的作用,且丹参素的药效略强于丹酚酸B。

此外,丹参的地上部分也具有抗急性脑缺血的作用,活性成分主要分布在正丁醇提取部位,有效成分被认为是丹酚酸B。

4. 抗肝纤维化　临床试验和动物实验均表明丹参能抑制肝星形细胞的活化与增殖,减少肝纤维化细胞外基质的沉积,减轻肝纤维化程度。丹参酮Ⅱ_A还能明显降低急性肝损伤小鼠的血清GPT、GOT和肝匀浆MDA含量,具有明显的保肝作用。丹酚酸B和丹参酮Ⅱ_A是丹参抗肝纤维化的活性成分。

丹参抗肝纤维化的作用机制:①清除氧自由基。丹酚酸A和丹酚酸B可通过抑制NADPH氧化酶而减少肝细胞氧化应激;而丹参酮Ⅱ_A能提高SOD和GSH-Px的活性,发挥抗氧化作用。②抑制胶原合成。TGF-β_1是目前所知的最强大的促胶原生成因子。丹参酮Ⅱ_A和丹酚酸B均可抑制肝星形细胞(hepatic stellate cell,HSC)的活化,减少细胞外基质的产生。并且其机制均是抑制TGF-β/Smad3信号通路,从而抑制胶原的合成。③抗炎。丹酚酸B还可通过减少纤维化肝细胞核内NF-κB的表达,减少纤维化损伤。

5. 促进组织修复与再生　丹参在创伤修复的不同时期表现出不同的作用。在修复早期,丹参具有促进成纤维细胞增殖和胶原合成的作用,从而促进肝、骨、皮肤等多种组织的修复与再生;而在修复后期则又有降解胶原的作用,表现为抗组织纤维化的功能。

丹参对肝组织的修复作用最明显,丹参注射液可升高肝脏DNA合成率、DNA含量、肝细胞标记核数。丹参对肝脏DNA合成具有2个特点:①作用于DNA合成的持续阶段;②不改变DNA合成的规律性。

6. 抗肿瘤　丹参的抗肿瘤作用贯穿于肿瘤发生、发展及转移的多个步骤,如肿瘤细胞增殖、肿瘤细胞浸润转移和肿瘤细胞耐药等。丹参抗肿瘤的有效成分主要是丹参酮类,另外丹参素和丹酚酸类物质也有一定的抗肿瘤活性。

丹参抗肿瘤的作用机制:①抑制增殖。丹参酮可将细胞阻滞于G_0/G_1期,使其不能进入S期,使细胞增殖受到抑制。丹参酮类成分的菲醌结构是其细胞毒性作用的基础,其中菲环结构与DNA分子相结合,而呋喃环、醌类结构可产生自由基引起DNA损伤,抑制肿瘤细胞DNA合成。丹参素通过抑制胆固醇合成的关键酶——3-羟基-3-甲基戊二酸单酰辅酶A(HMG-CoA)还原酶的活性,抑制肿瘤细胞增殖。丹酚酸A则通过抑制核苷转运发挥抗肿瘤作用。②诱导分化。丹参酮可能是通过抑制细胞原癌基因、诱导抑癌基因的表达,从而诱导肿瘤细胞分化。③抑制转移。丹参酮ⅡA能抑制 Lewis 肺癌细胞在小鼠体内的瘤体形成,并能抑制原发肿瘤的肺转移。④促进凋亡。丹参酮通过促进 Fas、Bax、caspase 家族基因表达,抑制 Bcl-2 表达来促进肿瘤细胞凋亡。⑤减少耐药。丹酚酸 A 可以逆转肿瘤细胞的多药耐药,增加化疗药物的敏感性。

7. 抗炎 丹参能够减弱炎症细胞的趋化和浸润,减少炎症介质的释放,减轻炎性损伤。丹参抗炎作用的药效是多种成分共同作用的结果。按照抗炎作用递减,依次排序分别为丹参酮ⅡA、丹参素、丹酚酸 B 和 3′-甲基丹酚酸 B。

丹参抗炎的作用机制:①抑制炎细胞趋化。丹参酮ⅡA能减少 ICAM-1、E-selectin、P-selectin 等的表达,阻断白细胞与血管内皮细胞黏附;隐丹参酮能抑制巨噬细胞 F-肌动蛋白聚合和丝状伪足延伸而影响巨噬细胞趋化性迁移。②抑制炎性介质释放。丹参酮ⅡA能够抑制 IL-1β、IL-6 与 TNF-α 释放,减轻炎症反应;丹参酮Ⅰ、二氢丹参酮Ⅰ及隐丹参酮能抑制脂多糖诱导的巨噬细胞 COX-2 表达及 PGE$_2$ 释放。③抑制炎症介质激活的信号转导。丹参酮ⅡA能抑制 LPS 激活的 RAW264.7 细胞内 NF-κB 信号通路转导。丹参酮ⅡA磺酸钠能抑制 JNK 信号通路,下调急性胰腺炎大鼠的肺组织炎症因子表达。

(四) 有效成分的药动学研究

丹参的水溶性主要成分丹参素以及脂溶性主要成分丹参酮ⅡA的大鼠口服药动学参数见表21-2。

表 21-2　丹参主要成分的药动学参数

成分	剂量/ (mg/kg)	生物利用 度/%	峰浓度 C_{max}/ (μg/ml)	达峰时间 t_{max}/分钟	半衰期/ 分钟	药-时曲线下面积/ (μg·min/ml)
丹参素	46	9.5	1.42	60.1	138.9	201
丹参酮ⅡA	15	4.4	5.57	51	217.8	1 445.4

丹参素在心和肺组织中的分布最为迅速,且易穿透血脑屏障,是丹参临床治疗心脑血管疾病疗效显著的药动学原因。而丹参酮ⅡA在胃肠道组织中的分布较高,是口服吸收较差的原因。丹参酮类成分在Ⅰ相代谢中氧化为主要途径,在Ⅱ相代谢中 O-葡糖醛酸化为主要途径,隐丹参酮和二氢丹参酮Ⅰ在大鼠体内可分别代谢产生为丹参酮ⅡA和丹参酮Ⅰ。

丹参成分间的相互作用:比较丹酚酸 B 及丹参水溶提取物中原儿茶醛的药动学差异发现,水溶性的其他成分使原儿茶醛在大鼠体内的吸收减少、消除变快,但却促进丹酚酸 B 的吸收,并使其在体内的消除减缓;比较隐丹参酮、丹参酮ⅡA在丹参脂溶性提取物中的药动学差异发现,丹参脂溶性提取物中的其他成分促进药效成分丹参酮ⅡA和隐丹参酮的吸收,使隐丹参酮在大鼠体内的吸收速度加快,同时使其从中央室向周边室分布,也促进隐丹参酮向丹参酮ⅡA的转化。丹参制剂丹参注射液中外加丹酚酸 B 能显著增加丹参素在大鼠血浆中的暴露程度,而在丹参素中外加丹酚酸 B 对丹参素的药动学行为却无显著影响。

丹参与其他药物的相互作用:丹参与华法林合用会延长出血与凝血酶原时间。丹参酮抑制 CYP1A1、CYP2C6 以及 CYP2C11 介导的华法林代谢,增加华法林的血药浓度。

(五) 现代应用

1. 冠心病 口服丹参制剂如丹参片、丹参口服液、丹参舒心胶囊、复方丹参片、复方丹参滴丸均可防治冠心病;注射制剂如丹参注射液静脉注射可迅速防治心绞痛发作。

2. 脑缺血　丹参注射液可改善脑卒中患者的症状和体征;丹参多酚酸盐注射液可治疗椎基底动脉供血不足性眩晕。

3. 病毒性心肌炎　复方丹参注射液对病毒性心肌炎的治疗有辅助作用。

4. 慢性肝炎和早期肝硬化　丹参注射液可减轻症状和肝脾大,促进肝功能恢复。

5. 消化性溃疡　口服丹参片有一定疗效。

6. 其他疾病　丹参制剂还用于视网膜中央动(静)脉栓塞、血栓闭塞性脉管炎、新生儿硬肿症、硬皮病、银屑病、神经性耳聋、妊娠高血压综合征等多种疾病的治疗。

(六) 不良反应

丹参注射液和复方丹参注射液临床可引起荨麻疹、过敏性哮喘、过敏性休克等过敏反应,还可见皮肤瘙痒、头晕、月经过多、GPT升高等副作用。

小鼠腹腔注射复方丹参注射液的LD_{50}为(69.5 ± 5.3)g(生药)/kg;家兔每日注射丹参注射液2.4g/kg或复方丹参注射液3g/kg,连续14日未见毒性反应。丹参水提乙醇溶解部分小鼠一次腹腔注射的LD_{50}为(80.5 ± 3.1)g(生药)/kg。

二、川芎

川芎性温,味辛,具有活血行气、祛风止痛等功效,用于胸痹心痛、胸胁刺痛、跌扑肿痛、月经不调、经闭痛经、癥瘕腹痛、头痛、风湿痹痛等。

(一) 来源采制

川芎为伞形科植物川芎 *Ligusticum chuanxiong* Hort. 的干燥根茎。夏季当茎上的节盘显著突出,并略带紫色时采挖,除去泥沙,晒后烘干,再去须根。川芎是著名的川产道地药材,集中在都江堰金马河上游以西地区,现主要分布于四川都江堰、彭州、崇州、新都、灌县等地。以切面色黄白、香气浓、油性大者为佳。加工时切厚片用。蒸制川芎中主要有效成分的含量明显高于其炒制品。

不同川芎药材的主要成分基本一致,但各成分含量的相对比值有所不同。栽培川芎中各成分的含量均高于野生川芎,以藁本内酯最为显著;不同的生长海拔对川芎中各成分的含量没有显著影响。高海拔有利于川芎出芽率的提高、幼苗建植及其坝上生长,进而增加川芎单株根茎的重量。

(二) 药效物质基础

川芎所含的化学成分复杂,目前已从中分离出超过200个化合物,其中超过80个化合物属于已鉴定的各种不同的结构类型,包括苯酞类、生物碱类、有机酸类、多糖类以及脑苷脂和神经酰胺类等成分,其中苯酞类化合物是其主要化学成分。川芎中的苯酞类化合物主要包含2类,一类是含有一个苯酞母核结构的苯酞单体化合物,通常为油状物,包括Z-藁本内酯、E-藁本内酯、川芎内酯、新蛇床内酯等化合物;另一类是含有2个苯酞母核结构的苯酞二聚体化合物,通常为结晶体,包括洋川芎内酯O、洋川芎内酯P、欧当归内酯A等化合物。川芎挥发油中的苯酞类化合物占其总质量的43.45%。川芎中的生物碱包括川芎嗪、L-异丁基-L-缬氨酸酐、L-缬氨酸-L-缬氨酸酐等化合物。有机酚酸类是川芎中的一种主要特征性成分,包括阿魏酸、咖啡酸、原儿茶酸、对羟基苯甲酸等化合物。《中国药典》2020 年版将阿魏酸定为川芎的质控指标。本品按干燥品计算,含阿魏酸($C_{10}H_{10}O_4$)不得少于 0.10%。川芎中的多糖成分包括 4 个均一多糖组分 LCP-1、LCP-2、LCP-3 和 LCP-4,以及 3 个纯化多糖组分 LCA、LCB 和 LCC。

(三) 主要药理作用与作用机制

川芎活血行气的功效体现在抗血栓、抗脑缺血缺氧、抗心肌缺血、扩张血管、降血压、增强免疫和造血功能等作用;祛风止痛的功效体现在镇静、镇痛、解痉等作用。其主要药理作用和机制如下(图 21-4)。

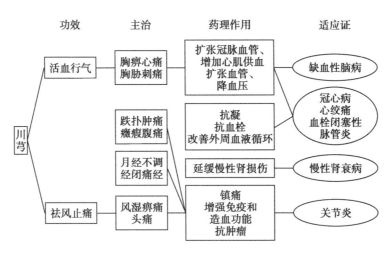

● 图 21-4 川芎的功效主治与药理作用

1. 抗血栓 川芎的抗血栓作用主要是通过抗血小板聚集作用完成的。

川芎能抗体外血栓形成,使血栓的长度缩短,血栓的干、湿质量减轻。川芎药材因品种、产地差异会对其药效学作用产生一定影响。四川灌县产川芎抑制血小板聚集及抗血栓的作用明显优于其他产地川芎。川芎哚对 ADP 诱导的血小板聚集有抑制作用,可增加血栓形成抑制率,有一定程度的抗血小板作用。川芎嗪对凝血酶、ADP、胶原诱导的血小板聚集均有抑制作用,可有效地减少实验动物动静脉血栓的形成,在体内与凝血酶也有一定的亲和力,且能较好地延长凝血时间。阿魏酸对胶原蛋白-肾上腺素诱发的血栓形成有明显的抑制作用。

川芎活性成分间的相互作用也可以起到抗血栓作用,如阿魏酸、川芎嗪共同作用能明显抑制大鼠电刺激颈动脉法和动静脉旁路法引起的血栓形成,减少 CD62p 表达,抑制血小板与中性粒细胞黏附。川芎中的主要活性成分与其他药物共同作用也有一定的作用,如川芎嗪与阿司匹林、氯吡格雷、低分子量肝素联用能起到协同抗血栓形成的作用。此外,川芎中的其他成分如新绿原酸、1H-苯并咪唑-2-胺、3,8-二羟基酰内酯、川芎三萜也可能是中药川芎抗血栓的活性成分。

2. 抗心肌缺血 川芎对异丙肾上腺素所致的心肌缺血有保护作用,以川芎提取物(川芎水提物、醇提物、总生物碱、总酚酸)、川芎挥发油、川芎内酯 A 的效果最佳(图 21-5)。

(1) 降低心肌耗氧量:川芎挥发油能减轻模型大鼠 J 点下移现象,川芎提取物有减缓 J 点下移趋势的作用,均能显著改善 T 波倒置现象。

(2) 保护血管内皮:川芎水提物、醇提物、挥发油能纠正心肌缺血时 SOD、NO 的减少。

(3) 增加心脏血供:川芎提取物通过调节 TLR4-NF-κB 信号通路抑制心肌、血清和下丘脑中

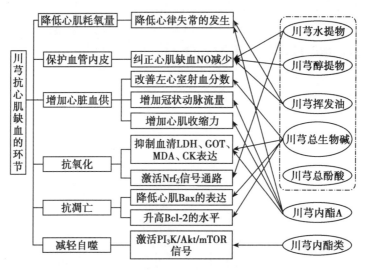

● 图 21-5 川芎抗心肌缺血的环节和对应的化学成分

IL-1β 的表达,改善急性心肌梗死后的左心室射血分数,减少梗死面积。川芎内酯 A 在大鼠离体心脏缺血再灌注损伤模型上能够增加冠状动脉血流量和心肌收缩力,不但降低心律失常的发生率,而且推迟心律失常的发生时间,缩短持续时间和恢复时间。

(4)抗氧化:川芎提取物对大鼠心肌缺血损伤具有保护作用,能显著降低模型大鼠的血清 LDH、GOT、MDA、CK、cTnT 含量,表现出较好的抗氧化作用,而其机制可能与激活 Nrf2 信号通路有关,其中川芎内酯 A 可能是其抗氧化的活性成分之一。

(5)抗凋亡:川芎提取物能降低心肌 Bax 表达,升高 Bcl-2 表达,从而显著降低 Bax/Bcl-2 比例。

(6)减轻自噬:川芎内酯成分通过激活 PI₃K/Akt/mTOR 信号转导途径以减轻自噬,发挥抗心肌缺血损伤的作用。

3. 抗脑缺血缺氧 川芎的抗脑缺血缺氧作用主要通过抗氧化、抗钙超载、降低 NO 毒性、扩张血管、抗细胞凋亡等方面实现,主要活性成分中以川芎挥发油、川芎嗪、阿魏酸的作用效果最佳。另外,川芎挥发油、川芎嗪均可透过血脑屏障,具有脑神经保护作用和钙信号通路调节的作用。

(1)抗氧化:川芎挥发油可增加采用线栓法阻塞大脑中动脉(MCAO)来复制大鼠局灶性脑缺血再灌注损伤模型大鼠的 SOD、GSH-Px、NOS 活性,降低 MDA 含量,发挥脑缺血保护作用。

(2)抗钙超载:川芎挥发油、川芎嗪、阿魏酸都能抑制谷氨酸、KCl 引起的神经细胞内钙超载,不同程度地促进体外培养的皮质神经细胞存活。

(3)其他:盐酸川芎嗪还可通过其他机制抗脑缺血,包括降低 NO 毒性、扩张血管、抗细胞凋亡等多个方面。从川芎根茎中分离得到的阿魏酸衍生物对 H₂O₂ 诱导的人神经母细胞瘤 SH-SY5Y 细胞损伤具有神经保护作用。

4. 扩张血管、降血压 川芎素对原发性高血压患者具有一定的作用,具体表现在对患者的收缩压、舒张压以及血清总胆固醇、甘油三酯、低密度脂蛋白胆固醇水平具有调节作用。川芎注射液对家兔胫骨上端骨内高压模型具有显著的降压作用,可使全身静脉血和骨髓血的全血黏度、血浆黏度、血沉和纤维蛋白原等明显下降,骨内微循环及造血组织等病理改变明显好转,其作用可能是改善骨内高压下的血液流变学和骨内微循环及造血组织的病理状态。

5. 镇痛　川芎提取物具有较好的镇痛效果,对多种疼痛具有缓解效应。具体包括:①痛经。川芎对实验性痛经动物有明显的镇痛作用,可明显减少受试动物的扭体次数、延长潜伏期,镇痛作用有明显的剂量依赖关系。其机制一方面与升高血浆 PGE_2 含量,降低 $PGF_{2\alpha}$ 含量和 $PGF_{2\alpha}/PGE_2$ 比值有关;另外还与降低 $TXB_2/6\text{-keto-}PGF_{1\alpha}$ 比值有关。②偏头痛。川芎提取物能够调节偏头痛模型动物脑中神经递质的恢复,对模型动物偏头痛具有治疗作用。③配伍镇痛。川芎与其他中药配伍,如与天麻配伍可以对小鼠和大鼠产生镇痛、镇静作用,其中川芎与天麻的最佳配伍比例为1:4。川芎中的阿魏酸可能是其镇痛的有效成分。而川芎提取物对热刺激法和化学刺激法引起的小鼠疼痛也有镇痛作用,故推测其镇痛作用部位包括中枢和外周(图21-6)。

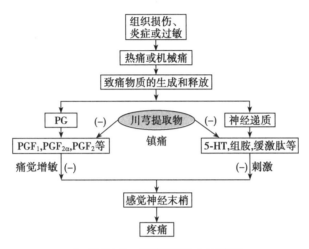

● 图 21-6　川芎镇痛的作用机制

6. 解痉　川芎所含的生物碱、阿魏酸、川芎嗪及藁本内酯都有平滑肌解痉作用。川芎的水提或醇提浸膏均能抑制离体小肠和子宫收缩。川芎内酯可解除乙酰胆碱、组胺引起的气管平滑肌痉挛,阻止免疫复合物的形成,同时对中性粒细胞释放溶酶体酶功能及趋化性有明显的抑制作用。

7. 增强免疫和造血功能　川芎能提高正常小鼠和家兔抗淋巴细胞血清所致的免疫低下模型小鼠的 T 淋巴细胞转化功能,可降低抑制性 T 细胞(Ts)功能至正常水平,提高 IL-3 的活性。川芎嗪能增强造血功能,其机制包括:①促进骨髓微血管修复,增加微环境供氧,提高基质细胞生长及其黏附功能;②通过改善骨髓微环境促进骨髓造血细胞增生。

8. 抗肿瘤　使用川芎干预大鼠肾癌模型,研究结果表明川芎通过下调 UBE3A 和抑制 NF-κB 信号转导途径来抑制肾癌进展。已发现川芎中的欧当归内酯 A 可特异性地作用于突变的成纤维细胞生长因子受体 4 酪氨酸激酶结构域,可能具有潜在的抗肿瘤效应。

(四) 有效成分的药动学研究

1. 苯酞类　药动学实验结果显示,灌胃给予川芎挥发油后,藁本内酯在大鼠和小鼠体内均迅速吸收并达到血药浓度峰值。这主要是因为藁本内酯为脂溶性药物,容易透过消化道上皮细胞膜进入血液循环,也容易通过血脑屏障到达脑组织内。同时藁本内酯的分子量小,也促使其能够迅速被吸收并转运到各组织器官中。藁本内酯静脉给药较口服给药在大鼠体内的生物利用度更高,可能与藁本内酯在肝肠代谢中大量代谢分解有关。洋川芎内酯 I 在大、小鼠体内的代谢无明显的种属间差异。

2. 生物碱类　盐酸川芎嗪在健康大鼠中的药动学行为符合二室模型,给药后0.5小时血浆浓度达到峰值(2.01 ± 1.19)μg/ml,主要药动学参数 AUC 为(4.09 ± 1.33)μg/(ml·h),$t_{1/2\alpha}$为(0.17 ± 0.11)小时,$t_{1/2\beta}$为(2.73 ± 0.89)小时。而在脾虚大鼠体内盐酸川芎嗪的空间处置状态由双室变为单室模型,吸收加快,生物利用度增强。川芎哚在体内的代谢途径为川芎哚-单羟基川芎哚-单羟基川芎哚醛-单羟基川芎哚酸。

3. 有机酸类　川芎中阿魏酸在血虚大鼠体内吸收,阿魏酸的原型只在血浆和尿液中能检测到,胆汁中未检测到阿魏酸的原型,可能是因为肝脏中存在较多的代谢酶,导致其以代谢产物的形式存在于胆汁中。

(五) 现代应用

1. 冠心病　口服川芎复方制剂如通脉颗粒、速效救心丸可改善冠心病、心绞痛发作。

2. 脑缺血　口服川芎复方制剂如消栓通络胶囊可治疗缺血性脑血管疾病;静脉输注川芎嗪注射液可改善脑缺血患者的症状和体征,如缺血性脑卒中、脉管炎等。

3. 神经性头痛、血管性头痛　口服川芎茶调散可用于治疗外感风邪所致的头痛,也用于诊断明确的偏头痛、神经性头痛或外伤后遗症所致的头痛等。

4. 关节炎、软组织损伤　口服川芎复方制剂如红药胶囊可治疗风湿性关节炎、类风湿关节炎和痛风,以及由于外伤、扭挫导致的软组织损伤。

5. 其他应用　川芎还可应用于恶性肿瘤、肺动脉高压、肺源性心脏病、慢性肾衰竭等疾病。

(六) 不良反应

川芎茶调散临床可引起无力、恶心、心悸等不良反应;川芎口服制剂还可引起轻度皮肤瘙痒。盐酸川芎嗪注射液临床所致的不良反应多为过敏反应,包括药疹、瘙痒、呼吸困难、低血压、心慌等。

川芎挥发油小鼠急性毒性灌胃给药的 LD_{50} 为 7.23g/kg,腹腔注射的 LD_{50} 为 2.52g/kg;川芎嗪静脉注射的 LD_{50} 为 0.24g/kg;阿魏酸钠小鼠静脉注射的 LD_{50} 为(1.26 ± 0.08)g/kg,腹腔注射的 LD_{50} 为 1.52g/kg,灌胃的 LD_{50} 为 3.16g/kg。

三、延胡索

延胡索味辛、苦,性温,归肝、脾经,具有活血、行气、止痛的功效,用于胸胁、脘腹疼痛,胸痹心痛,经闭痛经,产后瘀阻,跌扑肿痛。

(一) 来源采制

延胡索为罂粟科植物延胡索 *Corydalis yanhusuo* W. T. Wang 的干燥块茎,又称元胡、玄胡索。夏初茎叶枯萎时采挖,除去须根,洗净,置沸水中煮至恰无白心时,取出,晒干。主要产于浙江和江苏。不同的炮制方法对延胡索的药效影响较大,醋煮延胡索的镇痛作用较强,酒炙延胡索的抗炎作用较强。不同产地对延胡索中的有效成分含量也有影响,江西产经醋制后延胡索乙素含量下降,其他产地均有上升,以浙江产者含量上升最高、药效最好。

(二) 药效物质基础

延胡索含有近 20 种生物碱,分属于原小檗碱型和原阿片碱型生物碱。主要有延胡索甲素 (*d*-corydaline)、延胡索乙素(消旋四氢巴马汀,*dl*-tetrahydropalmatine)、延胡索丙素(原阿片碱,protopine)、延胡索丁素(L-四氢黄连碱,L-tetrahydrocoptisine)、延胡索戊素(*dl*-四氢黄连碱)、延胡索己素(L-四氢非洲防己碱,L-tetrahydrocolumbamine)、延胡索辛素(corydalis H)、延胡索壬素(corydalis I)、延胡索癸素(corydalis J)、延胡索子素(corydalis K)、延胡索丑素(corydalis L)等。此外,尚含有大量淀粉和少量黏液质、挥发油及树脂等。《中国药典》2020 年版将延胡索乙素作为延胡索的质控指标。

(三) 主要药理作用与作用机制

延胡索具有活血、行气、止痛的功效,具有抗心肌缺血、保护脑缺血再灌注损伤、抑制血小板聚集等作用,具体表现如图 21-7 所示。

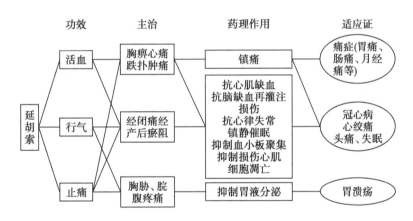

● 图 21-7　延胡索的功效主治与药理作用

1. 镇痛　延胡索乙素、丑素、甲素给兔静脉注射或给大鼠皮下注射均有镇痛作用,其镇痛作用依次减弱。小鼠腹腔注射延胡索丙素有明显的镇痛作用,但作用较吗啡弱。大鼠对延胡索乙素和延胡索丑素的镇痛作用能产生耐受性,但产生速度较吗啡慢,并与吗啡之间有交叉耐受性。延胡索乙素的镇痛机制与拮抗多巴胺 D_1 受体,增加脑内纹状体的亮氨酸脑啡肽含量有关。

2. 镇静催眠　延胡索乙素对兔、鼠、犬、猴等均有明显的镇静催眠作用。犬皮下注射延胡索乙素 5~20 分钟后出现镇静、安定、不逃避和驯服等外观行为的改变,30 分钟后出现嗜睡,但感觉仍存在,且易被惊醒,但无麻醉作用。其与环己巴比妥钠有协同镇静效应,同时对抗咖啡因和苯丙胺的中枢兴奋作用及戊四氮的惊厥效应,但对电休克无对抗作用。延胡索乙素的镇静催眠作用与阿片受体无关,与拮抗 DA 受体、ACh 受体及兴奋 GABA 功能有关。延胡索丑素的镇静安定作用较延胡索乙素弱,延胡索癸素则更弱。

3. 抗脑缺血再灌注损伤　延胡索乙素明显增加缺血再灌注脑电活动,缩小脑梗死范围,减轻神经功能障碍与脑组织病理性损害,阻止缺血再灌注脑组织 LDH 含量下降及外周血 LDH 含量增加。

4. 抗心肌缺血　延胡索碱还能显著缩小大鼠心肌缺血再灌注的心肌梗死面积。麻醉犬静脉注射延胡索生物碱注射液后，可见冠状动脉血管扩张、冠状动脉血流量增加、总外周血管阻力减小、动脉血压降低，且在左心室内压不明显增加的情况下，犬每搏输出量显著增加、心肌耗氧指数降低，从而改善心肌的供血供氧以发挥保护作用。延胡索提取物能降低兔胸动脉条张力，对去甲肾上腺素引起的动脉条收缩有解痉作用，提示具有 α 受体拮抗效应，其中延胡索乙素是主要活性成分。

5. 抗心律失常　延胡索碱预处理具有抗大鼠心肌缺血再灌注所致的室性心律失常的作用。延胡索碱具有抑制哇巴因和电刺激下丘脑诱发的心律失常的作用。*dl*-四氢巴马汀、*l*-四氢巴马汀的抗心律失常作用及对心电图影响的机制与拮抗 Ca^{2+} 有关。

6. 抑制胃液分泌　去氢延胡索甲素能减少大鼠的胃液、胃酸和胃蛋白酶量，在切断迷走神经后仍能抑制胃液分泌；以利血平处理后的大鼠或去肾上腺大鼠再给去氢延胡索甲素，则此作用显著减弱，提示其抑制胃液分泌的作用与副交感神经无关，而有交感神经机制参与。

7. 抑制血小板聚集　延胡索乙素呈剂量依赖性地抑制 ADP、花生四烯酸和胶原诱导的血小板聚集。

8. 抑制损伤心肌细胞凋亡　延胡索乙素可明显减轻脑水肿造成的神经功能障碍及脑组织病理损害。

（四）有效成分的药动学研究

大鼠口服延胡索活性部位后，血浆中检测到延胡索甲素、延胡索乙素和脱氢紫堇碱等 9 个原型生物碱成分以及 6 个葡糖醛酸结合代谢物。延胡索提取物大鼠口服后，延胡索乙素的达峰时间为 3~6 小时，半衰期为 3~4 小时；延胡索甲素的达峰时间为 1~2 小时，消除半衰期分别为 4 小时左右。

延胡索提取物中的延胡索甲素和延胡索乙素均为被动扩散吸收，延胡索乙素口服吸收迅速而完全。体内以脂肪浓度最高，肺、肝、肾次之；易透过血脑屏障，几分钟内出现较高的浓度，但 30 分钟即降低，2 小时后低于血中浓度；随时间内脏中的含量下降，脂肪中的含量却增加。延胡索乙素主要经代谢消除，代谢产物主要经肾脏排泄。

（五）现代应用

1. 痛症　延胡索乙素片可治疗头痛，胃肠、肝胆系统疾病引起的钝痛，分娩止痛，痛经等。

2. 冠心病、心绞痛　延胡索制剂用于治疗各类冠心病、心绞痛，可明显减轻症状，降低急性心肌梗死发生率。

3. 失眠　延胡索乙素睡前服用有助于入睡和减少多梦现象，且次日无明显的头晕、乏力等后遗效应。

4. 胃溃疡　延胡索制剂口服对胃炎、胃溃疡、十二指肠溃疡等有明显的疗效。

（六）不良反应

小鼠口服延胡索总碱的 LD_{50} 为 125.3g 生药/kg；小鼠灌胃去氢延胡索素的 LD_{50} 为 277.5mg/

kg。猴灌服四氢掌叶防己碱180mg/kg,先出现短时兴奋,继之为较严重的抑制,出现极度镇静和深度的催眠作用,感觉并不丧失。大鼠灌胃脱氢延胡索碱(15mg/kg、30mg/kg和50mg/kg)连续30天,未见异常毒性。延胡索粉较大剂量(每次10~15g)服用,部分患者出现嗜睡、头昏、腹胀现象。长期服用个别患者现谷丙转氨酶升高,尚见药物热发生。

四、益母草

益母草味苦、辛,性微寒,归肝、心包、膀胱经,善于活血调经、利尿消肿、清热解毒,用于月经不调、痛经经闭、恶露不尽、水肿尿少、疮疡肿毒。

(一) 来源采制

益母草为唇形科植物益母草 *Leonurus japonicus* Houtt. 的新鲜或干燥地上部分。鲜品春季幼苗期至初夏花前期采割;干品夏季茎叶茂盛、花未开或初开时采割,晒干,或切段晒干。全国大部分地区均有分布。不同地区产益母草中的生物碱含量有很大的差别,其中以北京、新疆、辽宁产的总碱含量最高,而江苏,湖北、湖南、海南产益母草几乎测不出总碱含量。不同的炮制方法和炮制温度对益母草中的生物碱含量影响较大。酒炙品随着温度升高和烘制时间延长,生物碱含量也增加。

(二) 药效物质基础

益母草中含有益母草碱(leonurine)、水苏碱(stachydrine)、益母草啶(leonuridine)等生物碱;还含有益母草酮 A(heteronone A)、亚麻酸(linolenic acid)、油酸(oleic acid)、月桂酸(lauric acid)、异薰衣草叶苷(isolavandulifolioside)、薰衣草叶苷(lavandulifolioside)及芦丁(rutin)等。《中国药典》2020 年版规定益母草含盐酸水苏碱不得少于 0.50%。

(三) 主要药理作用与作用机制

益母草活血调经,利水消肿,具有兴奋子宫、改善血流动力学、改善血液流变性、改善肾功能等作用,具体表现如图 21-8 所示。

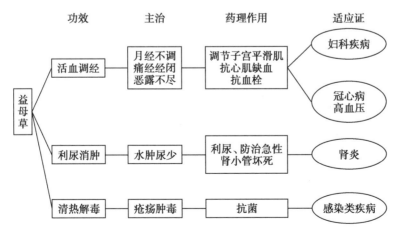

● 图 21-8　益母草的功效主治与药理作用

1. 调节子宫平滑肌　益母草总碱一方面可明显拮抗缩宫素所致的大鼠子宫剧烈收缩(类痛经反应),抑制前列腺素 E_2(PGE_2)所致的小鼠类痛经反应,表现出抑制效应。另外益母草总碱对豚鼠离体子宫也有兴奋作用,作用类似于麦角新碱,可使动情前期或卵巢切除后肌内注射雌二醇的大鼠离体子宫的收缩振幅增加;还能增强药物流产后大鼠的子宫收缩活动,减少出血量,缩短出血时间,减少宫内滞留物。

2. 保护心肌细胞　益母草水苏碱对 NE 诱导的心肌肥大细胞的肌浆网钙摄取功能有一定的提高作用,呈剂量依赖性,肌浆网的钙摄取速率明显提高。该成分还可抑制血管紧张素Ⅱ诱导的新生大鼠心肌细胞肥大,作用机制与抑制活性氧类含量增加有关。

3. 对血液系统的影响、抗血栓　益母草注射液能明显降低大鼠心肌缺血过程中升高的全血黏度、血浆黏度、血沉及血浆纤维蛋白原,并可降低腺苷二磷酸(ADP)及胶原诱导的血小板聚集率;显著抑制体外血栓的形成,其主要表现为使血栓长度明显缩短、血栓湿重和干重显著减轻。

4. 利尿、防治急性肾小管坏死　益母草碱静脉注射可显著增加家兔的尿量,对甘油肌内注射引起的大鼠急性肾小管坏死模型能明显降低尿素氮含量、减轻肾组织损伤。

（四）现代应用

1. 妇科疾病　益母草流浸膏剂、益母草膏等治疗功能性月经不调、痛经、产后子宫复旧不全、宫颈糜烂等妇科疾病的疗效较好。

2. 肾炎　益母草的利尿消肿作用显著,对急、慢性肾炎的疗效较好。

3. 冠心病、高血压　益母草复方制剂治疗高血压、脑动脉硬化,降压作用明显,脑动脉硬化改善。益母草注射液加5%葡萄糖盐水静脉滴注治疗冠心病、心绞痛、心肌梗死的疗效较好。

（五）不良反应

鲜益母草的小鼠急性毒性最大,干益母草次之,酒炙益母草的毒性最低。鲜益母草和干益母草的95%乙醇热回流提取物小鼠灌服的 LD_{50} 按含生药量计算分别为83.089g/kg 和102.93g/kg,酒炙益母草的95%乙醇热回流提取物的 MTD 按含生药量计算为98.0g/kg。临床报道,大剂量益母草可引起肾小管间质损伤,并可致急性肾衰竭;还可出现全身乏力、四肢麻木、多汗、腰痛、血尿或流产、功能性子宫出血、血压下降,甚至休克等症状。

五、马钱子

马钱子性温,味苦,有大毒,归肝、脾经,具有通络止痛、散结消肿的功效,用于跌打损伤、骨折肿痛、风湿顽痹、麻木瘫痪、痈疽疮毒、咽喉肿痛。

（一）来源采制

马钱子为马钱科植物马钱 *Strychnos nux-vomica* L. 的干燥成熟种子。冬季采收成熟果实,取出种子,晒干。砂烫法制马钱子后毒性降低且增强通络止痛、消肿散结作用。

（二）药效物质基础

马钱子的主要有效成分为生物碱类,以士的宁(番木鳖碱)与马钱子碱为主,其中又以士的宁的含量居首,占 1.2%～2.2%;其次为马钱子碱,占 0.8%。此外,还含少量的番木鳖次碱、马钱子新碱、伪番木鳖碱、伪马钱子碱、番木鳖次碱 N-氧化物、马钱子碱 N-氧化物等。《中国药典》2020 年版规定马钱子中含士的宁应为 1.20%～2.20%,含马钱子碱不得少于 0.80%。

(三)主要药理作用与作用机制

马钱子通络止痛、散结消肿,具有抗血小板聚集和血栓形成、抑制 PGs 及 5-HT 合成、抗炎等作用,具体表现如图 21-9 所示。

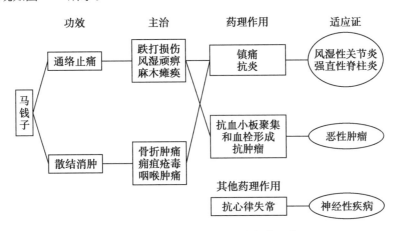

● 图 21-9　马钱子的功效主治与药理作用

1. 镇痛　马钱子碱有中枢镇痛作用,可明显增加吗啡的镇痛作用,延长其镇痛时间。而其机制与增加脑内的单胺类神经递质有关,包括 5-羟色胺(5-HT)、去甲肾上腺素(NE)与多巴胺(DA)。马钱子碱的镇痛作用不被纳洛酮拮抗,提示与阿片受体无关。马钱子碱还有外周镇痛作用,其机制与抑制 PGs 合成、减少外周炎症组织 PGE_2 释放、降低感觉神经末梢对痛觉的敏感性有关。

2. 抗肿瘤　体内外研究均表明马钱子碱具有显著的抗肿瘤作用,其抗瘤谱主要包括一些肝癌细胞系如 SMMC 7221、Heps 和 H_{22},乳腺癌细胞系如 MDA-MB-231 和 MCF-7,血液系统肿瘤细胞系如 K562 和 U266 等。

马钱子碱抗肿瘤的作用机制:①诱导肿瘤细胞凋亡。马钱子碱使细胞内的 Ca^{2+} 快速、持续地增高,导致细胞凋亡,同时 B 淋巴细胞也参与整个凋亡过程。②下调促肿瘤生长和转移细胞因子的表达,上调抑制肿瘤生长和转移细胞因子的表达。③抗血管生成。④逆转肿瘤细胞的多药耐药性等。

3. 抗心律失常　马钱子对三氯甲烷、氯化钙引起的小鼠室颤有保护作用,并能缩短乌头碱诱发大鼠心律失常的持续时间,延长肾上腺素诱发家兔心律失常的潜伏期,缩短其持续时间。 马钱子碱为其效应成分,其机制与减慢房室结的传导速度、降低窦房结自律性、减慢心率有关。

4. 抗血小板聚集和血栓形成　马钱子氮氧化物及马钱子有利于改善微循环,增加血流量。

5. 抗炎免疫作用　马钱子碱可用于治疗风湿性关节炎、强直性脊柱炎等多种免疫性疾病。

(四)现代应用

1. 风湿性关节炎　马钱子或马钱子复方制剂外用对风湿性关节炎有一定疗效。

2. 恶性肿瘤　制马钱子可治疗恶性肿瘤,如食管癌、胃肠道肿瘤、肝癌、乳腺癌等。

3. 神经性疾病　马钱子丸散剂治疗面神经麻痹,单味应用或配入复方,外用或内服均有较好的疗效。

4. 强直性脊柱炎　马钱子水煎剂可显著提高疗效,改善症状和体征,保证患者的生存质量。

（五）不良反应

马钱子的毒性较大,主要毒性成分是士的宁,治疗量与中毒量相近,安全范围小。士的宁和马钱子碱小鼠灌胃给药的半致死量LD_{50}分别为 3.27mg/kg 和 233mg/kg。士的宁过量会产生中枢神经系统毒性,成人一次服 5~10mg 士的宁可致中毒,30mg 致死。中毒一般 20 分钟后开始发作,中毒患者最初出现咀嚼肌及颈部抽搐感,并伴有吞咽困难、精神不安,随后出现肌肉剧烈抽搐呈角弓反张状,直到窒息或精疲力竭而死,症状甚似破伤风。

六、银杏叶

银杏叶味甘、苦、涩,性平,归心、肺经,具有活血化瘀、通络止痛、敛肺平喘、化浊降脂的功效,用于瘀血阻络、胸痹心痛、中风偏瘫、肺虚咳喘、高脂血症。

（一）来源采制

银杏叶为银杏科植物银杏 *Ginkgo biloba* L. 的干燥叶。秋季叶尚绿时采收,及时干燥。 银杏又名白果树、公孙树、鸭掌树等,主产地在江苏、浙江、山东、湖北、安徽。不同产地、生长年限的银杏叶在成分上有差异。就总多酚而言,安徽产最优,山东产者次之;随着生长年限增加,呈先降低后升高的趋势。就多糖而言,安徽产含量最高。就黄酮而言,山东产含量最高。

（二）药效物质基础

银杏叶含有 20 多种黄酮类化合物,其含量在总提取物中大于 24%,主要有银杏双黄酮(ginkgetin)、异银杏双黄酮(isoginkgetin)、7-去甲基银杏双黄酮(白果黄素 bilobetin)。银杏叶中还含有萜内酯类化合物,二萜内酯主要有银杏内酯(ginkgolide)A、B、C、M、J 等,倍半萜内酯即白果内酯(bilobalide)。此外,还含有酚类、氨基酸、生物碱等其他多种成分。《中国药典》2020 年版规定总黄酮醇苷列为银杏叶的质控指标。

（三）主要药理作用与作用机制

银杏叶敛肺、平喘的功效体现在松弛支气管平滑肌作用;活血化瘀、止痛的功效体现在抑制血小板活化、抗血栓形成、扩张冠状动脉、增加冠状动脉血流量及抗心脑血管缺血再灌注损伤等作用。具体表现如图 21-10 所示。

1. 抗心肌缺血　银杏内酯增加冠状动脉前降支结扎犬的冠状动脉血流量和心肌血流量,降低冠状动脉阻力,增加心肌供血,并增强心肌损伤时的收缩力,改善急性心肌梗死时心脏的泵血功

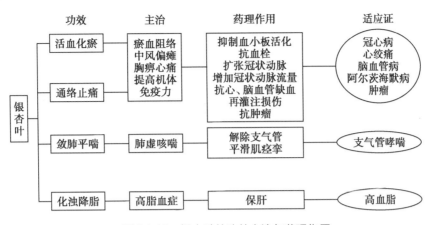

图 21-10　银杏叶的功效主治与药理作用

能。与银杏叶片(每片含总黄酮醇苷 9.6mg、萜类内酯 2.4mg)相比,银杏内酯在改善心脏泵血功能、增加心肌血供、增强心室做功的同时,还能降低心肌耗氧量,提高心肌对缺血、缺氧的耐受性。另外,银杏叶内酯 B 还能抑制正常人的血管紧张素转换酶。

2. 抗脑缺血　银杏内酯 B 能增加脑缺血时脑组织海马、纹状体、侧脑室等部位的神经元新生,提高新生神经细胞数。预先给予银杏内酯 B 可显著减少脑缺血再灌注后中性粒细胞在缺血区脑组织浸润、减少炎症介质释放、降低血脑屏障通透性、减轻脑水肿,提示银杏内酯 B 的抗脑缺血作用与抑制炎症反应有关。

3. 抑制血小板活性、抗血栓　甲磺酸胺银杏内酯 B 对 PAF 诱导的家兔血小板聚集有抑制作用,能减少血小板释放 5-HT、β-血小板球蛋白(β-TG)、PF_4、Ca^{2+}、TXB_2,降低 TXB_2/6-keto-$PGF_{1\alpha}$ 比值。

银杏内酯 B 预处理的血小板经胶原或腺苷二磷酸刺激活化后,血小板内的一氧化氮含量、血管舒张因子刺激的磷酸蛋白磷酸化水平能显著增加。银杏内酯 B 几乎完全抑制胶原诱导的血小板聚集,但对腺苷二磷酸诱导的血小板聚集抑制效果较弱,提示其对胶原刺激血小板活化的抑制作用与一氧化氮/环磷鸟苷通路相关。甲磺酸胺银杏内酯 B 能显著抑制实验性动静脉旁路血栓形成,显著降低血栓的干、湿质量,延长电击后混合血栓引起的血管堵塞时间,缩短 ADP 诱发的急性肺血栓后小鼠恢复自主活动的时间,抗血栓作用发挥与抑制血小板聚集有关。

4. 保肝　银杏叶总黄酮明显降低四氯化碳和乙醇所致的血清 GPT 增高和肝脏 MDA 含量增高,减轻乙醇所致的肝脏还原型谷胱甘肽耗竭。

5. 解除支气管平滑肌痉挛　银杏内酯明显减轻低氧所致的肺动脉高压、右心室肥厚和肺血管重建。银杏内酯及其异构体还是 PAF 受体拮抗剂,对该受体引起的支气管平滑肌收缩、痉挛有抑制作用。

6. 提高机体的免疫功能　银杏叶总黄酮能增加荷瘤小鼠的胸腺重量及 SOD 活性,通过提高机体的免疫力来抗肿瘤。

(四) 现代应用

1. 冠心病心绞痛　银杏叶片、银杏叶滴丸可治疗冠心病稳定型心绞痛、脑梗死。

2. 阿尔茨海默病　银杏叶制剂对于阿尔茨海默病患者的早期认知能力改善具有较好的疗效。

3. 哮喘　口服银杏叶片使患者的症状减轻,肺功能改善。

4. 高血脂　银杏叶提取物在防治高血压、高脂血症方面效果显著,有利于改善患者的各项指标,改善血液流变性,改善高凝状态。

（五）不良反应

银杏叶给小鼠灌胃给药的 $LD_{50} > 21.5g/kg$。遗传毒性试验(Ames 试验、骨髓微核试验、小鼠精子畸形试验)未见银杏叶有致突变作用。大鼠灌胃银杏叶浓缩液 $20g/(kg \cdot d)$,相当于人体推荐用量的 300 倍,连续给药 30 天,动物未见毒性反应。

一般不良反应较少,少数患者可引起食欲减退、恶心、腹胀、便秘、鼻塞、头晕、头痛、耳鸣、乏力、口干、舌燥、胸闷等症状;个别患者出现过敏性皮疹。近年来国外报道,长期大剂量应用本品可引起眼前房、视网膜和脑出血。

学习小结

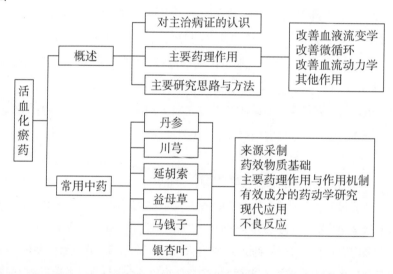

复习思考题

1. 活血化瘀药和活血破瘀药在药理的研究思路和方法方面有何异同?

2. 丹参中的水溶性成分和脂溶性成分的作用有何不同?

3. 试分析活血化瘀药对新生血管的影响与组织微环境相关,并举例说明。

（陆茵　喻斌）

第二十二章　止咳化痰平喘药

22章 课件 PPT

学习目的

通过本章的学习,理解痰证的现代认识,掌握化痰止咳平喘药与功效相关的主要药理作用,以及常见药物半夏的药效物质基础、药理作用、作用机制;熟悉半夏的不良反应;了解半夏的临床应用。此外,通过化痰止咳平喘药研究的常见思路、方法和动物模型的介绍,具备本类药物药理学研究的基本能力,进一步增强对中医痰证科学本质的探究欲。

第一节　概述

凡以去除或消除痰浊为主要作用,常用于治疗痰证的药物称为化痰药。按照药性分为以下2类:

（1）温化寒痰药:药性温燥,部分有毒,具有温肺祛痰、燥湿化痰的功效,主治寒痰、湿痰证以及由寒痰、湿痰所致的头痛眩晕、肢体麻木、阴疽流注等,主要包括半夏、天南星、白附子等药物。

（2）清化热痰药:药性寒凉,清润和缓,具有清热化痰、润燥化痰、软坚散结的功效,主治热痰、燥痰以及痰蒙心窍之癫痫,肝风挟痰之中风、惊厥,痰火互结的瘰疬、瘿瘤等,主要药物包括前胡、桔梗、川贝母、浙贝母等药物。

能制止或减轻咳嗽和喘息的药物称为止咳平喘药。止咳平喘方药主要用于症见咳嗽、气喘的多种疾患,主要包括枇杷叶、苦杏仁、百部等药物。

临床上咳嗽、咳痰和喘息往往同时存在,互为因果,在治疗时化痰药和止咳平喘药常相互配伍,故两者关系密切,并称为化痰止咳平喘药。

一、对主治病证的认识

中医认为,多种原因致肺失宣降,水津不布,凝聚成痰;脾失健运,水湿内生,凝结成痰;肾阳不足,气化无力,水液不化,内停生痰。痰阻气道,肺失肃降,则症见咳痰、咳喘、卧不平。

现代医学认为痰证常见于上呼吸道感染,急、慢性支气管炎,肺气肿,支气管扩张,哮喘等呼吸系统疾病,常用抗感染药、祛痰药、镇咳药和平喘药。痰也可作为一种致病因素,流散于胸膈肠胃、经络四肢、头身关节等,导致消化系统、心血管系统、神经精神系统、内分泌系统等的多种疾病。

痰是体内水湿津液代谢异常,停聚而成的病理产物。同时又可作为新的致病因素,引起更广泛的病理变化。痰证的病机主要为肺、脾、肾及三焦功能失调,以致水湿津液代谢障碍,凝聚变化而成。痰证具有病种广泛、复杂多变、病症怪异等临床特点。中医学中的疑难杂症和危重急症多责之于痰证。朱丹溪将痰分为湿痰、风痰、寒痰、热痰、老痰、食积痰、郁痰、内伤夹痰等类,包含广义"痰"的概念;朱丹溪的"百病皆由痰作祟"理论拓展了痰证的临床范围。"治痰不若治气"强调治疗原则。"痰瘀互结"为老疾顽疾、久病重症提供病机基础。如中医证素痰始终贯穿于糖代谢的整个过程,痰浊从病理机制上与胰岛素抵抗有一致性。目前研究显示,痰证可能涉及心脏病变、眩晕、高脂血症、高血压、肺系疾病、糖尿病、脑卒中、脑病、偏头痛、抑郁症、认知障碍、痛风性关节炎、高尿酸血症、脂肪肝、胃炎、多发性肌炎和皮肌炎、无痛性下壁心肌缺血、不孕症、月经病、多囊卵巢综合征、代谢综合征、癫痫、癌症等内科、外科、妇科、儿科的多种疾病,其涉及病种之广,充分体现中医异病可同证的辨治特点,也应验了中医古人所谓的"痰为百病之母",百病皆可从痰论治。

二、主要研究思路与方法

广义的"痰"既为病理产物又是致病因素,并有"百病皆由痰作祟"的说法,故关于痰的研究是一项非常广泛的课题。但痰、咳、喘是化痰止咳平喘药的常见临床治疗症状,因此对于止咳、祛痰、平喘作用的研究具有重要意义。研究本类方药常用的实验方法如下:

(一) 痰证模型的研究

痰浊病证结合动物模型主要有气滞血瘀证高脂血症动物模型、气虚血瘀证高脂血动物模型,这2种模型是通过对高脂饲料喂养的大鼠分别进行夹尾刺激和使其游泳过劳的方法建立的。主要采用高胆固醇和脂类饲料饲喂法建立高脂血症模型。1908年Ignatowski创立的高胆固醇饲料建立动脉粥样硬化模型已经成为经典造模方法。目前高胆固醇和脂类饲料饲喂法仍然是建立高脂血症和动脉粥样硬化模型最常采用的方法;为了促进病变形成,高脂饲料中还可以加甲硫氧嘧啶、丙硫氧嘧啶、卡比马唑、维生素D、烟碱、胆酸钠等。

(二) 止咳作用

咳嗽多由呼吸道黏膜受刺激而引起,因此常用化学刺激法、电刺激法和机械刺激法制造咳嗽实验模型,观察药物的镇咳作用。

(三) 祛痰作用

药物的祛痰作用大多为增加呼吸道腺体的分泌,使痰液变稀;或降低痰液中的黏性成分,使痰的黏性降低;又或增加呼吸道黏膜上皮细胞纤毛的运动,使痰液易于咳出。常用的祛痰作用的研究方法有呼吸道分泌液量测定法、呼吸道分泌液中的黏性成分测定法和气管纤毛运动法等。

（四）平喘作用

平喘作用研究包括离体和整体实验以及与哮喘有关的抗过敏实验。①离体实验：采用气管容积、气管螺旋条、气管环、气管片等离体实验法观察药物舒张支气管平滑肌的作用。②整体实验：以卵蛋白、灭活百日咳杆菌疫苗以及氢氧化铝干粉致敏法制作大鼠哮喘模型，观察呼吸参数及病理组织学的改变；以组胺、乙酰胆碱喷雾致喘或卵蛋白引喘，观察用药前后哮喘豚鼠喘息发作潜伏期、喘息发作动物数的变化；以肺溢流实验观察用药前后肺通气的变化；以哮喘气道反应性测定法观察用药前后哮喘豚鼠气道反应性的变化等。③抗过敏及免疫功能实验：观察药物对不同类型的变态反应、腹腔肥大细胞脱颗粒实验和同种被动皮肤过敏反应实验的影响。测定药物对哮喘动物肺组织过敏介质释放、环磷腺苷(cAMP)、血小板活性因子水平和血清中的总 IgE 和特异性 IgE、Th1/Th2 相关细胞因子水平的影响。

（五）其他

痰证是指脏腑气血失和，水湿、津液凝结成痰所产生的各种病证。而这些证型往往又与心血管、消化、内分泌、神经等系统疾病相关，因此，对化痰药的研究应注重揭示和胃化痰方药、祛风痰方药、涤痰开窍化浊方药及消痰散结方药等的作用特点和科学内涵，而这些涉及心血管、消化、内分泌、神经等各个系统的实验研究。

三、主要药理作用

化痰止咳平喘药主要治疗咳、痰、喘，故现代药理研究主要从祛痰、止咳、平喘、抗炎、抗病原微生物角度进行研究。其主要药理作用如表 22-1 所示。

表 22-1　止咳化痰平喘药的主要药理作用总括表

药物	药理作用					
	祛痰	止咳	平喘	抗炎	抗病原微生物	其他
半夏	+	+	+	+	+	镇吐,抗肿瘤,抗早孕,抗心律失常,抗溃疡,降血脂
桔梗	+	+		+	+	抗溃疡,解热,镇痛,镇静,降血糖,降血脂,降压
苦杏仁	+	+	+	+	−	镇痛,抗肿瘤,抑制胃蛋白酶活性,抗动脉粥样硬化,抗肾间质纤维化,抗肺纤维化,抗高氧诱导肺损伤,免疫抑制,免疫调节,抗肿瘤,抗溃疡
天南星	+	−	−	−	+	镇静,镇痛,抗惊厥,抗肿瘤
川贝母	+	+	+	+	+	抑菌,松弛胃肠肌,抗溃疡,升高血糖,降压
浙贝母	+	+	+	+	+	兴奋子宫,收缩肠肌,降压,镇静,镇痛
款冬花	+	+	+	+	+	升压,抑制血小板聚集,神经保护,减肥
紫菀	+	+	−	−	+	抗肿瘤,抗氧化,利尿通便,抗病毒
前胡	+	−	+	+	+	抗过敏,抗心律失常,扩张血管,抗血小板聚集

（一）祛痰

本章药物多具有祛痰作用,该作用多与其所含的皂苷成分有关,其中以桔梗、前胡、皂荚的祛痰作用最强。其作用有:①恶心性和刺激性祛痰,如皂苷能刺激胃或咽喉黏膜,反射性地引起轻度恶心,增加支气管腺体的分泌,从而稀释痰液,发挥祛痰作用;②溶解痰液,如杜鹃素的祛痰作用主要通过溶解黏痰使呼吸道分泌物中的酸性黏多糖纤维毛中的二硫键(—S—S—)断裂,降低唾液酸的含量,使痰液的黏稠度下降,同时促进气管黏液-纤毛运动,使痰液易于咳出;③减少黏液分泌,如桔梗水提物可抑制卵清蛋白诱导的黏液分泌过多,减少痰液(图22-1)。

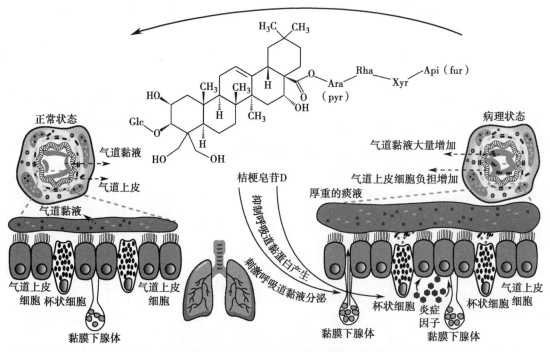

● 图22-1 桔梗皂苷D祛痰的作用机制

（二）止咳

苦杏仁、半夏、贝母、款冬花等中药均有不同程度的镇咳作用。机制有的是直接抑制延髓咳嗽中枢,有的具有抑制局部刺激反应性作用。枇杷花醇提物具有止咳、祛痰作用,其作用机制可能通过降低C纤维释放P物质达到止咳作用。苦杏仁中含有苦杏仁苷,苦杏仁苷在体内能被肠道微生物酶或苦杏仁本身所含的苦杏仁酶水解,产生微量的氢氰酸与苯甲醛,对呼吸中枢有抑制作用,达到止咳作用。桔梗皂苷D为主要的镇咳活性成分,苦杏仁、桔梗配伍有增效作用。

（三）平喘

苦杏仁、浙贝母、桔梗、款冬花等中药有一定的平喘作用。如苦杏仁苷在体内产生的氢氰酸具有抑制呼吸中枢的作用;浙贝母碱、款冬花醚提物对支气管有扩张作用;葶苈素、桔梗皂苷抑制组胺所致的豚鼠支气管痉挛。

（四）抗炎

桔梗、枇杷等中药具有抗炎作用。桔梗皂苷各剂量组对角叉菜胶急性炎症和棉球性慢性炎症均有不同程度的抑制作用。桔梗水提物可促进哮喘豚鼠肺组织中的脂氧素释放，起到抗炎促消散作用。桔梗的抗炎活性成分主要是桔梗皂苷 D 和桔梗皂苷 D_3。枇杷叶乙醇冷浸提取物对大鼠角叉菜胶所致的足肿胀局部用药有抗炎作用。枇杷叶中的三萜酸类成分乌苏酸、2A-羟基齐墩果酸和总三萜酸对二甲苯引起的小鼠耳肿胀有抗炎活性。

（五）抗病原微生物

贝母、枇杷等中药具有抗菌作用。贝母碱对卡他球菌、金黄色葡萄球菌、大肠埃希菌、肺炎克雷伯菌有抑制作用，去氢贝母碱和鄂贝定碱对卡他球菌、金黄色葡萄球菌有抗菌活性，且鄂贝定碱对这 2 种菌的抗菌活性高于贝母碱和去氢贝母碱。

（六）其他

除上述主要药理作用外，本章药物还具有其他作用，如半夏抗肿瘤、海藻降血脂、天南星抗惊厥、前胡抗癌和心脑缺血、川贝母降压和抗溃疡、款冬花改善血流动力学和抗血小板活化因子、枇杷叶降血糖和抗癌等。

第二节　常用中药

案例导入　半夏炮制减毒

对于半夏毒性的认识，古代就有记载。如《神农本草经》记载："究之古用半夏治痰，惟取其涎多而滑降，且兼取其味辛而开泄，本未有燥湿之意，惟其涎荟甚，激刺之力甚猛，故为有毒之品，多服者必有喉痛之患，而生姜则专解此毒。古无制药之法，凡方有半夏者，必合生姜用之，正取其克制之义。而六朝以降，始讲制药。"半夏作为临床最常用的药材之一，其毒性对临床使用的影响不可忽视。炮制半夏常用于有毒中药临床使用前的降毒、解毒，主要是通过影响药材中的相关成分含量实现的。随着研究手段的深入和研究角度的拓展，有关炮制半夏解毒机制的研究近年来也在不断深入。

半夏

半夏味辛，性温，有毒，归脾、胃、肺经，具有燥湿化痰、降逆止呕、消痞散结的作用，外用有消肿止痛等功效。主治湿痰寒痰、咳喘痰多、痰饮眩悸、风痰眩晕、痰厥头痛、呕吐反胃、胸脘痞闷，梅核气；外治痈肿痰核。

（一）来源采制

半夏为天南星科植物半夏 *Pinellia ternate*（Thunb.）Breit. 的干燥块茎，又名地文、守田等。夏、秋二季采挖，洗净，除去外皮和须根，晒干。广泛分布于我国长江流域以及东北、华北等地区。

（二）药效物质基础

半夏块茎含挥发油、胆碱（choline）、尿黑酸（homogentisic acid）、甲硫氨酸（methionine，Met）、甘氨酸（glycine，Gly）、左旋麻黄碱（L-ephedrine）、胡芦巴碱（trigonelline）、天冬氨酸（aspartic acid，Asp）、β-氨基丁酸（β-aminobutyric acid）和γ-氨基丁酸（γ-aminobutyric acid）、2,4-二羟基苯甲醛葡萄糖苷及多糖、有机酸等。

（三）主要药理作用与作用机制

半夏为燥湿化痰之要药，善治各种湿痰病证，主要药理作用表现如下（图 22-2）。

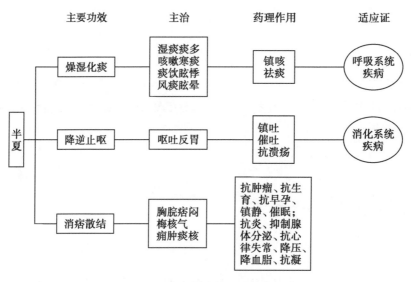

● 图 22-2　半夏的功效主治与药理作用

1. 镇咳、祛痰　生半夏、姜半夏、明矾（清）半夏对电刺激猫喉上神经所致的咳嗽有镇咳作用。半夏镇咳的部位在咳嗽中枢，镇咳的成分为生物碱，且半夏水提物的镇咳作用强于醇提物、野生半夏优于栽培半夏。

半夏水煎剂腹腔注射可抑制大鼠毛果芸香碱对唾液的分泌的促进作用，酚红法实验显示清半夏乙醇提取物有一定的祛痰作用，而生半夏未见明显作用。半夏贮存时间越长，祛痰作用越强，该研究结果与"半夏陈者佳"的说法一致。

2. 镇吐、催吐　制半夏具有镇吐作用，而生半夏具有催吐作用。制半夏能延长硫酸铜致犬呕吐的潜伏期或不发生呕吐，能拮抗皮下注射盐酸阿扑吗啡犬的呕吐，此作用不受川乌的影响，其作用机制可能与制半夏能抑制迷走神经传出活动有关。

3. 抗溃疡作用　不同炮制的半夏具有不同的作用。生半夏可减少胃液中的 PEG_2 含量，对胃黏膜的损伤较大；而姜半夏可消除生半夏对胃肠黏膜的刺激性，保护胃黏膜的正常功能。制半夏可抑制胃液分泌,降低胃液酸度,其水提醇沉液能降低游离酸和总酸酸度,并能抑制胃蛋白酶活性,对急性胃黏膜损伤有保护和促进恢复作用。

4. 抗肿瘤　半夏可消肿散结,具有抗肿瘤作用。制半夏水煎液可抑制基质金属蛋白酶活性并发挥抑制肿瘤生长和转移的作用。生半夏水提物可抑制人胃癌 BGC832 细胞增殖以及侵袭,其作用机制可能与抑制丝氨酸蛋白酶活性、降低人低氧诱导因子 1α(human hypoxia-inducible factor 1α, HIF-1α)蛋白表达有关。半夏蛋白、多糖、生物碱均有抗肿瘤作用,半夏多糖具有较强的单核吞噬细胞系统激活作用,能通过诱导肿瘤细胞凋亡产生抗肿瘤作用。

5. 其他　半夏还具有抗生育、抗早孕、镇静、催眠、抗炎、抑制腺体分泌、抗心律失常、降压、降血脂、抗凝等作用。

(四) 现代应用

1. 呼吸系统疾病　如慢性支气管炎、喘息性支气管炎。
2. 消化系统疾病　如急、慢性胃炎,消化不良。

(五) 不良反应

1. 生殖毒性　生半夏粉 9g/kg 灌胃对妊娠大鼠和胚胎均有毒性;制半夏汤剂 30g/kg(相当于临床常用量的 150 倍)能引起孕鼠阴道出血,胚胎早期死亡数增加,胎鼠体重降低;生半夏汤剂 30g/kg 对大鼠妊娠和胚胎的毒性与制半夏汤剂无差异,说明半夏的生殖毒性不因炮制而改变。

2. 抗早孕作用　半夏蛋白被认为是半夏中抗早孕的有效成分或有效成分之一。半夏蛋白 30mg/kg 对小鼠具有抗早孕作用,抗早孕率高达 100%,给药 24 小时就可见血浆黄体酮水平下降,子宫内膜变薄,胚胎停止发育。半夏蛋白直接注入子宫角能产生明显的抗兔胚泡着床作用,注射 500μg,抗着床率达 100%。半夏蛋白的抗着床作用原因可能是该蛋白结合母体和/或子体细胞膜上的某些糖结构,改变细胞膜的生物学行为。

3. 致畸、致癌、致突变　各种半夏水煎剂均有致畸作用,以生半夏最为显著;2 种制半夏注射剂诱发突变的概率与致突变剂丝裂霉素相近。微核分析发现姜半夏不仅能致母体细胞遗传物质改变,而且还可通过胎盘屏障对胎儿的细胞产生诱变作用。

4. 其他　生半夏对口腔、喉头和消化道黏膜有强烈的刺激性,误食可使口腔和舌咽部产生麻木、肿痛,出现张口困难、胃部不适、恶心及胸前压迫感等,严重的可使呼吸迟缓而不整,最后麻痹而死亡。半夏的毒性物质毒针晶上带有天南星科植物特有的单子叶植物凝集素类蛋白,可诱导中性粒细胞迁移,增加腹腔渗出液中的 PGE$_2$ 含量,引起强烈的炎症刺激性。

学习小结

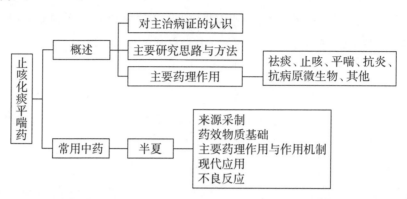

复习思考题

1. 半夏能否用于妊娠呕吐？ 为什么？
2. 试述半夏的主要活性成分及其体内过程。

（宋小莉）

第二十三章 安神药

通过本章的学习,理解心神不安证的现代认识,掌握安神药与功效相关的主要药理作用,以及常见药物酸枣仁的药效物质基础、药理作用、作用机制;熟悉酸枣仁的临床应用;了解它的药动学特点。此外,通过安神类中药研究的常见思路、方法和动物模型的介绍,了解本类药物药理学研究的基本思路方法,进一步增强对安神药科学本质的探究欲。

第一节 概述

凡以安神定志为主要作用,用于治疗以心神不宁病证为主的药物称为安神药。安神药性味多属甘平,主入心、肝经,主要具有重镇安神、养心安神等功效。根据安神药的来源及临床应用不同,可将其分为重镇安神、养心安神 2 类。前者多为矿石、化石类药物,质重性降,可重镇安神,如磁石、龙骨、朱砂、琥珀等,主要用于心火炽盛、痰火扰心、肝郁化火及惊吓等引起的心神不宁、心悸失眠、肝阳眩晕、惊痫等实证;后者多为植物种子类药,质润性补,可养心血、安心神,如酸枣仁、柏子仁、远志、灵芝等,主要适用于阴血不足、心脾两虚、心肾不交等导致的虚烦不眠、心悸怔忡、健忘多梦、遗精、盗汗等虚证。

一、对主治病证的认识

中医认为心神不安证可由多种病因引发,如心火亢盛、痰浊内阻、暴受惊恐、血亏阴虚、心气不足、心肾不交、心虚胆怯,以及饮食不节致胃中不和等均可致心神不宁而不寐。

现代医学认为心神不安证常见于由外部因素如对睡眠环境的抵抗,各种应激事件所致的情感、认知、生理紊乱,以及精神、躯体疾病因素引起的多种睡眠障碍。常用镇静催眠药、抗抑郁药、激素(如褪黑素)等进行治疗。

二、主要研究思路与方法

安神药的临床适应证与中枢神经系统异常兴奋有关,在睡眠障碍动物模型上,除了可选择成熟的睡眠剥夺疾病模型,建立对应的中医失眠病证结合动物模型外,还要考虑建立镇静、抗惊厥、改善学习记忆力等模型,多角度、多层次地进行药效评价及机制研究,并且研究结果能阐释其"安神定志"功效的科学内涵。现有的常用研究方法如下:

(一) 中医病证模型的研究

心悸是指患者自觉心中悸动、惊惕不安,甚则不能自主的一种病证,临床上多呈发作性,每因情志波动或劳累过度而发作,常伴胸闷、气短、失眠、健忘、眩晕、耳鸣等症。重镇安神、养心安神药均对心悸有着治疗作用,故以心悸模型开展对安神药的研究,心悸模型尚未见有病证结合动物模型,仅有疾病动物模型,即心律失常动物模型。常用的心律失常造模法包括药物法(乌头碱诱发法、三氯甲烷诱发法、强心苷诱发法、氯化钡或氯化钙诱发法、麻醉剂诱发法、烟碱诱发法、维拉帕米诱发法等)、电刺激法(电刺激诱发心房和心室颤动法、电刺激兔下丘脑诱发法等)和其他诱发法。

(二) 镇静与催眠作用

镇静作用主要用于观察安神药的养心安神作用。镇静的实验方法较多,如抖笼换能器法、走动时间法、举双前肢法、红外探测法等,主要观察药物对动物自发活动的影响。

催眠作用主要用于观察安神药的脑保护及睡眠改善作用。催眠实验主要观察药物对戊巴比妥钠的协同作用,包括对阈上剂量的戊巴比妥钠所致的小鼠睡眠时间的影响(延长催眠作用时间)及对阈下剂量的戊巴比妥钠所致的小鼠睡眠率的影响(加强催眠作用),以此观察药物对抗中枢神经兴奋药的兴奋作用。

(三) 抗惊厥作用

惊厥发作与脑内的单胺类神经递质水平密切相关,用于抗惊厥药物筛选的实验有很多,分为体外实验和体内实验,其中体内实验法有化学物质致惊厥法等方法。

(四) 抗癫痫作用

癫痫发作是脑神经元异常和过度超同步化放电造成的。癫痫模型可分为体外模型和整体模型。前者包括神经元模型和脑片模型,主要用于抗癫痫药物的筛选,探讨抗癫痫药物的量效关系,比较成熟的癫痫模型有 Glu 兴奋性模型、海人酸模型等;而后者通常包括急性癫痫模型、慢性癫痫模型、遗传性癫痫模型和抵抗性癫痫模型。急性癫痫模型包括最大电休克模型和戊四氮癫痫模型。慢性癫痫模型根据给予刺激的强度和引起的病情严重程度不同,又可以分为点燃模型、持续性癫痫模型、自发性癫痫模型。

(五) 抗抑郁作用

抗抑郁药物研究常采用行为绝望模型、慢性应激模型、获得性无助模型、嗅球损毁模型、先天性抑郁模型、递质耗竭模型,根据药物作用特点选取指标。在上述模型中均可用开场实验评价动物的活动能力,以水迷宫实验等评价动物的学习记忆能力。可通过检测中枢单胺能神经递质、糖皮质激素受体及神经细胞生长发生相关的调控蛋白进一步研究药物作用机制。

（六）抗焦虑作用

抗焦虑作用研究可选择高架十字迷路实验、明暗箱实验、孔板实验、开场实验、爬梯实验、隔离诱导的攻击实验等，以通过检测动物在易致焦虑环境中的活动时间、群居接触实验中动物的主动接触时间或者通过观察动物焦虑时的自发行为、隔离诱导攻击实验中的攻击行为等来判断中药的抗焦虑作用。

三、主要药理作用

现代药理研究认为，安神药能治疗各种心神不安病证，主要与下列药理作用有关（表23-1）。

表 23-1　安神药的主要药理作用总括表

类别	药物	镇静催眠	抗惊厥	改善学习记忆功能	增强免疫	其他
养心安神药	酸枣仁	+	+	+	+	镇痛、降温、降血脂、降血压、抗心律失常、抗动脉粥样硬化、抗肿瘤、抗抑郁、抗焦虑
	远志	+	+	+		镇咳、祛痰、抗抑郁、益智健脑、延缓衰老、降血压、抑制胃肠运动、抗肿瘤、抑菌、兴奋子宫、保护脑损伤
	灵芝	+	+	+	+	延缓衰老、抗肿瘤、降血糖、抗炎、抗过敏、保肝、抗菌
	合欢皮	+	+		+	抗肿瘤
	柏子仁	+	+	+		
重镇安神药	龙骨	+	+			促凝血、收敛、固涩、抗病毒、抗氧化、抗肿瘤、抗衰老、降血糖
	朱砂	+	+			镇咳祛痰、解毒、抗焦虑、保护脑损伤
	磁石	+	+			抗炎、止血、镇痛、补血
	琥珀	+	+			

（一）镇静催眠

本类药物可使实验动物的自主活动减少；能增加戊巴比妥钠阈下剂量所致的小鼠入睡动物数，延长戊巴比妥钠阈上剂量所致的小鼠睡眠时间；抑制苯丙胺等中枢兴奋药的作用。重镇安神类中药的这些作用多与无机元素的成分和含量关系密切。如龙骨含 $CaCO_3$、$Ca_3(PO_4)_2$、MgO、Fe_2O_3 及少量 Al^{3+}、Mg^{2+}、Cl^- 等，其镇静催眠作用的物质基础主要为碳酸钙、磷酸钙及某些有机物。磁石的主要成分是四氧化三铁（Fe_3O_4），其镇静作用与 Fe^{2+}、Cu^{2+}、Mn^{2+}、Co^{2+} 等的存在有一定联系。琥珀具有中枢抑制作用，物质基础为琥珀酸。养心安神类中药的有效部位多为皂苷类、黄酮类及生物碱类等。如酸枣仁的有效部位为酸枣仁皂苷、黄酮、总生物碱及酸枣仁油等，能改善睡眠质量,能通过降低胺类神经递质、氨基酸类神经递质而产生镇静作用;远志的有效部位为皂苷类化合物。柏子仁皂苷和柏子仁油均具有镇静催眠作用。

(二) 抗惊厥

多数药物能降低戊四氮引起的小鼠阵挛性惊厥的发生率,延长士的宁所致的小鼠惊厥的潜伏期及死亡时间,对大鼠听源性惊厥、小鼠电惊厥等亦有一定程度的拮抗作用。磁石能对抗戊四氮诱发的小鼠惊厥作用。

(三) 抗焦虑

部分安神药具有抗焦虑作用。朱砂主含硫化汞(HgS),可通过降低脑部的 5-羟色胺(5-hydroxytryptamine,5-HT)含量发挥抗焦虑作用;酸枣仁醇提物可提高小鼠脑内的 γ-氨基丁酸(γ-aminobutyric acid,GABA)含量,增强 γ-氨基丁酸受体 1(γ-aminobutyric acid receptor 1,$GABAR_1$)表达,降低谷氨酸(glutamic acid,Glu)含量及 N-甲基-D-天冬氨酸型受体亚单位 1(N-methyl-D-aspartic acid receptor 1,NMDAR1)表达,从而发挥抗焦虑作用。

(四) 抗抑郁

远志及其提取物均有抗抑郁作用,但远志水煎剂的抗抑郁作用优于远志多糖。远志醇提物可以改善小鼠的抑郁状态行为,其作用机制可能与阻断单胺类神经递质重摄取有关。远志酊有抗抑郁作用,且呈剂量依赖性,其抗抑郁的作用机制可能与增加脑组织内的单胺神经递质含量有关。

(五) 改善学习记忆功能

部分安神药物能改善记忆获得障碍及记忆再现障碍模型动物的学习记忆能力,提高动物的空间辨识能力。远志煎剂可以改善东莨菪碱所致的记忆获得障碍模型小鼠、记忆巩固障碍模型小鼠、脑老化鼠、D-半乳糖模型鼠的学习记忆能力。该作用可能涉及的机制有:①调节脑内的单胺类神经递质含量;②抗氧化作用,抑制氧化损伤所致的脑组织炎症因子含量的增加;③远志多糖能增加脑内的乙酰胆碱(acetylcholine,ACh)和脑源性神经营养因子(brain derived neurotrophic factor,BDNF)含量。

(六) 对脑损伤的保护

部分药物能从清除体内自由基、抗脂质过氧化等角度对缺血性脑损伤发挥保护作用;也可通过减轻兴奋性氨基酸的神经毒性、减少神经元细胞凋亡、改善脑损伤神经细胞的形态等环节保护脑神经细胞。远志干预可改善锰中毒小鼠的学习记忆能力,其改善锰中毒小鼠学习记忆的机制可能与远志上调蛋白激酶 A(protein kinase A,PKA)的表达及促进神经发生有关。朱砂、雄黄成分在安宫牛黄丸改善脑损伤、促清醒中发挥积极作用。

(七) 其他

部分安神药尚具有增强免疫功能、抗心肌缺血、降血压等作用。

第二节　常用中药

案例导入　酸枣仁的基本情况

酸枣核始载于《神农本草经》,列为上品,为中药安神药中的养心安神药的一种。《本草经疏》:"酸枣仁,实酸平,仁则兼甘。专补肝胆,亦复醒脾。熟则芳香,香气入脾,故能归脾。能补胆气,故可温胆。母子之气相通,故亦主虚烦、烦心不得眠。其主心腹寒热,邪结气聚,及四肢酸疼湿痹者,皆脾虚受邪之病,脾主四肢故也。胆为诸脏之首,十一脏皆取决于胆,五脏之精气,皆禀于脾,故久服之,功能安五脏。"酸枣仁是野生果实类品种中销售量最大的品种之一,最近几年的年交易额总量达到 3 亿元上下,我国产的年销量为 2 000 余吨,进口货在 2 000 吨上下。酸枣仁是近年市场上的热销品种,需求明显增加,需要量刚性强。

酸枣仁

酸枣仁性味甘、酸、平,归肝、胆、心经,具有养心补肝、宁心安神、敛汗、生津的功效,用于虚烦不眠、惊悸多梦、体虚多汗、津伤口渴虚烦不眠、惊悸多梦、体虚多汗、津伤口渴。

(一) 来源采制

酸枣仁为鼠李科植物酸枣 *Ziziphus jujuba* Mill. var. *spinosa* (Bunge) Hu ex H. F. Chou 的干燥成熟种子。秋末冬初采收成熟果实,除去果肉和核壳,收集种子,晒干。酸枣生长于阳坡或干燥瘠土处,常形成灌木丛,分布于辽宁、华北、西北、河南、山东、安徽、江苏等地。酸枣仁的经济价值很高,被山区群众称为"山里的珍珠"。特别适合中国北方地区如河北、陕西、山西、山东等干旱贫瘠地区发展种植。酸枣仁可生用,或炮制成炒酸枣仁、焦酸枣仁应用。

(二) 药效物质基础

酸枣仁主要含三萜类包括白桦脂酸(betulinic acid)、白桦脂醇(betulin)等;皂苷类包括酸枣仁皂苷(jujuboside) A、B、B_1 等;黄酮类包括斯皮诺素(spinosin,别名棘苷)、酸枣黄素(zivulgarin)等;生物碱类包括酸枣仁碱(sanjoinine) A、B、D、E、F、G、I、K 等;此外,还含有脂肪油类、氨基酸、微量元素、多糖类成分以及丰富的钾、钙、钠等常量元素。

(三) 主要药理作用与作用机制

1. 镇静催眠　酸枣仁,主烦心不得眠,今医家两用之,睡多生使,不得睡炒熟《神农本草经》。酸枣仁有镇静、催眠作用。酸枣仁皂苷等有效部位能抑制正常小鼠的自发活动,抑制苯丙胺的中枢兴奋作用,协同巴比妥类药物的中枢抑制作用。酸枣仁可改善睡眠质量,其作用特点主要是影响慢波睡眠的深睡阶段,可延长慢波睡眠深睡的平均时间,增加深睡的发作频率,对慢波睡眠中的浅睡阶段和快波睡眠无影响。该作用与酸枣仁皂苷 A 和酸枣仁皂苷 B、总黄酮、总生物碱以及不饱和脂肪酸等密切相关。其作用机制可能与降低大鼠脑组织的氨基酸类神经递质含量,调节神经递质含量有关。

酸枣仁中的皂苷类成分主要通过 GABA$_A$ 受体产生镇静催眠作用。一方面酸枣仁皂苷 A 可调节突触后膜 GABA$_A$ 受体的表达,增加突触后神经元对 GABA 的响应;另一方面酸枣仁皂苷 A 可水解为酸枣仁皂苷元,与突触后膜 GABA$_A$ 受体结合。GABA$_A$ 受体激活后,突触后膜的氯离子通道开放,氯离子大量流入神经元内,神经元出现超极化,兴奋被抑制,机体活动减少,产生镇静催眠作用(图 23-1)。

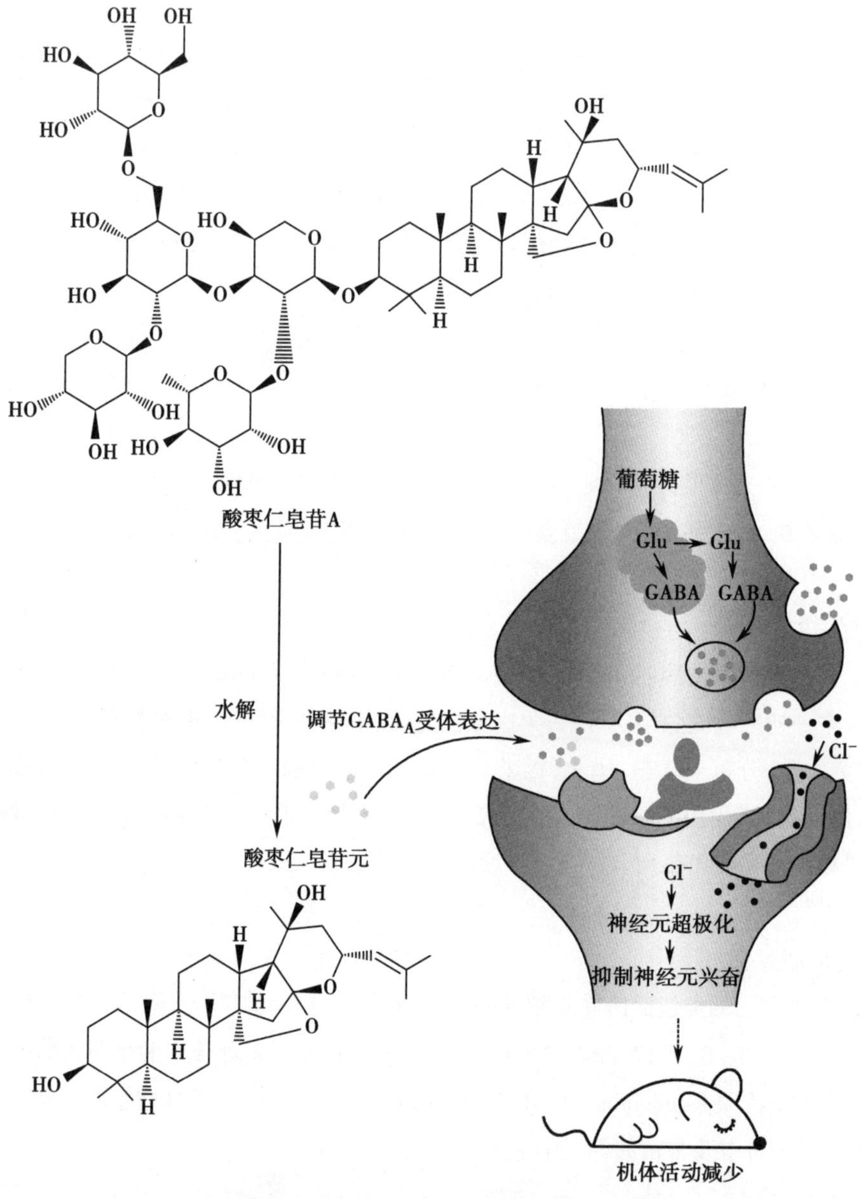

● 图 23-1 酸枣仁皂苷镇静催眠的作用机制

2. 抗焦虑 酸枣仁具有抗焦虑作用。酸枣仁中的抗焦虑物质以多糖和黄酮类物质为主,皂苷的含量较低。酸枣仁多糖和黄酮类可降低大鼠脑组织前额叶中的 5-HT 和多巴胺(dopamine,DA)含量,是抗焦虑的物质基础。其作用机制为可以调节中枢神经系统海马的去甲肾上腺素(norepinephrine,NE)和皮质区的 DA。酸枣仁中的生物碱成分酸枣仁碱 A 也可通过增强 GABA$_A$ 受体亚基 α 和 γ 的表达,提高小脑中的氯离子浓度而发挥抗焦虑作用。

3. 抗抑郁 酸枣仁水煎液、酸枣仁生物碱可减少慢性束缚所致的抑郁模型大鼠的游泳时间和悬尾不动时间。酸枣仁总黄酮能减少行为绝望抑郁小鼠的强迫游泳和悬尾不动时间。生、炒酸枣仁均具有抗抑郁作用,且两者合用优于生、炒酸枣仁单用。其抗抑郁的作用机制为抑制突触间隙 5-HT 的重摄取,增加突触后膜的 5-HT$_{1A}$ 受体,提高中枢 5-HT 系统的功能和兴奋性;抑制突触间隙 DA 的重摄取,提高中枢部分脑区的 DA 含量。

4. 抗惊厥　酸枣仁皂苷显著降低戊四氮引起的惊厥率。酸枣仁总黄酮拮抗咖啡因诱发的小鼠中枢兴奋作用而降低小鼠的惊厥率。其机制可能与调节神经递质含量有关。

5. 改善学习记忆　酸枣仁水煎液、酸枣仁黄酮可缩短东莨菪碱所致的记忆获得障碍小鼠在复杂水迷宫内由起点抵达终点的时间,减少错误次数;可延长乙醇所致的记忆再现障碍模型小鼠首次错误出现的时间,并减少错误发生率。酸枣仁加锌合剂对小鼠睡眠剥夺引起的学习记忆能力下降有所改善,能较好地维持小鼠已获得的学习记忆能力。

6. 脑保护　酸枣仁总皂苷能减少缺血脑组织的含水量,具有抗氧化作用,降低脑组织肌酸激酶(creatine kinase,CK)及乳酸脱氢酶(lactate dehydrogenase,LDH)活性,减轻脑神经细胞损害。酸枣仁皂苷类是脑保护作用的有效部位。酸枣仁总皂苷可能通过减少脂质过氧化物丙二醛(malondialdehyde,MDA)含量、提高脑组织中的超氧化物歧化酶(superoxide dismutase,SOD)活性或降低乳酸含量发挥脑保护作用;酸枣仁皂苷 A 能抑制脑组织 Glu 免疫组化阳性细胞的表达、减少神经元细胞凋亡,从而产生脑保护作用。

7. 增强免疫　明显增强小鼠的体液免疫和细胞免疫。酸枣仁多糖能提高小鼠的淋巴细胞转化率及溶血素抗体水平,增强小鼠巨噬细胞的吞噬功能,增强小鼠的迟发型超敏反应并能拮抗环磷酰胺对迟发型超敏反应的抑制。此外,还可对抗被 ^{60}Co 照射的小鼠白细胞数量的减少。

8. 抗心律失常　酸枣仁水提物抑制在体家兔的心率,对乌头碱、三氯甲烷、氯化钡诱发的实验动物心律失常有对抗作用。

9. 抗心肌缺血　在整体动物和细胞水平上均有抗心肌缺血作用。酸枣仁总皂苷明显减少缺氧缺糖、氯丙嗪、丝裂霉素所致的心肌损伤,可对抗注射垂体后叶素造成的大鼠心肌缺血性心电图的异常变化。酸枣仁总皂苷抗大鼠心肌缺血、保护缺氧心肌细胞的作用与其清除脂质过氧化物、增加心肌细胞膜蛋白激酶 Cε(protein kinase Cε,PKCε)表达、抗 Ca^{2+} 超载有关。

10. 抗动脉粥样硬化　酸枣仁皂苷 A、B 抑制动脉粥样硬化的形成和发展。其作用机制可能与其抑制血管平滑肌细胞过度增殖,降低血压和调理血脂、血脂蛋白以抑制动脉粥样硬化形成和发展有关。

11. 其他

(1) 降血脂:酸枣仁总皂苷降低正常大鼠的血清总胆固醇(total cholesterol,TC)、低密度脂蛋白胆固醇(low density lipoprotein cholesterol,LDL-C),升高高密度脂蛋白胆固醇(high density lipoprotein cholesterol,HDL-C)。酸枣仁油降低鹌鹑高脂模型的甘油三酯(triglyceride,TG)、TC、低密度脂蛋白(low density lipoprotein,LDL)水平,减轻肝脂肪变性。

(2) 抗脂质过氧化反应:酸枣仁有清除自由基的作用,酸枣仁总皂苷减少 MDA 含量、提高 SOD 活性。

此外,酸枣仁尚有镇痛、降温、耐缺氧、抗烫伤、抗炎、降血压等作用(图 23-2)。

(四) 有效成分的药动学研究

大鼠灌服酸枣仁总黄酮后,血浆中可检测到原型黄酮成分酸枣仁黄酮碳苷(棘苷)和 6‴-阿魏

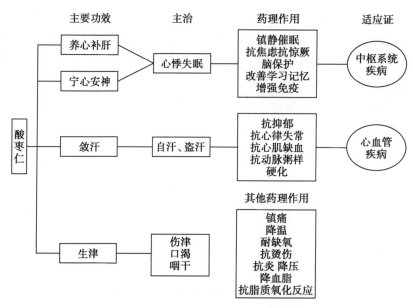

● 图 23-2　酸枣仁的功效主治与药理作用

酰酸枣仁黄酮碳苷及 8 个代谢物；灌服提取物后，棘苷的 $C\text{-}t$ 曲线符合一室模型，吸收慢，t_{max} 为 5 小时左右，$t_{1/2}$ 为 6 小时。棘苷静脉注射符合二室模型，快速向组织广泛分布，肝浓度最高，其次是脾和肾，睾丸和脑中最低，中央室分布容积为 14L/kg；$t_{1/2\alpha}$ 为 7 分钟，$t_{1/2\beta}$ 约为 1 小时。大鼠灌服总黄酮后，尿液和粪便中主要以原型形式排出。

（五）现代应用

1. 中枢疾病　生酸枣仁散用于神经衰弱、失眠属于心血虚者。
2. 心血管疾病　如心律失常、冠心病、心绞痛、高血压、脑动脉硬化等。

（六）不良反应

　　酸枣仁中含三萜类物质，用量过大可致口唇麻木、咽喉堵塞感、舌强、流涎、四肢麻木、心律失常等症状。

学习小结

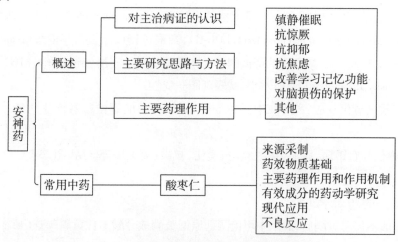

复习思考题

1. 试述安神药"安神定志"功效的药理学依据。

2. 观察安神药的镇静催眠作用常用哪些实验方法？

3. 试述酸枣仁镇静催眠作用的主要成分和作用机制。

（**宋小莉**）

第二十四章 平肝息风药

本章学习平肝息风药的基本药理作用,以及常用单味中药天麻和钩藤的药理作用。通过学习,明确平肝息风药的药理研究现状、基本研究方法和研究思路,以及与天麻、钩藤功效相关的药理作用和主要成分的药理作用。

第一节 概述

凡以平肝潜阳、息风止痉为主要作用,主治肝阳上亢或肝风内动病证的药物称为平肝息风药。本类药物具有平肝潜阳、息风止痉、清泄肝火、通络止痛等功效,大多性寒或平,入肝经。依据其功效侧重不同,可分为平抑肝阳药和息风止痉药2类。

一、对主治病证的认识

中医认为肝阳上亢证主要是由于肾阴不足,不能滋养于肝或肝阴不足,阴不维阳,而致肝阳亢盛。主要表现为头痛、目眩、耳鸣、面赤、舌红、脉弦滑或弦细等。肝风内动又有虚实之分,阳邪热盛,热极生风,出现高热神昏、颈项强直、抽搐、角弓反张等;肝阳偏亢、阴血亏虚可致虚风内动,或见眩晕、头痛、肢体麻木等,或有震颤、抽搐,甚或猝然跌扑、神志不清、口眼㖞斜、舌强、半身不遂等。

现代医学认为,肝阳上亢主要与高血压的症状相似,热极生风则多见于流行性乙型脑炎、流行性脑脊髓膜炎、破伤风等疾病引起的高热惊厥,虚风内动与脑血管病及其后遗症、癫痫、帕金森病等神经功能损伤及功能紊乱密切相关。

二、主要研究思路与方法

依据本类药物的功效主治以及现代医学对肝阳上亢、肝风内动证的认识,对本类药物的药理研究主要从以下几个方面展开工作。

（一）抗惊厥、抗癫痫作用

采用惊厥模型、药物诱发的慢性癫痫模型、点燃效应引起的慢性癫痫模型、原发性癫痫模型，主要观察药物对抗或降低动物惊厥、癫痫的发生率或病死率,检测行为学及脑电活动有关的神经递质如γ-氨基丁酸(γ-aminobutyric acid,GABA)、谷氨酸(glutamic acid,Glu)水平和/或相关受体的功能状态以及大脑皮质、海马、杏仁核等多处与癫痫发作有关的组织结构的病理变化,研究药物的抗惊厥、抗癫痫作用。

（二）观察降血压作用

肝阳上亢、肝风内动所致的眩晕、头痛与现代高血压的临床症状相似,潜阳、息风、宁神是治疗的重要法则。故可利用多种实验性及遗传性高血压动物模型观察平肝息风药的降血压作用。还可根据临床常见的证型,建立高血压病证结合模型,并选择相应的指标,观察药物的疗效。例如治疗肝阳偏亢型高血压的药物,除观察血压、心电图等指标外,还应观测垂体-肾上腺轴内分泌的变化,如儿茶酚胺、17-羟皮质类固醇等;治疗阴虚阳亢型高血压的药物,则应进行交感-β受体-环核苷酸系统功能水平的测定,必要时可测血内的肾素、血管紧张素、环磷腺苷/环磷鸟苷(cAMP/cGMP)等。

三、主要药理作用

现代药理研究认为,平肝息风药治疗肝阳上亢或肝风内动病证主要与下列药理作用有关(表24-1)。

表24-1　平肝息风药的主要药理作用总括表

药物	镇静、催眠	抗惊厥	降血压	抗血栓	其　　他
天麻	+	+	+	+	改善记忆、延缓衰老、保护脑神经细胞、抗眩晕、抗炎、增强免疫、抗心肌缺血
钩藤	+	±	+	+	神经保护、减慢心率、延长不应期、抑制心收缩力、钙通道阻滞
羚羊角	+	+	+		解热 镇痛
地龙	+	+	+	+	解热、镇痛、平喘、抗肿瘤、增强免疫、兴奋子宫
牛黄	+	+	+		解热、抗病毒、抗炎、调节胆汁排泄、强心
全蝎	±	+	+	+	镇痛、抗肿瘤
蜈蚣		+	+		镇痛
白蒺藜		+	+		
僵蚕	+	+		+	抑菌、抗肿瘤
罗布麻叶	+		+		降血脂、抗血小板聚集、利尿

（一）镇静、催眠、抗惊厥作用

本类药物大多具有不同程度的镇静、催眠和抗惊厥作用。如天麻、钩藤、羚羊角、地龙、僵蚕、全蝎、牛黄等能减少动物的自主活动,增强戊巴比妥钠、硫喷妥钠、水合氯醛等药的中枢抑制作用,对抗戊四氮、咖啡因、士的宁或电刺激所引起的惊厥。天麻、全蝎等还有抗癫痫作用。平肝息风药也具有催眠作用,给药后可诱发动物睡眠,可增加戊巴比妥钠等中枢抑制药的催眠作用,并延长动物的睡眠时间。

(二) 降血压作用

天麻、钩藤、羚羊角、地龙、蜈蚣、全蝎、白蒺藜等均有一定的降血压作用,对正常清醒或麻醉的动物、多种实验性高血压动物模型及自发(遗传)性高血压动物模型均有降血压作用,同时临床观察证实其也能有效降低高血压患者的血压。如钩藤的降血压机制与抑制血管运动中枢有关。

(三) 解热、镇痛

羚羊角、地龙具有解热作用;羚羊角、天麻、蜈蚣、全蝎等具有不同程度的镇痛作用。

(四) 抗血栓

天麻、钩藤、地龙、全蝎、白蒺藜、僵蚕等具有不同程度的抗血栓作用。

第二节 常用中药

一、天麻

天麻味甘,性平,归肝经,具有息风止痉、平抑肝阳、祛风通络的功效,用于小儿惊风、癫痫抽搐、破伤风、头痛眩晕、手足不遂、肢体麻木、风湿痹痛。

(一) 来源采制

天麻为兰科植物天麻 *Gastrodia elata* Bl. 的干燥块茎。立冬后至次年清明前采挖,立即洗净,蒸透,敞开低温干燥。天麻与蜜环菌(*Armillaria mellea*)为共生植物。野生状态下的土壤、环境条件更有利于天麻素的代谢积累。研究发现,天麻种内的不同变异类型与天麻素(gastrodin)的含量高低无明显的相关性,天麻的表型变异尚未引起天麻化学成分的变化。

(二) 药效物质基础

天麻含有天麻素,含量约 0.3% 以上;还有天麻醚苷(gastrodioside)、天麻苷元(对羟基苯甲醇,*p*-hydroxybenzyl alcohol)、派立辛(parishin)、对羟苯甲醛(*p*-hydroxybenzaldehyde)、琥珀酸(succinic acid)、柠檬酸及其甲酯、天麻多糖等。现已能人工合成天麻素及天麻苷元。

（三）主要药理作用与作用机制

1. **镇静** 天麻能减少小鼠的自发活动,显著延长戊巴比妥钠引起的小鼠睡眠时间,能对抗咖啡因引起的中枢兴奋作用。天麻的镇静作用可能与其降低脑内的多巴胺(dopamine, DA)、去甲肾上腺素(noradrenaline, NA)含量有关。天麻素、天麻苷元均能减少小鼠的自发活动,延长巴比妥类所致的小鼠睡眠时间,对抗咖啡因的中枢兴奋作用。天麻多糖可增强氯丙嗪的作用,并对抗苯丙胺所致的小鼠活动亢进。正常人口服天麻素或天麻苷元,脑电图出现嗜睡波型。天麻素静脉注射可观察到家兔脑皮质电图出现高幅慢波。天麻苷元与脑内的抑制性递质GABA有相似的结构,降低脑内的DA和NA含量亦是其镇静的作用机制之一。

天麻的活性成分 N-羟苄腺嘌呤核苷(NHBA)可影响睡眠周期,延长非快动眼睡眠时间,对快动眼睡眠时间没有明显影响,其镇静催眠的作用机制有:①NHBA作为腺苷类似物与腺苷受体有一定的亲和力,激动腺苷 A_1 和 A_{2A} 受体发挥其镇静催眠作用;②增加睡眠中枢腹外侧视前区GABA能神经元的兴奋性,调动脑内的促睡眠神经系统;③降低大鼠下丘脑/脑干单胺类神经递质NA的含量,抑制脑内促觉醒系统而发挥镇静催眠作用。

2. **抗惊厥、抗癫痫** 天麻甲醇提取物的乙醚萃取部分可以对抗戊四氮引起的惊厥。天麻素、对羟基苯甲醇和香草醛均可拮抗戊四氮所致的惊厥,延长惊厥潜伏期。调节中枢抑制性神经递质GABA系统是天麻抗惊厥的主要作用机制。γ-氨基丁酸转氨酶(γ-aminobutyric acid transaminase, GABA-T)是神经递质GABA的代谢酶,天麻素、对羟基苯甲醛和香草醛可降低GABA-T的表达,通过抑制GABA代谢提高GABA水平,从而表现出抗惊厥活性。

天麻可减少红藻氨酸致癫痫发作次数,抗氧自由基损伤及小胶质细胞激活,减轻海马神经元损伤及细胞凋亡。天麻素能对抗咖啡因引起的兴奋,拮抗马桑内酯所致的家兔癫痫,延长癫痫潜伏期,减轻大发作程度。香草醇可减少氯化铁诱导的大鼠癫痫发作次数,降低脑组织的脂质过氧化水平,减少神经细胞凋亡,并通过JNK信号转导通路调节转录因子激活蛋白-1(AP-1)的表达,减轻神经细胞损伤。

3. **降血压** 天麻有降低血压的作用,其降血压作用与扩张血管有关,使总外周阻力降低、血压下降;同时也能对抗肾上腺素引起的血管收缩,且扩血管作用不受苯海拉明影响。天麻素、天麻注射液对多种动物均有降低血压的作用。天麻素能增强中央动脉顺应性,使主动脉、大动脉等血管的弹性增强,从而增强血管对血压的缓冲能力,是一种有效改善由血管顺应性下降所致的老年高血压的成分。天麻注射液能明显扩张麻醉大鼠的肠系膜动脉管径,使血流加快,对小静脉的作用不明显。天麻多糖对高血压模型大鼠也有良好的降血压作用,作用机制与促进内源性舒血管物质的生成及抑制内源性缩血管物质的释放,从而恢复两者拮抗效应的平衡有关。

4. **保护脑神经细胞** 天麻素、对羟基苯甲醇、对羟基苯甲醛和香草醇等多种酚性成分均具有保护神经细胞作用。天麻素、对羟基苯甲醇可以改善脑缺血再灌注损伤后大鼠的神经功能缺失,缩小脑梗死体积,并且通过抗氧化、抑制细胞内钙超载、降低兴奋性氨基酸毒性、稳定神经细胞膜、抑制凋亡蛋白表达等途径减轻神经细胞凋亡。

天麻素能通过上调p38磷酸化表达,促进核转录相关因子Nrf2核转录,提高抗氧化应激蛋白血红素氧合酶1(heme oxygenase 1, HO-1)表达,减轻 MPP^+ 诱导的SH-SY5Y细胞氧化损伤和凋亡。天麻素还可通过提高ERK1/2磷酸化水平,上调Nrf2基因表达,增加过氧化氢酶(catalase, CAT)、超氧化物歧化酶(superoxide dismutase，SOD）等抗氧化应激蛋白表达，拮抗 Aβ 诱导的大鼠原代神经元氧化损伤。对羟基苯甲醇对花生四烯酸代谢环氧合酶途径的炎症反应具有抑制作用，可通过抑制 JNK 磷酸化水平及 NF-κB 蛋白活性，减少脂多糖诱导的 BV-2 小胶质细胞炎症因子释放。

5. 增强学习记忆能力　天麻素、对羟基苯甲醇是天麻改善记忆的主要有效成分，可对抗环己酰亚胺所引起的小鼠记忆巩固不良、阿扑吗啡致记忆再现缺损。对羟基苯甲醇提高学习记忆的作用较天麻素强，还能减少 D-半乳糖衰老小鼠的跳台错误次数。天麻多糖也可提高东莨菪碱致记忆损伤小鼠在 Morris 水迷宫实验中的空间记忆能力，提高脑内的乙酰胆碱（acetylcholine，ACh）含量，增加衰老小鼠血清、肝、脑、心组织中的 SOD、CAT 以及血清谷胱甘肽过氧化物酶（glutathione peroxidase，GSH-Px）活性，抑制丙二醛（malondialdehyde，MDA）形成。

天麻酚类化合物 4-羟苄基甲醚（HBME）可增强正常小鼠的记忆获得、记忆巩固和记忆再现能力，上调海马和皮质的蛋白激酶 A（protein kinase A，PKA）和环磷腺苷效应元件结合蛋白（cAMP-response element binding protein，CREB）磷酸化表达，改善多巴胺 D_1 受体拮抗剂 SCH23390 和 PKA 抑制剂 H-89 致记忆缺损，提示其改善认知功能涉及多巴胺能和胆碱能神经递质系统。

天麻具有祛风通络的功效，具有降血压、改善血管功能、抗血栓形成、抗炎和镇痛作用，具体表现在天麻对炎症早期的渗出反应有抑制作用，并且这种作用与对抗 5-羟色胺（5-hydroxytryptamine，5-HT）和前列腺素 E_2（prostaglandin E_2，PGE_2）的致炎活性有关。另外，天麻对多种实验性疼痛也有抑制作用。

此外，天麻尚有抗心肌缺血、抗氧化、延缓衰老、增强免疫功能等作用（图 24-1）。

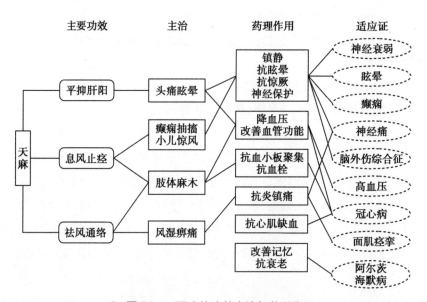

● 图 24-1　天麻的功效主治与药理作用

（四）有效成分的药动学研究

大鼠灌服天麻水提液后，血中主要检测到天麻素及苷元。天麻素灌胃给药为一室模型，静脉注射属二室模型。天麻素在大鼠灌胃给药后吸收快，t_{max} 为 50 分钟左右，绝对生物利用度为 81%。天麻素的血浆蛋白结合率为 4%，苷元为 69%。天麻素的分布较迅速，肾中最高，肝、肺、子宫其次,可透过血脑屏障,但浓度较低,并在脑中迅速分解为天麻苷元。天麻素的主要代谢为苷元和对羟基苯-吡喃葡糖醛酸苷,苷元主要经肾脏排泄,兔、大鼠、犬和人体内天麻素的 $t_{1/2\beta}$ 分别为38分钟、8分钟、105分钟和2~4小时。

(五) 现代应用

1. 天麻传统用于肝阳上亢头痛眩晕,可治疗原发性高血压、脑动脉硬化脑出血及脑梗死恢复期;脑外伤综合征、梅尼埃病、椎基底动脉供血不足引起的眩晕,以及偏头痛、血管神经性头痛;用于风湿痹痛,可治疗风湿性关节炎、类风湿关节炎、骨关节病。

2. 现代药理研究表明,天麻尚可治疗阿尔茨海默病。

3. 临床上,天麻素注射液(片、胶囊)可治疗神经衰弱、血管神经性头痛、各种原因引起的眩晕、突发性耳聋、前庭神经元炎、椎基底动脉供血不足等。

(六) 不良反应

小鼠腹腔注射天麻浸膏的 LD_{50} 为 51.4~61.4g/kg,静脉注射的 LD_{50} 为 36.5~43.5g/kg。有报道显示,肌内注射天麻注射液致严重的过敏反应甚至休克 2 例,内服天麻密环菌片致严重脱发1 例。

二、钩藤

钩藤味甘,性凉,归肝、心包经,具有息风定惊、清热平肝的功效,用于肝风内动、惊痫抽搐、高热惊厥、感冒夹惊、小儿惊啼、妊娠子痫、头痛眩晕。

(一) 来源采制

钩藤为茜草科植物钩藤 *Uncaria rhynchophylla* (Miq.) Miq. ex Havil. 、大叶钩藤 *Uncaria macrophylla* Wall. 、华钩藤 *Uncaria sinensis* (Oliv.) Havil. 、毛钩藤 *Uncaria hirsuta* Havil. 或无柄果钩藤 *Uncaria sessilifructus* Roxb. 的干燥带钩茎枝。秋、冬二季采收,去叶,切段,晒干。主产于广西。

(二) 药效物质基础

钩藤含有多种吲哚类生物碱,主要有钩藤碱(rhynchophylline)、异钩藤碱(isorhynchophylline)、去氢钩藤碱(corynoxeine)、异去氢钩藤碱(isocorynoxeine)等。钩藤中的总生物碱含量约为 0.22%,其中钩藤碱的含量占 34.5%~51%。

(三) 主要药理作用与作用机制

1. 降血压 钩藤对正常或高血压大鼠(如肾性、自发性高血压大鼠)有降血压作用。钩藤的降血压作用温和而缓慢,降血压途径主要有:①抑制血管运动中枢或阻滞神经递质;②扩张血管;③抑制心脏。

钩藤中的降血压成分主要为钩藤碱和异钩藤碱,其中以异钩藤碱的降血压作用最强。静脉注射钩藤总碱或钩藤碱,血压呈三相变化,先降血压,继而升,而后又持续下降。重复给药无快速耐受现象。降血压机制与抑制血管运动中枢、扩张外周血管、降低外周阻力、阻滞交感神经和神经节、抑制神经末梢递质释放等有关。

2. 镇静　钩藤能抑制小鼠的自发活动,增加抗咖啡因兴奋中枢引起的活动。钩藤还能使大鼠的大脑皮质兴奋性降低,使冲动综合能力减弱,部分阳性条件反射消失,条件反射的潜伏期延长。

3. 保护脑神经细胞　钩藤碱对缺血再灌注所致的脑神经元损伤有保护作用,作用机制与减轻自由基损伤有关;能抑制高浓度 DA 所诱导的大鼠纹状体原代培养细胞(NT2 细胞)凋亡。钩藤中的氧化吲哚碱如异钩藤碱、异柯诺辛因碱、钩藤碱,吲哚碱如硬毛帽柱木碱、硬毛帽柱木因碱,以及部分酚性成分如儿茶素、表儿茶素、原花青素 B_1 和 B_2(procyanidin B_1, procyanidin B_2) 能对抗 Glu 诱发的体外培养大鼠小脑颗粒细胞的死亡,其作用与阻滞 Ca^{2+} 内流有关。

4. 抑制血小板聚集、抗血栓形成　静脉注射钩藤碱明显抑制花生四烯酸、胶原及 ADP 诱导的大鼠血小板聚集,抑制胶原诱导的血栓素 A_2 生成。钩藤碱还能抑制血小板生成 MDA,抑制血小板因子Ⅳ的释放,并抑制血小板聚集时血小板内 cAMP 浓度的下降。小鼠腹腔注射钩藤碱能降低实验性肺血栓导致的病死率。大鼠静脉注射钩藤碱可抑制静脉血栓及脑血栓形成。

5. 抗心律失常　钩藤具有抗心律失常作用,能减慢心率,抑制心肌收缩力,降低心肌耗氧量,减慢心排血量,同时能抑制心房异位节律,延长功能不应期。静脉注射钩藤总碱对乌头碱、氯化钡、氯化钙诱发的大鼠心律失常均有对抗作用。犬和猫静脉注射钩藤碱有减慢心率、抑制心肌收缩力、降低心肌耗氧量的作用。兔静脉注射异钩藤碱能减慢心率和房室传导。钩藤碱和异钩藤碱对离体豚鼠的心脏也有类似的作用。抗心律失常作用与阻滞 L 型钙通道有关,其中钩藤碱和异钩藤碱的抗心律失常作用还分别与阻滞 K^+ 通道以及抑制 Na^+ 内流有关。

6. 解痉　钩藤碱、异钩藤碱、去氢钩藤碱能抑制 ACh 引起的小鼠离体肠管收缩;钩藤碱能抑制缩宫素和高钾去极化后 Ca^{2+} 引起的大鼠离体子宫收缩;钩藤总碱灌胃或注射能抑制组胺引起的豚鼠哮喘。

(四) 有效成分的药动学研究

大鼠灌服钩藤后,血中检测到异钩藤碱。异钩藤碱静脉给药后符合二室模型。异钩藤碱口服吸收迅速,分布快,绝对生物利用度为 42%~69%, $t_{1/2\alpha}$ 为 2 分钟,可通过血脑屏障;可被代谢, $t_{1/2\beta}$ 为 1~2 小时。大鼠灌服给予钩藤碱后,药物主要以原型形式经粪和尿排泄,约 10% 被代谢成羟化代谢物及其葡糖醛酸结合物,其羟化主要由肝 CYP2D、CYP1A1/2 和 CYP2C 介导,静脉给药的 $t_{1/2}$ 为 44 分钟。

(五) 现代应用

钩藤传统用于肝阳上亢头痛眩晕,可治疗血管神经性头痛、原发性高血压;用于肝风内动惊痫抽搐,可治疗癫痫。

学习小结

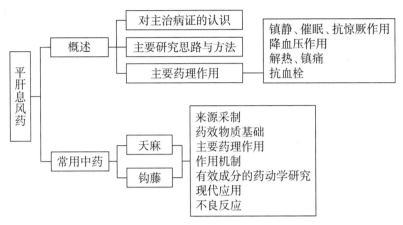

平肝息风药
├─ 概述
│   ├─ 对主治病证的认识
│   ├─ 主要研究思路与方法
│   └─ 主要药理作用 ── 镇静、催眠、抗惊厥作用 / 降血压作用 / 解热、镇痛 / 抗血栓
└─ 常用中药
    ├─ 天麻
    └─ 钩藤 ── 来源采制 / 药效物质基础 / 主要药理作用 / 作用机制 / 有效成分的药动学研究 / 现代应用 / 不良反应

复习思考题

1. 肝阳上亢、肝风内动证见于现代医学的哪些疾病？

2. 依据平肝息风药的功效主治以及现代医学对肝阳上亢、肝风内动证的认识，主要应从哪几个方面研究平肝息风药的药理作用？

3. 临床上，天麻素注射液（片、胶囊）可治疗神经衰弱、血管神经性头痛、各种原因引起的眩晕的药理基础是什么？

24章 同步练习

（王 斌）

第二十五章　开窍药

25章 课件

学习目的

掌握开窍药的基本药理作用,以及麝香的药理作用及其机制;熟悉冰片的药理作用;了解开窍药的药理研究现状、基本研究方法和研究思路;具备本类药物药效学研究能力;激发学生对中药的神经药理学和脑内药动学的探究欲。

第一节　概述

凡以开窍醒神为主要功效,主治窍闭神昏证,能使昏迷患者神志苏醒的药物称为开窍药。开窍药大多性温,味辛、芳香,归心经,具有开窍、醒神、回苏等功效,主要用于邪气壅盛、蒙蔽心窍所致的各种窍闭神昏证。有的还兼有活血、行气、止痛、辟秽、解毒等功效;用于治疗温病热陷心包、痰浊蒙蔽清窍之神昏谵语,以及惊风、癫痫、中风等卒然昏厥、痉挛抽搐等;又可用于湿浊中阻,胸脘冷痛满闷;血瘀、气滞疼痛,经闭癥瘕;湿阻中焦,食少腹胀及目赤咽肿、痈疽疔疮等病证。

一、对主治病证的认识

中医认为,心藏神,主神明。若心窍被阻、清窍被蒙,则神明内闭、神志昏迷。窍闭神昏证有寒闭和热闭之分,治疗宜根据不同病因配伍温里祛寒或清热解毒之品,采用"温开"和"凉开"之法。

从现代医学角度看,窍闭神昏证多见于流行性脑脊髓膜炎、流行性乙型脑炎、化脓性感染之败血症等严重的传染性、感染性疾病引起的休克以及脑血管意外、毒物中毒等引起的昏迷和神志不清。开窍药还可用于治疗冠心病、急性脑病、癫痫、脑血管性痴呆等。

二、主要研究思路与方法

开窍药主要用于窍闭神昏证,症状主要有神志昏迷、惊厥抽搐、牙关紧闭等。针对开窍药的临床应用及主治病证的发生与发展过程,常用的药理学研究方法如下。

（一）观察镇静、抗惊厥作用

观察药物对行为学及脑电活动的影响,通过检测药物对神经递质[多巴胺、5-羟色胺(5-HT)、γ-氨基丁酸(GABA)]及脑组织病理形态及超微结构的变化的影响,探讨药物的作用机制。

（二）观察脑保护作用

采用耐缺氧实验,全脑缺血、局灶性脑缺血模型观察药物的抗脑缺血、缺氧作用;测定脑组织或脑脊液神经递质的变化,研究药物对中枢神经系统递质代谢的影响;测定脑组织能量代谢相关酶的变化,研究药物对脑组织能量代谢的影响;测定脑组织氧自由基及代谢酶的变化,研究药物对自由基代谢的影响;测定脑组织炎症因子的变化,研究药物抗脑内炎症反应的作用。

三、主要药理作用

开窍药治疗窍闭神昏证主要与下列药理作用有关(表25-1)。

表25-1　开窍药的主要药理作用总括表

药物	中枢神经系统		抗脑缺血	抗炎	其他
	兴奋	抑制			
麝香	+		+	+	抗心肌缺血、降血脂
冰片			+	+	抗血栓、促吸收、抗菌
苏合香		+	+		抗血栓
石菖蒲	+		+		改善记忆和认知障碍、改善抑郁症状、抗心律失常

1. 对中枢神经系统的影响　冰片、麝香、苏合香、石菖蒲、安宫牛黄丸等有镇静、抗惊厥作用。而麝香、麝香酮、石菖蒲挥发油对中枢神经系统可表现为小剂量兴奋,大剂量则抑制。

2. 抗脑缺血和预防缺血再灌注损伤　冰片、麝香、麝香酮、石菖蒲、苏合香中的有效物质易透过血脑屏障,发挥抗脑缺血作用。其机制包括:①影响缺血脑组织的能量代谢,如冰片、苏合香;②减轻兴奋性氨基酸的毒性,如麝香酮、安宫牛黄丸;③抗自由基损伤,如麝香酮、冰片、苏合香、安宫牛黄丸;④诱导神经元新生,如麝香多肽;⑤保护神经细胞,如麝香酮;⑥减轻炎性损伤,如冰片、安宫牛黄丸;⑦改变皮质的单胺类递质,如安宫牛黄丸。

3. 改善记忆和认知障碍　麝香、麝香酮、石菖蒲挥发油和水提物、α-细辛醚对多种学习记忆障碍和痴呆模型有不同程度的改善作用。其机制包括保护神经细胞;提高5-HT的含量;降低兴奋性氨基酸的含量;抑制β淀粉样蛋白集聚和纤维形成;改善胆碱能神经功能;抗自由基损伤;调节神经生长因子等。

4. 抗炎作用　麝香、冰片等具有抗炎作用。麝香可抑制炎症时毛细血管通透性增加和白细胞游走,减轻局部水肿,抑制肉芽组织增生和溶酶体释放。冰片可减少炎症因子IL-1β、IL-6释放。

此外,部分开窍药还具有抗心肌缺血、抗血栓、降血脂,抗菌等作用。

综上所述,开窍药的镇静、抗惊厥、改善脑缺血和学习记忆,以及抗炎等作用与其醒脑开窍的传统功效有关,是开窍药用于治疗中枢神经系统疾病的药理基础。为开窍药中的脂溶性成分或挥发油成分能透过血脑屏障,从而加强有效物质对中枢神经系统的作用,是其主要的药效物质基础。

第二节　常用中药

一、麝香

麝香味辛,性温,归心、脾经,具有开窍醒神、活血通经、消肿止痛的功效,用于热病神昏、中风痰厥、气郁暴厥、中恶昏迷、经闭、癥瘕、难产死胎、胸痹心痛、心腹暴痛、跌扑伤痛、痹痛麻木、痈肿瘰疬、咽喉肿痛。

(一) 来源采制

麝香为鹿科动物林麝 *Moschus berezovskii* Flerov、马麝 *Moschus sifanicus* Przewalski 或原麝 *Moschus moschiferus* Linnaeus 成熟雄体香囊中的干燥分泌物。野麝多在冬季至次春猎取,猎获后,割取香囊,阴干,习称"毛壳麝香";剖开香囊,除去囊壳,习称"麝香仁"。家麝直接从其香囊中取出麝香仁,阴干或用干燥器密闭干燥。麝香作为珍稀名贵中药材,有很高的药用价值和经济价值。因麝为国家保护动物,天然麝香来源稀少。现临床多采用人工麝香代替天然麝香。人工麝香与天然麝香具有化学成分类同、理化性质近似、药理作用一致的特点,在临床上可等同使用。

(二) 药效物质基础

麝香含有多种化学成分,其中包括大环酮类、含氮杂环类和甾体类化合物等。主含麝香酮(muscone),含量为 2.5%~5.4%,现已能人工合成;还含有麝香吡啶、雄性激素、胆固醇酯、多种氨基酸及其脂肪酸多肽等。

(三) 主要药理作用与作用机制

1. 对中枢神经系统的影响　麝香小剂量兴奋中枢,大剂量则抑制中枢。小剂量的人工麝香和天然麝香均能缩短大鼠的睡眠时间,增加躁动次数;而大剂量的人工麝香和天然麝香均能延长大鼠的睡眠时间,减少躁动次数。麝香酮是麝香大环类化合物的主要组成部分,是麝香芳香开窍醒脑的物质基础。麝香酮小剂量兴奋中枢,大剂量则抑制中枢。麝香酮 5mg/kg 剂量能明显地缩短戊巴比妥钠引起的睡眠时间,可能与麝香酮激活肝微粒体转化酶,加速肝内戊巴比妥钠代谢失活有关;麝香酮的剂量为 100~500mg/kg,可使戊巴比妥钠引起的小鼠睡眠时间延长。

麝香还可改善痴呆记忆障碍,其作用机制包括:①增加钙含量。麝香酮可促进痴呆大鼠胸主动脉的 Ca^{2+} 摄取,明显拮抗东莨菪碱所致痴呆大鼠和小鼠的学习记忆功能减退,通过促钙内流增加细胞内的可用性钙而改善痴呆。②抗自由基损伤。麝香酮可明显拮抗痴呆小鼠的学习记忆功能减退,并可升高其血清 SOD 活力,降低脑组织中升高的 MDA 含量,抑制 MAO 活力。

2. 抗脑缺血作用 麝香能明显改善脑缺血后的神经行为学异常,明显减小脑梗死体积,增加半暗区正常神经元存活的比例,增加巢蛋白和胶原纤维酸性蛋白(GFAP)阳性细胞数。麝香能显著减轻冷冻引起的脑水肿,降低大脑的含水量和血清白蛋白通透率,并对脑缺血再灌注损伤有保护作用。

麝香抗脑缺血的作用机制:①减轻兴奋性氨基酸的毒性。麝香酮可改善缺血大鼠的神经功能评分,缩小梗死体积,减轻大脑皮质超微结构损伤,下调神经元谷氨酸转运体(EAAC1)mRNA 在缺血海马的表达,减少逆向转运产生,下调脑组织 NMDA 受体 I 型亚单位(NR1)表达。抑制谷氨酸诱导的 PC12 细胞凋亡,其作用机制可能与抑制细胞内钙超载,稳定细胞线粒体跨膜电位有关。②神经细胞缺血损伤保护作用。麝香提取物对脂多糖所致的神经细胞炎性损伤具有显著的保护作用,以 144mg/L 浓度最佳,其可能通过减少星形胶质细胞分泌 IL-6 起作用。麝香酮在 $1×10^{-7}~5×10^{-5}$mol/L 浓度,对 NaCN 加葡萄糖造成的 PC12 细胞拟缺血损伤具有保护作用,提高培养介质内的 MTT 比色值,降低 LDH 释放,提高细胞存活率。对 SH-SY5Y 神经细胞缺氧/缺糖和再给氧损伤具有保护作用,降低细胞死亡率,提高培养介质内的 MTT 比色值和降低 LDH 释放。③抗自由基损伤。麝香酮可明显增加完全性脑缺血大鼠脑组织的 SOD 含量,降低 MDA 含量。④诱导神经元新生。麝香多肽可定向诱导骨髓间质干细胞分化为神经元样细胞,可能与其对神经细胞生长分化和突起生长的调节作用有关。

3. 抗炎作用 麝香对炎症的早、中、晚期均有明显的效果,尤对早、中期的作用较强。麝香水提物对小鼠巴豆油耳部炎症,大鼠琼脂性关节肿、酵母性关节肿、佐剂型多发性关节炎均具非常显著的抑制作用。对大鼠烫伤性血管渗透性增加、羧甲基纤维素引起的腹腔白细胞游走亦具明显的抑制作用。麝香水提物可降低大鼠肾上腺内的维生素 C 含量,提高外周血的皮质酮含量。切除肾上腺其抗炎作用消失,但切除垂体其抗炎作用依然存在,说明麝香水提物的抗炎作用与肾上腺皮质密切相关。麝香甲醇提取物抑制家兔的髓质环氧合酶活性,减少前列腺素 E、F 的合成。麝香水提物能抑制血小板聚集及提高血浆 cAMP 水平,这些作用与非甾体抗炎药相似。麝香水提物具有抑制磷脂酶 A_2 活性的作用,大剂量时又进一步阻断花生四烯酸(AA)代谢酶如 5-脂氧酶(5-LOX),从而抑制 AA 的氧化,减少炎症介质如白三烯 B_4(LTB_4)、5-羟-6,8,11,14-二十碳四烯酸(5-HETE)等生成。

麝香抗炎的作用机制:①抑制溶酶体酶释放。麝香糖蛋白成分对体外 LTB_4、IL-8 和血小板活化因子激活的大鼠中性粒细胞的功能均有明显的抑制作用。②抑制 5-LOX 活性。麝香糖蛋白成分对中性粒细胞 LTB_4、6-酮-$PGF_{1α}$ 的生成呈剂量依赖性的抑制作用。③抑制中性粒细胞趋化。麝香糖蛋白成分对中性粒细胞趋化反应有抑制作用。④抑制中性粒细胞与血管内皮细胞黏附。麝香酮通过降低人脐静脉内皮细胞(HUVEC)表面的 ICAM-1、VCAM-1 和 CD44 表达而抑制中性粒细胞与血管内皮细胞黏附。⑤麝香糖蛋白成分抑制中性粒细胞生成 PAF、乙酰转移酶活性和胞内钙水平。

4. 抗心肌缺血损伤作用 人工麝香有抗心肌缺血作用,能改善垂体后叶素引起的心电图变化,减少心肌缺血范围,抑制心肌酶活性的增强。含人工麝香的血清对体外培养的心肌细胞具有保护作用,促进 NO 生成,减少 LDH 和 MDA 释放。预处理血清对大鼠离体心脏缺血再灌注损伤有保护作用,可能与抑制心肌酶活性、减少自由基过氧化、抑制 Na^+-Ca^{2+} 交换有关。

5. 降血脂作用 人工麝香能明显降低 TC、TG 的升高,对 LDL-C 的升高有一定的降低作用,明显降低大鼠血清 C 反应蛋白(CRP)、ET-1 和 TNF-α。

（四）有效成分的药动学研究

麝香酮静脉给药在大鼠体内符合二室开放模型,而在家兔和狗体内符合三室开放模型;大鼠口服给药符合二室模型。麝香酮经口服吸收快,1.5 小时血药浓度达峰值,脑中的浓度 1.5 小时达峰值;静脉注射后药物快速向各组织分布,5~15 分钟脑、心、脾、肝、肾和肺浓度达峰值,肝中的浓度最高。大鼠、兔和犬的稳态分布容积分别为 22L/kg、51L/kg 和 7L/kg 左右,消除 $t_{1/2}$ 分别为 2 小时、5 小时和 6 小时左右。

（五）现代应用

1. 麝香传统用于闭证,可治疗各种原因引起的昏迷;用于经络壅滞心腹疼痛,可治疗冠心病、心绞痛、心肌梗死;用于关节肌肉痹痛,可治疗风湿性关节炎,类风湿关节炎。

2. 临床上,醒脑静注射液(麝香、郁金、栀子、冰片)可用于脑血栓、脑出血急性期、颅脑外伤等。

（六）不良反应

实验证明,麝香水剂小鼠腹腔注射的 LD_{50} 为 331.1mg/kg,静脉注射麝香水提取物的小鼠的 LD_{50} 为 6g/kg。麝香对大鼠、家兔均未见异常毒性,但合成麝香大剂量长期灌胃出现神经毒性、生殖毒性和致突变作用。体内外实验发现麝香酮无遗传毒性,但能通过诱导肝药酶增加遗传毒性物质的易感性和毒性。

二、冰片

冰片味辛、苦,性微寒,归心、脾、肺经,具有开窍醒神、清热止痛的功效,主要用于热病神昏、惊厥、中风痰厥、气郁暴厥、中恶昏迷、胸痹心痛、目赤、口疮、咽喉肿痛、耳道流脓。

（一）来源采制

冰片为樟科植物樟 *Cinnamomwm camphora*(L.)Presl 的新鲜枝、叶经提取加工制成";艾片为菊科植物艾纳香 *Blumea balsamifera*(L.)DC. 的新鲜叶经提取加工制成的结晶。现多用松节油、樟脑等,经化学方法合成,称"机制冰片",是目前冰片的主要来源。但机制冰片中含有大量异龙脑,质量次于天然冰片。

（二）药效物质基础

冰片主含龙脑,还含有多种萜类成分,其中龙脑香科冰片主含右旋龙脑,菊科冰片主含左旋龙脑。目前临床应用的冰片大部分为人工合成品,含有龙脑和异龙脑。

（三）主要药理作用与作用机制

1. 抗脑缺血作用　抗脑缺血作用与改善缺血脑组织的能量代谢有关,冰片注射液能升高缺血再灌注损伤小鼠脑内的 Na^+, K^+-ATP、Mg^{2+}-ATP、Ca^{2+}-ATP 酶活性;抗自由基损伤,降低大鼠脑组织内的 MDA 含量、提高 SOD 及 LDH 酶的活力;减轻炎性损伤,降低 NO 含量,抑制 iNOS 活性,抑制核转录因子表达。

2. 抗血栓作用　冰片能抑制静脉血栓形成,延长凝血酶原时间(PT)和凝血酶时间(TT)。抗血栓作用与抑制血小板 5-HT 释放和血小板聚集,抑制血小板胞质 Ca^{2+} 升高有关。

3. 促进其他药物吸收　冰片能促进其他药物在小肠、角膜、鼻黏膜的吸收。促进磷酸川芎嗪、秋水仙碱等在肠的吸收,提高其生物利用度,可能与抑制肠上皮细胞 CYP3A 代谢和 P-gp 的外排功能有关。冰片还可促进葛根素、丹参素等多种亲脂性、亲水性药物穿过角膜吸收,该作用可能与促进膜转运蛋白和紧密连接蛋白在细胞内的转运有关。它还能促进磷酸川芎嗪、栀子苷从鼻黏膜吸收进入脑内发挥药效,冰片能提高血脑屏障对顺铂、卡马西平、丙戊酸钠等药物的通透性。其机制不仅与抑制细胞膜上的 P 糖蛋白(P-gp)活性,减少药物外排有关,还与促进脑微血管内皮细胞生成 NO 有关。

4. 镇痛、抗炎作用　延长小鼠疼痛反应时间、减少小鼠扭体次数、抑制大鼠足跖肿胀度,其机制可能与拮抗 PGE 和抑制炎症介质释放有关。此外,还能抑制炎症因子 IL-1β 和 IL-6 在结肠的表达。

5. 抗菌作用　体外实验证明,冰片和龙脑、异龙脑对金黄色葡萄球菌、链球菌、肺炎球菌、大肠埃希菌等均有抗菌作用。在低浓度时抑菌(最低抑菌浓度为 1.0%~1.5%),高浓度时杀菌(最低杀菌浓度为 1.5%~2.0%),接触时间越长,抗菌效果也随之增强。

（四）有效成分的药动学研究

冰片给药后,血中检测到龙脑和异龙脑。冰片在胃肠道吸收迅速,血药浓度 1 小时内达峰;向组织分布快,广泛分布于心脏、肺、肾、脑等血流丰富的组织中,易透过血脑屏障;冰片可经肝微粒体代谢成 4 种代谢产物,主要以原型从粪、尿中排出,消除 $t_{1/2}$ 为 2~5 小时,多次用药 $t_{1/2}$ 延长至 9 小时左右;冰片不仅通过肝、肾排泄,还可以通过肺脏从呼吸或其他途径排出。冰片可促进丹参素等成分的吸收。

（五）现代应用

1. 传统用于神昏惊厥,可治疗流行性乙型脑炎、肺性脑病、肝性脑病;用于疮疡肿毒,可治疗急性口炎、复发性口疮、急性咽炎、齿龈肿痛、扁桃体炎、化脓性中耳炎。

2. 现代药理研究显示,冰片可治疗心脑血管疾病,如心绞痛、心肌梗死、急性脑血管病;对细菌性阴道炎、滴虫阴道炎、宫颈糜烂有效。

3. 临床上,速效救心丸(冰片、川芎)可增加冠状动脉血流量,缓解心绞痛。

（六）不良反应

小鼠的急性毒性 LD_{50} 各学者报道的差异较大。有的报道龙脑、异龙脑、冰片灌胃的 LD_{50} 分别为 2 879mg/kg、2 269mg/kg 和 2 507mg/kg;也有报道龙脑小鼠灌胃的 LD_{50} 为 1 059mg/kg,小鼠腹腔注射冰片乳剂的 LD_{50} 为 907mg/kg。

冰片长期灌胃,血液学、生化学指标,肝、脾、肾等脏器未见明显异常。天然冰片与冰片滴眼液对眼局部无刺激性,0.1%冰片每日滴眼4次,间隔2小时,连续1个月,角膜、视神经乳头及视神经等组织均未见病理形态学损伤。5%龙脑、异龙脑对家兔眼刺激实验显示,前60分钟龙脑、异龙脑无刺激性,60分钟后异龙脑引起结膜轻度充血。

学习小结

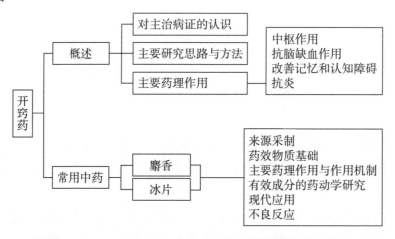

复习思考题

1. 麝香抗脑缺血和缺血再灌注损伤的作用机制是什么?
2. 冰片促进其他药物透过血脑屏障和透皮吸收的作用及可能的作用机制是什么?

(王斌　喻斌)

第二十六章　补虚药

通过本章的学习,掌握补虚药的基本药理作用,以及常用中药人参、当归、麦冬、淫羊藿等的药理作用和效应物质基础与作用机制;熟悉虚证的证候分型,以及补虚药的研究思路和方法;了解补虚药的药理研究现状;激发学生对中医 4 种虚证及其治法的探究欲。

第一节　概述

以补虚扶弱、纠正人体气血阴阳虚衰的病理偏向为主要功效,以治疗虚证为主的药物称为补虚药。

补虚药根据功效可分为补气药、补血药、补阳药、补阴药。补虚药皆具有补益作用,一般具有甘味。补气药、补阳药、补血药药性多偏温或平。补阴药药性多偏寒凉。补气药主归脾、肺经,补阳药主归肾经,补血药主归心、肝经,补阴药主归肺、胃经或肝、肾经。由于人体气血阴阳之间在生理上相互作用、彼此依存,在病理上相互影响,因此常用 2 类或 2 类以上的补虚药配伍使用。

一、对主治病证的认识

虚证是指机体正气不足所表现的一系列衰弱和不足的证候。形成虚证的原因有先天不足和后天失养 2 个方面。虚证包括的范围甚广,有阴、阳、气、血、精、津之不足与脏腑各种不同的虚弱等。

气虚证是指元气损耗,脏腑组织功能减退所表现的证候,主要表现为少气懒言、神疲乏力、自汗、舌淡苔白、脉虚无力等症状。从现代医学角度可以认为其与先天不足或后天失养造成的免疫功能低下有关,其症状表现与消化系统和呼吸系统诸多慢性疾病相似,如反复呼吸道感染、哮喘(缓解期)、自汗、多汗与肺、肾气虚相关,功能性消化不良与脾气虚症状相似,慢性心力衰竭、冠心病、高血压的部分表现与心气虚相关。

血虚证是指血液亏虚、脏腑百脉失养,表现为全身虚弱的证候,主要表现为面白无华或萎黄、唇色淡白、爪甲苍白、头晕眼花、妇女经血量少色淡、舌淡苔白、脉细无力等症状。从现代医学角度可以认为血虚的病因与先天不足、失血及精神因素有关,症状表现常见于贫血、白细胞减少症、血小板减少性紫癜、再生障碍性贫血等疾病。

阴虚证是指机体精、血、津液等物质亏耗,阴气不足所表现的证候,主要表现为五心烦热、骨蒸潮热、颧红盗汗、心烦失眠、眩晕耳鸣、小便短黄、大便干结、舌红少苔、脉细数等症状。从现代医学角度看其症状见于多种慢性病,如原发性高血压、肿瘤、肺结核、冠心病、糖尿病、失眠、衰老、慢性肾衰竭等,与肾阴虚相关。

阳虚证是指机体阳气不足所表现的证候,主要表现为畏冷、四肢不温、嗜睡、小便清长、便溏、舌淡胖、苔白滑、脉沉迟或细弱等症状。肾阳虚最为常见,症状见于现代医学的性功能障碍、阳痿、慢性支气管哮喘等疾病。

总之,虚证是多系统和器官功能变化的综合表现。各种虚证及相关疾病存在一些共同的病理变化,包括下丘脑-垂体-肾上腺轴/甲状腺轴/性腺轴的功能紊乱、免疫功能紊乱、物质代谢紊乱等。与此同时,不同的虚证又有各自的特点,研究思路亦应根据其病理变化有所侧重。

二、主要研究思路与方法

补虚药能补益人体气血不足,增强体质,提高机体免疫力。现代研究应结合其"扶正固本"的功能主治,阐释其科学内涵。

(一) 调节神经-内分泌-免疫网络的作用

神经-内分泌-免疫网络是由神经递质、神经肽、激素与细胞因子所介导的神经、内分泌、免疫三大系统相互作用的网络,从整体水平上维持机体稳态及正常生理功能。补虚药通过对其调控,促使机体内环境向稳态恢复的方向发展,作用表现在既可通过下丘脑-垂体-内分泌腺轴参与调节免疫功能,又可通过调节免疫影响内分泌轴及神经系统功能,还可通过影响神经肽调节免疫细胞功能。

1. 调节机体免疫功能的作用　采用虚证、免疫低下及免疫功能紊乱动物模型,研究补虚药对巨噬细胞表面受体及吞噬活性,NK细胞表面标志和杀伤功能,T淋巴细胞增殖、表面标志、亚群及功能,B淋巴细胞增殖、表面标志及分泌抗体功能以及整体免疫功能等的影响。

2. 调节内分泌系统功能的作用　采用虚证动物模型或内分泌功能失调动物模型,研究补虚药调整内分泌功能的作用,研究对3条内分泌腺轴的影响。①下丘脑-垂体-肾上腺皮质轴功能:观察肾上腺皮质激素样作用;测定肾上腺皮质激素的生物合成和释放;尿中的醛固酮含量测定等。②下丘脑-垂体-性腺轴功能:采用性激素样功能实验;测定性激素含量等。③下丘脑-垂体-甲状腺轴功能:采用甲状腺素样作用实验;测定甲状腺激素含量等。

3. 调节中枢神经系统功能的作用　采用各种记忆障碍或神经损伤模型,观察补虚药对行为学神经递质含量和受体功能的影响。

4. 抗应激反应研究　采用小鼠游泳实验、小鼠耐缺氧实验、耐低温和高温实验,研究补虚药的抗应激作用。

（二）对物质代谢的影响

虚证往往表现出蛋白质、核酸含量低下,糖代谢紊乱及脂质代谢紊乱等。补虚药含有的营养物质可纠正缺失,而有些补虚药则可影响物质代谢过程。可以通过虚证模型,检测血清蛋白、γ-球蛋白、胰岛素、胆固醇、甘油三酯含量,研究补虚药对蛋白质和核酸合成、糖代谢和脂质代谢的影响。

（三）对组织系统功能的作用

1. 对消化系统功能的研究　补虚药能调节肠胃功能,可通过离体肠管、胃溃疡等模型,观察补虚药对离体肠管张力、收缩力及对胃酸、胃蛋白酶、胃黏膜等的影响。

2. 对心血管系统功能的研究　采用各种心力衰竭、心律失常、冠心病和休克模型,观察补虚药对实验动物心肌收缩力、心排血量、血压等的影响,阐释补虚药在抗心肌缺血、扩张冠状动脉、治疗心律失常等方面的机制。

各类补虚药既有相似的药理作用,也有各自的特点,药理研究也应有所侧重。模拟中医虚证动物模型是阐明补虚药作用机制的主要途径,补气药的研究方法应结合中医对气的认识,侧重于增强消化系统功能、改善呼吸系统功能、调节免疫功能及抗应激作用等方面。补血药研究侧重于对造血功能、心血管系统功能、血液系统功能及免疫功能的影响。补阳药常侧重于对性功能、性激素、抗应激作用的影响。补阴药侧重于对物质代谢、内分泌系统的影响等。

三、主要药理作用

目前研究发现补虚药的主要药理作用包括以下几个方面,详见表 26-1。

（一）调节神经-内分泌-免疫网络的作用

1. 对中枢神经系统的影响　补虚药对中枢神经系统的作用主要是益智、提高学习记忆功能及神经保护作用。作用环节有调节大脑皮质的兴奋与抑制过程;改善神经递质传递功能;提高脑组织抗氧化酶活性;改善大脑血氧供应;增加脑内蛋白质合成,促进大脑发育等。还可通过对内分泌激素(如雌激素、皮质酮)和细胞因子的影响而改善神经元的功能。

2. 改善内分泌系统功能　虚证患者存在下丘脑-垂体-内分泌腺轴的紊乱,补虚药可通过调节下丘脑-垂体-肾上腺皮质/性腺/甲状腺轴功能(如影响肾上腺皮质激素的合成和释放、性激素样作用等),以及影响神经递质、神经肽、细胞因子而改善内分泌系统功能。

3. 调节机体免疫功能　免疫功能低下或紊乱是虚证的共同表现。补虚药可增强机体的固有免疫功能,如提高巨噬细胞、NK 细胞活性等;调节细胞免疫功能,如促进淋巴细胞增殖、调节 T 细胞相关细胞因子等;调节体液免疫功能,如抗体生成等。调节免疫的作用与其对内分泌激素的影响有密切关系。

4. 抗应激　应激刺激引起人体气机紊乱,脏腑阴阳气血失调。许多补虚药及其复方具有抗应激作用,可增强机体对各种有害刺激的非特异性抵抗力,使紊乱的功能恢复正常。

表 26-1　补虚药的主要药理作用总括表

类别	药物	免疫系统			内分泌系统		中枢神经系统		物质代谢			心血管系统					改善消化系统功能	促进造血功能	延缓衰老	其他
		增强固有免疫	调节细胞免疫	调节体液免疫	下丘脑-垂体-肾上腺轴	下丘脑-垂体-性腺轴	益智	神经保护	蛋白质合成	降血糖	改善脂质代谢	强心	扩张冠状动脉	扩张脑血管	扩张外周血管	降血压				
补气药	人参	+	+	+	+	+	+	+	+		+	+	+	+	+	+	+	+	+	抗应激,抗肿瘤,镇痛
	黄芪	+	+	+	+	+		+	+	+	+	+	+	+	+	+	+	+	+	保肝,抗肿瘤,改善血液流变学
	党参	+	+	+	+		+		+		+	+	+	+	+	+	+	+	+	抗应激
	甘草	+	+	+	+	+		+	+	+	+						+		+	解毒,祛痰,抗微生物,保肝
	白术	+	+	+	+					+							+	+		利尿,抑制子宫收缩
补血药	当归	+	+	+	+		+	+	+		+	+	+	+	+	+		+		抗炎,抗肿瘤,调节子宫,改善血液流变学
	何首乌	+	+	+	+		+	+	+	+	+	+	+	+			+	+	+	改善骨质疏松,保肝,镇痛
	熟地黄	+	+	+	+			+		+	+	+	+				+	+		利尿
	白芍	+	+	+				+										+		镇静,镇痛,保肝
补阴药	枸杞子	+	+	+				+	+	+	+		+		+			+	+	抗肿瘤,保肝,保护视网膜
	沙参	+	+	+					+								+			解热,镇痛,祛痰
	麦冬	+		+	+					+		+	+		+					抗休克,抗心律失常
补阳药	鹿茸	+	+	+	+	+	+	+	+		+	+	+	+	+	+	+	+	+	促骨生长
	淫羊藿	+	+	+	+	+		+	+	+	+	+	+	+	+	+	+	+	+	促骨生长,抗炎,抗肿瘤
	冬虫夏草	+	+	+	+	+		+		+	+	+	+	+	+	+	+	+	+	止咳平喘,保护肾脏,抗肿瘤

（二）对物质代谢的影响

临床阳虚患者和虚证动物模型有体重下降、蛋白质含量低下的特点,多数补虚药有促进蛋白质和核酸合成的作用。虚证,尤其是阴虚证与糖尿病密切相关,补虚药能调节糖代谢、减轻糖尿病及并发症。脂质代谢紊乱也常出现于虚证患者和动物模型,补虚药能改善脂质代谢。

（三）延缓衰老

衰老是虚证的重要病因之一,许多补虚药有延缓衰老的作用,能延长动物的寿命或细胞的存活时间,改善和减缓衰老症状。

（四）对心血管系统的影响

心血管疾病常用补虚药防治。补虚药对心血管系统的影响广泛,多数补虚药具有调节血压、抗心肌缺血、抗心律失常等作用。补气药可产生正性肌力作用。

（五）促进造血系统功能

各类补虚药有不同程度的促进造血功能的作用,其中以补血药的作用更为显著,表现为提高红细胞计数和血红蛋白含量,促进红系造血祖细胞生长,升高血小板计数,升高白细胞计数,使粒系祖细胞的产生率增加。

（六）改善消化系统功能

脾气虚是以消化系统分泌、吸收和运动功能障碍为主的全身性适应调节和营养代谢失调的一种疾病状态。多数补气方剂能调节胃肠运动,表现为促进小肠吸收、调节胃肠道平滑肌运动以及抗溃疡、保护胃黏膜等作用。

第二节　常用中药

案例导入　人参的研究与产品开发概述

人参是我国中药之王,最早记载于《神农本草经》中,为历代中医药学者最为关注的上品,对其性味归经、功能主治、炮制配方以及采集与栽培已积累许多传世的宝贵经验。人参也是在民间流传神话最多、最久的中药,人参在临床实践中已取得肯定的疗效。

人参的研究大概分为 3 个阶段:1960 年以前的启蒙阶段,主要是以现代药物化学与药理学为基础,明确人参整体提取物的药物化学与药理学作用。第二阶段是发现人参皂苷之后到 20 世纪末。这 40 年间,从人参根扩展到人参的整株植物的有效组分研究,并逐步发展到人参皂苷单体、人参多糖和人参多肽及其他微量成分的研究,在药效学方面已经从对各个器官和系统的单一药效研究发展到多系统、多靶向的综合药理作用和分子药理学作用机制的研究。进入 21 世纪,人参的研究已经跟随分子病理学和分子生物学的发展趋势,培育转基因作物以提高某些微量特效人参皂苷单体的含量,和强化其抗肿瘤、调节血管生成系统等药理作用,可以为进入临床特殊适应证的阶段提供药理学基础,在未来将人参及其深加工产品从以滋补保健为主发展到具有特定适应证的一线治疗药物。

一、人参

人参味甘、微苦,性微温,归脾、肺、心、肾经,具有大补元气、复脉固脱、补脾益肺、生津养血、安神益智等功效,用于体虚欲脱、肢冷脉微、脾虚食少、肺虚喘咳、津伤口渴、内热消渴、气血亏虚、久病虚羸、惊悸失眠、阳痿宫冷等。

(一) 来源采制

人参为五加科植物人参 *Panax ginseng* C. A. Mey. 的干燥根和根茎。多于秋季采挖,洗净经晒干或烘干。栽培的俗称"园参";播种在山林野生状态下自然生长的称"林下山参",习称"籽海"。园参于9~10月采收,林下山参于7月下旬至9月果实红熟时采挖,洗净。人参的简单加工品有生晒参、红参、糖参和冻干参等。剪去小支根,置日光下晒干,为生晒参;不除去小支根而晒干,称"全须生晒参";刮去外皮晒干者,称"白干参";剪下的小支根及须根晒干,称"白参须"。红参是将鲜参捏去须根,蒸透(3~6小时)后烘干而成的。糖参是人参鲜根用沸水烫15分钟左右,用排针扎孔,灌糖,晾晒,再灌糖1~2次,晾晒,烘干而成的,现已少产。冻干参是鲜参经真空冷冻干燥加工制成的。人参的炮制品红参不仅具有防虫蛀、防腐、易保存和保持药效等特点,而且还扩大了人参的药用价值。人参中的主要活性成分为人参皂苷和人参多糖,有学者研究不同生长年限的人参总皂苷量,结果表明4~6年生人参中的人参皂苷量随生长年限增加而增加。另外,不同产地的人参由于其生长的自然环境差异,其人参皂苷的量也有所不同。

人参的种质资源主要包括野生人参资源(山参)和各地的栽培人参资源(园参)。山参主要分布在我国东北地区,古时我国太行山脉、长白山脉、大小兴安岭为人参的主要分布地区。到20世纪50年代,山参资源缩小在北纬40°~48°和东经117.6°~134°的有限范围。目前山参资源主要集中在长白山脉,少量分布于小兴安岭南麓。

栽培参是从山参驯化来的混杂群体,经上百年生态环境的作用及生产者的选择,逐渐分离出的一些变异类型。人参种内变异的重要性直到20世纪70年代才被认识,最早的突破是从鉴别根的变异与产量关系开始的。迄今共发现十几个变异类型,依据根的形态分为大马牙、二马牙、圆膀圆芦、长脖。大马牙是产量最高的类型,长脖、圆膀圆芦和二马牙因根形好且各有特色而闻名。

(二) 药效物质基础

人参中的成分复杂,迄今已知人参中含有皂苷类、糖类、挥发性成分、有机酸、蛋白质、甾醇及其苷、多肽类、含氮化合物、木质素、黄酮类、维生素类、无机元素等成分。其中的主要有效成分为人参皂苷和人参多糖。人参皂苷是一类接有糖链的三萜类皂苷,主要分为达玛烷型四环三萜类皂苷和齐墩果烷型五环三萜皂苷,目前已鉴定的有100多种。人参皂苷根据苷元的结构类型不同可分为3类:原人参二醇类包括人参皂苷 Ra、Rb、Rc、Rd、Rg$_3$、Rh$_2$、Rs$_1$、Rs$_2$ 等;原人参三醇类包括人参皂苷 Re、Rf、Rg₁、Rg₂、Rh₁ 等；齐墩果酸类包括人参皂苷 Ro。

人参含38.3%的水溶性多糖和7.8%~10.0%的碱性多糖。其中80%左右为人参淀粉，人参果胶占2%，含少量糖蛋白。糖链连接的单糖主要由半乳糖醛酸、半乳糖、葡萄糖、阿拉伯糖残基组成，也有少量鼠李糖及未知的戊糖衍生物。《中国药典》2020年版将人参皂苷 Rg₁、Re、Rb₁ 列为人参的质控指标。

（三）主要药理作用与作用机制

人参大补元气、补脾益肺的功效体现在调节机体免疫功能、调节内分泌功能、改善物质代谢、抗应激和抗衰老等方面；复脉固脱的功效体现在强心、扩张血管、调节血压、抗休克、保护心肌和抗心律失常等方面；生津养血的功效体现在降血糖、降血脂和促进造血功能等方面；安神益智的功效体现在益智、神经保护、抑制或兴奋中枢神经系统等方面。其主要药理作用和机制如图26-1所示。

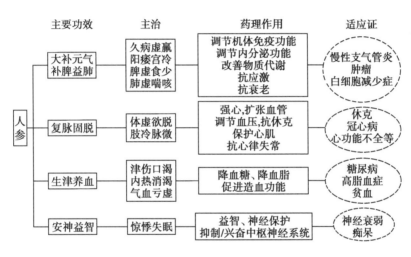

● 图 26-1　人参的功效主治与药理作用

1. 对中枢神经系统的作用　人参对中枢神经系统的调节有镇静和兴奋双向作用，与用药时神经系统的功能状态、剂量大小以及人参的不同成分有关。人参皂苷 Rb 和 Rc 的混合物对小鼠的中枢神经系统有安定、镇静作用，能够产生中枢性肌肉松弛、降温、减少自发活动等作用；人参水煎剂对很多兴奋药有对抗作用。人参皂苷 Rg₁、Rg₂ 的混合物对中枢神经系统能够产生明显的兴奋效果，而大剂量时则会表现出明显的抑制作用。人参对中枢神经系统的作用环节表现在益智作用、脑保护作用和抗抑郁、抗惊厥3个方面（图26-2）。

（1）益智作用：研究证实人参皂苷能改善认知能力，增强记忆和促进神经发育。人参皂苷 Rg₁ 和 Rb₁ 的益智作用已经得到公认。行为学研究发现，人参皂苷 Rg₁ 能够改善10种记忆损伤模型的学习记忆障碍和认知功能障碍。动物实验表明人参皂苷 Rb₁ 和 Rd 对东莨菪碱和环己米特所致的小鼠获得性及巩固性记忆障碍均有明显的改善作用；用人参皂苷 Rg₁ 和 Rb₁ 给幼鼠长期喂养，可促进动物身体和脑神经发育，能使动物在跳台和避暗实验中的错误次数减少、进入暗室的潜伏期延长，促进动物成年后的学习和记忆获得过程；在水迷宫实验中，人参皂苷可改善动物的空间学习记忆能力。

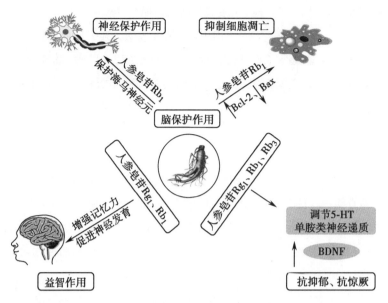

● 图 26-2　人参对中枢神经系统作用的环节和对应的化学成分

（2）脑保护作用

1）神经保护作用：人参皂苷具有抑制神经系统萎缩的能力，人参皂苷 Rb$_1$ 能够保护海马神经元，并且延缓神经细胞死亡和萎缩。在神经变性动物模型中，观察到人参皂苷 Rb$_1$、Rb$_3$ 及 Rd 具有神经保护作用，可以明显改善动物的运动障碍，降低动物的死亡率及减小纹状体损害体积。人参皂苷 Rd 能够促进神经干细胞向星形胶质细胞分化，具有分化为神经元、星形胶质细胞和少突胶质细胞的潜能，对神经元及星形胶质细胞均能起到保护作用，发挥神经保护效应。人参皂苷 Rb$_1$ 和 Rg$_1$ 可明显延长原代培养的大鼠海马神经细胞的存活时间、降低神经细胞的死亡率，并对抗谷氨酸介导的神经毒性作用，其机制在于选择性地抑制大剂量谷氨酸引起的细胞内钙离子超载。人参皂苷 Rg$_1$ 对帕金森病（PD）模型鼠的黑质神经元有明显的保护作用，进一步研究表明其作用机制可能是通过清除细胞内的活性氧类（ROS），阻断 JNK 细胞凋亡通路激活，调节 Bcl-2、Bax 蛋白表达水平起作用。

2）抑制凋亡：人参皂苷 Rb$_1$ 能降低缺氧诱导的神经细胞凋亡率，其机制是上调缺氧神经细胞 Bcl-2 蛋白的表达和下调 Bax 蛋白的表达，以及调节胶质细胞源性神经营养因子（GDNF）的表达，避免缺氧神经细胞凋亡。人参皂苷 Rg$_1$ 能增强细胞活性，降低乳酸脱氢酶（LDH）的释放，减轻细胞核形态的改变，减少 DNA 断裂，增加细胞膜流动性，抑制细胞凋亡。

3）减轻缺血再灌注引起的损伤：人参皂苷 Rg$_1$ 可减轻缺血再灌注引起的损伤，可能是通过保护脑微血管内皮细胞及减少病理条件下基质金属蛋白酶的表达量和活性，降低细胞外基质的水解，达到保护血脑屏障结构完整的作用。人参皂苷 Rg$_2$ 可以通过调控与细胞凋亡相关的蛋白表达来增强缺血再灌注损伤模型小鼠的神经系统性能。

4）抗氧化：人参皂苷 Rd 能够降低细胞内的活性氧类（ROS）水平，降低脂质过氧化产物丙二醛（MDA）的产量，并且增强超氧化物歧化酶（SOD）和谷胱甘肽过氧化物酶等抗氧化酶的活性，抵抗氧化损伤。

（3）抗抑郁、抗惊厥：人参提取物、总皂苷以及皂苷单体或苷元在多种抑郁模型中均表现出抗抑郁作用。人参可通过上调脑源性神经营养因子（BDNF）的表达发挥神经元保护作用，调节 5-

羟色胺（5-HT）、单胺类神经递质的含量,进而表现出抗抑郁的活性。人参皂苷 Rg_1、Rb_1、Rb_3 是人参抗抑郁的药效物质基础。人参皂苷 Rg_1 抗抑郁的作用机制可能与其调节海马氨基酸水平,防止兴奋性氨基酸的神经毒性作用有关。人参皂苷 Rd 与人参皂苷 Rb_1 和人参皂苷 Rb_3 联合使用,具有抗惊厥作用,可以延长癫痫发作的潜伏期,有助于减少癫痫发作。

2. 免疫调节作用　人参的免疫调节作用主要是通过对固有免疫功能的影响、调节细胞免疫以及增强体液免疫 3 个方面发挥作用的(图 26-3)。

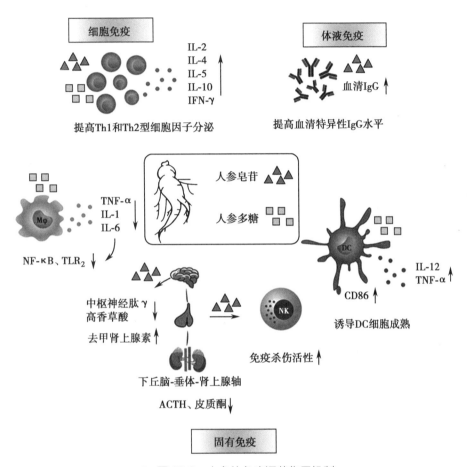

● 图 26-3　人参的免疫调节作用机制

（1）对固有免疫功能的影响:①巨噬细胞。人参多糖和人参皂苷 Rg_1 可显著增加巨噬细胞的吞噬能力及释放一氧化氮（NO）的能力。②NK 细胞。人参多糖能增强正常小鼠脾脏中 NK 细胞的杀伤活性及分泌 IL-2 和 IFN-γ 的水平。③树突状细胞。人参酸性多糖可通过精确调节骨髓树突状细胞内部的吞噬作用及酶的活性而促进小鼠骨髓树突状细胞成熟,发挥重要的免疫调节作用。

（2）调节细胞免疫:人参多糖可刺激免疫活性细胞增殖、分化、成熟,增强巨噬细胞的细胞毒性作用,诱导 IL-1、IL-2、TNF、IFN 等的产生和细胞因子受体的表达。人参中性多糖及酸性多糖均可刺激 T 淋巴细胞及 B 淋巴细胞殖。人参酸性多糖可促进 $CD19^+$ B 细胞增殖,降低晚期细胞凋亡的百分率,提高脾细胞表面 CD25 和 CD69 的表达及 IL-2 的产量,通过多重机制明显增强脾细胞的活性及增殖能力。人参皂苷 Rg_1 能选择性地增强老年大鼠的脾淋巴细胞增殖能力及 IL-2 的产生与释放,可明显促进 IL-2 基因和蛋白的表达,表现在 IL-2 mRNA 和 IL-2 蛋白含量的显著增加。但是在同样的条件下对青年大鼠免疫功能的影响并不显著,由此可以认为人参皂苷 Rg_1 是一种"免疫调节剂"。人参皂苷 Rg_1 和 Re 能够提高小鼠抗 OVA 的特异性 IgG 水平和淋巴细胞增殖水平及 IL-4、IL-19、IL-12 和 IFN-γ 以及转录因子的表达水平。人参皂苷 Rd 能够通过调节 Th1 和 Th2 细胞因子的生成和基因表达(IL-2、IFN-γ、IL-4、IL-10 mRNA)促进 Th1 和 Th2 的免疫反应,发挥免疫佐剂活性。

(3)增强体液免疫:人参皂苷 Rg_1 和人参多糖可显著增加血清补体和血清 IgG 的含量以及小鼠脾脏和胸腺的重量。

3. 对心血管系统的作用 人参皂苷在治疗心血管疾病方面有显著的生物活性,对心血管的多个方面起到重要的保护作用(图 26-4)。

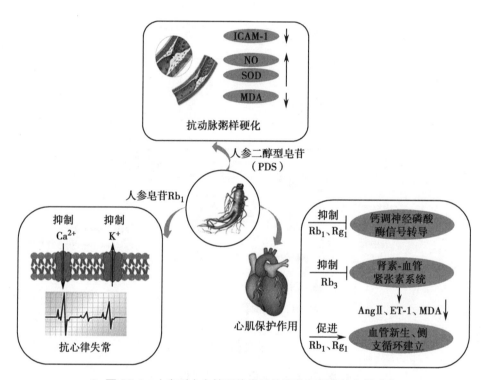

● 图 26-4 人参对心血管系统作用的环节和对应的化学成分

(1)抗动脉粥样硬化(AS):人参二醇型皂苷(PDS)可通过下调主动脉内皮细胞间黏附分子-1(ICAM-1)的蛋白表达,抑制中膜血管平滑肌细胞(VSMC)向内膜迁移、增殖,使一氧化氮(NO)含量和血清超氧化物歧化酶(SOD)活性明显增高,丙二醛(MDA)水平显著降低,从而起到抗 AS 的作用。

(2)心肌保护作用:①抑制心肌细胞肥大。人参皂苷 Rb_1 和人参皂苷 Rg_1 能通过降低钙调神经磷酸酶(CaN)的 mRNA 和蛋白表达、钙离子浓度,提高心肌细胞内抗心肌细胞肥大作用的一氧化氮(NO)浓度来保护心肌。②改善心室重构。人参皂苷 Rb_3 能很好地抑制心室重构,通过抑制肾素-血管紧张素(RAS)系统,减少血管紧张素Ⅱ(AngⅡ)、血浆内皮素(ET)和血清中丙二醛(MDA)的量,改善左心的舒张和收缩功能,防止心肌梗死后的心室重构。③保护血管内皮细胞,促进血管再生。人参皂苷 Rb_1 不仅能抑制内皮细胞凋亡,而且还能促进正常内皮细胞增殖,通过双重机制保护血管内皮细胞。

（3）抗心律失常：人参皂苷 Rb_1 可阻滞钙离子通道和钾离子通道，降低心肌细胞自律性。Ca^{2+}内流增多会引发心律失常，人参皂苷 Rb_1、Rb_3 和 Rd 也可能通过对血管平滑肌的钙离子通道的调节起到抗心律失常的作用。

4. 抗肿瘤　人参的有效成分复杂、种类多样，能对抗多种类型的肿瘤。人参皂苷是人参抗肿瘤作用的主要成分，其次为人参多糖。人参的抗肿瘤作用贯穿于肿瘤的发生、发展及转移等多个步骤，如肿瘤细胞增殖、肿瘤血管生成、肿瘤细胞浸润转移和肿瘤细胞耐药等（图 26-5）。

（1）抑制肿瘤细胞增殖：人参皂苷 Rg_3、Rh_2 可诱导肿瘤细胞周期阻滞在 G_0/G_1 期，使细胞 DNA 合成受阻，少数人参皂苷可阻滞肿瘤细胞在 G_2/M 期；人参多糖可阻滞肿瘤细胞于 G_2/M 期，通过抑制 DNA 合成等途径抑制细胞增殖。

（2）诱导肿瘤细胞凋亡：人参皂苷 Rg_3、Rh_2、CK 等能诱导肿瘤细胞内源性凋亡，即上调 Bcl-2 家族成员促凋亡蛋白的表达，同时下调抗凋亡蛋白的表达，促使线粒体跨膜电位降低并释放细胞色素 C，随后胱天蛋白酶（caspase-9）被激活，从而促进肿瘤细胞凋亡；且人参皂苷 Rg_3、Rh_2、CK 也能诱导肿瘤细胞外源性凋亡，即上调 p53、死亡受体 TRAIL-R1（DR4）和 TRAIL-R2（DR5）、Fas 及其配体（FasL）的表达，然后激活 caspase-8。人参多糖可能通过 Wnt/β-catenin 通路介导人鼻咽癌细胞 CNE-2 凋亡。

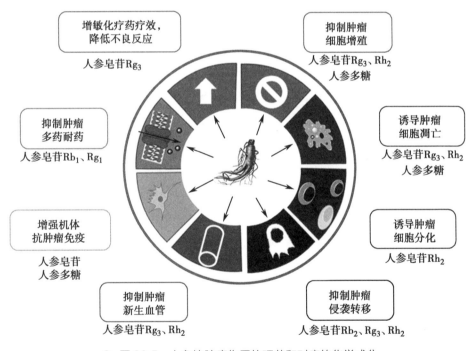

增敏化疗药疗效，降低不良反应
人参皂苷Rg_3

抑制肿瘤细胞增殖
人参皂苷Rg_3、Rh_2
人参多糖

抑制肿瘤多药耐药
人参皂苷Rb_1、Rg_1

诱导肿瘤细胞凋亡
人参皂苷Rg_3、Rh_2
人参多糖

增强机体抗肿瘤免疫
人参皂苷
人参多糖

诱导肿瘤细胞分化
人参皂苷Rh_2

抑制肿瘤新生血管
人参皂苷Rg_3、Rh_2

抑制肿瘤侵袭转移
人参皂苷Rb_2、Rg_3、Rh_2

● 图 26-5　人参抗肿瘤作用的环节和对应的化学成分

（3）诱导肿瘤细胞分化：目前对人参诱导肿瘤细胞分化的研究主要针对白血病，人参皂苷可以促进血红蛋白的生成，并使白血病细胞向较成熟的细胞分化。如人参皂苷 Rh_2 能通过上调 TGF-β 表达诱导白血病细胞分化。

（4）抑制肿瘤侵袭与转移：研究表明，人参皂苷 Rb_2、Rg_1、Rg_3、Rh_1、Rh_2、Rd、CK 等可通过抑制基质金属蛋白酶（MMP）在癌细胞中表达以避免其破坏细胞外基质屏障，从而抑制癌细胞侵袭和转移。

（5）抑制肿瘤新生血管生成：人参皂苷 Rg_3 可通过抑制 p38/ERK 信号下调血管内皮生长因子（VEGF）的表达，还通过抑制缺氧诱导的多种信号包括 HIF-1α、COX-2、NF-κB、STAT3、ERK1/2 和 JNK 下调癌细胞中 VEGF 的表达；同时人参皂苷 Rh_2 通过增加多形性胶质母细胞瘤中 miR-497 的水平进而抑制 VEGF-A mRNA 翻译而抑制新生血管生成。

（6）增强机体对肿瘤细胞的免疫能力：人参皂苷、人参多糖类成分具有显著的免疫调节作用，可增强机体对肿瘤细胞的免疫能力。人参多糖能刺激淋巴细胞增殖，提高自然杀伤细胞（NK）的细胞毒活性，诱导多种细胞因子（TNF、IFN、IL-1 和 IL-6）生成，增强 T 细胞、NK 细胞和 LAK 细胞的活性，提高对肿瘤细胞的杀伤作用。

（7）抑制肿瘤多药耐药性：人参皂苷可作为肿瘤耐药逆转剂提高化疗药物的抗肿瘤活性。研究发现 Rb_1 可以逆转 K562/HHT 的多药耐药性；人参皂苷 Rd、Re、Rb_1 和 Rg_1 在 $100\mu g/ml$ 的浓度下，能够降低细胞内多药耐药基因 1（MDR1）的表达水平。

（8）增敏化疗作用，降低不良反应：人参皂苷 Rg_3 可显著抑制小鼠体内肿瘤的生长，与药物顺铂联合使用能增强化疗效果，在一定程度上减弱顺铂引起的白细胞减少、脾和胸腺萎缩等药物毒性。

5. 对内分泌系统的作用　现代药理学研究表明，人参能增强机体对各种有害刺激的非特异性抵抗能力，提高机体的适应性。作为一种典型的适应原，它的作用与下丘脑-垂体-肾上腺系统（HPA）轴内分泌系统有关。人参皂苷对 HPA 轴有调节作用，当机体处于安静状态时，人参可以兴奋 HPA 轴，引起促肾上腺皮质激素（ACTH）和皮质酮分泌的同步增加，从而增加动物的抗应激反应能力，提高机体的适应性。当机体受到应激刺激时，HPA 轴兴奋，皮质酮分泌增加，此时人参皂苷能够拮抗这种兴奋，抑制皮质酮分泌，表现为应激过程中对机体的保护。

人参无性激素样作用，却能促进垂体分泌促性腺激素，加速大鼠的性成熟过程，或使已性成熟的雌性大鼠的动情期延长，摘除卵巢后此作用消失。

6. 延缓衰老　人参是中国传统的抗衰老药物的代表，随着研究的深入，表明人参中抗衰老的主要活性成分是人参皂苷 Rg_1、Rb_1 和人参多糖。人参主要从抗氧化损伤、抗细胞凋亡、增强免疫功能等方面延缓细胞衰老（图 26-6）。

人参延缓衰老的主要作用机制：①抗氧化损伤。人参皂苷 Rd 能提高谷胱甘肽（GSH）含量，减少谷胱甘肽二硫化物（GSSG）含量，提高 GSH 与 GSSG 的比率，增强超氧化物歧化酶（SOD）和谷胱甘肽过氧化物酶等抗氧化酶的活性，抵抗氧化损伤。人参多糖可抑制衰老小鼠血清及肝组织中丙二醛（MDA）的形成，提高超氧化物歧化酶（SOD）、谷胱甘肽过氧化物酶（GSH-Px）、过氧化氢酶活性及总抗氧化能力。②抗细胞凋亡。人参皂苷 Rb_1 能通过上调缺氧神经细胞 Bcl-2 蛋白的表达和下调 Bax 蛋白的表达，避免缺氧神经细胞凋亡。③增强免疫功能。人参皂苷 Rg_1 可选择性地增强老年大鼠的免疫功能，通过增强老年大鼠的脾淋巴细胞增殖能力及 IL-2 的产生与释放，促进 IL-2 基因和蛋白的表达，而对于幼鼠则无明显影响。④神经细胞衰老伴随着膜的流动性改变，人参皂苷 Rg_1 可使老化的脑皮质细胞膜流动性明显增加，说明增加膜流动性是人参皂苷抗衰老作用机制的一个指标。⑤人参皂苷 Rg_1 可通过改变细胞周期调控因子的表达而发挥其抗 t-BHP 诱导的 WI-38 细胞衰老作用，还可通过激活端粒酶活性和减少端粒长度而发挥其抗叔丁基过氧化氢诱导的 WI-38 细胞衰老作用。

7. 改善糖脂代谢　人参成分复杂，有报道指出，人参皂苷的不同单体能对抗不同的糖尿病模

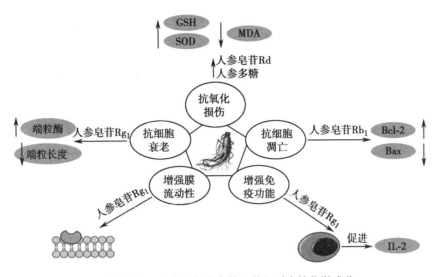

● 图 26-6　人参延缓衰老的环节和对应的化学成分

型引起的高血糖。人参皂苷中的活性成分 Re 能显著降低实验动物的血糖,其抗糖尿病效果良好,同时提高葡萄糖耐受量能力。人参皂苷 Rb₁ 可激活 PPAR-γ 转录,同时增加其下游基因脂肪酸结合蛋白(ap2)的表达和细胞内的甘油三酯含量,促进脂肪细胞分化,增加葡萄糖转运量。人参皂苷 Rc、Rh、Rb₂ 可以通过抑制胰脂肪酶活性起到降脂作用。此外,最新研究发现人参皂苷 Rg₁ 可以减轻高脂小鼠的体重,降低空腹血糖,改善口服糖耐量与丙酮酸耐量,降低血清胰高血糖素含量。其机制是 Rg₁ 可以促进肝组织 Akt 磷酸化并与核转录因子 FoxO1 直接结合,下调糖异生的关键酶葡糖-6-磷酸酶脱氢酶(G-6-PD)和磷酸烯醇式丙酮酸羧化酶(PEPCK)的表达,抑制胰高血糖素介导的肝糖异生(图 26-7)。

(四) 有效成分的药动学研究

一些人参皂苷的原型药物在胃肠道的吸收率低,而其胃肠道代谢物由于极性降低,成为其主要吸收形式,并且在体内吸收时间长、消除慢。

参麦注射液中的人参皂苷 Rg₁ 和 Re 在人体内的血药浓度较低,人参皂苷 Rg₁ 的血药浓度仅测至滴注后 4 小时,而人参皂苷 Re 在滴注结束 2 小时后即难以测到。人参皂苷 Rg₁ 和 Re 的分布半衰期 $t_{1/2\alpha}$ 分别为 0.28 小时和 0.10 小时,表明静脉注射后两者在体内快速分布;消除半衰期 $t_{1/2\beta}$ 分别为 2.09 小时和 1.17 小时,分布和消除速度较快,药动学行为符合二房室模型。

人参总皂苷大鼠灌胃后,大鼠体内人参皂苷 Rg₁ 的血药浓度在 6 小时出现明显的双峰,而单体人参皂苷 Rg₁ 给药后没有出现双峰现象。人参皂苷 Rg₁ 在小肠全肠段均有吸收,并且比较容易透过肠壁屏障,并呈明显的时间依赖性,广泛分布到除脑以外的组织,在肝、肾中的药物浓度最高,其主要经胆汁和尿液排出,共排出 80% 左右。

(五) 现代应用

1. 心血管疾病　人参对慢性心力衰竭、心律失常、心肌营养不良、冠状动脉硬化、心绞痛、原发

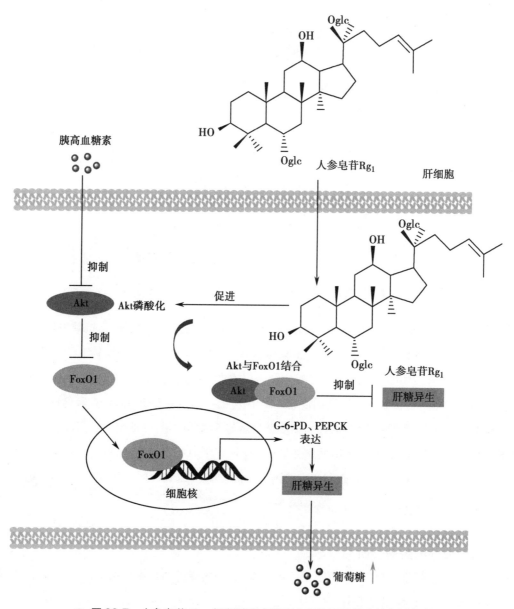

● 图 26-7　人参皂苷 Rg₁ 抑制胰高血糖素介导的肝糖异生的作用机制

性高血压等都有一定的治疗作用,可以减轻各种症状。人参芦头皂苷糖衣片可用于治疗冠心病。

2. 神经衰弱　人参对神经系统有显著的兴奋作用,能提高机体活动能力、减轻机体疲劳,对不同类型的神经衰弱有一定的疗效。可使患者的体重增加,消除和减轻全身无力、头痛、失眠等症状。

3. 胃和肝脏疾病　慢性胃炎伴有胃酸缺乏、胃酸过低的患者服用人参后可使胃容纳增加,症状减轻或消失。对急性传染性肝炎患者也有一定的作用。

4. 抗肿瘤病　肿瘤患者服用人参后,食欲改善,体重增加,红细胞与血红蛋白升高,免疫功能改善。人参皂苷可以防止抗癌药物与放射治疗引起的白细胞减少。参一胶囊是经国家药品监督管理局批准上市的第一个肿瘤新生血管抑制剂,其主要成分即为人参皂苷 Rg₃。

5. 延缓衰老　人参中含有的多种抗氧化物质具有抗脂质过氧化作用。

6. 其他　人参还可用于治疗糖尿病、贫血症、休克等。

（六）不良反应

人参虽为补药，有补益的性质，但同时也具有一定的偏性，使用不当时易导致机体阴阳失调、脏腑功能紊乱。人参服用不当，临床上最常见的是引起人参中毒综合征，也称为"人参滥用综合征"。服用不当或过量使用人参后可出现兴奋效应，会使大脑皮质兴奋与抑制平衡失调，如易醒、失眠、神经衰弱、震颤、高血压、欣快感等中枢神经系统兴奋和激动的症状。服用人参剂量过大可致严重的出血。目前认为服用过量人参可引起机体气机壅滞，升降出入失常，产生动血之患，甚则血与气并犯于上而为厥证，或阴阳离决从而导致死亡。儿童服用人参可致性早熟。

二、当归

当归性温，味甘、辛，归肝、心、脾经，具有补血活血、调经止痛、润肠通便的功效，常用于治疗血虚萎黄、眩晕心悸、月经不调、经闭痛经、虚寒腹痛、风湿痹痛、跌扑损伤、痈疽疮疡、肠燥便秘等，尤其是在治疗各种"血证"的方剂中更是必不可少。因此，当归素有"妇科人参"及"十药九归"的说法。

（一）来源采制

当归为伞形科植物当归 *Angelica sinensis*（Oliv.）Diels 的干燥根。秋末采挖，除去须根和泥沙，待水分稍蒸发后，捆成小把，上棚，用烟火慢慢熏干。当归药用历史悠久，自东汉末年以来，历代本草均有记载。当归是多年生草本植物，喜冷凉阴湿，是一种低温长日照植物。在中国西部地区通常种植于海拔 1 700~3 000m 的地区。种植地区的土壤为质地疏松、有机质含量高的黑土类和褐土类，在当归成药期（5~11 月）通常阴雨日较多、雨量充足。目前，国内的药用当归均为人工栽培，主要产于甘肃，此外陕西、四川、云南、湖北等地亦有少量栽培。生长周期为 3 年，在甘肃东南部山区种植，第一年 6~7 月播种育苗，10 月下旬挖苗贮藏；第二年 3 月移栽定植，秋季收获肉质根作药用；留作繁种的植株继续生长至第 3 年开花结籽。

（二）药效物质基础

目前已从当归中分离鉴定出 70 余种化学成分，主要包括挥发油、有机酸、多糖和黄酮等成分。当归中挥发油的含量约为 1%，为当归的主要有效成分之一。挥发油中藁本内酯的含量最高，其次为丁烯基酞内酯。

当归中含有多种有机酸类化合物，其代表为阿魏酸。《中国药典》2020 年版将挥发油、阿魏酸列为质控指标。此外，当归中还含有丁二酸、烟酸、十六烷羧酸、香荚兰酸、邻二苯酸、茴香酸、壬二酸、棕榈酸、亚油酸、硬脂酸等酸性成分。当归多糖（angelica polysaccharide）是当归中的水溶性有效成分，其含量可达到 15%，主要为葡萄糖、阿拉伯糖、鼠李糖、半乳糖等；酸性多糖为糖醛酸。当归中含有苏氨酸、亮氨酸、异亮氨酸等多种氨基酸，以及铜、铁、锰、锌等多种微量元素。此外，当归中还含有尿嘧啶、腺嘌呤、维生素 E、青霉菌属的代谢产物，以及香豆素类等成分。

（三）主要药理作用与作用机制

1. 对血液系统的影响 如图26-8和图26-9所示，当归对血液系统的影响主要体现在以下几方面。

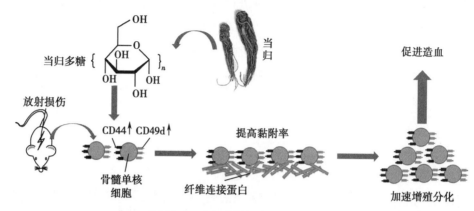

● 图 26-8 当归多糖促进造血的作用机制

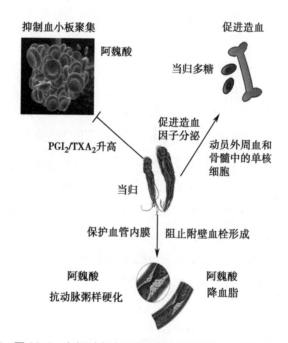

● 图 26-9 当归对血液系统的影响环节和对应的化学成分

（1）促进造血：①促进造血生长因子分泌。当归多糖在体外能显著刺激粒-巨噬系集落形成单位的增殖；经当归多糖体外刺激后，骨髓基质细胞、脾细胞和胸腺细胞的粒细胞-巨噬细胞集落刺激因子（GM-CSF）蛋白和 mRNA 的表达水平显著提高。当归多糖可能通过直接或间接途径促进淋巴细胞和造血微环境中的基质细胞合成和分泌 GM-CSF、IL-3 或 GM-CSF 样物质等造血生长因子，进而促进粒单系血细胞的产生。②刺激与造血相关的细胞、分子。近年来研究表明，当归多糖能动员外周血和骨髓中的单核细胞促进造血。当归多糖可通过降低造血干细胞表面的黏附分子的表达，促使骨髓单核细胞（BMNC）更早进入外周血液循环，促进造血功能修复。进一步研究发现，当归多糖能通过降低放射损伤小鼠 BMNC 凋亡相关基因 p53 mRNA 的表达来抑制细胞凋亡，以及提高 BMNC 黏附分子抗体 CD44 和 CD49d 的表达，通过上调 BMNC 对细胞外基质中纤维连接蛋白的黏附率来加速 BMNC 增殖分化,从而促进造血。

(2) 抑制血小板聚集:当归中的阿魏酸能对抗血栓素 A_2(TXA_2)的生物活性,增加前列环素(PGI_2)的生物活性,使 PGI_2/TXA_2 的值升高,从而抑制血小板凝聚。

当归抑制血小板聚集的主要作用机制:①阿魏酸能抑制血小板释放 5-HT;②阿魏酸能调整 PGI_2-TXA_2 平衡;③当归能清除氧自由基,具有抗脂质过氧化作用;④当归中含有 adenosine 等其他抑制血小板聚集的活性成分;⑤当归可影响凝血因子和改善血液流变学及微血管状态。

(3) 降血脂和抗动脉粥样硬化:当归及其成分阿魏酸的抗氧化和自由基清除作用对血管壁来说,具有保护内膜不受损伤的作用,使脂质在动脉壁的进入和移出保持动态平衡,也不利于血小板黏附和聚集于血管壁上;其降胆固醇作用可抑制脂质沉积于血管壁;其抗血小板功能作用又可阻止附壁血栓形成。当归及其成分阿魏酸的这 3 种药理作用互相协调,能产生抗动脉粥样硬化作用。

当归抗动脉粥样硬化的另一关键因素是血管平滑肌细胞(SMC)的增殖。近来研究发现,氧自由基能明显增强 SMC 的 sis 基因表达,促使 SMC 增殖。当归提取液可能通过增加超氧化物歧化酶(SOD)活性,降低脂质过氧化物(LPO)水平,升高 PGI_2、cAMP 水平,从而抑制 SMC 增殖,改善动脉粥样硬化。

2. 对平滑肌的作用

(1) 对血管平滑肌的作用:当归有扩血管作用及对去甲肾上腺素所致的血管痉挛有温和的解痉作用。当归挥发油是当归对血管平滑肌起解痉作用的主要活性部分,其中藁本内酯的活性最强。当归挥发油缓解血管平滑肌痉挛的机制可能是干扰了细胞内钙离子的代谢。

(2) 对子宫平滑肌的作用:当归挥发油和水提物对子宫平滑肌具有不同的作用。前者为抑制子宫收缩的主要活性成分,后者则为兴奋子宫的主要活性成分。

当归对子宫平滑肌的作用机制:①当归挥发油可抑制小鼠离体正常子宫平滑肌的收缩幅度、频率和活动力,对缩宫素所致的离体子宫平滑肌剧烈收缩亦可抑制,并能使其恢复至正常水平。说明当归挥发油对正常和病理性子宫平滑肌均有抑制作用,并有较强的抗子宫平滑肌痉挛作用。②当归水煎液在浓度为 6.7mg/ml 时,对离体小鼠子宫平滑肌有兴奋作用,这与当归兴奋子宫平滑肌上的 H 受体有关,但与子宫平滑肌上的 M 受体、α 受体和前列腺素合成酶无关。实际上,当归挥发油中的酸性部位(A_1)、酚性部位(A_2)也能兴奋子宫,但呈剂量相关的双向作用。

(3) 对气管平滑肌的作用:挥发油成分正丁烯基苯酞和藁本内酯在体外有松弛气管平滑肌的作用。

3. 清除氧自由基和抗脂质过氧化作用 当归水提取物能抑制化学发光体系,具有清除氧自由基的作用;当归炮制品可清除次黄嘌呤-黄嘌呤氧化酶系统产生的 O_2 和 Fenton 反应生成的 $\cdot OH$,并能抑制氧自由基发生系统诱导的小鼠肝匀浆上清液的脂质过氧化作用。阿魏酸是当归抗氧化作用的有效成分,通过直接消除自由基、抑制超氧自由基引起的膜脂质过氧化反应和自由基反应以及与生物膜磷脂结合保护膜脂质等多种机制拮抗自由基对组织的损害。

4. 抗炎和镇痛作用 当归提取物具有镇痛、抗炎作用,能明显提高小鼠对热刺激致痛的痛阈,抑制小鼠对化学刺激致痛的扭体反应。

当归抗炎的作用机制:从细胞及基因水平研究当归中性非酚性部位(A_3)的抗炎作用机制,发现 A_3 能抑制 PGE_2 产量、环氧合酶-2(COX-2)活性以及 COX-2 mRNA 和蛋白的表达,提示 A_3 抑制 PGE_2 产量可能与抑制 COX-2 基因的表达有关。

5. 对肺部的保护作用 当归提取物对肺损伤具有治疗作用。当归多糖是防治肺纤维化的有效成分,能改善肺纤维化大鼠模型的各项肺功能。当归补血总苷可抑制 TGB-β₁诱导的人胚肺成纤维细胞的异常增殖转化和胶原表达,其抑制胶原表达的作用可能是通过增加基质金属蛋白酶 9 的表达来实现的。

6. 保肝作用　当归提取物可减轻肝纤维化、提高肝细胞 SOD 和降低 MDA 及对多种肝损伤模型具有保护作用。当归可使四氯化碳诱导的大鼠肝纤维化模型的血清Ⅲ型前胶原及血清氨基转移酶水平显著降低,因此对实验性大鼠肝纤维化有防治作用。

7. 对肾脏的保护作用　当归具有防治肾缺血再灌注损伤的作用,其机制可能与当归对 TNF-α、IL-6 和碱性纤维细胞生长因子(bFGF)等细胞因子的调控有关。

8. 增强免疫作用　当归可促进巨噬细胞分泌细胞因子,增强免疫功能。

当归的功效主治与药理作用见图 26-10。

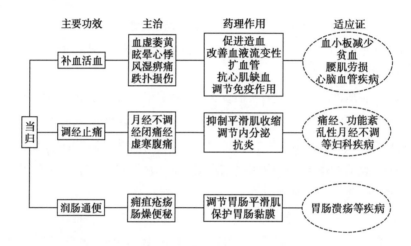

● 图 26-10　当归的功效主治与药理作用

(四) 有效成分的药动学研究

一次性给予白兔灌胃当归挥发油有效部位后,丁烯基苯酞在体内的过程符合一级吸收二室模型。从药动学参数可见,丁烯基苯酞口服后吸收较快,达峰时间为(0.87±0.02)小时,分布相半衰期为(0.78±0.05)小时,消除半衰期为(3.25±0.27)小时,表观分布容积为(5.73±0.29)L/kg,血浆总清除率为(4.85±0.64)L/kg。说明在体内分布很快达到平衡,在血中的清除较快。

当归补血汤中的阿魏酸在大鼠体内的药动学模型为二室模型,其中吸收相半衰期为(2.48±0.06)分钟,分布相半衰期为(3.40±0.43)分钟,消除相半衰期为(225.28±25.36)分钟。说明当归补血汤的吸收及分布速度较快、起效迅速,适合采用传统的汤剂形式给药。

(五) 现代应用

1. 心脑血管系统　通过当归健脑抗衰合剂在抑郁症方面进行治疗,借助在脑卒中后抑郁症患者进行的系统研究发现,治疗组的有效率能够达到 93.33%。

2. 心律失常　当归流浸膏对乙酰胆碱或电流造成的心房颤动能够产生非常关键的影响。当归对肾上腺素、氯化钡、地高辛等造成的不同心律失常能够产生非常显著的影响。

3. 妇科疾病　有报道应用当归可避免流产现象出现。

（六）不良反应

复方当归注射液可致过敏性休克。阿魏酸钠注射液常见的不良反应有过敏性皮疹,偶有致心绞痛的报道。

三、麦冬

案例导入　麦冬的本草考证及入药历史

麦冬始载于《神农本草经》,原名麦门冬。《本草纲目》云:"麦须曰虋(音门),此草根似麦而有须,其叶如韭,凌冬不凋,故谓之麦虋冬,及有诸韭、忍冬诸名,俗作门冬,便于字也。"

麦冬入药历史悠久,早在《尔雅》中即有记载,《神农本草经》列为上品,谓之"主心腹结气,伤中伤饱,胃络脉绝,羸瘦短气。"《名医别录》谓其主"虚劳客热,口干燥渴,止呕吐,愈痿蹶,强阴益精,消谷调中,保神,定肺气,安五脏,令人肥健"。事实上,已经可以证明麦冬作为养阴补虚药的多种功效。后又有唐代《药性论》增入"止烦渴,主大水面目肢节浮肿,下水。治肺痿吐脓,主泄精"。《日华子本草》言其能"治五劳七伤,安魂定魄,时疾狂热,头痛,止嗽"。宋代《本草衍义》谓其"治心肺虚热"。金元医家张元素在其所著的《用药心法》及《医学启源》中又谓其"补心气不足及治血妄行""治经枯乳汁不下"。至此,麦冬的养阴益胃、润肺补心、除烦安神、止呕、止渴、止嗽、止血、下乳等诸多功效已逐渐被人们所认识和利用。明清以来的本草对麦冬主治功用的记载基本没有更多的增补。

麦冬是临床常用中药,始载于《神农本草经》,列为上品。其味甘、微苦,性微寒,主要功效为养阴生津、润肺清心,用于治疗肺燥干咳、阴虚痨嗽、喉痹咽痛、津伤口渴、内热消渴、心烦失眠、肠燥便秘。

（一）来源采制

麦冬为百合科植物麦冬 *Ophiopogon japonicus*(L. f) Ker-Gawl. 的干燥块根。夏季采挖,洗净,反复暴晒、堆置,至七八成干,除去须根,干燥。我国麦冬资源丰富,其中以主产于四川省三台县的川麦冬和主产于浙江杭州笕桥一带的浙麦冬为道地药材。主产于福建省泉州、莆田等地的短葶山麦冬 *Liriope muscari*(Decne.) Bailey 的性味归经、功能主治与麦冬类似。各产地麦冬的起土年限和采挖时间均略有不同。临床使用麦冬以生用为主,亦有用蜜炙或酒炙麦冬及朱砂拌麦冬者。

不同产地的麦冬在各类活性成分的含量上均略有差异。例如,麦冬皂苷为麦冬主要有效成分,经测定,同种不同产地的麦冬样品,四川产麦冬中鲁斯可皂苷元的含量高于浙江产麦冬;而浙麦冬的黄酮类成分和总多糖的含量均高于川麦冬。

（二）药效物质基础

从麦冬的不同部位可分离出甾体皂苷类、高异黄酮类、多糖类等成分。其中甾体皂苷类和高异黄酮类具有多种生物活性,是麦冬的主要活性成分。

1. 甾体皂苷类化合物　其提取分离方法包括溶剂提取法、酶提取法及超声提取法。至今,已从麦冬中分离出 72 个甾体皂苷,根据其基本化学结构可分为螺甾烷醇型和呋甾烷醇型两大类。且在发现的甾体皂苷中,多数为螺甾烷醇型甾体皂苷,少数为呋甾烷醇型甾体皂苷。螺甾烷醇型皂苷的糖链连接在 C-1、C-3 和 C-24 位上,呋甾烷醇型皂苷的糖链连接在 C-1、C-3 和 C-26 上。螺甾烷醇型甾体皂苷的苷元类型主要有鲁斯可皂苷元、薯蓣皂苷元、雅莫皂苷元和偏诺皂苷元等,其中以鲁斯可皂苷元为苷元的皂苷最多。在结合的糖基方面主要为三糖苷和二糖苷,四糖苷和单糖苷较少;而且糖的连接方式以单糖链为主,双糖链较少。

2. 高异黄酮类化合物　作为黄酮类化合物中特殊的一类,高异黄酮由 1 个—CH_2—基团连接其 B 环和 C 环,是麦冬的又一主要成分。目前已从麦冬中分离出 36 个高异黄酮类化合物。

3. 多糖类　麦冬块根中含有丰富的多糖,麦冬多糖由单糖和低聚糖类化合物组成,包括果糖和多量的低聚糖类。目前已经从麦冬的水溶性部位提取出 11 种多糖。

除此之外,麦冬中还含有有机酸、糖苷、环二肽等成分。

(三) 主要药理作用与作用机制

1. 降血糖　麦冬水提物、多糖通过影响核因子 κB(NF-κB)通路,促进瘦蛋白、脂连蛋白表达等途径对在体大鼠或离体细胞达到降血糖作用。目前普遍认为,在 2 型糖尿病的发病机制中,胰岛素抵抗(insulin resistence,IR)和胰岛 B 细胞功能障碍是 2 个重要的环节。麦冬不但具有修复胰岛 B 细胞损伤的作用,而且改善胰岛素抵抗的作用较强,能够增强脂肪细胞对葡萄糖的摄取和利用能力(图 26-11 和图 26-12)。

(1) 影响核因子 κB(NF-κB)通路:改善胰岛素抵抗 2 型糖尿病及其并发症的发生与炎症密切相关,在 2 型糖尿病患者中,炎症因子可引起胰岛素抵抗。抗炎治疗可以改善 2 型糖尿病患者的糖代谢异常,提高胰岛素敏感性。大量实验结果表明麦冬可以抑制细胞凋亡使胰岛 B 细胞数量增加,并降低胰岛中 NF-κB 的表达,从而保护胰岛。

(2) 与脂肪因子相关:脂肪组织产生并释放多种脂肪细胞因子,这些脂肪细胞因子分为两大类:一类是具有减弱胰岛素生理功能的细胞因子,如抗胰岛素蛋白、TNF-α 等,它们可以诱发和增强 IR,从而降低胰岛素敏感性;另一类是具有增强胰岛素生理功能的细胞因子,如脂连蛋白等,它们可以改善 IR,从而增强细胞对胰岛素的敏感性。麦冬多糖能够剂量依赖性地提高胰岛素抵抗脂肪细胞的瘦蛋白、脂连蛋白表达量,而降低抗胰岛素蛋白蛋白表达量,说明麦冬多糖的降糖作用与 IR 脂肪细胞分泌的脂肪因子有关,可以通过促进脂肪细胞高表达瘦蛋白、脂连蛋白以及抑制脂肪细胞表达抗胰岛素蛋白等脂因子而增强脂肪细胞的胰岛素敏感性,进而促进对葡萄糖的摄取和利用。

2. 保护心血管系统　如图 26-13 所示。

(1) 对心血管内皮细胞的保护作用:H_2O_2 类活性氧分子诱发的血管内皮细胞损伤在心血管疾病的发病机制中起重要作用。麦冬皂苷 D(OP-D)是麦冬中最具活性的皂苷类成分之一,在人脐静脉内皮细胞中其能拮抗 H_2O_2 诱导的氧化应激反应、炎症反应以及凋亡,并呈浓度依赖性;且 OP-D 可使 H_2O_2 诱发的脂质过氧化和蛋白质羰基化作用减弱,并使线粒体中活性氧类(ROS)的产生和细胞凋亡也都减少;同时,OP-D 还能恢复细胞整体的抗氧化能力,抑制炎症细胞因子的释放以及过氧化氢酶、血红素加氧酶-1(HO-1)和胱天蛋白酶(caspase)的活性,并阻止 NF-κB 和细胞外

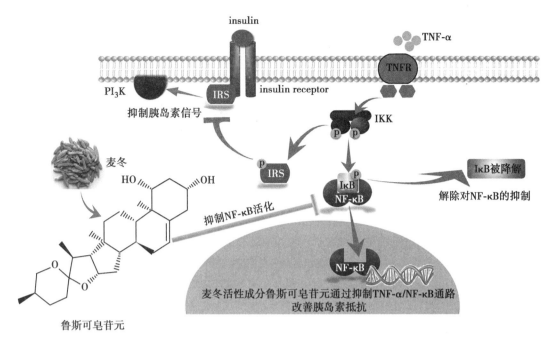

● 图 26-11　鲁斯可皂苷元改善胰岛素抵抗的机制

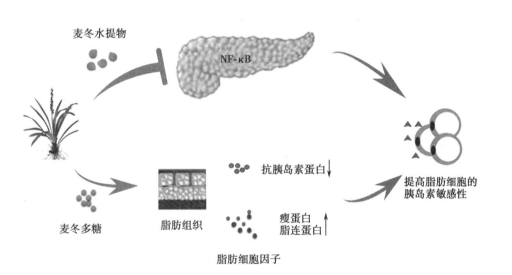

● 图 26-12　麦冬降血糖的环节和对应的化学成分

信号调节蛋白激酶(ERK)级联通路的激活。此外,OP-D 能稳定线粒体膜电位,降低细胞膜通透性,防止钙离子内流增加,从而保护内皮细胞免于凋亡。麦冬总皂苷(ophiopogan total saponies,OTS)是麦冬水提物和醇提物中的主要成分,对心肌细胞缺氧再给氧损伤具有保护作用。研究发现,OTS 能提高受损心肌细胞的活力和搏动频率,并降低细胞培养液上清中的乳酸脱氢酶(LDH)含量。

（2）抗心肌缺血：有研究者考察 OTS 对实验性心肌缺血模型的保护作用,结果发现在异丙肾上腺素诱导的心肌缺血模型中 OTS 可明显改善 CPK 水平;在结扎冠状动脉所致的缺血性心肌梗死模型中,OTS 也能显著抑制 CPK 的释放,保护心肌活性。心肌缺血时伴有氧自由基生成,后者可转变成羟自由基而引起心肌细胞膜脂质过氧化,破坏膜功能,加剧心肌缺血。超氧化物歧化酶(SOD)是一种源于生命体的活性物质,能消除生物体在新陈代谢过程中产生的有害物

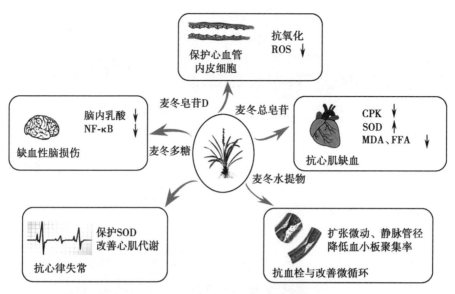

● 图 26-13　麦冬保护心血管系统的环节和对应的化学成分

质,是降解脂质过氧化物的特异性酶,心肌缺血时 SOD 活性降低。OTS 可以保护 SOD 活性,减少脂质过氧化产物心肌 MDA 生成,这可能是其保护缺血心肌的机制之一。且有研究发现麦冬总多糖和总氨基酸对心肌缺血损伤也具有保护和预防作用,这就为“麦冬水提物能对抗心肌缺血,是由于它含有的麦冬皂苷、麦冬总多糖和总氨基酸等成分协同发挥作用所致”提供了科学依据。

(3) 抗血栓与改善微循环:对麦冬的 3 种提取物(石油醚、乙醇、水提取液)的研究发现,麦冬不但能显著扩张小鼠微动、静脉的管径,改善其血液流态,加快血流速度,还能降低大鼠的血小板聚集率,从而显示出活血化瘀的功效。而络病与微血管的病变关系密切,血管内皮细胞(VEC)损伤是络病发生的物质基础之一。通过研究麦冬药物血清对血管内皮细胞的影响,发现麦冬药物血清对 VEC 具有增殖作用,可明显保护人脐静脉内皮细胞(HUVEC),减少内毒素对其诱导的凋亡作用,其机制与减少自由基、增加超氧化物歧化酶并缓解钙超载有关。

(4) 抗心律失常:实验证明 OTS 可显著抑制三氯甲烷、肾上腺素和氯化钡所诱导的心律失常,并对结扎冠状动脉所致的心肌缺氧诱发的室性心律失常有显著的疗效。

(5) 对缺血性脑损伤的保护作用:大脑在缺血状况下,脑组织内供氧减少,糖的有氧氧化抑制,糖酵解加强,乳酸堆积,造成细胞酸中毒。通过大鼠实验性脑缺血模型检测脑内的乳酸含量研究,探讨麦冬多糖对脑缺血损伤的抗缺氧作用,发现麦冬多糖对脑内的乳酸含量有显著的降低作用,从而提示麦冬多糖对实验性脑缺血有抗缺氧保护作用。在小鼠大脑中动脉栓塞(MCAO)模型实验中发现,鲁斯可皂苷元可通过下调 NF-κB 介导的炎症通路来保护模型小鼠缺血性脑损伤。

3. 增强免疫　麦冬多糖为麦冬发挥增强免疫作用的有效部位。麦冬多糖能通过调节单胺氧化酶 B(MAO-B)、白介素-2(IL-2)、TNF-α、IL-6、干扰素 γ(IFN-γ)及 IL-10 mRNA 的表达增强免疫力(图 26-14)。

4. 抗衰老　D-半乳糖衰老模型是目前较多用的一种药物衰老模型。D-半乳糖造成衰老模型是因代谢过程中机体产生大量自由基,表现为多种抗氧化酶活性下降,引起小鼠的脑老化效应,并

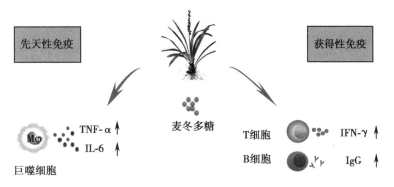

● 图26-14　麦冬增强免疫的环节和对应的化学成分

在多种器官、组织的形态及生理、生化的许多观测指标上均呈现出与自然衰老相似的改变。研究发现,麦冬水提物能对抗 D-半乳糖的致衰老作用,显著升高红细胞的 SOD,显著降低血清脂质过氧化产物 MDA,提示麦冬能降低机体自由基反应而发挥抗衰老作用。

（1）延缓皮肤衰老:麦冬能清除体内的自由基,促进皮肤胶原蛋白合成,使皮肤紧致有弹性,阻断黑色素形成,恢复皮肤白皙润滑,调整女性体内的内分泌系统,矫正激素平衡,提高机体的代谢功能,从而达到延缓皮肤衰老的目的。通过观察麦冬多糖对衰老小鼠皮肤组织衰老程度的影响,发现麦冬多糖可明显提高亚急性衰老小鼠皮肤中的 SOD 活性及羟脯氨酸的量,并使 MDA 降低,说明麦冬多糖具有抗皮肤衰老的作用。

（2）改善学习记忆障碍:有研究表明麦冬多糖有降低 D-半乳糖所致的衰老小鼠脑内的 MAO-B 活性,提高衰老小鼠的抗氧化能力和延缓机体衰老的作用。还有研究发现阔叶山麦冬总皂苷（liriope platyphylla total saponine,LPTS）对衰老小鼠的学习记忆障碍也有一定的改善作用,可显著增加衰老小鼠的体重,提高其脾系数和胸腺系数,降低血清 MDA 含量、脑组织 MAO 活性和脂褐质水平,上调血清 SOD 活性及肝谷胱甘肽（GSH）含量。实验表明,LPTS 在改善机体物质代谢和学习记忆障碍以及延缓衰老方面也具有一定的活性作用。

5. 抗肿瘤　现代药理研究表明,麦冬的多种有效部位及成分均具有抗肿瘤作用,主要有效部位是麦冬皂苷。麦冬皂苷主要是通过诱导肿瘤细胞产生自噬、影响 NF-κB 信号通路表达等发挥抗肿瘤作用。

麦冬的功效主治与药理作用见图26-15。

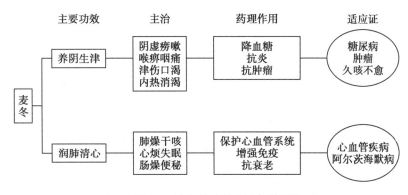

● 图26-15　麦冬的功效主治与药理作用

（四）有效成分的药动学研究

利用超高效液相色谱-质谱串联技术（UPLC-MS/MS）观察大鼠灌胃麦冬提取物后，大鼠血浆中的麦冬皂苷D、麦冬黄烷酮E、麦冬黄酮A、甲基麦冬黄烷酮A、甲基麦冬黄烷酮B，主要药动学参数见表26-2。

表26-2　麦冬主要成分的药动学参数

成分	峰浓度C_{max}/(ng/ml)	达峰时间t_{max}/min	半衰期/分钟	K/(1/min)	AUC_{0-t}/(ng·min/ml)	$AUC_{0-\infty}$/(ng·min/ml)
麦冬皂苷D	14.3±1.9	360	724.8±57.6	0.0014±0.02	9018.3±1084.3	13175±2508.4
麦冬黄烷酮E	28.8±6.2	480	430.4±114.5	0.0023±0.01	15097.1±1550.2	18398.5±1097.7
麦冬黄酮A	10.7±3.5	600	450.3±44.9	0.0022±0.02	4031.1±1486.4	4784.5±1825.1
甲基麦冬黄烷酮A	57.1±15.2	90	390.5±79.2	0.0026±0.13	12025.1±3003.2	12991.4±3119.1
甲基麦冬黄烷酮B	36.7±8.62	90	673.8±273.7	0.0013±0.004	16253.8±2891.5	19721.8±5637.8

由表26-2可知麦冬皂苷D的半衰期为724.8分钟，但血浆峰浓度（C_{max}）较低，只有14.3ng/ml。据文献报道，甾体皂苷类化合物在血浆中的血药浓度较低，推测较大的分子量（>500Da）、氢结合能力较强和分子柔性高可能是麦冬皂苷D口服吸收差的主要原因。甲基麦冬黄烷酮A和甲基麦冬黄烷酮B均在90分钟（t_{max}）达到最大浓度（C_{max}），分别为57.1ng/ml和36.7ng/ml，表明这2种物质吸收迅速，可快速进入血液循环系统。另外，还可以看出，尽管麦冬黄酮具有相似的化学结构，但结构相似的化学成分表现出药动学的多样性，这种多样性可能是化合物在吸收、分布、代谢和排泄过程中受到复杂的相互作用影响的结果。

（五）现代应用

1. 心绞痛　常规药物加用参麦注射液静脉滴注，对劳累型心绞痛疗效显著。血清高密度脂蛋白胆固醇、SOD活性显著升高，凝血因子Ⅰ显著下降。

2. 心律失常、心功能不全　参麦注射液静脉滴注治疗病态窦房结综合征患者，治疗后心率明显加快，窦房结恢复时间明显缩短，校正窦房结恢复时间明显缩短，总窦房传导时间缩短。

3. 糖尿病　口服麦冬多糖胶囊，治疗后患者的空腹血糖和餐后2小时血糖较治疗前有明显下降，能使周围组织对胰岛素的抵抗降低。

4. 萎缩性胃炎　沙参麦冬方治疗2~6个月，总有效率为100%。

5. 久咳不愈　麦冬补肺汤治疗多种原因引起的久咳不愈有效。

（六）不良反应

临床暂未见麦冬单药的不良反应，但复方药物可见不良反应报道。参麦注射液由中药人参、麦冬提取，有效成分为人参皂苷、麦冬皂苷、麦冬黄酮及微量人参多糖，近年来在临床应用中出现过的不良反应有过敏性休克、皮肤过敏反应、心动过速、诱发左心衰竭、诱发心绞痛、剧烈腹痛、严重的胸背痛、肝脏损害、脉管炎、上消化道出血等。

四、淫羊藿

案例导入

淫羊藿始载于《神农本草经》,曰:"味辛,寒。主阳痿绝伤,茎中痛,利小便,益气力,强志。一名刚前。生山谷。"梁代《本草经集注》、唐代《新修本草》记载其:"味辛,寒,无毒。主治阴痿,绝伤,茎中痛,利小便,益气力,强志。坚筋骨,消瘰疬,赤痈,下部有疮洗出虫,丈夫久服,令人有子。一名刚前。生上郡阳山山谷。服此使人好为阴阳。西川北部有淫羊,一日百遍合,盖食藿所致,故名淫羊藿。"《新修本草》对淫羊藿的形态做了简要描述,"此草,叶形似小豆而圆薄,茎细亦坚,所在皆有,俗名仙灵脾者是也。"李时珍在《本草纲目》中对其名称进行考证,曰:"豆叶曰藿,此叶似之,故亦名藿。仙灵脾、千两金、放杖、刚前,皆言其功力也。鸡筋、黄连祖,皆因其根形也。柳子厚文作仙灵毗,入脐曰毗,此物补下,于理尤通。"

历代本草专著对淫羊藿的原植物描述不清,功效等记载不一致,有必要对其名称、原植物基源、产地、主治功效等方面进行考证,并结合对中国淫羊藿属分类研究,为淫羊藿的进一步开发利用提供依据。中药淫羊藿全国各地用药差异很大,存在伪品、混淆品问题。淫羊藿属间植物种类繁多,是否能作为正品使用,需要结合化学、药理、DNA 条形码等现代分析技术进行更深入的研究。

淫羊藿性温、味辛、甘,具有补肾壮阳、强筋骨、提高免疫力、改善心脑血管疾病等功效,主要用于阳痿早泄、腰腿酸痛、神经衰弱、半身不遂、骨质疏松、高血压、冠心病、健忘、耳鸣、目眩等疾病。

(一)来源采制

淫羊藿为小檗科植物淫羊藿 *Epimedium brevicornu* Maxim.、箭叶淫羊藿 *Epimedium sagittatum* (Sieb. et Zucc.) Maxim.、柔毛淫羊藿 *Epimedium pubescens* Maxim. 或朝鲜淫羊藿 *Epimedium koreanum* Nakai 的干燥叶。夏、秋季节茎叶茂盛时采收,晒干或阴干。淫羊藿作为使用历史悠久的常用中药之一,最早见于《神农本草经》,又名仙灵脾、三枝九叶草,全世界有 40 多个种,我国是本属植物最主要的分布区,共有 27 种及 4 个变种,约占世界总数的 70%。淫羊藿主要产于陕西、山西、甘肃、河南、青海、四川和宁夏等地,生于海拔 650~2 100m 的林下、沟边灌丛中或背光潮湿处。淫羊藿是一种生态幅度大的温带及亚热带药用植物,不同种的淫羊藿对生长环境的要求不同,一般淫羊藿喜阴湿,生长发育需要湿润环境,怕旱也怕涝。淫羊藿对土壤要求比较严格,以中性酸或稍偏碱、疏松、含腐殖质、有机质丰富的土壤油沙壤土为好,土壤板结不利于淫羊藿生长。淫羊藿的炮制方法主要有清炒、酒制、盐制和羊脂制等,其中羊脂制能够明显提高性功能,且被《中国药典》收载。

(二)药效物质基础

目前多认为淫羊藿属植物的化学成分主要为黄酮、木质素、生物碱和多糖,此外还有挥发油、棕榈酸、硬脂酸、油酸和亚麻酸等。淫羊藿的主要药效成分包括淫羊藿黄酮、淫羊藿苷、淫羊藿多糖、淫羊藿素、淫羊藿次苷等。《中国药典》2020年版一部规定,淫羊藿总黄酮和淫羊藿苷作为淫羊藿药材及其制剂的质控指标。

(三) 主要药理作用与作用机制

淫羊藿补肾阳的功效体现在通过调节下丘脑-垂体-性腺轴来增强性腺功能;强筋骨的功效体现在促进成骨细胞增殖和分化及抑制破骨细胞的功能来调节骨代谢;提高免疫力的功效体现在激活巨噬细胞,增强巨噬细胞的吞噬功能,促进 IL-2 和 TNF-α 以及 IFN-γ 等促炎性细胞因子的产生。此外,淫羊藿还具有治疗心脑血管疾病、延缓衰老、抗炎、抗肿瘤等作用。

1. **增强性腺功能** 淫羊藿具有雄性激素样作用,能兴奋性功能,促进精囊腺和附睾的发育以及促进动物精液的分泌,提高精子的体外获能效果,提高血浆中的睾酮水平,对于性功能障碍有很好的疗效。淫羊藿还具有雌性激素样作用,能显著增加雌性动物的子宫内膜上皮厚度,提高雌性动物垂体对促性腺激素释放激素的反应性,提高卵巢对黄体生成素的反应性,刺激卵泡颗粒细胞分泌雌二醇,提高雌二醇、卵泡生成激素、黄体生成激素的水平。

淫羊藿增强性腺功能的作用机制:①淫羊藿苷能促进睾丸间质细胞的睾酮基础分泌和环磷腺苷(cAMP)的生成,提高血清中睾酮的分泌。此外,淫羊藿苷还含有与男性的生殖功能密切相关的人体必需的微量元素锌、锰、铁等。②淫羊藿苷能提高阴茎海绵体平滑肌内的环磷鸟苷(cGMP)浓度,降低细胞内的钙离子浓度,增强阴茎海绵体平滑肌的松弛作用而使阴茎勃起。③淫羊藿苷能下调促肾上腺皮质激素释放激素(corticotropin releasing hormone,CRH)基因和上调阿片黑素促皮质激素原(proopiomelanocortin,POMC)基因的表达来改善"肾阳虚"症状。④淫羊藿多糖能够调控 Bcl-2 基因抑制线粒体释放凋亡因子,从而阻止卵泡细胞凋亡,增加卵巢中卵泡细胞的储存量。⑤淫羊藿总黄酮能够刺激雌二醇、皮质酮的分泌及促进黄体生成素的产生(图 26-16)。

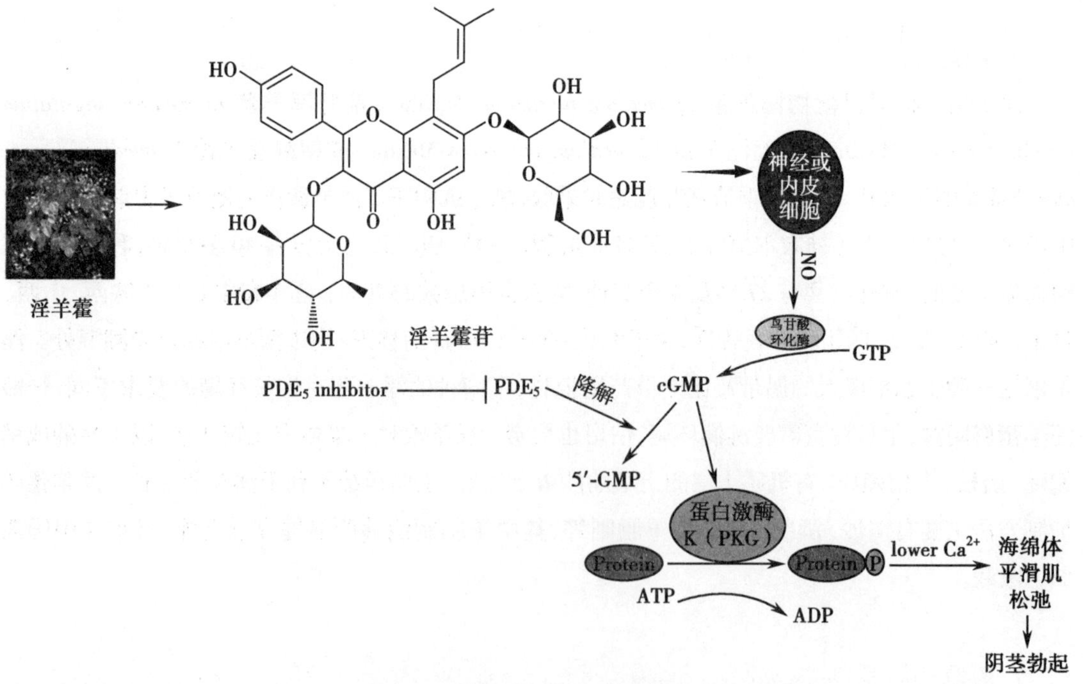

● 图 26-16　淫羊藿的有效成分淫羊藿苷壮阳的作用机制

2. 调节骨代谢　淫羊藿能够抑制破骨细胞活性、促进成骨细胞生长,还可以增加股骨的骨钙含量使钙化骨形成、增加骨皮质厚度及骨小梁数量,缓解长期使用肾上腺皮质激素所引起的骨质疏松;促进人类骨骨髓来源间充质干细胞的成骨分化、软骨钙化;选择性地部分抑制去睾丸或去卵巢后的骨高转化率,而不减少已增加的矿化骨;对骨质疏松症具有明显的预防和治疗作用。

淫羊藿调节骨代谢的作用机制:①淫羊藿苷可通过诱导成骨效应的 Runx2 及 BMP-4 的表达,促进体外成骨细胞增殖;提高 β-catenin 和细胞周期蛋白 D1(cyclin D1)信号通路的 mRNA 表达,通过 Wnt/β-catenin 信号通路缩短成骨细胞的分化周期。②淫羊藿苷能促进肠钙的吸收和负氮平衡,使蛋白质分解减速,骨质合成增加,从而缓解肾上腺皮质激素所导致的骨质疏松。③淫羊藿总黄酮可通过保护性腺、抑制骨吸收和促进骨形成等途径,使机体骨代谢处于骨形成大于骨吸收的正平衡状态,抑制骨量丢失,防治骨质疏松症。

3. 提高免疫力　淫羊藿可以促进免疫细胞增殖,使胸腺缩小,促进胸腺释放成熟细胞;激活巨噬细胞,增强巨噬细胞的吞噬功能,促进 IL-2、TNF-α 和 IFN-γ 等炎症因子的产生;提高血清溶血素抗体水平,增加脾脏抗体形成细胞数,促进 PHA 刺激的淋巴细胞转化反应;能双向调节机体的免疫功能,维持机体的稳态。

4. 抗衰老　淫羊藿具有明显的抗氧化和自由基清除活性;淫羊藿多糖和淫羊藿总黄酮复合物能提高老龄雄性大鼠下丘脑中的单胺类神经递质水平,延缓脑组织衰老,抑制老龄小鼠脑及血中的胆碱酯酶活性;明显提高肝脏总超氧化物歧化酶(SOD)活性,减少肝脏脂质过氧化物及心、肝组织脂褐素的形成,从而延缓衰老。

5. 心脑血管保护作用　淫羊藿在心脑血管方面也具有较强的药理作用,表现为增加心脑血管血流量、抗心肌缺血、促血管生成、抗心律失常、抗心力衰竭、降血压、抗动脉粥样硬化、抗氧化及改善血液流变学等。

6. 其他　淫羊藿在抗炎、抗肿瘤、神经内分泌、核酸代谢等方面也有作用(图 26-17)。

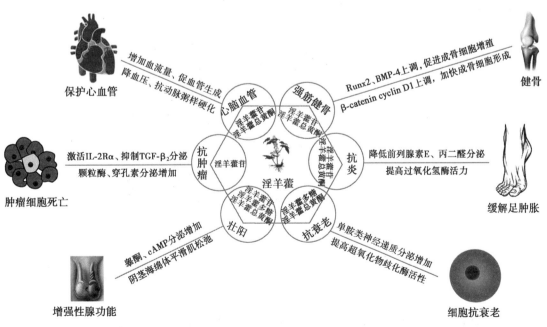

● 图 26-17　淫羊藿主要成分的药理作用

（四）有效成分的药动学研究

淫羊藿的主要有效成分淫羊藿苷和淫羊藿素的药动学数据见表26-3。

表26-3　淫羊藿苷和淫羊藿素的药动学参数

成分	剂量/(mg/kg)	生物利用度/%	峰浓度C_{max}/(μg/ml)	达峰时间t_{max}/分钟	半衰期/分钟	药-时曲线下面积/($\mu g \cdot min$/ml)
淫羊藿苷	100	12	11.4	31.27	51.35	1 240
淫羊藿素	80	10.7	0.6	540	689.4	645.48

（五）现代应用

1. 淫羊藿具有很高的药用价值，临床应用广泛，多用于治疗男性不育症、阳痿遗精、筋骨痿软、风湿痹痛、麻木拘挛、骨质疏松症等。

2. 药理学研究表明，淫羊藿还可用于乳腺增生、血液病、慢性肝炎、支气管炎、高血压、神经衰弱、急性白血病及冠心病等。

3. 临床上，仙灵骨葆胶囊（组成：淫羊藿、续断、补骨脂、地黄、丹参、知母）口服可治疗骨质疏松症。

（六）不良反应

长期过量服用淫羊藿会产生中毒，而且阴虚而相火易动者忌服淫羊藿。

学习小结

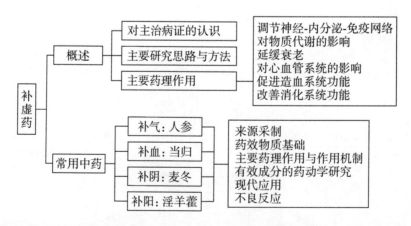

复习思考题

1. 补虚药的分类有哪些？　可以从哪些方面研究补虚药的作用及作用机制？

2. 人参益智、抗衰老的作用机制包括哪些？　如何理解其多成分、多靶点的作用？

3. 当归调经止痛功效的物质基础及相关的药理作用有哪些?

4. 请设计药理学研究方案以验证或研究某补虚药对免疫功能的调节作用。

（孙洋　林青）

第二十七章 收涩药

掌握收涩药和五味子的药理作用;熟悉收涩药的研究思路和方法;了解收涩药的研究现状;具备收敛固涩的药理研究能力;激发学生对收敛固涩科学本质的探究欲。

第一节 概述

以收敛固涩为主要功效,用于滑脱证的药物或方剂称为收涩药,又称固涩药。

本类药物味多酸涩,性温或平,归肺、脾、肾、大肠经,具有敛汗止泻、固精缩尿、止血止带及止咳等功效,适用于久病体虚、元气不固所致的自汗、盗汗、久泻久痢脱肛、久咳虚喘、尿频尿急、遗精滑精、崩漏带下及各种出血等证。收涩药根据其功效的不同,可分为固表止汗药、敛肺涩肠药、固精缩尿止带药3类。

一、对主治病证的认识

中医认为,滑脱证是久病或体虚使得正气不固、脏腑功能衰退所引起的证候群。如气虚自汗;阴虚盗汗;脾肾阳虚致久泻、久痢;肾虚致遗精、滑精、遗尿、尿频;冲任不固致崩漏下血;肺肾虚损致久咳虚喘。

现代医学认为,滑脱证是很多疾病的伴随症状,涉及呼吸系统、消化系统、血液系统、泌尿系统及生殖系统等不同系统的疾病。滑脱证不同症状的产生,主要与各器官、系统的功能衰退,相关平滑肌张力异常等有关。目前治疗多采用相应的对症处理,常用中药有止咳平喘药、止泻药、止血药等。

二、主要研究思路与方法

固涩药(剂)根据作用不同分为固表止汗,敛肺止咳,涩肠固脱,涩精止遗,收敛止血、止带5类。由于滑脱证候的病因和发病部位不同,表现出自汗、盗汗、肺虚久咳、遗精滑泄、小便失禁、久泻久痢和崩漏带下等不同的证候。目前尚未建立相应的动物模型,制约了收涩药的药理作用研究。

鉴于固涩药(剂)主要用于体质虚弱(虚证)和病程延久者,可考虑在虚证动物模型的基础上再复制某种病证动物模型以评价药物作用。例如出汗有自汗和盗汗之分,自汗者属阳虚为主,盗汗者属阴虚为主。研究固表止汗作用可在选用阳虚证或阴虚证动物模型的基础上,应用拟胆碱药毛果芸香碱等兴奋汗腺,使汗液分泌量增加或影响汗腺上皮细胞形态变化,观察固表止汗药的拮抗作用。

收涩药的主要药理作用见表27-1。

表27-1　收涩药的主要药理作用总括表

药物	收敛	止泻	镇咳	止血	其 他
五味子	+		+		保肝、抗心肌缺血、扩张血管、抗血小板、增强免疫、中枢抑制、抗衰老、改善学习记忆等
罂粟壳	+	+	+		呼吸抑制、镇痛、镇静等
山茱萸	+				降血糖、强心、抗心律失常、抗血小板、抗骨质疏松、抗脑缺血、抗炎、调节免疫、抗衰老、降血脂、抗肿瘤等
乌梅	+		+		驱虫、抗过敏、抗衰老、抗氧化、抗肿瘤、保肝、促消化、抗菌、抗辐射、解毒、抗生育
石榴皮	+	+		+	驱虫、抗菌、抗病毒、增强免疫功能、抗氧化、抗肿瘤
肉豆蔻	+	+		+	抗炎、镇静、抗氧化、保肝、抗菌、抗肿瘤
诃子	+	+			抗动脉硬化、强心、保护心肌细胞、抗氧化、保肝利胆、抗溃疡、抗菌、抗肿瘤
金樱子	+	+			降血脂、抗氧化、抗炎、抗菌、抗病毒
五倍子	+	+		+	抗氧化、抗菌、抗病毒、抗肿瘤、抗突变、化学解毒剂、杀精
海螵蛸	+			+	中和胃酸、抗溃疡、促进骨缺损修复、调节血磷
赤石脂	+	+			抗血小板、抗血栓形成
禹余粮	+	+		+	免疫调节、抗肿瘤

三、主要药理作用

收涩药治疗各种滑脱证主要与以下药理作用相关。

1. 收敛作用　五倍子、诃子、石榴皮、明矾、赤石脂、禹余粮等中药与创面、黏膜、溃疡面等部位接触,可凝固表层蛋白质,形成致密的保护层,减少创面刺激。五倍子、诃子、石榴皮等还能够减少腺体分泌,使黏膜干燥。

2. 止泻作用　罂粟壳、诃子、肉豆蔻、金樱子、赤石脂、禹余粮等有较明显的止泻作用,可减轻肠内容物对神经丛的刺激,使肠蠕动减慢。赤石脂、禹余粮等口服后能吸附于胃肠黏膜起保护作用,还能吸附细菌、毒素及其代谢产物,减少刺激作用。罂粟壳可抑制小肠及结肠蠕动。

3. 镇咳作用　罂粟壳、五倍子、五味子、诃子等均具有止咳作用,五味子还有一定的祛痰作用。

4. 止血作用　五倍子、诃子、石榴皮等能够使血液中的蛋白质凝固,堵塞小血管,起到局部止血作用。

第二节　常用中药

案例导入　五味子之"五味"

五味子具有很高的医药价值,它的名称由来和宋朝名医苏颂有关,苏颂曾经这样形容过五味子:"五味皮肉甘酸,核中辛苦,都有咸味,此则五味见也。"所以五味子由此得名。我国中医认为酸入肝、苦入心、甘入脾、辛入肺、咸入肾,五味子五味俱全,因而具有养五脏的功效。我国中医药历史上,很多名医都认识到五味子可以养五脏之气,比如唐代名医孙思邈认为"五月常服五味子以补五脏气",明代医学家李时珍也曾经说过:"五味子咸酸入肝而补肾,辛苦入心而补肺,甘入中宫益脾胃。"另外,同时期的医学家李士财对五味子的养五脏之功效的阐述更为细致,他还将味子誉为"生津之要药,收敛之妙剂"。

五味子

五味子性温,味酸、甘,归肺、心、肾经,具有收敛固涩、益气生津、补肾宁心的功效,用于久嗽虚喘、梦遗滑精、遗尿尿频、久泻不止、自汗盗汗、津伤口渴、内热消渴、心悸失眠。

(一) 来源采制

五味子为木兰科植物五味子 *Schisandra chinensis* (Turcz.) Baill. 的干燥成熟果实,习称"北五味子"。秋季果实成熟时采摘,晒干或蒸后晒干,除去果梗和杂质。影响五味子化学成分含量的因素除种属、地域、生产年限、采集时间等外,亦有可能包括海拔。海拔越高,结果率越高,果实也更加饱满。

(二) 药效物质基础

五味子的主要成分为联苯环辛烯型木质素,含量达 20%~26%,主要有去氧五味子素(deoxyschizandrin;即五味子甲素,schisandrin A),γ-五味子素(γ-schisandrin;即五味子乙素,schisandrin B),五味子丙素(schisandrin C),五味子醇甲(schisandrol A),五味子醇乙(schisandrol B),五味子酯甲(schisantherin A,又名 gomisin C),五味子酯乙(schisantherin B,又名 gomisin B),五味子酯丙(schisantherin C),五味子酯丁(schisantherin D),五味子酯戊(schisantherin E),五味子酚(schisanhenol),五味子酮(schisandrone)等。此外,五味子还含有多种挥发油及有机酸和多糖类。五味子的药效物质基础是木质素,其中五味子甲素和五味子乙素的活性最强。

(三) 主要药理作用与作用机制

五味子"五味具备,五脏皆治",与之相关的药理作用主要体现在保肝、改善学习记忆、抗心肌缺血、扩张血管、抗血小板、增强免疫、中枢抑制、抗衰老等方面。

1. 保肝作用　五味子对四氯化碳、乙醇所致的小鼠、大鼠肝脏损伤均有一定的保护作用,可使血清氨基转移酶降低,肝脂肪性变减轻,坏死区部分得以修复。

五味子保肝的作用机制:总木质素及其中的五味子乙素、丙素、醇乙、酯乙、酯丙是其保肝的有效成分,其作用机制涉及多个环节。①抗氧化。五味子甲素、乙素、丙素和五味子多糖等多种成分可提高肝细胞质内的超氧化物歧化酶(SOD)和过氧化氢酶(CAT)活性,提高肝谷胱甘肽(GSH)抗氧化系统的作用,上调谷胱甘肽S转移酶(GST)和 GCLC mRNA 表达,减少肝内丙二醛(MDA)生成。②保护肝细胞。五味子乙素可通过诱导肝脏热休克蛋白27(HSP27)和热休克蛋白70(HSP70)的表达,提高肝细胞在应激调节下的生存能力,稳定细胞内环境。③促进肝细胞修复与再生。五味子甲素、乙素、醇甲、醇乙和多糖能促进肝细胞内的蛋白质和糖原合成,加速肝细胞的修复与再生。④增强肝脏解毒功能。五味子甲素、乙素、丙素、醇乙和五味子酚可诱导肝微粒体细胞色素 P450 酶(CYP450),增强NADPH-细胞色素 P450 还原酶(CPR)、氨基比林脱甲基酶(AMD)、苯并芘羟化酶(AHH)等的活性,增强肝脏的解毒能力。⑤抑制炎症因子。五味子醇甲可降低肿瘤坏死因子 α(TNF-α)、白介素-6(IL-6)和白介素-8(IL-8)水平。⑥促进胆汁分泌。五味子醇乙和多糖可促进胆汁分泌,加速肝内有毒物质的排泄。⑦调血脂。木质素可降低甘油三酯(TG)和总胆固醇(TC)水平,提高高密度脂蛋白(HDL)水平,减轻肝脂肪性变。其机制与上调磷酸化腺苷酸活化蛋白激酶(pAMPK)和过氧化物酶体增殖物激活型受体 α(PPARα)的表达,下调肝细胞胆固醇调节元件结合蛋白 1(SREBP-1)蛋白和 mRNA 的表达有关。

2. 改善学习记忆　五味子能提高戊巴比妥钠、亚硝酸钠所致的记忆障碍小鼠的学习记忆成绩。可改善 D-半乳糖、Aβ25-35 介导的阿尔茨海默病(AD)等多种拟痴呆动物的学习记忆功能。还可促进胚胎大鼠海马神经细胞增殖和保护 Aβ25-35 诱导的原代大鼠神经细胞损伤。

五味子总木质素、五味子乙素、五味子酮及五味子醇甲是改善学习记忆的有效成分,作用机制包括:①抗氧化。五味子乙素可降低细胞内的活性氧类(ROS)含量;五味子醇甲和五味子酮可提高脑组织的超氧化物歧化酶(SOD)、过氧化氢酶(CAT)活性;五味子酚可提高神经细胞内的谷胱甘肽(GSH)含量,降低乳酸脱氢酶(LDH)活性,减少细胞色素 C(Cyt C)释放,减少氧自由基诱导的细胞损伤和细胞凋亡。②保护神经细胞。五味子总木质素和其中的五味子乙素、醇甲可促进 Bcl-2 蛋白的表达,抑制 Bax 蛋白的表达,抑制细胞凋亡;五味子醇甲可促进海马 CA1 区脑源性神经营养因子(BDNF)的表达,促进神经元再生;五味子多糖也可促进衰老的神经细胞发育。③影响神经递质。五味子醇甲可通过增强谷氨酸转运体(GluTs)的转运功能,促进 GluTs 摄取谷氨酸(Glu),降低胞外的 Glu 浓度,减轻 Glu 的兴奋性毒性,增强海马 CA1 区胆碱乙酰基转移酶(ChAT)的蛋白表达,使胆碱能神经递质乙酰胆碱(ACh)的合成增加,并增加下丘脑和纹状体内的多巴胺(DA)含量。④抑制钙离子超载。五味子酚和五味子酮可降低脑细胞内的钙离子浓度。⑤抑制炎症因子。五味子醇甲和五味子酮可降低核因子 κB(NF-κB)和诱导型一氧化氮合酶(iNOS)的表达,降低一氧化氮(NO)含量;五味子酮可降低白介素-1β(IL-1β)mRNA 的表达,减轻炎症反应。

3. 抗心肌缺血　五味子能扩张冠状动脉,增加冠状动脉血流量,能减轻垂体后叶素引起的急性心肌缺血,抑制心电图 T 波缺血性变化。可改善左前降支结扎引起心肌梗死后的心肌重塑,改善心脏功能,减少梗死面积。对高脂血症大鼠心肌缺血再灌注损伤和多柔比星致小鼠心肌损害均有明显的保护作用。

总木质素和五味子酚是其抗心肌缺血的主要物质基础,其作用机制涉及:①抗氧化。总木质素和五味子酚可清除·OH,降低心肌细胞髓过氧化物酶(MPO)活性及脂质过氧化物(LPO)、丙二醛(MDA)含量,促进谷胱甘肽(GSH)氧化还原循环,提高超氧化物歧化酶(SOD)含量,增强腺苷三磷酸(ATP)酶活性。②抗炎。五味子总木质素可抑制中性粒细胞浸润,降低炎症反应,从而减轻心肌损伤;五味子乙素可降低转化生长因子 $β_1$(TGF-$β_1$)及肿瘤坏死因子 $α$(TNF-$α$)的表达,从而抑制 ASK1 活化,阻断核因子 $κB$(NF-$κB$)信号通路,降低炎症反应。③抑制钙离子超载。五味子酚可抑制细胞内的钙离子浓度,提高细胞内环磷腺苷(cAMP)含量,抑制中性粒细胞呼吸暴发及溶酶体酶的释放。④保护血管内皮功能。五味子酚可明显拮抗氧化型低密度脂蛋白(ox-LDL)所致的牛主动脉内皮细胞损伤;五味子乙素能刺激内皮型一氧化氮合酶(eNOS)磷酸化,使一氧化氮(NO)合成增加,促进血管再生。⑤抗血小板。总木质素对腺苷二磷酸(ADP)、血小板活化因子(PAF)诱导的家兔血小板聚集均有不同程度的抑制作用。⑥抑制心肌细胞凋亡,促进心肌细胞增殖。五味子乙素可通过上调 Bcl-2 表达,下调 Bax 表达,提高 Bcl-2/Bax,抑制心肌细胞凋亡;还可促进梗死后心肌细胞的增殖,其作用与增强 GATA4 的表达有关。

4. 扩张血管　五味子对血管有舒张作用,可对抗去甲肾上腺素(NA)、$CaCl_2$、KCl 等引起的血管收缩,可缓解前列腺素 $F_{2α}$($PGF_{2α}$)引起的离体犬肠系膜动脉收缩。

5. 抗血小板　五味子具有一定的抗血小板作用。实验证实,五味子对腺苷二磷酸(ADP)、血小板活化因子(PAF)诱导的家兔血小板聚集均有不同程度的抑制作用,其中五味子丁素的抑制作用最强。

6. 增强免疫　五味子可增加胸腺和脾脏重量,提高胸腺和脾脏指数,减少胸腺细胞损伤;五味子还可增强腹腔巨噬细胞的吞噬功能,提高小鼠网状内皮系统的吞噬功能,促进溶血素和溶血空斑的形成,促进淋巴细胞的转化。

7. 中枢抑制　五味子具有镇静作用,可延长戊巴比妥钠协同睡眠时间,减少自主活动次数,拮抗电休克、烟碱、戊四氮、北美黄连碱所致的强直性惊厥。

8. 抗衰老　五味子可延缓衰老小鼠的胸腺和脾脏萎缩,增加胸腺皮质细胞及脾淋巴细胞数目,促进衰老小鼠的神经细胞发育,延缓衰老小鼠的脑线粒体能量代谢及神经元超微结构改变。

五味子还具有镇咳祛痰、抗肺纤维化、抗肿瘤、抗骨质疏松、降血脂、调血糖、抗菌、镇痛、抗疲劳等作用。其中相比酒蒸、蜜炙及生品,醋蒸炮制五味子的降血糖和降血脂效果更好。

(四) 有效成分的药动学研究

大鼠灌服五味子提取物,血浆中检测到五味子甲素、乙素、醇甲和酯甲,以五味子醇甲的浓度最高。4 种成分符合一级动力学,吸收较慢,t_{max} 为 6~8 小时,五味子甲素的 $t_{1/2}$ 为 13 小时,五味子乙素、醇甲和酯甲的 $t_{1/2}$ 为 4~6 小时。用动物急性死亡率法估测五味子水提液的 $t_{1/2}$ 为 10 小时。

五味子提取物中,五味子醇甲、甲素、乙素在大鼠各肠段均吸收较好,其中十二指肠吸收最好,其次为空肠与回肠。五味子醇甲口服的生物利用度约为 50%;在体内分布较广,肺分布最高,其次为肝、心、脑及肾,肠和脾分布最低;主要经肝脏代谢消除,代谢较快,形成脂溶性代谢产物;五味子醇甲在雄性大鼠肝微粒中的代谢明显快于雌性大鼠;10% 药物以原型从尿中排泄。

五味子提取物中的共存成分可提高五味子甲素、醇甲的溶出,延缓其消除,提高其绝对生物利用度。

五味子甲素、乙素和五味子酯甲是较强的 P-gp 抑制剂;五味子提取物可显著抑制人体的 P-gp,使 P-gp 底物他林洛尔的 AUC 增大;五味子醇乙可抑制大鼠的 P-gp,使 P-gp 底物紫杉醇的 AUC 和 C_{max} 增高。

五味子水提物在大鼠整体模型中对肝 CYP3A 具有先抑制后诱导的双重作用,诱导作用较抑制作用更强,且对肠的作用比对肝的作用更强,对离体肝细胞也具有短时间抑制及长时间诱导的作用。五味子甲素、乙素和酯甲可抑制大鼠肝微粒体 CYP3A 活性,但五味子甲素、乙素和醇乙均能诱导人和大鼠 CYP3A1 mRNA 表达。

（五）现代应用

1. 五味子传统用于肺肾两虚咳喘,可治疗慢性支气管炎、阻塞性肺气肿;用于津伤口渴,可治疗糖尿病;用于失眠心悸,可治疗神经衰弱、失眠、心律失常、病毒性心肌炎;用于久泻不止,可治疗慢性结肠炎、过敏性结肠炎。

2. 现代研究表明,五味子可治疗急、慢性肝炎,冠心病、心绞痛,慢性浅表性胃炎,慢性萎缩性胃炎。

3. 临床上,五酯滴丸（胶囊）、合成五味子丙素的中间体制剂联苯双酯滴丸（片）可治疗慢性肝炎谷丙转氨酶升高。

（六）不良反应

五味子提取物和五味子乙素的毒性较低,小鼠灌胃五味子挥发油的 LD_{50} 为 8.75g/kg,五味子乙醇粗提物的 LD_{50} 雄、雌性分别为 14.67g/kg 和 19.96g/kg,动物出现活动减少、竖毛、萎靡不振、呼吸困难死亡,但对其食量、体重、血象及主要脏器组织的形态均无明显影响。五味子提取物有致突变作用。

临床少数患者服药后有胃部不适感,出现呃逆、反酸、胃烧灼感、肠鸣等消化道反应。

学习小结

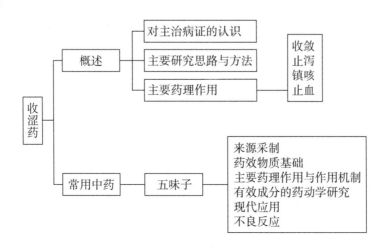

1. 有关滑脱证实质方面的研究有哪些进展?

2. 收涩药与功效相关的主要药理作用有哪些?

3. 五味子的保肝机制涉及哪些环节?

（王　斌）

参 考 文 献

［1］李芸,苗小楼,吴平安,等.大黄不同品种不同产地加工品的蒽醌含量比较［J］.药物分析杂志,2012,32(12):2257-2261.

［2］王虎,李文兵,胡昌江,等.不同产地川芎主要有效成分含量比较［J］.中国药业,2015,24(21):37-39.

［3］吕乔璐,武维,迟森森,等.HS/SPME-GC-MS法分析不同采收期薄荷药材挥发油成分动态变化［J］.北京中医药大学学报,2017,40(2):155-158.

［4］毕肖林,杜秋,狄留庆.肠道转运蛋白和代谢酶在中药有效成分胃肠处置中的作用研究进展［J］.中国中药杂志,2010,35(3):397-400.

［5］虞迪,方明月,李德利,等.中药与肠道微环境相互作用研究进展［J］.中国科学(生命科学),2018,48(4):379-389.

［6］翟颖,王金萍.药物时辰药理学的研究进展［J］.海峡药学,2015,27(3):13-15.

［7］谢明勇,殷军艺,聂少平.天然产物来源多糖结构解析研究进展［J］.中国食品学报,2017,17(3):1-19.

［8］张有林,张润光,钟玉.百里香精油的化学成分、抑菌作用、抗氧化活性及毒理学特性［J］.中国农业科学,2011,44(9):1888-1897.

［9］杨超,唐洁,熊苏慧,等.中药材挥发油类抗肿瘤活性研究进展［J］.中南药学,2017,15(9):1190-1194.

［10］FERREIRA P,CARDOSO T,FERREIRA F,et al. Mentha piperita essential oil induces apoptosis in yeast associated with both cytosolic and mitochondrial ROS-mediated damage［J］. Fems Yeast Research,2014,14(7):1006-14.

［11］吴亚琼,方伟蓉,李运曼.肿瘤多药耐药机制及逆转药物的研究进展［J］.药学与临床研究,2016,24(1):43-47.

［12］詹志来,胡峻,刘谈,等.紫草化学成分与药理活性研究进展［J］.中国中药杂志,2015,40(21):4127-4135.

［13］LU L,QIN A,HUANG H,et al. Shikonin extracted from medicinal Chinese herbs exerts anti-inflammatory effect via proteasome inhibition［J］. Eur J Pharmacol,2011,658(2-3):242-247.

［14］ANDÚJAR I,RÍOS J L,GINER R M,et al. Beneficial effect of shikonin on experimental colitis induced by dextran sulfate sodium in BALB/c mice［J］. Evidence-Based Complementary and Alternative Medicine,2013,2012(38):277-293.

［15］SEO E J,WIENCH B,HAMM R,et al. Cytotoxicity of natural products and derivatives toward MCF-7 cell monolayers and cancer stem-like mammospheres［J］. Phytomedicine,2015,22(4):438-443.

［16］GONG K,ZHANG Z,CHEN Y,et al. Extracellular signal-regulated kinase, receptor interacting protein, and reactive oxygen species regulate shikonin-induced autophagy in human hepatocellular carcinoma[J]. European Journal of Pharmacology,2014,738(5):142-152.

[17] WANG H,WU C,WAN S,et al. Shikonin attenuates lung cancer cell adhesion to extracellular matrix and metastasis by inhibiting integrin β1 expression and the ERK1/2 signaling pathway[J]. Toxicology, 2013, 308: 104-112.

[18] CHEN Y,ZHENG L,LIU J,et al. Shikonin inhibits prostate cancer cells metastasis by reducing matrix metalloproteinase-2/-9 expression via AKT/mTOR and ROS/ERK1/2 pathways[J]. International Immunopharmacology,2014,21(2):447-55.

[19] KIM S J,KIM J M,SHIM S H,et al. Shikonin induces cell cycle arrest in human gastric cancer(AGS)by early growth response 1(Egr1)-mediated p21 gene expression[J]. Journal of Ethnopharmacology, 2014, 151(3): 1064-71.

[20] WANG Y,ZHOU Y,JIA G,et al. Shikonin suppresses tumor growth and synergizes with gemcitabine in a pancreatic cancer xenograft model:Involvement of NF-κB signaling pathway[J]. Biochemical Pharmacology,2014,88 (3):322.

[21] CHEN J,XIE J,JIANG Z,et al. Shikonin and its analogs inhibit cancer cell glycolysis by targeting tumor pyruvate kinase-M2[J]. Oncogene,2011,30(42):4297-4306.

[22] LI W,LIU J,ZHAO Y. PKM2 inhibitor shikonin suppresses TPA-induced mitochondrial malfunction and proliferation of skin epidermal JB6 cells[J]. Molecular Carcinogenesis,2014,53(5):403-412.

[23] 孔令义. 天然药物化学[M]. 2版. 北京:中国医药科技出版社,2015:424-428.

[24] 杨昕宇,肖长芳,张凯熠,等. 麻黄临床应用与药理作用研究进展[J]. 中华中医药学刊,2015,33 (12):2874-2877.

[25] 李雅娟,曹福祥,李萌. 萝芙木生物碱的药理作用与分离提取方法的研究进展[J]. 生命的化学, 2015,35(2):258-263.

[26] 邢宇,刘鑫,林园,等. 小檗碱药理作用及其临床应用研究进展[J]. 中国药理学与毒理学杂志, 2017,31(6):491-502.

[27] HABTEMARIAM,S. Andrographolide inhibits the tumour necrosis factor-α-induced upregulation of ICAM-1 expression and endothelial-monocyte adhesion[J]. Phytotherapy Research,2015,12(1):37-40.

[28] CHAO C Y,LII C K,TSAI I T,et al. Andrographolide inhibits ICAM-1 expression and NF-κB activation in TNF-α-treated EAhy926 cells[J]. Journal of Agricultural & Food Chemistry,2011,59(10):5263-5271.

[29] 覃林花,吕礁,孔玲,等. 穿心莲内酯对活化巨噬细胞细胞外信号调节激酶1/2信号转导通路的抑制作用[J]. 中西医结合学报,2011,9(6):632-637.

[30] LI F X,LI S S. Effects of andrographolide on the activation of mitogen activated protein kinases and nuclear factor-κB in mouse peritoneal macrophage-derived foam cells[J]. Chinese Journal of Integrative Medicine,2012,18 (5):391-394.

[31] SHUANG P,NAN H,WEN L,et al. Andrographolide sulfonate ameliorates lipopolysaccharide-induced acute lung injury in mice by down-regulating MAPK and NF-κB pathways[J]. Acta Pharmaceutica Sinica B,2016,6 (3):205-211.

[32] GUO W,SUN Y,LIU W,et al. Small molecule-driven mitophagy-mediated NLRP3 inflammasome inhibition is responsible for the prevention of colitis-associated cancer[J]. Autophagy,2014,10(6):972-85.

［33］SHAO F,TAO T,YANG T,et al. Andrographolide alleviates imiquimod-induced psoriasis in mice via inducing autophagic proteolysis of MyD88［J］. Biochemical Pharmacology,2016,115:94-103.

［34］程惠娟,刘江,张庚.穿心莲内酯抗铜绿假单胞菌生物被膜及与阿奇霉素协同抗菌作用［J］.中国微生态学杂志,2012,24(2):120-123.

［35］黄志华,曾雪亮,裘莉莉,等.穿心莲内酯对异丙肾上腺素诱导的心肌肥厚大鼠血管活性物质的影响［J］.中国实验方剂学杂志,2012,18(12):166-169.

［36］孙佳蕾,武平,陈白露,等.类风湿关节炎动物模型在中医研究中的应用［J］.现代中西医结合杂志,2015,24(4):444-447.

［37］彭华毅,阚慧卿,钱丽萍,等.雷公藤内酯醇贴剂抗炎、镇痛作用研究［J］.中国现代应用药学,2014,31(9):1038-1041.

［38］XU F,LI Y,LI S,et al. Complete Freund's adjuvant(CFA)induced acute inflammatory pain could be attenuated by Triptolide via inhibiting spinal glia activation in rats［J］. Journal of Surgical Research,2014,188(1):174-182.

［39］蔡风景,徐朝阳,陈峻严,等.雷公藤甲素对 C6 胶质瘤细胞凋亡及 TNF-α、NF-κb 和 Caspase-3 表达的影响［J］.中药药理与临床,2013,29(06):14-17.

［40］刘雪梅,刘志宏,张晶,等.雷公藤临床应用及不良反应的研究进展［J］.药学实践杂志,2015,33(2):110-113.

［41］林清,高秀娟,喇孝瑾.秦艽醇提取物抗炎镇痛作用的实验研究［J］.西部中医药,2013,26(7):28-30.

［42］聂安政,林志健,王雨,等.秦艽化学成分及药理作用研究进展［J］.中草药,2017,48(3):597-608.

［43］许晨曦,刘玉强,刘阳芷,等.生、麸炒苍术对痰湿困脾模型大鼠治疗效果［J］.中成药,2016,38(5):978-983.

［44］连大卫,许艺飞,任文康,等.广藿香醇抑制幽门螺杆菌脲酶活性及其机制［J］.中国中药杂志,2017,42(3):562-566.

［45］SHEN P,ZHANG Z,HE Y,et al. Magnolol treatment attenuates dextran sulphate sodium-induced murine experimental colitis by regulating inflammation and mucosal damage［J］. Life Sci,2018,196:69-76.

［46］ZHANG Y,FU L T,TANG F. The protective effects of magnolol on acute trinitrobenzene sulfonic acid-induced colitis in rats［J］. Mol Med Rep,2018,17(3):3455-3464.

［47］ZHAO L,XIAO H T,MU H X,et al. Magnolol,a Natural Polyphenol,Attenuates Dextran Sulfate Sodium-Induced Colitis in Mice［J］. Molecules,2017,22(7):1218.

［48］JEONG Y H,HUR H J,JEON E J,et al. Honokiol Improves Liver Steatosis in Ovariectomized Mice［J］. Molecules,2018,23(1):194.

［49］KHALID S,ULLAH M Z,KHAN A U,et al. Antihyperalgesic Properties of Honokiol in Inflammatory Pain Models by Targeting of NF-κB and Nrf2 Signaling［J］. Front Pharmacol,2018,9:140.

［50］HUANG S Y,TAI S H,CHANG C C,et al. Magnolol protects against ischemic-reperfusion brain damage following oxygen-glucose deprivation and transient focal cerebral ischemia［J］. Int J Mol Med,2018,41(4):2252-2262.

［51］KOU D Q,JIANG Y L,QIN J H,et al. Magnolol attenuates the inflammation and apoptosis through the activation of SIRT1 in experimental stroke rats［J］. Pharmacol Rep,2017,69(4):642-647.

［52］ CHENG J,DONG S,YI L,et al. Magnolol abrogates chronic mild stress-induced depressive-like behaviors by inhibiting neuroinflammation and oxidative stress in the prefrontal cortex of mice［J］. Int Immunopharmacol,2018, 59:61-67.

［53］ BAI Y,SONG L,DAI G,et al. Antidepressant effects of magnolol in a mouse model of depression induced by chronic corticosterone injection［J］. Steroids,2018,135:73-78.

［54］ 赵宇辉,唐丹丹,陈丹倩,等.利尿药茯苓、茯苓皮、猪苓和泽泻的化学成分及其利尿作用机制研究进展［J］.中国药理学与毒理学杂志,2014,28(4):594-599.

［55］ XU F,YU H,LU C,et al. The Cholesterol-Lowering Effect of Alisol Acetates Based on HMG-CoA Reductase and Its Molecular Mechanism［J］. Evid Based Complement Alternat Med,2016,2016:4753852.

［56］ ZENG L,TANG W,YIN J,et al. Alisol A 24-Acetate Prevents Hepatic Steatosis and Metabolic Disorders in HepG$_2$ Cells［J］. Cell Physiol Biochem,2016,40(3-4):453-464.

［57］ XUE X H,ZHOU X M,WEI W,et al. Alisol A 24-Acetate,a Triterpenoid Derived from Alisma orientale, Inhibits Ox-LDL-Induced Phenotypic Transformation and Migration of Rat Vascular Smooth Muscle Cells through Suppressing ERK1/2 Signaling［J］. J Vasc Res,2016,53(5-6):291-300.

［58］ MENG Q,DUAN X P,WANG C Y,et al. Alisol B 23-acetate protects against non-alcoholic steatohepatitis in mice via farnesoid X receptor activation［J］. Acta Pharmacol Sin,2017,38(1):69-79.

［59］ BI X,WANG P,MA Q,et al. Anti-Inflammatory Activities and Liver Protection of Alisol F and 25-Anhydroalisol F through the Inhibition of MAPK,STAT3,and NF-κB Activation In Vitro and In Vivo［J］. Molecules, 2017,22(6):951.

［60］ TSUI K H,CHANG Y L,YANG P S,et al. The inhibitory effects of capillarisin on cell proliferation and invasion of prostate carcinoma cells［J］. Cell Prolif,2018,5(12):e12429.

［61］ 苏明媛,牛江龙,李林,等.川陈皮素的体外抑癌活性及其机制研究［J］.中成药,2011,33(9): 1479-1483.

［62］ WEN L,GUO X,LIU R H,et al. Phenolic contents and cellular antioxidant activity of Chinese hawthorn "Crataegus pinnatifida"［J］. Food Chem,2015,1(186):54-62.

［63］ HUANG X X,BAI M,ZHOU L,et al. Food Byproducts as a New and Cheap Source of Bioactive Compounds:Lignans with Antioxidant and Anti-inflammatory Properties from Crataegus pinnatifida Seeds［J］. J AgricFood Chem,2015,63(32):7252-7260.

［64］ ZHU R G,SUN Y D,LI T P,et al. Comparative effects of hawthorn(Crataegu spinnatifida Bunge)pectin and pectin hydrolyzates on the cholesterol homeostasis of hamsters fed high-cholesterol diets［J］. Chem Biol Interact, 2015,238:42-47.

［65］ 杨巧虹,蒙明姜,王林丽,等.熊果酸灌胃给药大鼠体内药代动力学研究［J］.药物研究杂志,2015, 24(12):30-31.

［66］ 孔雪云,陈琦,吴祥,等.中西药联用相互作用研究进展［J］.南京中医药大学学报,2018,34(1): 5-10.

［67］ XU D,HUANG P,YU Z,et al. Efficacy and Safety of Panax notoginseng Saponin Therapy for Acute Intracerebral Hemorrhage,Meta-Analysis,and Mini Review of Potential Mechanisms of Action［J］. Front Neurol,2014, 5:274.

［68］ LI H,QIANG L,ZHANG C,et al. Publication trends in studies examining radix notoginseng as a treatment for ischemic brain injury[J]. Neural Regen Res,2014,9(17):1635-42.

[69] HUANG XP,QIU YY,WANG B,et al. Effects of Astragaloside IV combined with the active components of Panax notoginseng on oxidative stress injury and nuclear factor-erythroid 2-related factor 2/heme oxygenase-1 signaling pathway after cerebral ischemia-reperfusion in mice[J]. Pharmacogn Mag,2014,10(40):402-409.

[70] WU H,LIU H,BAI J,et al. Simultaneous determination of notoginsenoside R(1),ginsenoside Rg(1),ginsenoside Re and 20(S)protopanaxatriol in beagle dog plasma by ultra high performance liquid mass spectrometry after oral administration of a Panax notoginseng saponin preparation[J]. J Chromatogr B Analyt Technol Biomed Life Sci,2015,974:42-7.

[71] 何国林,王羚郦,李远彬,等. 蒲黄的抗血栓有效部位筛选[J]. 中国实验方剂学杂志,2014,10:138-141.

[72] 张磊,杨薇,吴诗惠,等.不同产地丹参所组成的复方丹参影响大鼠血液流变及血栓形成的比较研究[J].中药药理与临床,2014,30(2):104-107.

[73] 张伟,尹震花,彭涛,等.丹参不同炮制品α-葡萄糖苷酶抑制活性[J].世界科学技术-中医药现代化,2013,18(6):1348-1352.

[74] 齐田田,包怡敏,刘爱华.丹参水溶性成分抗心肌缺血再灌注的研究进展[J].中国实验方剂学杂志,2017,23(24):217-223.

[75] LV H,WANG L,SHEN J,et al. Salvianolic acid B attenuates apoptosis and inflammation via SIRT1 activation in experimental stroke rats[J]. Brain Res Bull,2015,115(6):30-36.

[76] 袁海建,印文静,安益强,等.比较丹参两种水溶性成分对谷氨酸诱导PC12细胞兴奋毒的保护作用[J].中国实验方剂学杂志,2016,22(11):148-151.

[77] 袁媛,吴芹,石京山,等.丹参及其主要成分保肝作用的研究进展[J].中国中药杂志,2015,40(4):588-593.

[78] 李晖,陈俊,徐彩虹.丹酚酸A抗肿瘤作用及对逆转A549/MTX肿瘤多药耐药的影响[J].中国临床药理学与治疗学,2017,22(11):1244-1247.

[79] 林梦雅,张玉萍,李雅,等.基于灰色关联度分析的丹参提取物抗炎作用谱效关系研究[J].中草药,2017,48(16):3447-3452.

[80] 韩炜.川芎的化学成分与药理作用研究进展[J].中国现代中药,2017(9):1341-1349.

[81] 杜旌畅,谢晓芳,熊亮,等.川芎挥发油的化学成分与药理活性研究进展[J].中国中药杂志,2016(23):4328-4333.

[82] 何谨,龚云鹏,王博龙,等.川芎嗪注射液与阿司匹林和氯吡格雷联用抗家兔血栓形成的作用[J].中国临床药理学杂志,2017(7):612-615.

[83] WANG G,DAI G,SONG J,et al. Lactone Component From Ligusticum chuanxiong Alleviates Myocardial Ischemia Injury Through Inhibiting Autophagy[J]. Front Pharmacol,2018,9:301.

[84] ZHANG X,HAN B,FENG Z M,et al. Ferulic acid derivatives from Ligusticum chuanxiong[J]. Fitoterapia,2018,125:147-154.

[85] 陈莹,刘彤,蒙昕竹,等.川芎天麻伍用镇痛、镇静作用的实验研究[J].天津中医药大学学报,2016(6):395-399.

[86] 周惠芬,何昱,张宇燕,等.川芎和黄芪有效部位组合给药后川芎嗪在脑缺血再灌注大鼠体内的PK-PD结合研究[J].中草药,2016(19):3463-3468.

　［87］彭婉,马骁,王建,等.麦冬化学成分及药理作用研究进展［J］.中草药,2018,49(2):477-488.

　［88］秦亚东,王义祁,汪荣斌,等.不同产地五味子类药材质量特征分析［J］.中药材,2014,37(2):210-214.

　［89］李生斌,赵峥,马和平,等.不同炮制方法下北五味子乙醇提取物对糖尿病大鼠血糖、血脂影响及抗氧化应激作用［J］.现代中西医结合杂志,2017,26(19):2077-2080.

附　录

附录1　缩略词表

简称	英文名	中文名
ACh	acetylcholine	乙酰胆碱
AD	Alzheimer disease	阿尔茨海默病
ADP	adenosine diphosphate	腺苷二磷酸
Apo A5	apolipoprotein A5	载脂蛋白 A5
ARE	antioxidant response elements	抗氧化反应元件
ATP	adenosine triphosphate	腺苷三磷酸
AUC	area under curve	药-时曲线下面积
Aβ	amyloid β-protein	β-淀粉样蛋白
Bax	Bcl-2 associated X protein	Bcl-2 相关 X 蛋白
Bcl-2	B cell lymphoma/leukemia-2	B 细胞淋巴瘤/白血病-2
CAMK	calcium/calmodulin-dependent protein kinase	钙/钙调素依赖性蛋白激酶
cAMP	cyclic adenosine monophosphate	环磷腺苷
CaN	calcineurin	钙调磷酸酶
caspase	cysteinyl aspartate specific proteinase	胱天蛋白酶
CCR5	C-C chemokine receptor type 5	趋化因子受体5
CD18	cell surface antigen 18	免疫细胞表面抗原分子18
ConA	concanavalin A	刀豆蛋白 A
COX-2	cyclooxygenase-2	环氧合酶-2
DA	dopamine	多巴胺
DC	dendritic cells	树突状细胞
EOS	eosinophil	嗜酸性粒细胞
ERK	extracellular regulated protein kinases	细胞外调节蛋白激酶
GABA	γ-aminobutyric acid	γ-氨基丁酸
GOT	glutamic-oxaloacetic transaminase	谷草转氨酶
GPT	glutamic-pyruvic transaminase	谷丙转氨酶

简称	英文名	中文名
HMG-CoA	3-hydroxy-3-methyl glutaryl coenzyme A reductase	3-羟基-3-甲基戊二酸单酰辅酶 A 还原酶
ICAM-1	intercellular cell adhesion molecule-1	细胞间黏附分子-1
IL-2	interleukin-2	白介素-2
IL-6	interleukin-6	白介素-6
iNOS	inducible nitric oxide synthase	诱导型一氧化氮合酶
IκBα	NF-kappa B inhibitor alpha	人核因子 κB 抑制蛋白 α
JNK	c-Jun N-terminal kinase	c-Jun 氨基末端激酶
LD$_{50}$	half lethal dose	半数致死量
LPS	lipopolysaccharide	脂多糖
MAPK	mitogen-activated protein kinase	丝裂原活化蛋白激酶
MC	mast cell	肥大细胞
MCP-1	monocyte chemotactic protein-1	单核细胞趋化蛋白-1
MDA	malondialdehyde	丙二醛
MHC	major histocompatibility complex	主要组织相容性复合体
MLR	mixed lymphocyte reaction	单向混合淋巴细胞反应
NF-κB	nuclear factor of kappa B	核因子 κB
NKC	natural killer cell	自然杀伤细胞
NMDA	N-methyl-D-aspartic acid	N-甲基-D-天冬氨酸
NO	nitric oxide	一氧化氮
Nrf2	NF-E2-related factor 2	核因子 E2 相关因子
PAF	platelet-activating factor	血小板活化因子
PGE$_2$	prostaglandin E$_2$	前列腺素 E$_2$
PHA	phytohemagglutinin	植物凝集素
PKA	protein kinase A	蛋白激酶 A
PKC	protein kinase C	蛋白激酶 C
ROS	reactive oxygen species	活性氧类
SIRT	silent information regulator	沉默信息调节因子
SOD	superoxide dismutase	超氧化物歧化酶
STAT	signal transducers and activators of transcription	信号传导及转录激活因子
STAT3	signal transducer and activator of transcription 3	信号转导及转录激活因子 3
$t_{1/2}$	half life	半衰期
t_{max}	peak time	达峰时间
TNF-α	tumor necrosis factor-α	肿瘤坏死因子 α

附录 2　中药网络药理学研究的常用公共数据库

分类	数据库	英文名称	描述	网址
文献数据库	PubMed	PubMed	提供生物医学方面的论文搜寻以及摘要	https://www.ncbi.nlm.nih.gov/pubmed
	CNKI	China National Know-ledge Infrastructure	提供中国学术文献、外文文献、学位论文、报纸、会议、年鉴、工具书等各类资源	http://www.cnki.net/
医学信息标准数据库	UMLS	Unified Medical Language System	提供生物医学词汇中的概念术语,以及这些概念之间的关系	https://www.nlm.nih.gov/research/umls/
	MeSH	Medical Subject Headings	提供生物医学术语的标准化描述	https://meshb.nlm.nih.gov/search
	HPO	Human Phenotype Ontology	提供人类疾病中用于描述表型异常的标准词汇	https://hpo.jax.org/app/
蛋白质相互作用数据库	HPRD	Human Protein Reference Database	收集文献中手工提取的人类蛋白质相互作用数据	http://www.hprd.org/
	STRING	Search Tool for the Retrieval of Interacting Genes	收集已知和预测的蛋白质相互作用	https://string-db.org/cgi/input.pl
疾病-基因信息数据库	OMIM	Online Mendelian Inheritance in Man	收集人类基因和遗传性疾病表型信息	http://www.omim.org/
	CTD	Comparative Toxicogenomics Database	收集化合物-基因/蛋白质相互作用、化合物-疾病关联、基因-疾病关联等信息	http://ctdbase.org/
中药和方剂数据库	中药与化学成分数据库	无	收集疾病用药-中药药材-化合物性质的多层次信息	http://www.organchem.csdb.cn/scdb/main/tcm_introduce.asp
	中国中医药数据库	Traditional Chinese Medicine Database System	收集中医药期刊文献、中药、方剂等信息	http://cintmed.cintcm.com/cintmed/
	TCM-ID	Traditional Chinese Medicine Information Database	收集中药方剂、中药及其成分的功能和应用等信息	http://www.megabionet.org/tcmid/
药物和化合物数据库	DrugBank	DrugBank	收集药物靶标和药理等信息	https://www.drugbank.ca/
	STITCH	Search Tool for Interactions of Chemicals	收集化合物与蛋白质相互作用信息	http://stitch.embl.de/

分类	数据库	英文名称	描述	网址
	ChEMBL	ChEMBL	收集化合物靶标及生物活性信息	https://www.ebi.ac.uk/chembl/
	PubChem	PubChem	收集化合物生物活性信息	https://pubchem.ncbi.nlm.nih.gov/
基因功能和通路注释数据库	KEGG	Kyoto Encyclopedia of Genes and Genomes	一个综合的数据库,提供基因组、化学和系统功能等信息	http://www.kegg.jp/
	GO	Gene Ontology	提供基因及基因产物的标准词汇体系	http://www.geneontology.org/
组学数据库	GEO	Gene Expression Omnibus	提供公共基因表达数据	https://www.ncbi.nlm.nih.gov/geo/
	TCGA	The Cancer Genome Atlas	提供大量癌症基因组测序数据	https://cancergenome.nih.gov/

附录3　生物网络构建与分析的生物信息学与计算生物学工具

分类	名称	英文全称	描述	网址
基因富集分析工具	DAVID	The Database for Annotation, Visualization and Integrated Discovery	整合生物学数据和分析工具,提供系统综合的生物功能注释信息	https://david.ncifcrf.gov/
	GSEA	Gene Set Enrichment Analysis	基于样本随机置换检验的基因集分析方法,该方法考虑到每个基因的表达水平或表达差异值等信息	http://software.broadinstitute.org/gsea/index.jsp
分子对接软件	AutoDock	AutoDock	一种自动对接的开源软件,用于预测小分子(如底物或候选药物)如何与已知3D结构的受体结合	http://autodock.scripps.edu/
	DOCK	DOCK	用于模拟分子对接的开源软件	http://dock.compbio.ucsf.edu
网络可视化工具	Cytoscape	Cytoscape	图形化显示网络并进行分析和编辑的工具	http://www.cytoscape.org/

附录 4　常用的中药网络药理学研究工具

方法名	英文全称	描述
CIPHER	Correlating Protein Interaction network and Phenotype network to Redict disease genes	基于网络的疾病基因预测
DIAMOnD	Disease Module Detection	基于已知致病基因模块的疾病基因预测
drugCIPHER	drugCIPHER	基于网络的药物靶标和功能预测
NBI	Network-Based Inference	基于网络的药物靶标预测
SITAR	Similarity-based Inference of Drug-TARgets	基于相似性预测药物靶标
SEA	Similarity Ensemble Approach	以化学结构为核心比较靶标相似性的方法
RACS	Ranking-system of Anti-Cancer Synergy	协同抗癌药物组合的高效筛选方法
NIMS	Network Target Based Identification of Multicomponent Synergy	基于网络靶标的多成分协同作用和药物组合预测
DMIM	Distance-based Mutual Information Model	中药方剂的药物网络构建方法